奇经

梅花磁针灸综合疗法

珍藏版

主编 张必清 张伟强
副主编 黄爱贞

国家中医临床适宜推广技术项目

国家百项中医临床诊疗项目

中国针灸学会重点推广项目

国家中医药继续教育项目

中医古籍出版社
Publishing House of Ancient Chinese Medical Books

图书在版编目（CIP）数据

奇经梅花磁针灸综合疗法/张必清，张伟强主编.—北京：中医古籍出版社，2011.11（2019.2重印）

ISBN 978-7-5152-0058-3

Ⅰ.①奇… Ⅱ.①张… ②张… Ⅲ.①梅花针疗法 Ⅳ.①R245.31

中国版本图书馆CIP数据核字（2011）第159467号

奇经梅花磁针灸综合疗法

主编　张必清　张伟强

责任编辑　孙志波
封面设计　吴仁将
出版发行　中医古籍出版社
社　　址　北京东直门内南小街16号（100700）
印　　刷　涿州市京南印刷厂
开　　本　787mm×1092mm
印　　张　26.5
字　　数　320千字
版　　次　2011年11月第1版　2019年2月第2次印刷
印　　数　5001～25000册
书　　号　ISBN 978-7-5152-0058-3
定　　价　139.00元

序

《奇经梅花磁针灸综合疗法》是张必清教授团队继《张氏足疗学》，《奇经梅花磁针灸综合疗法图谱》之后又一新作。该书文字简练，通俗易懂、图文并茂、形象直观，系统的讲述了国家中医药管理局中医百项临床诊疗项目，中医临床适宜技术推广项目 — 奇经梅花磁针灸综合疗法的理论基础、技术特色、临床应用等知识。为医疗单位应用该技术和中医爱好者提供了学习指导，对普及新疗法、新技术将起到积极的作用。

该疗法将中医基础理论、经络学说、现代解剖生理和全息医学理论有机地结合，经过大量的临床病例实践得出，多种疾病的发生、发展与颈椎、胆有着密切的关系，因而提出了“病从颈生，治病从颈”、“有胃病要治胆”等新的学术观点，强调了颈椎和胆在疾病的发生、发展和治疗方面的重要性。如在临床诊断上提出了颈心综合征、颈性高血压、胆胃综合征、胆心综合征等一系列病证，创立了疾病诊断的新思路、新方法，提出了诊断、治疗疾病行之有效的有别于中医传统穴位的特定穴位和信息点，如颈十穴、糖三穴、胆五穴等，把常用穴位精简到几十个，同时拓展了相应穴位治疗范围和适应症。巧妙把中医手法点穴、药物贴敷、磁疗、灸疗、罐疗、治疗仪理疗、营养内调七种治疗手段融为一体，根据不同病症选择不同功效贴剂，不同穴位和不同手法，辩症施治，内调外治，标本兼治，为治疗颈肩腰腿痛、消化系统疾病、慢性功能性疾病等多种疑难病证找到了新的治疗途径，并取得了显著效果。它属于自然疗法，强调中医与西医、理论与实践、内调加外治相结合，它具有应用范围广泛，无创无痛，无毒副作用，无交叉感染，使用方便，患者易于接受等特点。

本人与本书主编相识多年，他们朴素自然、为人谦和、治学严谨、善于继承勇于创新，一直以来潜心研究中医经络腧穴及临床应用，为国家中医药管理局中医百项技术奇经疗法的推广工作和弘扬中医特色疗法、造福百姓身心健康做出了不懈的努力和特殊贡献。

世界针灸学会联合会主席：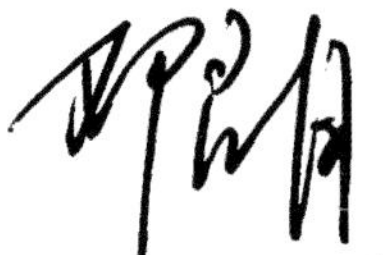

2011.9.16.

主编简介

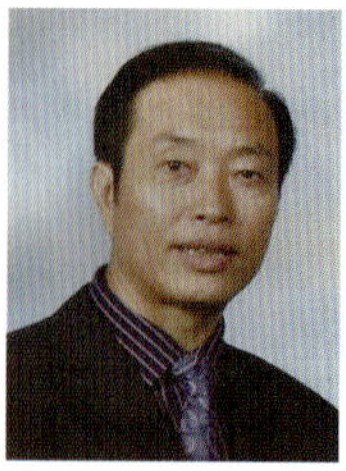

张必清 世界自然医学会联合会副主席，世界中医骨伤科联合会副主席，世界新经济研究院副院长兼常务副秘书长，中国城乡复转军人创业工作委员会秘书长兼健康事业部部长，中国针灸学会理事，中国药磁鞋创始人，北京奇经中医研究院院长，2007年度中国十大科技英才，魔力系列产品发明人。

张必清教授，中医世家，16年军医生涯。转移业后担任地方医院院长，40余年临床经验加之刻苦钻研，使他在疑难杂症的治疗上往往能独辟蹊径并取得很好效果。他先后研制出“冬病夏治膏”、“喘根断”、“ 奇经足部治疗器”，参与研制“唐威胶囊”，编写出版了有关足疗的专著《张氏足疗学》。

90年代后期，张必清教授和他带领的科研团队经过大量的临床病例分析，潜心研究实践，创立了奇经梅花磁针灸综合疗法这一新的自然疗法。该疗法1999年被中国针灸学会列为重点推广项目；连续多年入选国家中医药管理局中医药继续教育项目；2005年由张必清教授主持，中国针灸学会、北京中医药大学等多位专家共同参与，奇经梅花磁针灸综合疗法通过国家中医药管理局层层筛选、严格评审，成功入选国家《百项中医临床诊疗技术项目》；2007年入选国家中医药管理局第二批中医临床适宜推广技术项目。

近年来，张必清教授在家庭保健应用领域相继研发出了慈量源颈康链，腰康带，养生鞋，沉香茶等有特色保健产品，受到市场一致好评。

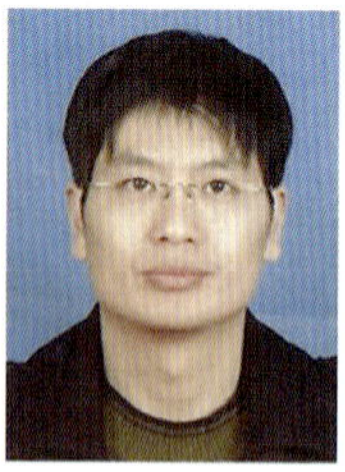

张伟强 医学世家，中西医双学历，中医执业医师，北京康络益生中医研究院院长，康络堂掌门人。 世界中医药学会联合会常务理事兼专家委员会专家，2016年中医理疗科技创新领军人物，国家中医药管理局保健调理师认证老师，国家中医适宜技术（奇经康络疗法）学术带头人。

2001年以来做为张必清教授助手，全程参与奇经梅花磁针灸综合疗法《国家中医百项临床诊疗技术》的申报、临床、教学等工作，出版专著2部，发表论文数篇，参编了《奇经梅花磁针灸疗法图谱》，对奇经梅花磁针灸综合疗法的理论研究和临床实践做了大量的创新工作，在其主导下，奇经康络技术2016年成功入选《国家治未病服务技术》，研发的奇经康络保健枕，康络穴位贴均取得国家实用新型专利。近年来，一直致力于传播推广奇经康络技术，通过线下线上开班传授学员数万人，旗下康络堂连锁店面覆盖全国。

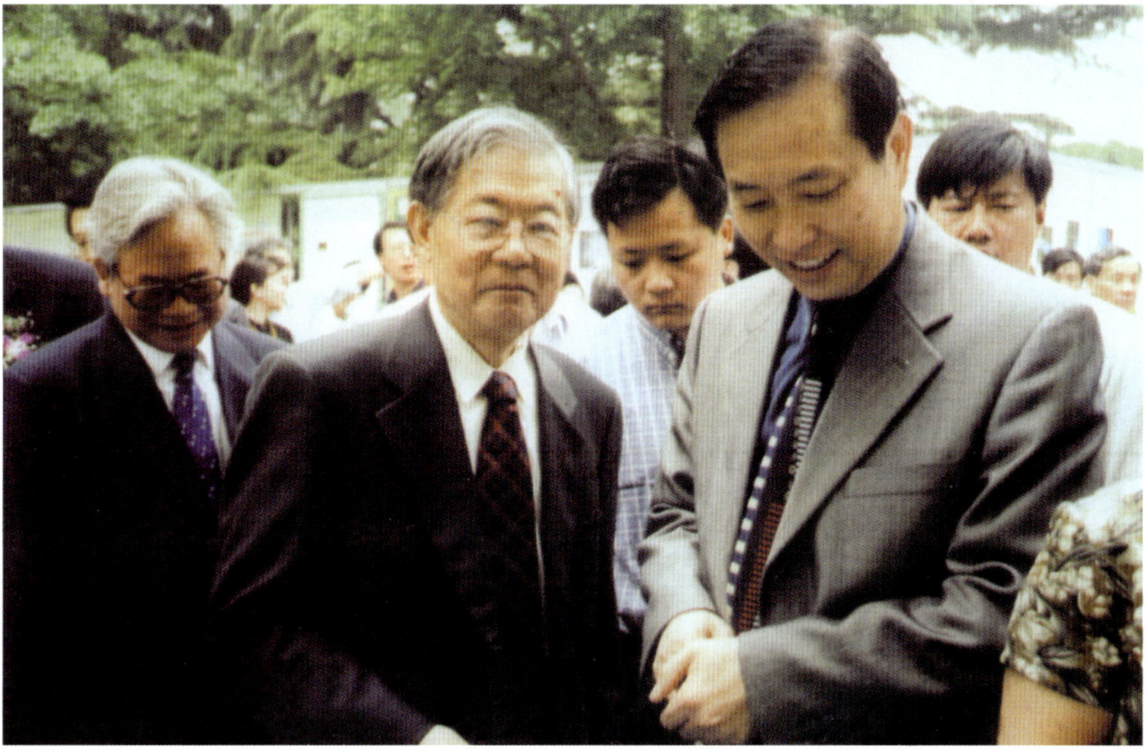

张必清教授和全国人大常委会原副委员长周光召在一起

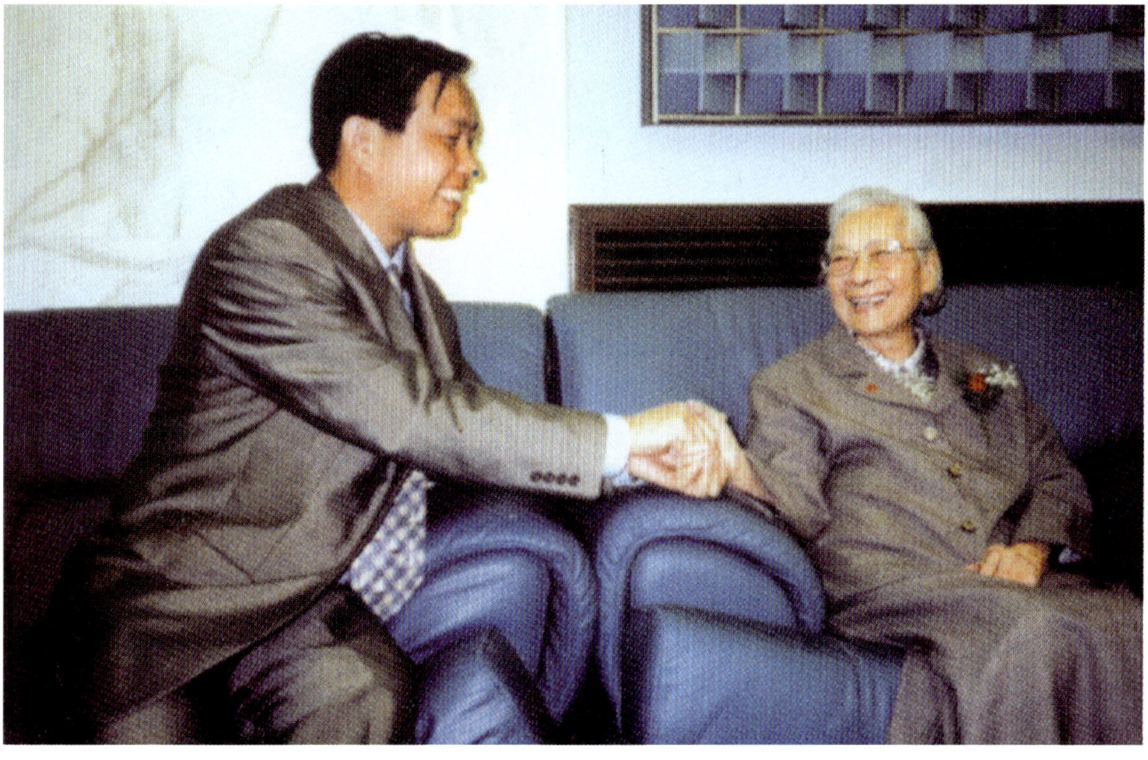

张必清教授和全国人大常委会原副委员长雷洁琼在一起

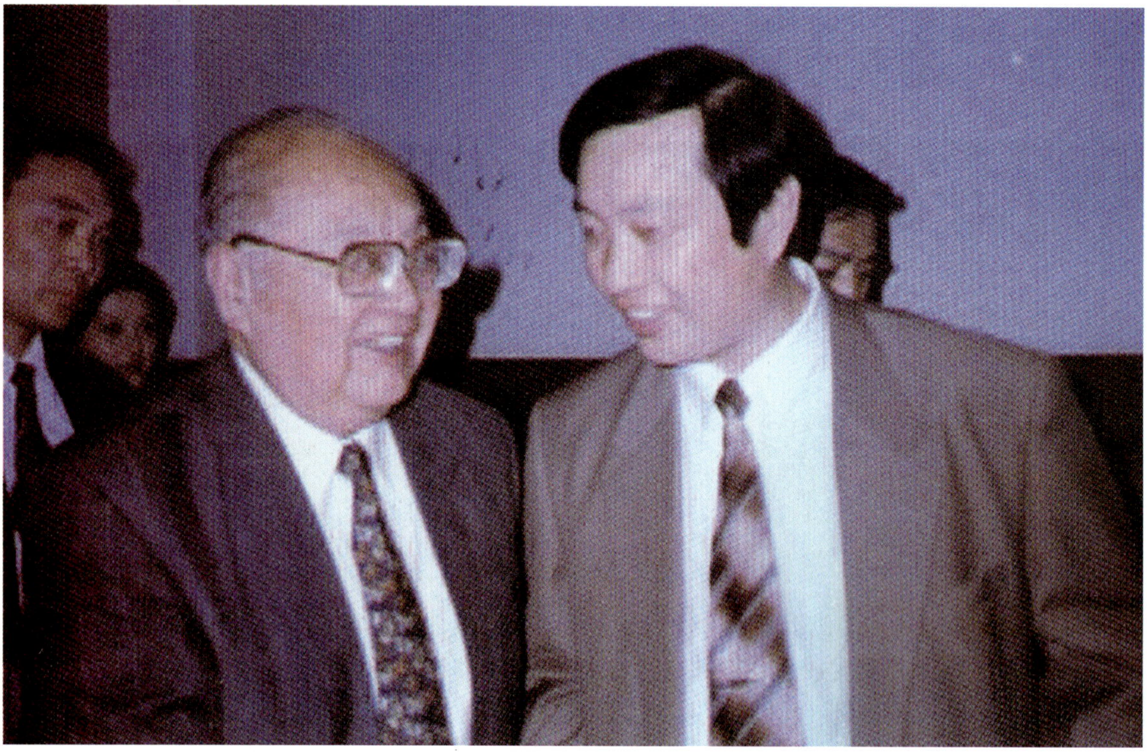

张必清教授和全国人大常委会原副委员长王光英在一起

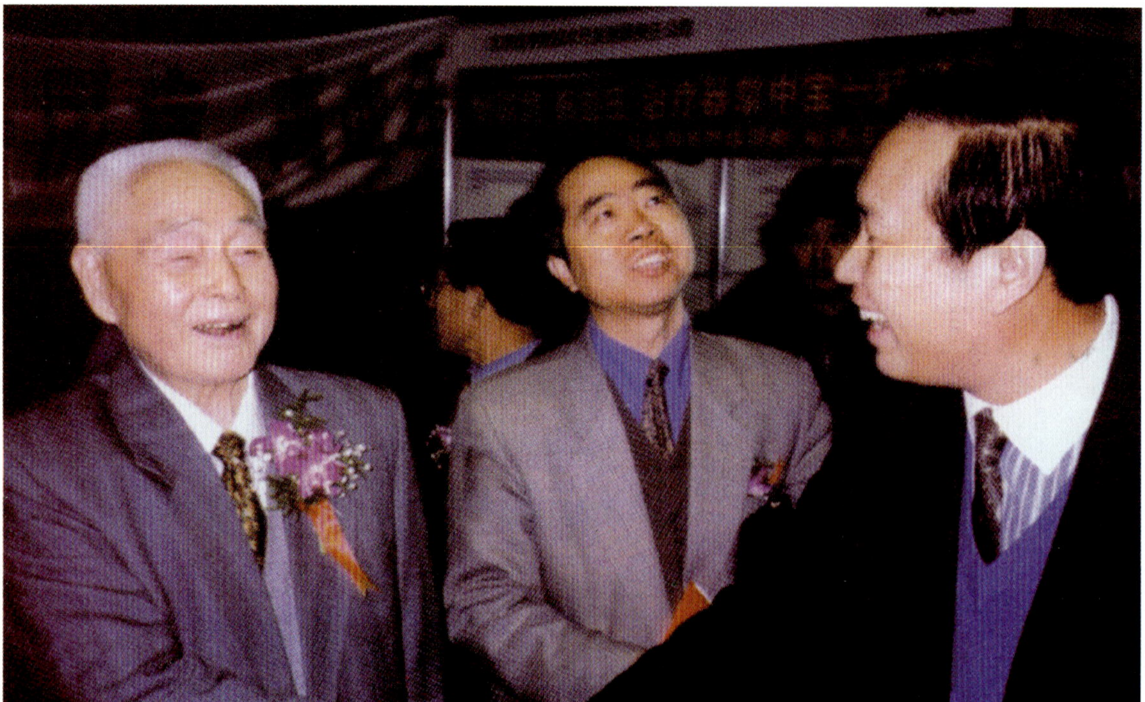

张必清教授和卫生部原部长钱信忠在一起

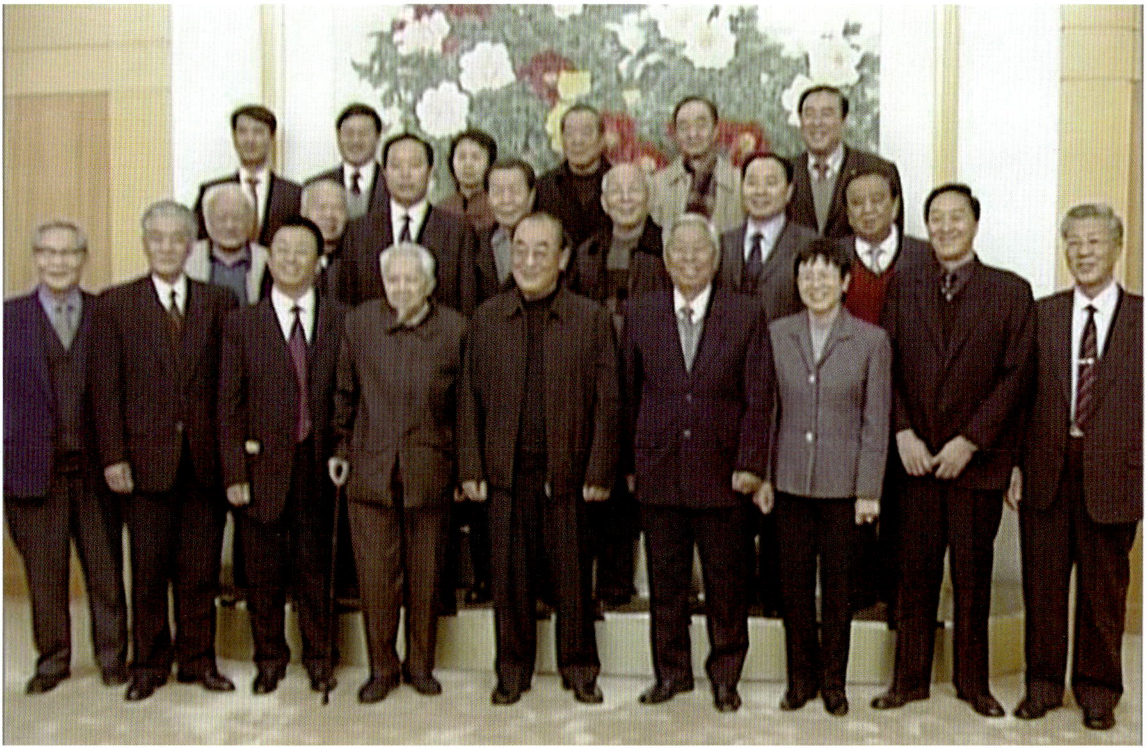

2006年卫生部原部长高强（前排左五）等领导
在人民大会堂接见首都针灸界专家。二排左三为张必清教授

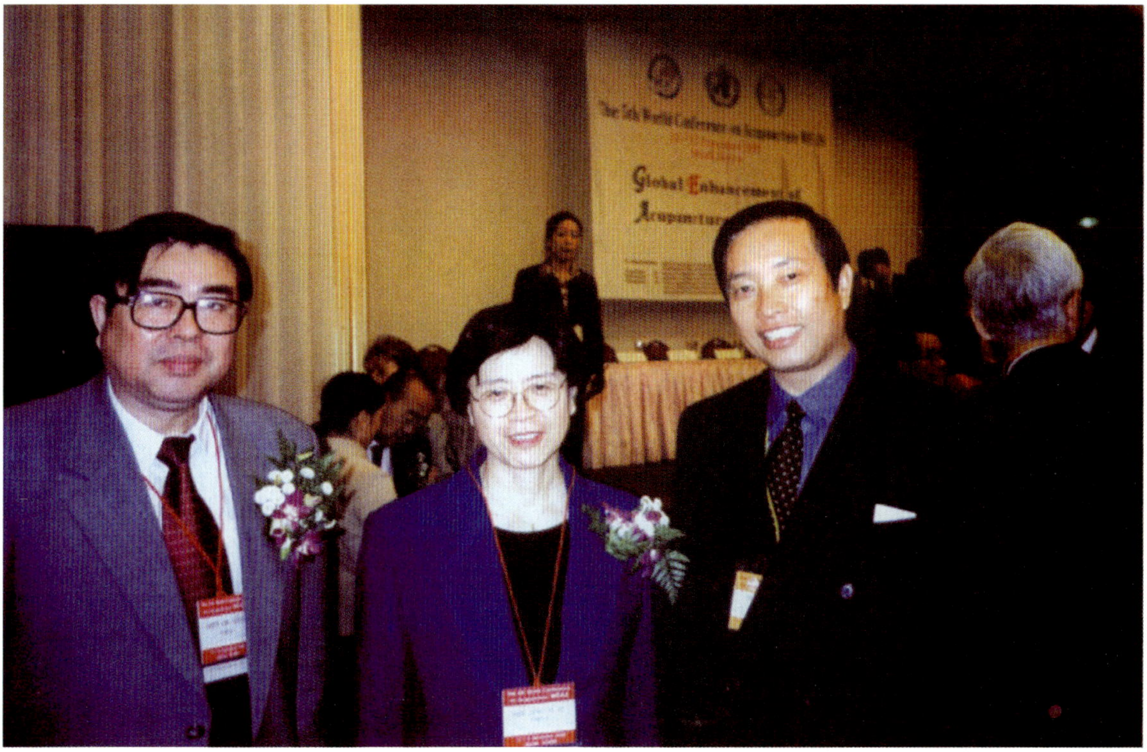

张必清教授与卫生部原副部长兼国家中医药管理局原局长佘靖在一起

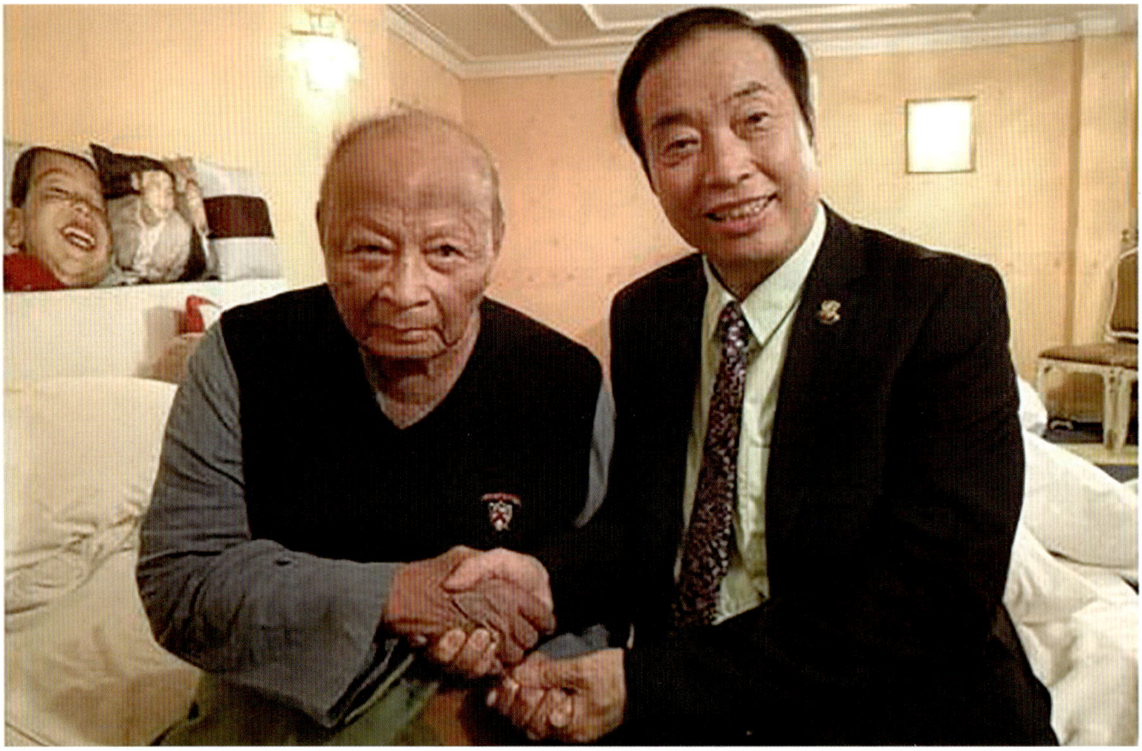

张教授帮助马来西亚国王调养身体

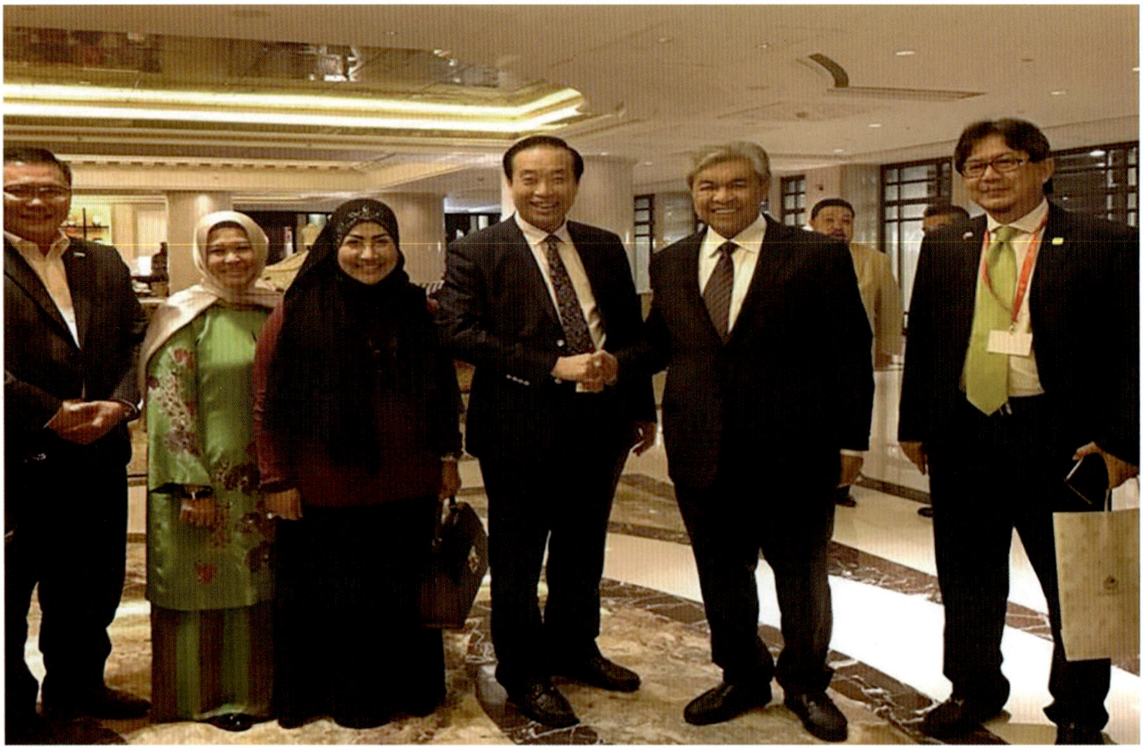

张必清教授和马来西亚总理及家人合影

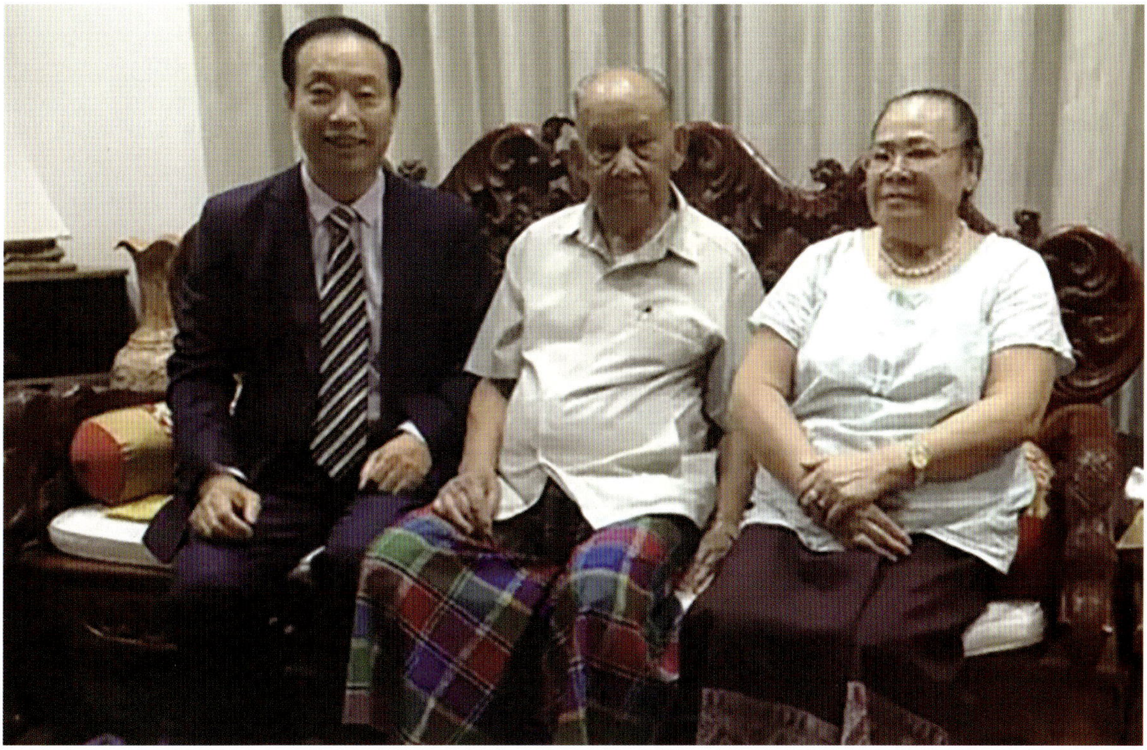

张必清教授帮助老挝前国家主席调理身体

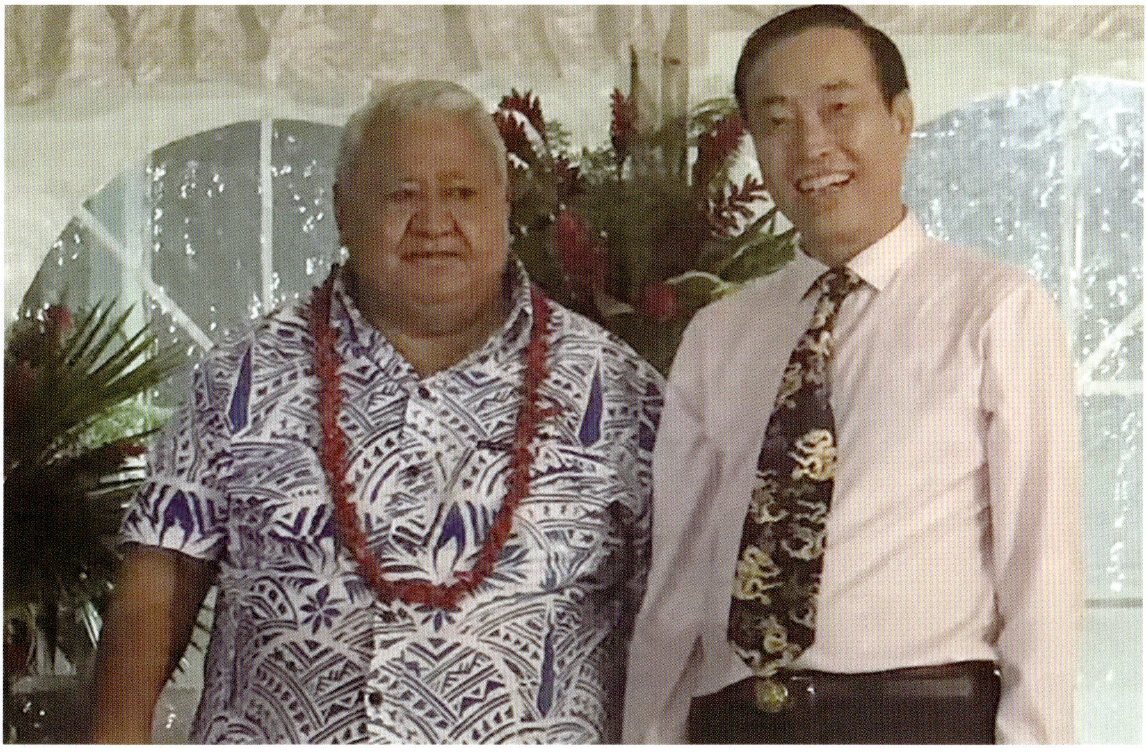

萨摩亚国元首热情接待张教授

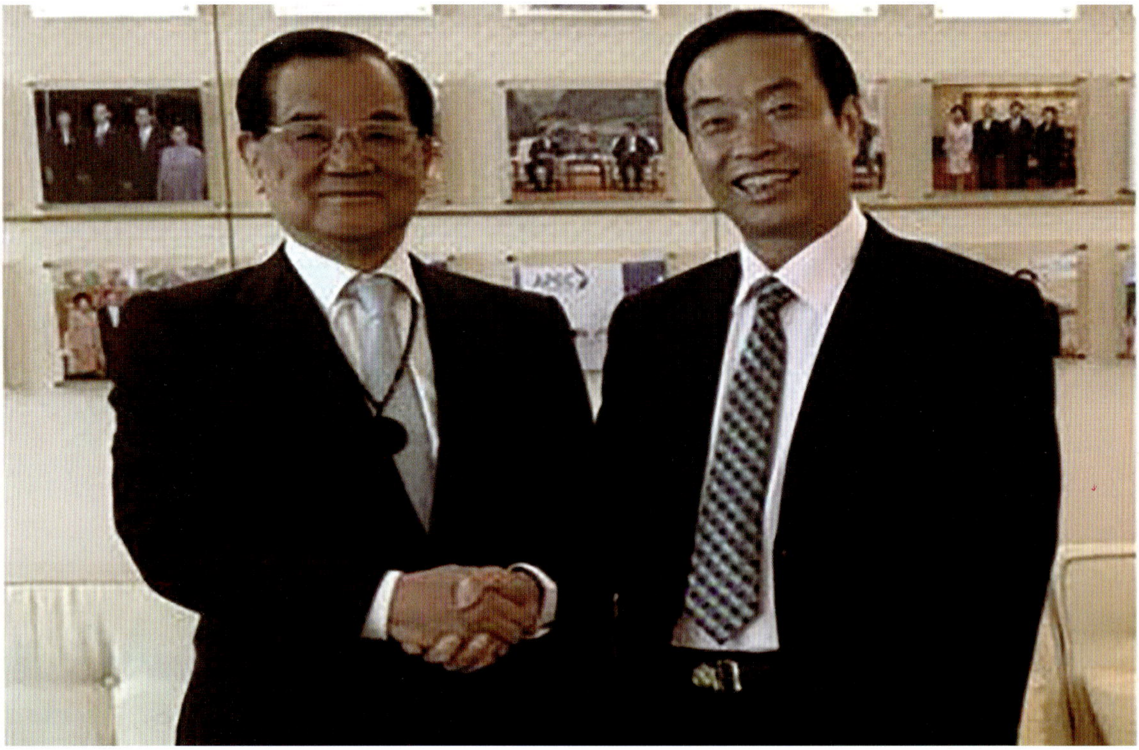

张必清教授和连战先生在一起

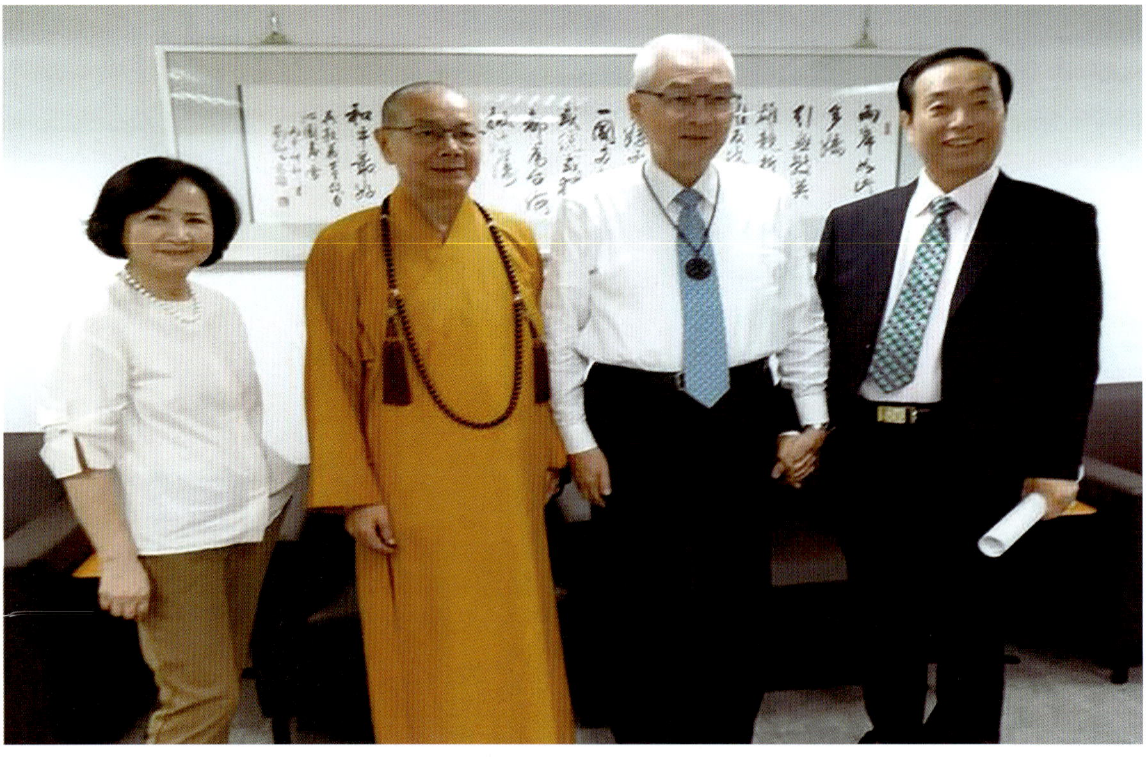

张必清教授和台湾国民党主席吴敦义在一起

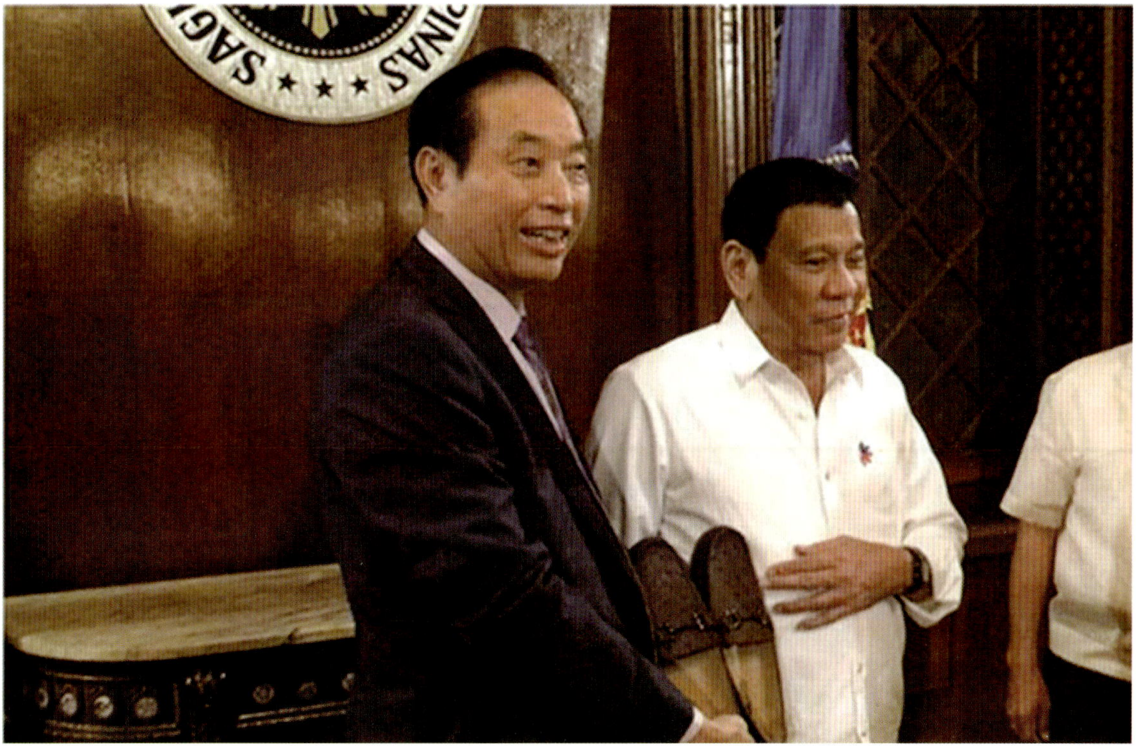

张必清教授与菲律宾总统杜特尔特合影

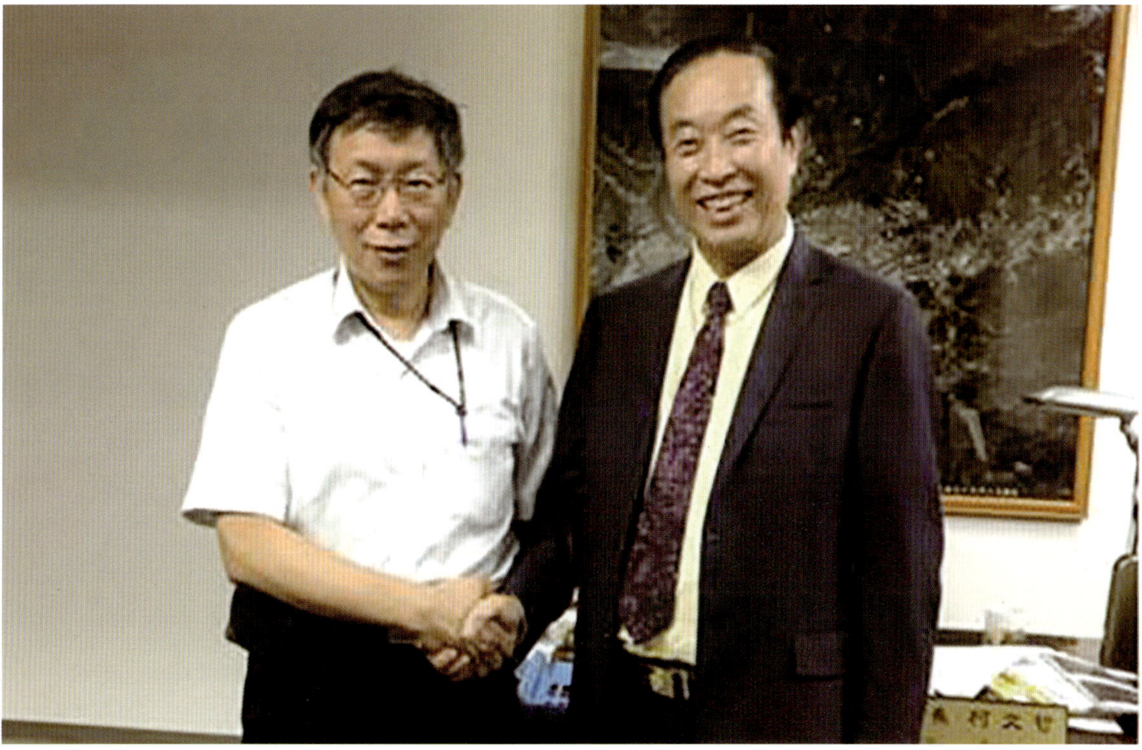

张必清教授与台北市长柯文哲合影

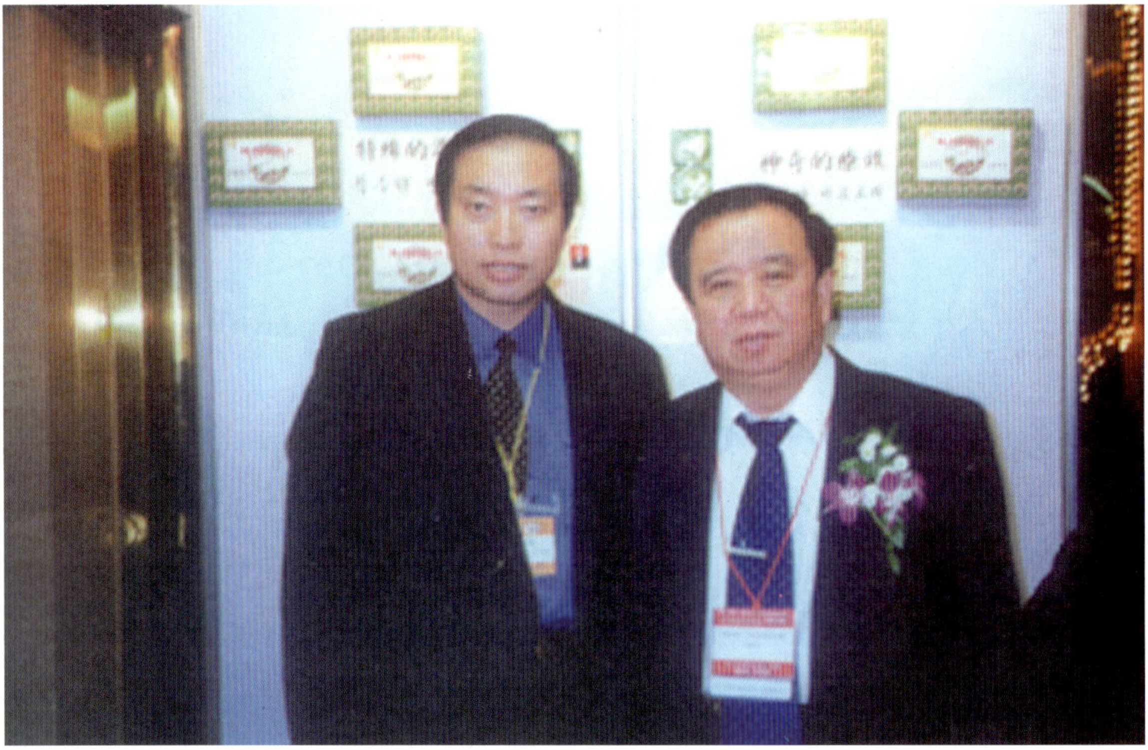

张必清教授与世界针灸学会联合会原主席邓良月在第五届世界针联大会

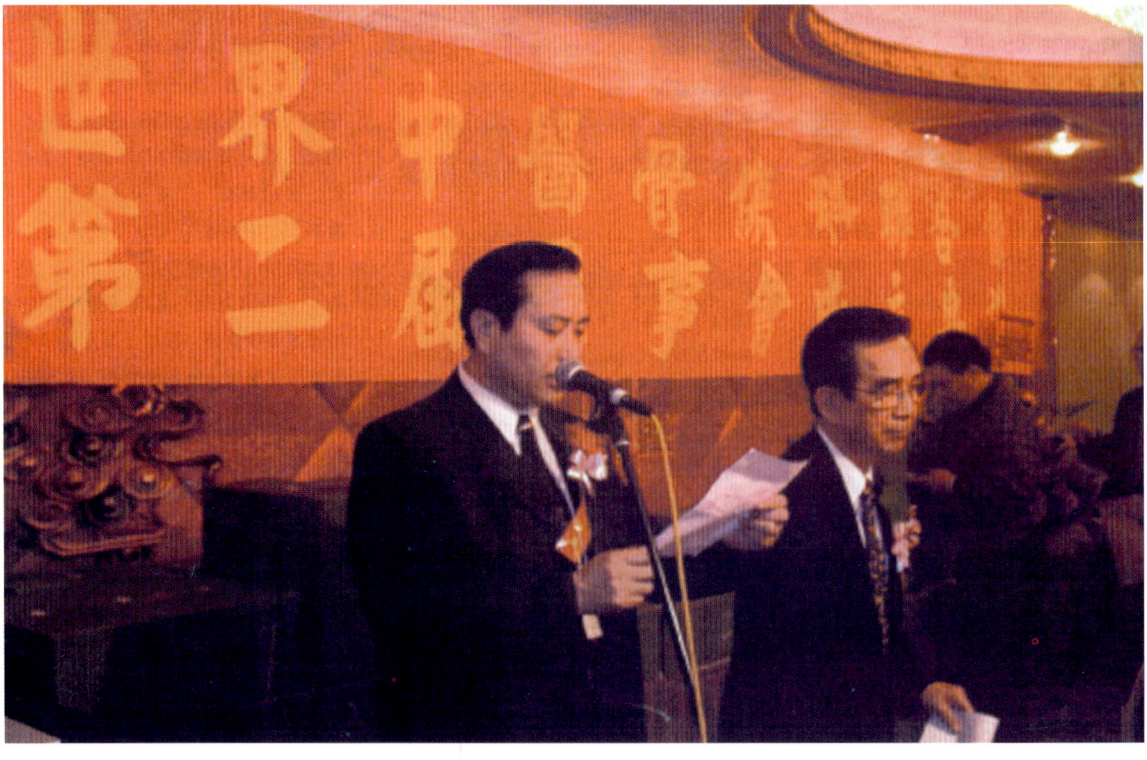

张必清教授在世界中医骨伤科联合会第二届理事会成立典礼上讲话

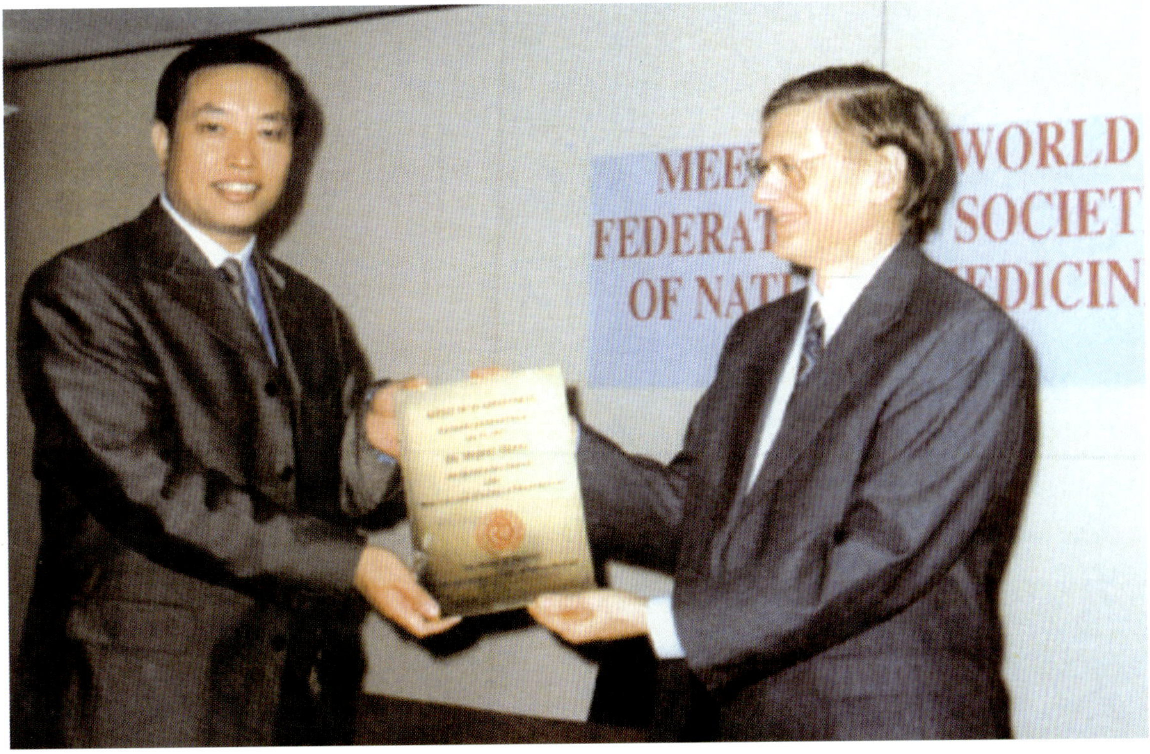

世界自然医学联合会主席布朗先生向张必清教授颁发世界自然医学联合会副主席聘书

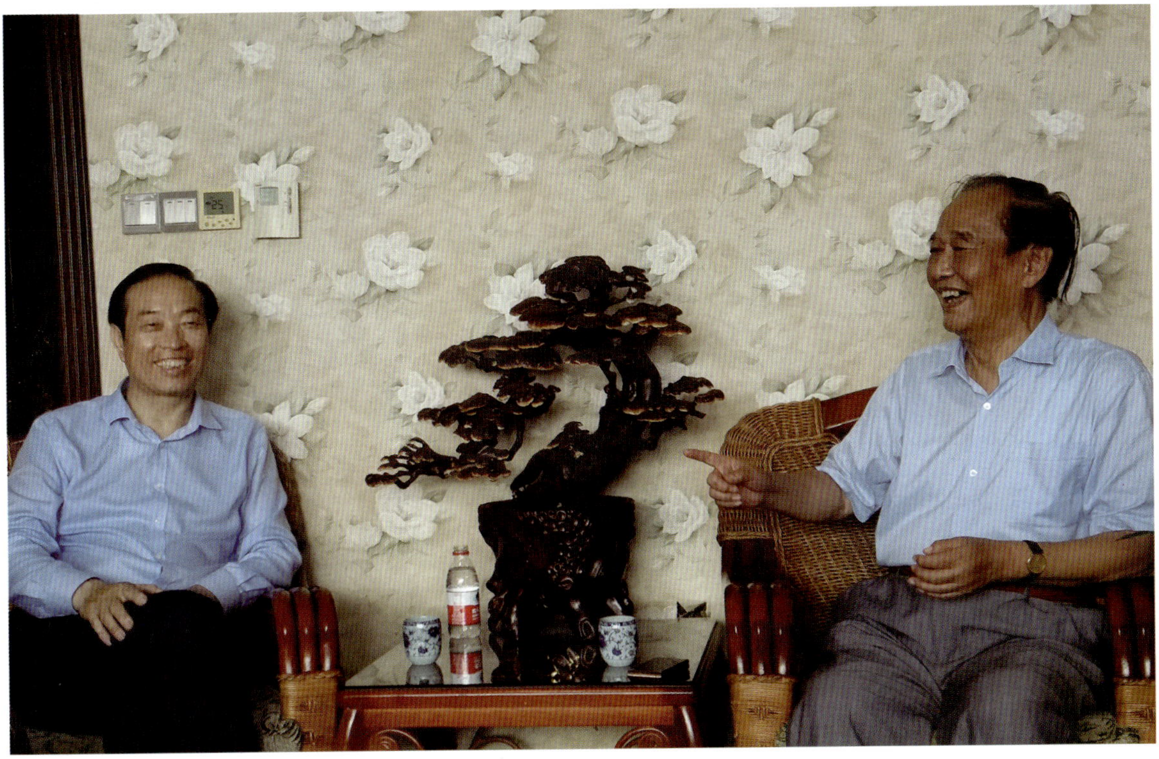

接受消费资本论之父陈瑜教授特别聘任

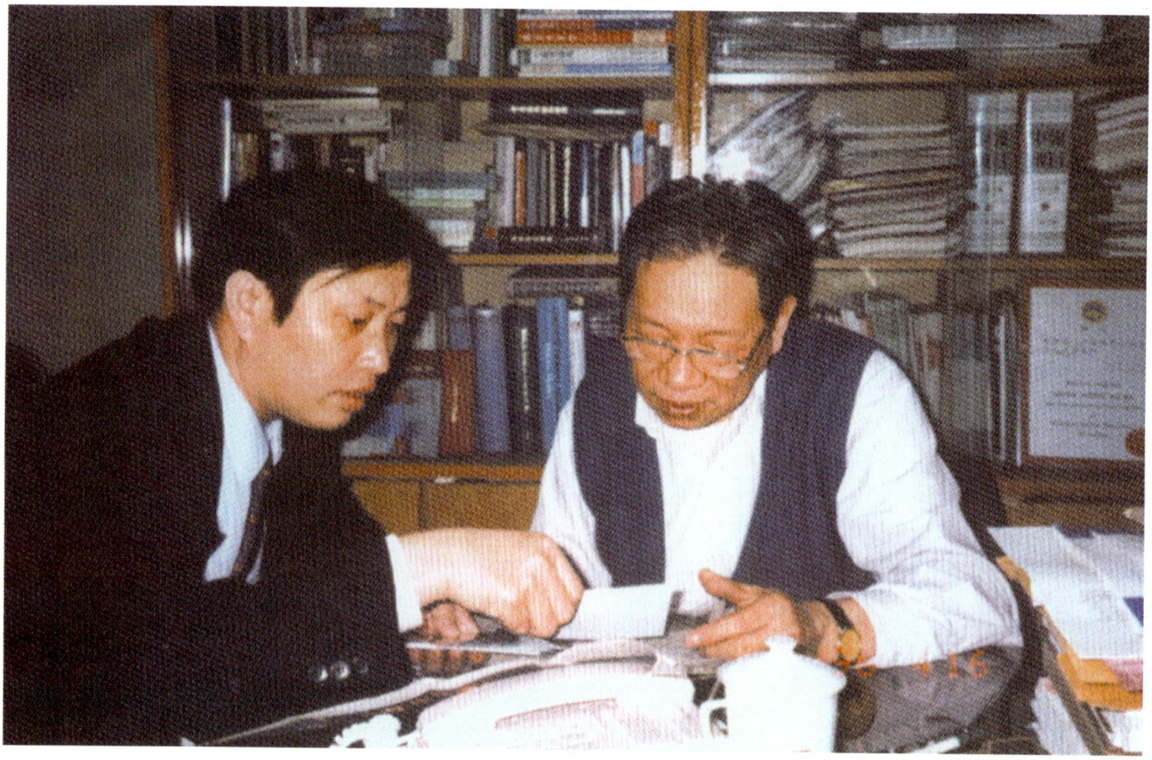

张必清教授与中国中西医结合学会原会长陈可冀教授在一起进行学术交流

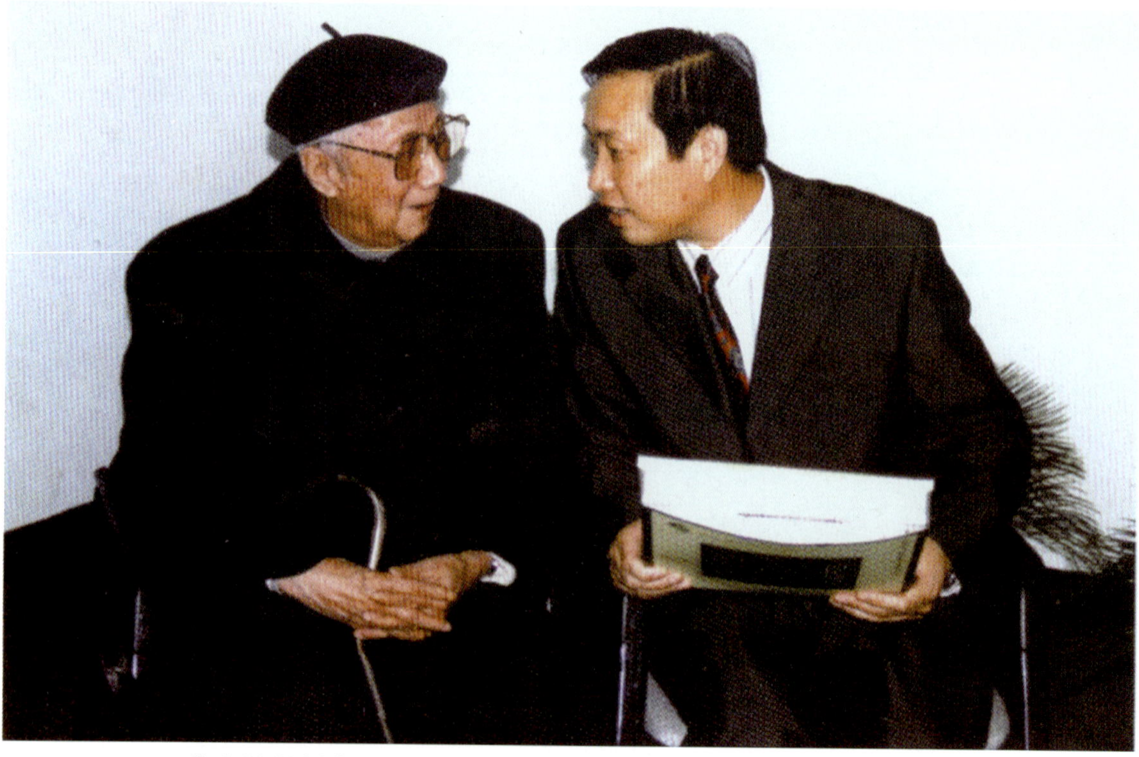

张必清教授与我国著名肝病专家关幼波在一起进行学术交流

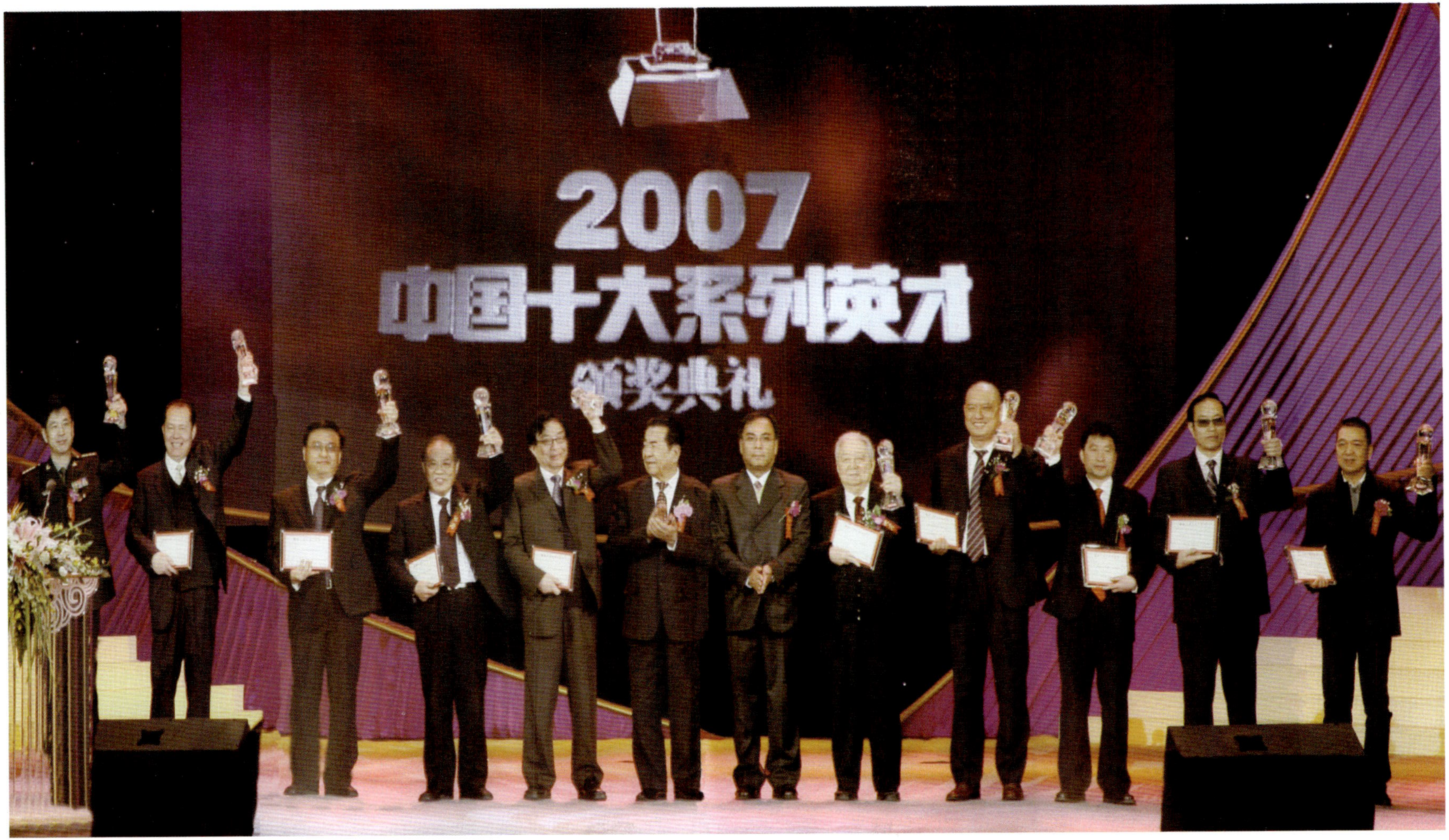

全国人大常委会原副委员长铁木尔·达瓦买提先生（左六）和联合国教科文组织驻华代表处代办毕斯塔先生（左七）为2007·中国十大科技英才颁奖。右二为张必清教授

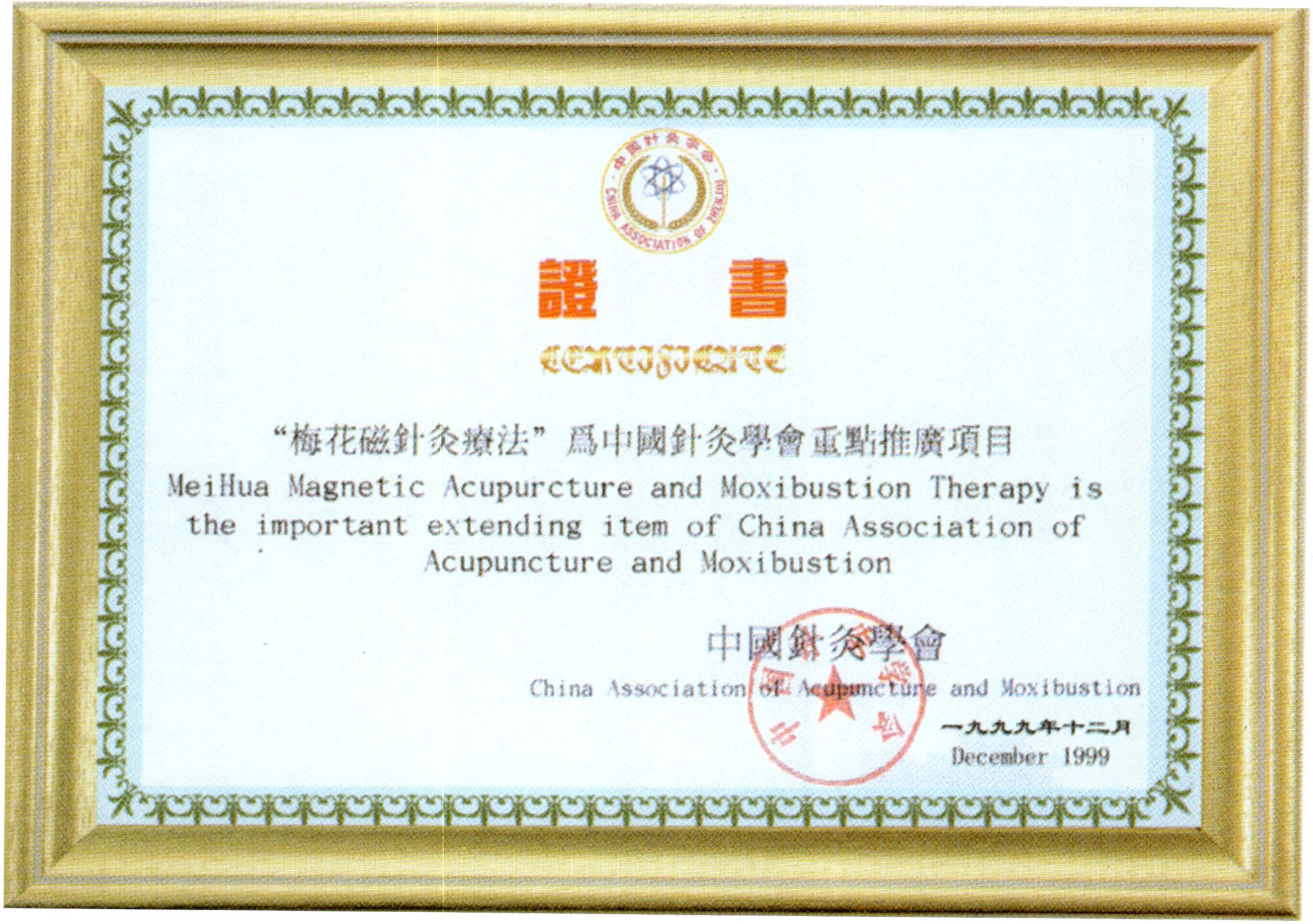
證 書
CERTIFICATE
"梅花磁針灸療法"爲中國針灸學會重點推廣項目
MeiHua Magnetic Acupurcture and Moxibustion Therapy is the important extending item of China Association of Acupuncture and Moxibustion
中國針灸學會
China Association of Acupuncture and Moxibustion
一九九九年十二月
December 1999

"梅花磁针灸疗法"为中国针灸学会重点推广项目

国家中医药管理局文件

国中医药发〔2004〕16号

国家中医药管理局关于下达中医临床诊疗技术整理与研究项目2003年度课题计划的通知

各有关省、自治区、直辖市卫生厅局、中医药管理局，本局直属单位：

国家中医药管理局中医临床诊疗技术整理与研究项目2003年度课题申报工作已按有关规定完成了各项评审程序。本年度共受理257个申报课题，经专家评审，有65个课题列入国家中医药管理局中医临床诊疗技术整理与研究项目2003年度课题计划任务。

现将2003年度中医临床诊疗技术整理与研究项目课题计划下达给你们，请及时通知各立项课题承担单位按照《国家中医药管理局中医临床诊疗技术整理与研究项目2003年度课题工作原则》和《国家中医药管理局中医临床诊疗技术整理与研究项目临床科研设计指导原则》的有关要求，进一步完善研究方案，填写《国家中医药管理局中医临床诊疗技术整理与研究项目课题任务书（2003）》。《课题任务书（2003）》请从“中医药在线”www.cintcm.com下载。

请你们组织专家认真审核后，于2004年5月10日前将《课题任务书》报送我局科技教育司，逾期视为放弃立项资格。我局将根据《课题任务书》，结合课题评审情况，确定并下达课题经费。

附件：国家中医药管理局中医临床诊疗技术整理与研究项目2003年度课题计划表

二〇〇四年四月十九日

国家中医[illegible]理局中医临床诊疗技术整理与研究项目2003年度课题计划表（地区表）

序号	省份	专业	课题名称	承担单位	负责人
3	北京	针灸	梅花磁针灸综合疗法临床研究与疗效测评	北京伯鸿医药科技发展中心	张必清

2004年4月19日，由张必清教授主持研究的“奇经梅花磁针灸综合疗法”，通过国家中医药管理局的严格评审，入选国家中医药管理局《百项中医临床诊疗技术项目》。

国家中医药管理局中医药继续教育委员会文件

国中医药继教委发〔2004〕1号

关于公布《2004年度国家级中医药继续教育项目》的通知

各省、自治区、直辖市卫生厅局、中医药管理局、局各直属单位：

为做好2004年度国家级中医药继续教育项目实施工作，根据国家中医药管理局中医药继续教育委员会《国家级中医药继续教育项目申报、认可办法》的有关要求，我委组织部分学科组专家对2004年度国家级中医药继续教育申报项目进行了评审，并由我委审定通过，现予以公布。

2003年因非典原因未能及时办班且向国家中医药管理局中医药继续教育委员会申请备案的国家级中医药继续教育项目可推迟至2004年年内完成。

各项目主办单位应于2004年12月31日前将项目执行完毕，各有关主管部门对所属项目主办单位的项目执行情况进行监督检查，并于2005年1月15日前将项目完成情况及相关建议以书面形式报国家中医药管理局中医药继续教育委员会办公室。

附件：《2004年度国家级中医药继续教育项目》

二〇〇四年三月九日

序号	项目编号	项目名称	主办单位	项目负责人	起止时间	地点	学分	培训对象	人数
209	北京	梅花磁针灸综合	中国针灸学会	宋颜凡　李玉芝	2004年5、6、9月	北京　武汉	25	针灸医师	30-50

“奇经梅花磁针灸综合疗法”连续三年被国家中医药管理局列为《国家级中医药继续教育项目》，在全国举办“奇经梅花磁针综合疗法”培训班，推广奇经疗法。

国家中医药管理局文件

国中医药通〔2007〕1号

国家中医药管理局通告

根据《国家中医药管理局关于实施中医临床适宜技术推广计划的通知》（国中医药函〔2006〕58号）精神，我局组织专家从“中医临床诊疗技术整理与研究专项”通过鉴定的技术和各地推荐的已经在本地区推广使用的农村和社区中医临床适宜技术中，筛选出农村和社区适宜技术19项，作为国家中医药管理局第二批中医临床适宜技术推广项目。

现将项目目录予以通告。

附件：国家中医药管理局第二批中医临床适宜技术推广项目表

国家中医药管理局

二〇〇七年四月十二日

序号	技术名称	研究单位	推荐单位
5	梅花磁针灸综合疗法治疗技术	北京伯鸿医药科技发展有限公司	北京市中医管理局

2007年10月，“梅花磁针灸综合疗法治疗技术”经国家中医药管理局审核，被列为国家中医药管理局第二批中医临床适宜技术推广项目，在全国推广。

前 言

针灸是祖国传统医学中的瑰宝，几千年的应用，证明针灸对于疾病的防治是有确切疗效的。在当今，针灸越来越受到各国的重视，影响也越来越大，但是针灸自身的一些缺陷，阻碍了针灸的进一步推广和应用。如针刺时会产生疼痛、出血，容易发生交叉感染，穴位难以掌握等。而“奇经梅花磁针灸综合疗法”的出现，将大大改善人们对针灸望而生畏、敬而远之的感觉，必将推动针灸的普及。“奇经梅花磁针灸综合疗法”独创性地将中医手法点穴、药物贴敷、磁疗、灸疗、罐疗、治疗仪理疗、药物内调七种治疗手段有机地结合在一起，作用于某些特定穴位和反射区，以达到疏通经络、调整脏腑功能，调和阴阳气血，增强人体的抗病能力，从而达到治疗、保健、防病的目的。“奇经梅花磁针灸综合疗法”根据不同病证选择不同穴位贴和不同穴位，辨证施治，内调外治，标本兼治，对于颈椎病、腰椎病、消化系统疾病、高血压、冠心病、糖尿病等二十多种常见病有良好的治疗效果。由于它属于自然疗法，强调内调加外治，而且应用范围广泛，无创无痛，无毒副作用，无交叉感染，使用方便，患者易于接受，故一经推出，就得到众多专家的关注和认可，受到了广大患者的热烈欢迎。中国针灸学会将此疗法作为“重点推广项目”，国家中医药管理局将其列为中医药继续教育项目、百项中医临床诊疗项目、中医临床适宜推广技术项目。

这本书是众多从事“奇经梅花磁针灸疗法”临床医生总结自身的临床经验和体会编写而成的，以图文并茂的形式系统地介绍了“奇经梅花磁针灸疗法”的基本理论、具体手法及在临床各科的应用。内容丰富翔实，有很高的理论价值与实用价值。本书主要是用于临床医生及中医爱好者学习使用，亦可成为慢性病患者、中老年朋友提供自我保健及自我康复的有效手段，从而成为他们的良师益友。

由于时间仓促，能力有限，本书难免会出现一些错误，希望广大读者，尤其是工作在临床第一线的医务工作者多提宝贵意见。

编　者

2018年12月18日

目　录

上篇　理论部分

中篇　临床部分

下篇　诊断学基础

上篇　理论部分

第一章　奇经之中医学知识

第一节　中医学基本特点

一、整体观念

整体就是统一性和完整性。中医学非常重视人体本身的统一性、完整性及其与自然界的相互关系，它认为人体是一个有机的整体，构成人体的各个组成部分之间，在结构上是不可分割的，在功能上是相互协调的，在病理上是相互斗争、相互影响的。同时也认识到人体与自然环境有密切关系，人类在能动地适应自然和改造自然的斗争中，维持着机体的正常生命活动。

（一）人体是有机的整体

人体以五脏为中心，通过经络系统，把六腑、五脏、五官、九窍、四肢百骸等全身组织器官联系成有机的整体，并通过精、气、血、津液的作用来完成机体统一的机能活动。故《素问·灵兰秘典论》曰："主明则下安……主不明则十二官危……凡此十二官者,不得相失也。"人体的局部与整体是辩证的统一。人体某一局部区域内的病理变化，往往与全身脏腑、气血、阴阳的盛衰有关。这就决定了在诊治疾病时，可以通过五官、形体、色脉等外在变化，了解和判断内脏病变，从而作出正确的诊断和治疗。故《素问·阴阳应象大论》曰："从阴引阳，从阳引阴，以右治左，以左治右。"《灵枢·终始》云："病在上者下取之，病在下者高取之。"

（二）人与自然界的统一性

人类生活在自然界中，自然界提供了人类赖以生存的必要条件。同时，自然界的变化又可以直接或间接地影响人体，而机体则相应地产生反应。属于生理范围内的，即是生理的适应性；超越了这个范围，即是病理性反应。故曰："人与天地相应也。"（《灵枢·邪客》）"人与天地相参也，与日月相应也。"（《灵枢·岁露》）

二、辨证论治

运用望、闻、问、切的诊断方法，收集病人的症状、体征以及病史有关情况，进行分析、综合、辨明病理变化的性质和部位，判断为何种性质的“证候”，这个过程就是“辨证”。“论治”，就是在辨证基础上，根据正邪情况而确立的治疗法则。因此辨证是治疗的前提和依据，论治是治疗疾病的手段和方法，亦为辨证的目的，又是对辨证正确与否的检验。

“证”与“症”的概念不同。“症”是症状，如头痛、恶寒、咳嗽、胸痛等；“证”是证候，是疾病发展过程中某一阶段的各种症状的概括，包括病变部位、原因和性质，以及致病因素与抗病能力相互斗争情况等，它深刻、全面、正确地反映了疾病的本质。

辨证论治不同于“对症治疗”，以及现代医学所说的“辨病治疗”。疾病的不同阶段可出现不同的证候，不同的疾病，也可在其发展过程中出现同样的证候。因此同一疾病的不同证候，则治疗方法有异，如水肿（肾炎）患者，初期发热、恶寒、浮肿、小便不利等为“风水证”，治宜宣肺发汗，利水退肿；后期见腰酸、肢冷、畏寒、面白、浮肿等为“肾阳虚衰证”，治当温肾扶阳。不同的疾病只要证候相同，便可以采用相同的治法，如脱肛、胃下垂、子宫脱垂等病，均属中气下陷所致，皆可用益气升阳的方法治疗，这就是中医学常说的“同病异治”、“异病同治”。

第二节　阴阳学说

一、阴阳学说的基本概念

阴阳学说，认为宇宙间任何事物都具有既对立又统一的阴阳两个方面，经常不断地运动和相互作用。这种运动和相互作用，是一切事物运动变化的根源。古人把这种不断运动变化，叫做“生化不息”。《素问·阴阳应象大论》说：“阴阳者，天地之道也（对立统一的存在，是一切事物的根本法则），万物之纲纪（一切事物都不能违背这个法则而存在），变化之父母（事物的变化是由事物本身阴阳两个方面不断运动和相互作用形成的），生杀之本始（事物的生成和毁灭都是来自于这个根本法则），神明之府也（这就是自然一切奥妙的所在），故治病必求于本（所以要想治好病，就必须从这个根本问题——阴阳上求得解决）。”阐明了宇宙间一切事物的生长、发展和消亡，都是事物阴阳两个方面不断运动和相互作用的结果。因而，阴阳学说也就成为认识和掌握自然界规律的一种思想方法。医学属于自然科学范畴，认为人体生理活动，疾病的发生发展，也超越不出阴阳这个道理。因此，我们想要掌握疾病的发展过程，探求疾病的本质，从而获得满意疗效，就必须探求人体的阴阳变化情况。

阴阳的含意及普遍性：古代思想家认为,宇宙间一切事物都是由互相对立又互相依存的两个方面构成的。这两个方面就称为阴阳。

一般来说，阳代表事物具有动的、活跃的、刚强的等属性的一方面，例如，动、刚强、活跃、兴奋、积极、光亮、无形的、机能的、上升的、外露的、轻的、热的、增长、生命活动等。阴代表事物的具有静的、不活跃、柔和的等属性的另一方面，例如，静、柔和、不活跃、抑制、消极、晦暗、有形的、物质的、下降的、在内的、重的、冷的、减少、肉体等。

当两件事物发生一定联系时，可以把它们分为阴阳。例如，天为阳、地为阴，日为阳、月为阴；火为阳、水为阴，男为阳、女为阴；白天为阳，黑夜为阴……

若是以一个动物为例，则它的肉体为阴，生命活动为阳；它内在的脏腑为阴，外露的皮毛为阳；它向下的腹为阴、向上背为阳……

以上例子说明，阴阳是指宇宙间万事万物，最基本的也是最高度的区别和概括。

二、阴阳变化的规律

阴和阳之间，并不是孤立和静止不变的，而是存在着相对、依存、消长、转化的关系。现分述如下。

（一）阴阳的相对性

阴阳是说明事物的两种属性，是代表矛盾对立、统一的两个方面，是自然界相互联系的事物和现象对立双方的概括。如天为阳、地为阴；白天为阳、黑夜为阴；上为阳、下为阴；热为阳、寒为阴；阳电与阴电等。诸如此类，说明了不论任何事物，都是对立存在宇宙间的，但是，事物的阴阳属性不是绝对的，而是相对的，必须根据互相比较的条件而定。就人体而言体表为阳，内脏为阴；就内脏而言，六腑属阳，五脏为阴；就五脏而言，心肺在上属阳，肝肾在下属阴；就肾而言，肾所藏之“精”为阴，肾的“命门之火”属阳。由此可见，事物的阴阳属性是相对的。

（二）阴阳的互根

古代医学家称为“阴阳互根”。中医学有“阳根于阴，阴根于阳”、“孤阴不生，独阳不长”和“无阳则阴无以生，无阴则阳无以化”等论点。意思是说，阳依附于阴，阴依附于阳，在它们之间，存在着相互资生、相互依存的关系——任何阳的一面或阴的一面，都不能离开另一面而单独存在。以自然界来说，外为阳、内为阴；上为阳，下为阴；白天为阳、黑夜为阴。如果没有上、外、白天，也就无法说明下、内、黑夜。以人体生理来说，机能活动属阳，营养物质（津液、精血等）属阴。各种营养物质是机能活动的物质基础，有了足够的营养物质，机能活动就表现得旺盛。从另一方面来说，营养物质的来源，又是依靠内脏的功能活动而吸取的。

以上说明二者是相互依傍、存亡与共的。如果没有阴，也就谈不上有阳。如果单独的有阴无阳，或者有阳无阴，则势必如《内经》所说“孤阳不生，独阴不长”，则一切都归于静止寂灭了。

（三)阴阳的消长

指阴阳双方在对立互根的基础上是在永恒地运动变化着，不断出现“阴消阳长”与“阳消阴长”的现象，这是一切事物运动发展和变化的过程。例如：四季气候变化，从冬至春至夏，由寒逐渐变热，是一个“阴消阳长”的过程；由夏至秋至冬，由热逐渐变寒，又是一个“阳消阴长”的过程。由于四季气候阴阳消长，所以才有寒热温凉的变化。万物才能生长收藏。如果气候失去了常度，出现了反常变化，就会产生灾害。

临床上常常以阴阳偏盛偏衰（即阴阳消长）来说明临床的不同证候。例如，寒属阴，阴盛则见寒证，如受冷后出现的胃寒腹痛、腹泻等；热属阳，阳盛则见热证，如一般的急性肺炎有高热口渴、皮肤红等急性热病证状。有些虚弱的病证，其发病机制不是因为阴或阳的偏盛，而是因为偏虚。如果某脏腑的阴偏虚，称为“阴虚”，此为阴消，“阳”相对突出，因为热属阳，故阴虚见热证，这种现象称为“虚热”。如果某脏腑的阳偏虚，此为阳消，称为“阳虚”，此时“阴”相对突出，因寒属阴，故阳虚见寒证，这种现象称为“虚寒”。

在正常情况下，阴阳常处于相对平衡的状态，如果“消长”关系超出一定的限制，不能保持相对的平衡时，便将出现阴阳某一方面的偏盛偏衰，导致疾病的发生。

（四）阴阳的转化

指同一体的阴阳，在一定的条件下，当其发展到一定的阶段，其双方可以各自向其相反方面转化，阴可以转为阳，阳可以转为阴，称之为“阴阳转化”。

如果说“阴阳消长”是一个量变过程的话，则转化便是一个质变的过程。《素问》所谓“重阴必阳，重阳必阴”、“寒极生热”、“热极生寒”。寒“极”时，便有可能向热的方向转化，热“极”时，便有可能向寒的方向转化。如某些急性热病，由于邪热极重，大量耗伤机体正气，在持续高热的情况下，可以突然出现体温下降，四肢厥冷，脉微欲绝等一派阴寒危象，这种病证变化，即属由阳转阴。若抢救及时，处理得当，使正气恢复，四肢转温，色脉转和，阳气恢复，为由阴转阳，病情好转。此外，临床上常见的各种由实转虚，由虚转实、由表入里、由里出表等病证变化，也是阴阳转化的例证。

三、阴阳在医学中的应用

1.阴阳与人体解剖部位的关系　根据上述之外为阳，内为阴；上为阳，下为阴；背为阳，腹为阴的规律，则人之皮毛在外为阳，脏腑在内为阴；头在上为阳，足在下为阴。

2.阴阳与人体生理的关系　人体的健康与否，取决于阴阳是否调和，如《内经》所说：“阴平阳秘，精神乃治。”人体摄取饮食后，经过脾、胃的腐熟运化，将营养物质运送至全身各处，使肉体增长强壮，使生命活动力旺盛。食物消化后有形的废料，由前后二阴排出。人体之阴阳若是保持在平衡的情况下，人体就健康。

3.阴阳与人体病理的关系　人体阴阳失去平衡后，就会表现出各种症状来。古人对症状的分类，也是用阴阳来代表和说明的。阳证，一般表现的症状是：发热、口渴、脉数（快）等，这类症状，古人又称为热（即阳）证。阴证，一般表现的症状是：不发热，口不渴，手足冷、脉迟（慢）等，这类症状，古人又称为寒（即阴）证。这就是《内经》所说的“阳胜则热，阴胜则寒”。

阴阳偏衰是指阴或阳低于正常水平的失调，其一方低于正常水平，而另一方保持正常水平，或双方都不同程度的低于正常水平，故出现虚证。阴不足，阳正常则阴虚生内热；阳不足，阴正常则阳虚生外寒；阴阳双方都不同程度的不足，则虚寒、虚热并见或阴阳两虚。这就是《内经》所说的“阴虚生内热，阳虚生外寒”、“阴阳两虚”证。

4. 阴阳在诊断上的应用　阴阳是诊断的总纲。疾病虽然很多，但其属性不外阴阳两类，如从疾病发展部位来看，不在表（阳），就在里（阴）。从疾病性质来看：热证（阳），寒证（阴）。从疾病发展趋势来自看：实证（阳），虚证（阴）。总之，阴阳可以概括疾病的属性。

5. 阴阳在治疗上的应用　中药种类甚多，但就其性能不外阴阳两类。从药性来看：寒、热、温、凉、温热属阳，寒凉属阴。从治疗上总原则是“调整阴阳，以平为期”，这就是治疗的基本出发点。针对阴阳盛衰，采取补其不足，泻其有余，使阴阳偏盛偏衰的异常现象得到纠正，恢复其相对平衡状态。中医常用“寒者热之，热者寒之，实者泻之，虚者补之”的治疗原则，促使失调的阴阳重新恢复到相对的平衡。临床上借药性之偏，来纠正人体阴阳之偏，使达到“阴平阳秘，精神乃治”。临床具体用法：①阳虚和阴胜则寒，治法：寒者热之（用热药）；②阴虚和阳胜则热，治法：热者寒之（用寒药）；③正气不足，治法：虚者补之；④邪气偏胜，治法:实者泻之；⑤阴不足、阳偏亢，治法：滋阴潜阳；⑥阴阳两者均不足，治法：滋阴助阳（阴阳双补）。

第三节　藏象学说

“藏象”二字，首见于《素问・六节藏象论》。藏指藏于体内的内脏，象指表现于外的生理、病理现象。藏象包括各个内脏实体及其生理活动和病理变化表现于外的各种征象。藏象学说是研究人体各个脏腑的生理功能、病理变化及其相互关系的学说。它是历代医家在医疗实践的基础上，在阴阳五行学说的指导下，概括总结而成的。藏象学说是中医学理论体系中极其重要的组成部分。

藏象学说以脏腑为基础。脏腑是内脏的总称，按照生理功能特点，分为五脏、六腑和奇恒之腑；以五脏为中心，一脏一腑，一阴一阳为表里，由经络相互络属。五脏,包括肝、心、脾、肺、肾，其共同特点是能贮藏人体生命活动所必需的各种精微物质，如精、气、血、津液等；六腑，包括胆、小肠、胃、大肠、膀胱、三焦，其共同生理特点是主管饮食物的受纳、传导、变化和排泄糟粕；奇恒之腑，即脑、髓、骨、脉、胆、女子胞（子宫），其共同特点是它们同是一类相对密闭的组织器官，却不与水谷直接接触，即似腑非腑；但具有类似于五脏贮藏精气的作用，即似脏非脏。

藏象学说是一种独特的生理病理学理论体系。其中脏腑不单纯是一个解剖学的概念，更重要的则是概括了人体某一系统的生理和病理学概念。心、肺、脾、肝、肾等脏腑名称，虽与现代人体解剖学的脏器名称相同，但在生理或病理的含义中，却不完全相同。一般来讲，中医藏象学说中一个脏腑的生理功能，可能包含着现代解剖生理学中的几个脏器的生理功能；而现代解剖生理学中的一个脏器的生理功能，亦可能分散在藏象学说的某几个脏腑的生理功能之中。

一、五脏

心居于胸腔，横膈膜之上，有卫护于外。心为神之主，脉之宗，起着主宰生命活动的作用，故《素问·灵兰秘典论》称之为“君主之官”。 心与小肠互为表里， 心主神志,心在体合脉，其华在面,心开窍于舌。心包络，简称心包，又可称“膻中”，是指包在心脏外面的组织，具有保护心脏的作用，代心受邪。如热病过程中如出现高热、神昏等病证，中医学称之为“热入心包”或“蒙蔽心包”。

肺居胸腔，在诸脏腑中，其位最高，故称“华盖”。肺叶娇嫩，不耐寒热，易被邪侵，故又称“娇藏”。肺与大肠相为表里。肺主气的功能包括两个方面，即主呼吸之气和主一身之气。肺主宣发和肃降；肺主通调水道；肺开窍于鼻。肺在体合皮，其华在毛。皮毛包括皮肤、汗腺、毫毛等组织。

肾位于腰部，故《素问·脉要精微论》说：“腰者，肾之府。”由于肾藏有“先天之精”，为脏腑阴阳之本，生命之源，故称为“先天之本”。肾在五行属水，肾与膀胱互为表里。肾藏精，主生长发育和生殖；肾主水；肾有司开阖的作用；肾主纳气；肾开窍于耳及二阴；肾在体为骨，其华在发。

脾位于中焦，在横膈之下。脾和胃相为表里。两者均是主要的消化器官。人出生后其生命活动的维持和气血津液的化生，都有赖于脾胃运化的水谷精微，故称脾胃为“气血生化之源”、“后天之本”。《素问·灵兰秘典论》说：“脾胃者，仓廪之官，五味出焉。”脾主运化：运，即转运输送；化，即消化吸收。脾主升清：“升”即上升之意；“清”是指水谷精微等营养物质。脾主统血：是指脾能统摄、控制血液，使之正常地循行于脉内，而不溢出于脉外。脾开窍于口，其华在唇；脾在体合肌肉，主四肢。

肝位于上腹部，横膈之下。肝与胆本身直接相连，又互为表里。肝的经脉循行于胁肋、小腹和外生殖器等部位，故这些部位的病证多从肝论治。肝主疏泄，《素问·灵兰秘典论》说：“肝者，将军之官，谋虑出焉。”《素问·六节藏象论》说：“肝者，罢极之本，魂之居也。”肝主疏泄的功能主要表现在调节精神情志，促进消化吸收，以及维持气血、津液的运行三方面。肝的疏泄功能还有疏利三焦、通调水道的作用，故肝失疏泄，有时还可出现腹水、水肿等。肝主藏血，肝有贮藏血液和调节血量的功能。肝开窍于目；在体合筋，其华在爪。

二、奇恒之腑

奇恒之腑，即脑、髓、骨、脉、胆、女子胞（子宫）。其共同特点是它们同是一类相对密闭的组织器官，却不与水谷直接接触，即似腑非腑；但具有类似于五脏贮藏精气的作用，即似脏非脏。奇恒之腑，除胆属六腑外，都没有和五脏的表里配属关系，但有的与八脉相联系。

脑居颅内。《素问·五藏生成篇》中的“诸髓者，皆属于脑”，《灵枢·海论》中的“脑为髓之海”，指出了脑是髓汇集而成，而且说明了髓与脑的关系。脑的功能，如《素问·脉要精微论》所说：“头者，精明之府。”清代的王清任的《医林改错》在前人认识的基础上，对脑的功能作了较为详细的论述，把忆、视、听、嗅、言等感官功能都归于脑。

髓的生成与先天之精、后天之精都有关系，其功能有养脑、充骨和化血三个方面。

骨有贮藏骨髓和支持形体的作用。

脉的生理功能可概括为两个方面：一是气血运行的通道，即血脉对血的运行有一定的约束力，使之循着一定方向、一定路径而循环贯注，流行不止。二是运载水谷精微，以布散周身，滋养脏腑组织器官。

胆附于肝之短叶间，与肝直接相连。胆与肝又互为表里。胆的生理功能是贮藏和排泄胆汁。胆汁的化生和排泄由肝的疏泄功能所控制和调节。其由肝之精气所化生，汇集于胆，泄于小肠，以助饮食物消化吸收。胆汁直接有助于饮食物的消化，为六腑之首。但是，由于胆本身并无传化饮食物的生理功能，且贮藏精汁，故又属奇恒之腑。

女子胞位于小腹内，为女性的生殖器官。其主要功能为主持月经和孕育胎儿。

三、六腑

小肠位居腹中，其上口在幽门处与胃之下口相接，其下口在阑门处与大肠之上口相连。小肠的主要生理功能是受盛、化物和泌别清浊。小肠与心相为表里。

胃，居于膈下，腹腔上部，中医将其分为上、中、下三部。胃的上部称上脘，包括贲门；中部称中脘，即胃体部位；下部称下脘，包括幽门。胃的主要生理功能是受纳与腐熟水谷，胃以降为和，与脾相表里。

大肠居于下腹中，上接小肠，下接肛门。其主要生理功能是传化糟粕。大肠与肺相表里。《素问·灵兰秘典论》说："大肠者，传导之官，变化出焉。"大肠的这一功能是胃的降浊功能的延伸，同时与肺的肃降有关。如大肠传导失常，可出现大便质、量以及次数的异常变化，如泄泻或便秘或便脓血等。

三焦是中医藏象学说中一个特有的名词，是上焦、中焦和下焦的合称。上焦为膈以上的部位，包括心、肺；中焦为膈以下、脐以上的部位，包括脾、胃；下焦为脐以下部位，包括肾、膀胱、大小肠、女子胞等。三焦与心包络相表里。三焦的生理功能一为通行元气，二为水液运行之道；三焦主持诸气，总司全身的气机和气化。三焦是升降出入的通道，又是气化的场所。《素问·灵兰秘典论》说："三焦者，决渎之官，水道出焉。"因而喻为"上焦如雾"、"中焦如沤"、"下焦如渎"。

膀胱位于小腹中，主要生理功能是贮尿和排尿。其与肾直接相通，又相表里。《素问·灵兰秘典论》说："膀胱者，州都之官，津液藏焉，气化则能出矣。"膀胱的贮尿和排尿功能，全赖于肾的气化功能，膀胱的气化，实际上隶属于肾的蒸腾气化。

四、脏与腑之间的关系

脏与腑的关系是阴阳表里的关系。脏属阴，为里；腑属阳，为表。脏腑之间通过经脉形成相互络属的关系。

1. 心与小肠

心与小肠通过手少阴心经及手太阳小肠经互相络属，形成表里关系。临床上可见心经实火移热于小肠的病例，出现尿少、尿热、尿赤、尿痛等症状；也可见小肠热盛，循经上炎于心，出现心烦、口舌生疮等症。

2. 肺与大肠

肺与大肠通过手太阴肺经和手阳明大肠经相络属成为表里关系。肺气肃降可以帮助大肠的传导功能，而大肠传导正常，又有助于肺气的肃降。如果肺失肃降，津液无法下行，大肠的传导功能受其影响，则会出现排便困难、便秘等症；而大肠传导不利，腑气不通，又会影响肺气的肃降，出现咳嗽、气喘、胸闷等症。

3. 脾与胃

脾与胃通过足太阴脾经和足阳明胃经相络属而构成表里关系。脾主运化，胃主受纳；脾气主升，胃气主降；脾属阴喜燥恶湿，胃属阳喜润恶燥。两脏一运一纳，一升一降，一燥一润，相互配合，共同完成食物的消化吸收和水谷精微的传输。临床上如果脾虚运化功能不良，胃的受纳和降功能也会同时受影响，出现食少、恶心、呕吐等症。同样，如果饮食不节，胃失和降，也会影响脾的运化功能，出现腹胀、腹泻等症。

4. 肝与胆

胆附于肝，肝胆通过足少阳胆经与足厥阴肝经互为络属而形成表里关系。胆汁的排泄依赖于肝的疏泄功能，而胆汁排泄的通畅与否，也会影响肝的疏泄。临床上，肝病常影响到胆，胆病也常波及至肝，出现肝胆同病的现象。

5. 肾与膀胱

肾与膀胱通过足少阴肾经和足太阳膀胱经互为络属而成表里关系。膀胱贮尿排尿功能有赖于肾脏的气化。肾气充足，固摄正常，则膀胱开阖有度，水液代谢正常。如果肾气虚，气化失常，膀胱固摄不利，开合失职，则会出现小便不利或小便失禁、遗尿、尿频等症。

五、脏与脏之间的关系

1. 心与肺

“诸血者，皆属于心”，“诸气者，皆属于肺”，心主血，肺主气。心与肺的关系，是气和血相互依存、相互为用的关系。血的运行有赖于气的推动，而气的输散分布也需要血的运载。如果肺气虚或肺失宣降，会影响心的行血功能，从而导致血瘀，出现胸闷、心率改变、口唇青紫等症状体征。若心气不足或心阳不振，血液运行不畅，也将影响肺的宣发肃降，出现咳嗽、气促等临床表现。

2. 心与脾

心主血，脾统血，二者的关系主要表现在血的生成和运行两个方面。脾气旺盛，生血功能正常，则心有所主；而心血充足，则可营养脾气。血液在体内的循行，一方面要靠心气的推动，另一方面还要靠脾气的统摄才不致溢出脉外。如果思虑过度，耗伤心血，脾的运化功能也会受到影响，出现食欲不振、疲倦乏力等症状；反之要是脾气虚弱，气血生化不利，或脾不统血，血液外溢，则可致心血虚，心无所主，临床表现为心悸、失眠、多梦等。

3. 心与肝

心主血，肝藏血。心行血功能正常，则血液供应充分，肝有所藏；如果肝藏血功能失常，心无所主，血液运行也会受影响。临床上常见心血虚与肝血虚同时出现的病例。

心主神志，肝主疏泄，人的精神意识和情志与这两脏均有密切关系。心、肝病变也都可表现为精神、心理活动的异常。比如，肝阳上亢患者既可有头晕、目眩、烦燥易怒等肝病证状，又可兼有心悸、失眠等心病表现。

4. 心与肾

心位居于上属阳，五行属火；肾位居于下属阴，五行属水。在正常情况下心火应当降于肾，以助肾阳温肾水，使肾水不寒；而肾水则须上济于心，以资心阴，从而防止心阳过亢。心肾之间的这种正常的相互帮助、相互制约的关系，被称为“心肾相交”。如果肾水不足，不能滋润心阴以制约心阳，就会出现心阳过亢，临床可见心烦、失眠、多梦、遗精等症。若心阳不振，心火不能下温肾水，使肾水不能化气，反而上凌于心，则可出现心悸、水肿等症。

5. 肺与脾

肺与脾的关系主要涉及气的生成和津液的输布代谢两方面。

人体之气的主要是由肺吸入的清气和脾胃所运化的水谷之气所组成。故肺的呼吸功能和脾的运化功能的健强，是人体气盛的保证。另一方面，津液在体内的输布代谢主要是由肺的宣发肃降、通调水道及脾的运化水液、输布津液的功能来完成的。肺以脾所运化输布的水谷精微为营养，才能使其功能活动得到保障；而脾运化水谷和水湿的功能，也需要肺的宣降、通调水道功能来实现。如果脾气虚损，会导致肺气不足，出现疲乏倦怠、少气懒言等症。若脾虚运化失调，水湿内停，生成痰饮，也会影响肺的宣降功能，出现咳嗽、喘息等症。而肺气虚衰，无法通调水道，水湿内停，则会使脾阳受阻，出现腹胀、便溏、水肿等症。

6. 肺与肝

肺与肝的关系主要涉及气机的调节。肺气肃降，肝气升发，升降协调，则气机通畅。如果肝升太过，或肺降不及，则会出现肝气上逆，表现为胁痛、易怒、咳逆、咯血等症，即所谓“肝火犯肺”。反之，如果肺失清肃，燥热内停，亦会导致肝失疏泄，气机郁结，出现咳嗽、胸胁胀满、头晕头痛等症。

7. 肺与肾

肺与肾的关系主要涉及津液代谢和呼吸运动两方面。

肾主水，能升清降浊，负责水液的蒸腾气化；肺为水之上源，可宣发肃降，通调水道。肺肾两脏相互配合，共同维持体内水液代谢的平衡。如果在病理状态下，肺失宣降，或肾的气化失调，均可影响水液代谢，出现尿少、水肿、喘促、喘逆等症。

肺主呼吸，肾主纳气，人体的呼吸运动由肺肾二脏相互配合，共同完成。如果肾气虚损，不能摄纳肺吸入之清气，气浮于上，则会出现呼多吸少，活动后症状加剧的情况。

此外，肺肾二脏之阴液相互资生。若其中之一受损，必会影响另一方面，出现潮热、盗汗、干咳、音哑、腰膝酸软等症。

8. 肝与脾

肝与脾的关系主要涉及饮食的消化和血液的生成、贮藏及运行。脾运化水谷的功能及脾胃升降功能有赖于肝的疏泄功能，而肝又需要依靠脾胃运化水谷精微，提供营养，才能保持疏泄功能的正常。若肝失疏泄，影响脾胃功能，则可见抑郁、胸闷、腹胀、腹泻、便溏等肝脾不和之证。而脾失健运，水湿内停，则可使肝胆疏泄不利，出现黄疸。此外，脾为气血生化之源，且脾主统血，而肝主藏血，两脏均与血液的生理、病理情况相关。

9. 肝与肾

肝与肾的关系主要是精和血之间相互滋生相互转化的关系。肝藏血，肾藏精。肝血需要肾精的滋养，肾精又依赖于肝血的化生。中医称之为精血同源，或肝肾同源。如果肾精亏损，则会导致肝血不足，而肝血不足，也会影响致肾精亏损。此外，肝主疏泄功能与肾主封藏功能之间也是相互制约、相反相成的。如果肝之疏泄与肾之封藏功能失调，则会影响女子的月经来潮和男子的泄精生理功能。

10. 脾与肾

肾为先天之本，脾为后天之本，脾肾二者的关系是先后天相互滋养的关系。脾气的健运，要依靠肾阳的温煦，而肾精也需要脾所运化的水谷精微的补充。脾肾两脏生理上相互资助促进，病理上互相影响，互为因果。此外，脾可以运化水湿，肾负责气化水液，脾肾两脏在津液代谢方面也是共同起作用的。

第四节　五行学说

一、五行学说的概念

五行学说同“阴阳学说”一样，它也是一种哲学概念，是一种认识和分析事物的思想方法。

“五行”，就是自然界中木、火、土、金、水这五类物质的运动。

“五行学说”是指这五类物质的运动变化，以及它们之间的相互关系，以相生、相克作为解释事物之间相互关联及运动变化规律的说理工具。

祖国医学中，首先以归类的方法，说明人体各部位之间，与外在环境之间的相互关系；其次是在五行归类的基础上，以五脏为中心，以五行的相生、相克关系，说明人体各部之间在生理过程中的关系。在病理情况下，也以这种关系分析判断病情。

五行的属性

木代表生气旺盛的——“木曰曲直”。

火代表炎热的、向上的——“火曰炎上”。

土代表具有营养作用的——“土曰稼穑”。

金代表具有摧残杀伤作用的——“金曰从革”。

水代表寒冷的、向下的——“水曰润下”。

二、五行学说的内容

（一）五行学说的基本规律

1. 相生规律

生，含有滋生、助长、促进的意义。五行之间，都具有互相滋生、互相助长的关系。这种关系简称为“五行相生”。

五行相生的次序是：木生火，火生土，土生金，金生水，水生木。在五行相生的关系中，任何一行都具有生我、我生两方面的关系，也就是母子关系。生我者为母，我生者为子。以水为例，生我者为金，则金为水之母；我生者是木，则木为水之子。其他四行，以此类推。由于肝属木，心属火，脾属土，肺属金，肾属水，结合五脏来讲，就是肝生心，心生脾，脾生肺，肺生肾，肾生肝，起着互相滋生、互相助长的作用。

2. 相克规律

克，含有制约、阻抑、克服的意义。五行之间，都具有相互制约、相互克服、相互阻抑的关系，简称“五行相克”。

五行相克的次序是：木克土，土克水，水克火，火克金，金克木。在五行相克的关系中，任何一行都具有克我、我克两方面的关系，也就是“所胜”、“所不胜”的关系。克我者为“所不胜”，我克者为“所胜”。以木为例，克我者为金，则金为木之“所不胜”；我克者为土，则土为木之“所胜”。其他四行，以此类推。结合五脏来讲，就是肝克脾，脾克肾，肾克心，心克肺、肺克肝，起着制约和阻抑的作用。

3. 五行制化

在五行相生之中，同时寓有相克；在相克之中，同时也寓有相生。这是自然界运动变化的一般规律。如果只有相生而无相克，就不能保持正常的平衡发展；有相克而无相生，则万物不会有生化。所以相生、相克是一切事物维持相对平衡的两个不可缺少的条件。只有在相互作用、相互协调的基础上，才能促进事物的生化不息。例如，木能克土，但土却能生金制木。因此，在这种情况下，土虽被克，但并不会发生偏衰。其他火、土、金、水都是如此。古人把五行相生寓有相克和五行相克寓有相生的这种内在联系，名之曰“五行制化”。制化规律的具体情况如下。

木克土，土生金，金克木。

火克金，金生水，水克火。

土克水，水生木，木克土。

金克木，木生火，火克金。

水克火，火生土，土克水。

4.相乘规律

乘，是乘袭的意思。从五行生克规律来看，是一种病理的反常现象。相乘与相克意义相似，只是超出了正常范围，达到了病理的程度。相乘与相克的次序也是一致的。即是木乘土，土乘水，水乘火，火乘金，金乘木。如木克土，当木气太过，金则不能对木加以正常的制约，因此，太过无制的木乘土，即过强的木克土，土被乘更虚，而不能生金，故金虚弱，无力制木。

5.相侮规律

侮，是欺侮的意思。从五行生克规律来看，与相乘一样，同样属于病理的反常现象。但相侮与反克的意义相似，故有时又曰反侮。相侮的次序也与相克相反，即是：木侮金，金侮火，火侮水，水侮土，土侮木。

以上相乘、相侮的两个规律，都是在病理情况下才会产生。例如，水气有余，便克害火气（图所胜），同时又会反过来侮土（所不胜）。如果水气不足，则土来乘之（所不胜），火来侮之（图所胜）。这都是由于太过和不及出现的反常现象。

（二）自然与人体结构、机能的五行分属

祖国医学理论，不仅认为人体各部分是一个整体，而且认为人体与外在自然环境，也有其相应的关系。为了说明体内体外的整体性和它们之间复杂的关系，在祖国医学中，便以五行为中心，按照它的各个特性，用取象比类的方法，将自然界和人体有关的事物按其属性，形态现象相类同的，分别归纳，成为五大类。其主要目的是便利于了解各种事物之间的关系，并作为观察事物变化的推演法则。见表1。

表1　五行归类

五行	木	火	土	金	水
方位	东	南	中	西	北
天干	甲乙	丙丁	戊己	庚辛	壬癸
地支	寅卯	巳午	辰戌 丑未	申酉	子亥
四季	春	夏	长夏	秋	冬
五形	矩形	尖形	方形	圆形	波形
五色	青	赤	黄	白	黑
五味	酸	苦	甘	辛	咸
五志	怒	喜	思	忧	恐
五智	仁	礼	信	义	智
五脏	肝	心	脾	肺	肾
五腑	胆	小肠	胃	大肠	膀胱
五官	目	舌	唇	鼻	耳
五体	筋	脉	肉	皮毛	骨
五魄	魂	神	意	魄	精
五气	风	暑	湿	燥	寒
五化	生	长	化	收	藏
五温	温	热	自然	凉	寒
六神	青龙	朱雀	勾陈 腾蛇	白虎	玄武

从表中可以看出，每一行所属各种现象之间的关系，也可能说明事物变化发展互相推移的综合关系。例如，以木来说，春季草木开始萌芽生长，呈现了蓬勃的生气，并出现青的颜色，故用木来象征春。在生长化收藏的过程中，属于“生”的一环。春季多风，结合人体肝脏性喜条达舒畅，象征着木和春的情况。而五脏中的肝和六腑中的胆是表里关系，肝又开窍于目，在五体中主筋，故肝病每多出现目病或抽筋（痉挛）的症状。肝木旺者多喜怒，而大怒又易伤肝，所以在五志中主怒。某些肝病，往往会出现青的颜色。

把以上这些自然现象和生理与病理现象联系在一起，就可以把木、春、肝、胆、目、筋、怒、青等一系列的事物和现象，归属于木的一类之下，形成了一个系统。

若是从横的方面来看，则亦有明显联系，就以五行本身来说，木生火，火生土，土生金，金生水……就是明显的横的联系。

（三）五行学说在临床中的应用

中医学运用五行的生克乘侮规律来解释五脏病变的相互影响关系，利用调整五脏间生克乘侮关系来治病。如：①肝木乘脾土，则临床上见肝脾不和证，治疗时一般是采取“培土抑木”（疏肝健脾）的方法。②肾生肝（水生木），肾精能滋养肝脾不和证，即“水能生木”。当“肾水”不足时，肝木失养，病人出现“肝阳上亢”等水不涵木的病证，治疗时若滋水涵木，肝阳上亢的证候可以得到改善。③肾助脾（火生土），脾的运化功能需要肾阳的帮助才能正常进行，如果肾阳虚导致脾阳虚，临床上出现脾肾阳虚证，产生腹泻、水肿等证。治宜温补肾火，资助脾阳（温肾健脾）。④脾益肺（土生金），脾气健运，将饮食精微运输给肺，从而保持肺的功能正常。脾虚精微不升，废浊不降，容易产生痰湿，出现痰多、咳嗽等肺的症状，治疗则需健脾化痰，即“培土生金”健脾补肺的方法治疗，往往取得较好的效果。⑤肾济心（水火相济），肾主水，心主火，肾藏精。正常时，心肾互济，心助肾以阳，肾助心以阴，互相交往，保持平衡状态，中医叫“心肾相交”。如肾水不足，则不能滋润心阳，就会引起心火亢盛的症状，出现“心肾不交证”。治疗应当滋肾水（阴）降心火，使病证得以痊愈。

第五节　八纲辨证

八纲辨证是中医各种辨证的总纲。

辨证，即分析、辨认疾病的证候，是认识和诊断疾病的主要过程和方法。辨，即辨认，辨别，也就是分析。证，即证候，是机体在致病原因和条件的作用下，机体与环境之间，脏腑、经络、气血津液之间关系紊乱的综合表现，所以，证候即是对疾病发展阶段中的病因、病位、邪正斗争的强弱、阴阳的偏盛偏衰等病理情况的概括。

辨证的过程，是以脏腑、经络、气血津液、病因等理论为依据，对通过望、闻、问、切四诊所搜集的症状、体征等资料进行综合、归纳、分析、推理、判断，辨明其内在联系，以及各种病变相互之间的关系，从而认识疾病，作出正确的诊断。

辨证和论治，是中医理、法、方、药在临床上两个重要的环节。两者相互联系，不可分割。辨证是认识疾病，论治是针对病证采取相应的治疗手段和方法。

辨证是治疗的前提和依据，论治是辨证的目的和检验辨证正确与否的客观标准。

“症”指单个的症状，中西医认识是一致的，如头痛，发热，咳嗽，心慌，恶心……

“病”指病名，中医所说的病名中只有少数与西医病名是一致的，如麻疹、白喉、破伤风、哮喘、痢疾、中暑等，而大部分的叫法是不同的。由于中西医的理论体系不同，对疾病的认识是不一样的。西医对疾病的认识建立在人体解剖学、病理生理学的基础上，临床诊断疾病的依据是病人的自觉症状、体格检查、化验检查；中医认为疾病是人体阴阳偏盛偏衰的结果，临床辨证主要依据病人的症状和体征（舌象、脉象等），诊断时不一定要确定病名，而是要明确是什么“证”。

“证”，即证据、证候的简称，它不单纯是症状或主观感觉，而是一组综合征，也是中医对疾病的诊断。“证”是一组特定的临床表现（症状、体征等），并包含着病因、病变部位、病变性质、正邪双方力量对比状况等方面的综合概念。“证”是从分析症状和体征着手，归纳成为比症状更能说明疾病本质的概念。

中医辨证是在长期临床实践中形成的，方法有多种，主要有八纲辨证、病因辨证、气血精津辨证、脏腑辨证、卫气营血辨证、三焦辨证、六经辨证等。其中八纲辨证是各种辨证的总纲。

八纲辨证是根据四诊取得的材料，进行综合分析，以探求疾病的性质、病变部位、病势的轻重、机体反应的强弱、正邪双方力量的对比等情况，归纳为阴、阳、表、里、寒、热、虚、实八类证候，是中医辨证的基本方法，各种辨证的总纲，也是从各种辨证方法的个性中概括出的共性，在诊断疾病过程中，起到执简驭繁、提纲挈领作用。

疾病的表现尽管极其复杂，但基本都可以归纳于八纲之中。疾病总的类别，有阴证、阳证两大类；病位的深浅，可分在表在里；阴阳的偏颇：阳盛或阴虚则为热证，阳虚或阴盛则为寒证；邪正的盛衰：邪气盛的叫实证，正气衰的叫虚证。因此，八纲辨证就是把千变万化的疾病，按照表与里、寒与热、虚与实、阴与阳这种朴素的两点论来加以分析，使病变中各个矛盾充分揭露出来，从而抓住其在表在里、为寒为热、是虚是实、属阴属阳的矛盾，这就是八纲的基本精神。

一、表里

表里是说明病变部位深浅和病情轻重的两纲。一般地说，皮毛、肌肤和浅表的经属表；脏腑、血脉、骨髓及体内经络属里。表证，即病在肌表，病位浅而病情轻；里证即病在脏腑，病位深而病情重。

（一）表证

表证是病位浅在肌肤的证候。一般为六淫外邪从皮毛、口鼻侵入机体后，邪留肌表，出现正气（卫气）拒邪的一系列症状，多为外感病初起阶段。表证具有起病急、病程短、病位浅和病情轻的特点。常见于外感热病的初期，如上呼吸道感染、急性传染病及其他感染性疾病的初起阶段。

主证：以发热恶寒（或恶风），头痛，舌苔薄白，脉浮为基本证候，常兼见四肢关节及全身肌肉酸痛、鼻塞、咳嗽等症状。

由于外邪有寒热之分，正气抗御外邪的能力有强弱不同，表证又分为表寒、表热、表虚、表实证。

1. 表寒证

主证：恶寒重，发热轻，头身疼痛明显，无汗，流清涕，口不渴。舌质淡红，苔薄白而润，脉浮紧。

病机：寒邪束于肌表或腠理，正邪相争，故恶寒发热，邪气侵犯体表经络，致卫气营血运行不畅，故头身肢体酸痛。正邪相争于表，故脉浮。

治则：辛温解表。

常用方剂：麻黄汤。

2. 表热证

主证：发热重，恶寒轻，头痛，咽喉疼痛，有汗，流浊涕，口渴。舌质稍红，苔薄白不润，脉浮数。

病机：邪正相争于表，故发热、恶寒。热邪犯卫，汗孔失司，则汗外泄。热伤津而口渴。热邪在表，故脉浮数。

治则：辛凉解表。

常用方剂：银翘散。

3. 表虚证

主证：表证恶风，恶寒，有汗。舌质淡，舌苔薄白，脉浮而无力。

病机：体质素虚，卫阳不固，故恶风，汗出，脉浮而无力。

治则：调和营卫，解肌发表。

常用方剂：桂枝汤。

4. 表实证

主证：发热，恶寒，身痛，无汗。舌质淡红，舌苔薄白，脉浮有力。

病机：邪盛正不衰，邪束肌表，正气抗邪，肌表汗孔固密，故发热恶寒而无汗，脉浮而有力。

治则：辛温解表。

常用方剂：麻黄汤。

辨别表寒证与表热证，是以恶寒发热的轻重和舌象脉象为依据。表寒证是恶寒重发热轻，表热证是发热重恶寒轻；表寒证舌苔薄白而润，脉浮紧；表热证舌苔薄白而不润，脉浮数。此外，风寒之邪可以郁而化热，由表寒证变成表热证；外邪侵入肌表后容易入里化热，表寒证（或表热证）可以转化为里热证。

辨别表虚证与表实证，结合病人体质，以有汗无汁为依据。表实证为表证而无汗，年青体壮者多见；表虚证为表证而有汗，年老体弱或久病者多见。

（二）里证

里证是与表证相对而言，是病位深于内（脏腑、气血、骨髓等）的证候。

里证的成因，大致有三种情况：一是表证进一步发展，表邪不解，内传入里，侵犯脏腑而成；二是外邪直接入侵内脏而发病，如腹部受凉或过食生冷等原因可致里寒证；三是内伤七情、劳倦、饮食等因素，直接引起脏腑机能障碍而成，如肝病的眩晕、胁痛，心病的心悸、气短、肺病的咳嗽、气喘，脾病的腹胀、泄泻，肾病的腰痛、尿闭等。因此，里证的临床表现是复杂的，凡非表证的一切证候皆属里证。外感病中的里证还需结合病因辨证、卫气营血辨证，而内伤杂病中，则以脏腑辨证为主。里证要辨别里寒、里热、里虚、里实（在寒热、虚实辨证中讨论）。

辨别表证与里证，多依据病史的询问，病证的寒热及舌苔、脉象的变化。一般地说，新病、病程短者，多见于表证；久病、病程长者，常见于里证。发热恶寒者，为表证；发热不恶寒或但寒不热者，均属里证。表证舌苔常无变化，或仅见于舌边尖红；里证常有舌苔的异常表现，脉浮者，为表证；脉沉者，为里证。

（三）半表半里证

病邪既不在表，又未入里，介于表里之间，而出现的既不同于表证，又不同于里证的证候，称为半表半里证。

主证：寒热往来，胸胁胀满，口苦咽干，心烦，欲呕，不思饮食，目眩。舌尖红，苔黄白相兼，脉眩。

病机：邪正相争于半表半里，互有胜负，故寒热往来。邪犯半表半里，胆经受病，故胸胁胀满，口苦。胆热而肝胃不和，故心烦，目眩，欲呕，不思饮食。

治则：和解表里。

常用方剂：小柴胡汤。

（四）表里同病（表里夹杂）

表里同病是指表证和里证在同一个时期出现，常见的有三种情况：一是初病即见表证又见里证。二是发病时仅有表证，以后由于病邪入里而见里证，但表证未解，也称为表里同病。三是本病未愈，又兼标病。如原有内伤，又感外邪，或先有外感，又伤饮食等，也属表里同病。治疗原则为表里双解。

二、寒热

寒热是辨别疾病性质的两纲，是用以概括机体阴阳盛衰的两类证候。一般地说，寒证是机体阳气不足或感受寒邪所表现的证候，热证是机体阳气偏盛或感受热邪所表现的证候。所谓“阳盛则热，阴盛则寒”、“阳虚则寒，阴虚则热”。辨别寒热是治疗时使用温热药或寒凉药的依据，所谓“寒者热之，热者寒之”。

（一）寒证

寒证是感阴寒之邪（如寒邪、湿邪）或阳虚阴盛、脏腑阳气虚弱、机能活动衰减所表现的证候，可分为表寒证和里寒证。表寒证已以表证讨论，这里所指为里寒证。

主证：畏寒，形寒肢冷，口不渴或喜热饮，面色白，咳白色痰，腹痛喜暖，大便稀溏，小便清长。舌质淡，苔白，脉沉迟。

病机：阳虚阴盛，病人寒化，故畏寒肢冷，脾胃寒冷，故腹痛喜暖，阳气不振而脉沉迟。

治则：温中祛寒。

常用方剂：附子理中汤。

（二）热证

热证是感受阳热之邪（如风邪、热邪、火邪等）或阳盛阴虚、脏腑阳气亢盛和阴液亏损、机能活动亢进所表现的证候，可分为表热证和热证。表热证已在表证讨论，这里所指为里热证。

主证：发热，不恶寒，烦躁不安，口渴喜冷饮，面红目赤，咳痰黄稠，腹痛喜凉，大便燥结，小便短赤。舌质红，苔黄，脉数。

病机：阳热偏盛，故发热喜凉，热伤津液而口渴喜饮，小便短赤，大便燥结。热盛故见脉数。

治则：清热法。

常用方剂：白虎汤等。

（三）实热与虚热

由于感受热邪所形成的实热证，与机体阴液亏损或机能亢进所致的虚热证，其临床表现及治则都是不尽相同的。见下表。

表2　实热证与虚热证的鉴别

实 热 证	虚 热 证
发病急，病程短	发病缓慢，病程长
高热，怕热，大汗出	低热，骨蒸潮热，盗汗
神昏谵语，甚则发狂	五心烦热，失眠多梦
烦渴引饮	口干，但饮不多
咳吐黄稠痰、脓痰，或咳血	痰少，痰黏，或痰带血丝
大便秘结，小便短赤	大便量少，小便黄、量少
面红目赤	两颧绯红
舌红，苔黄厚	舌红，少苔或无苔
脉洪数	脉细数
热邪炽盛	阴液亏耗，虚损内呈
多由热邪引起（如感染）	多由机能亢进所致
治以清热泻火	治以滋阴清热

（四）寒热真假

在疾病发展到寒极或热极的危重阶段，可以发现一些“寒极似热”、“热极似寒”的假象，临床上把本质是热证而表现为寒象的叫“真热假寒”，本质是寒证而表现为热象的叫“真寒假热”。这种情况往往表示疾病比较严重。如果不能抓住本质，就会为假象所迷惑，而致误诊、误治。

1.“真寒假热” 如慢性消耗性疾病患者常见身热，两颧潮红，躁扰不宁，苔黑，脉浮大等，表面上看似有热象，但病人却喜热覆被，精神萎颓淡漠，蜷缩而卧，舌质淡白，苔黑而润，脉虽浮大但无力。为阴盛于内，格阳于外，其本质仍是寒证，故称“真寒假热”，治疗上要用温里回阳，引火归元。

2.“真热假寒” 即内有真热而外见假寒的证候，如热性病中毒较重时可见表情淡漠、困倦懒言、手足发凉、脉沉细等，粗看好似寒证，但又有口鼻气热，胸腹灼热，口渴喜冷饮，大便秘结，小便短赤。舌红绛，苔黄干，脉虽沉细但数而有力。为阳热内郁不能外达，本质是热证，故称“真热假寒”，治疗上应清泻里热，疏达阳气。

一般来说，寒、热的表象属标，是一种假象；内、里的寒、热属本，是它的本质。

辨别寒证与热证，不能孤立地根据某一症状或体征判断，应对疾病的全部表现综合观察，尤其是寒热、口渴不渴、面色、四肢温凉、二便、舌象、脉象等几方面更为重要。即畏寒喜热为寒，发热、怕热喜冷为热；口淡不渴为寒，口渴喜饮为热；面色红为热；手足厥冷多为寒，四肢烦热多为热；小便清长、大便稀溏为寒，小便短赤、大便燥结为有热；舌淡苔白为寒，舌红苔黄为热等等。从寒证与热证的比较可以看出寒证属阴盛，多与阳虚并见；热证属阳盛，常有阴液亏耗的表现。

三、虚实

虚实是辨别人体的正气强弱和病邪盛衰的两纲。一般而言，虚指正气不足，虚证便是正气不足所表现的证候；而实指邪气过盛，实证便是由邪气过盛所表现的证候。《素问·通评虚实论》说：“邪气盛则实，精气夺则虚。”若从正邪双方力量对比来看，虚证虽是正气不足，而邪气也不盛；实证虽是邪气过盛，但正气尚未衰，表正邪相争剧烈的证候。辨别虚实，是治疗采用扶正（补虚）或攻邪（泻实）的依据，所谓“虚者补之，实者泻之”。

（一）虚证

虚证的形成，或因体质素弱（先天、后天不足），或因久病伤正，或因出血、失精、大汗，或因外邪侵袭损伤正气等原因而致“精气夺则虚”。

主证：面色苍白或萎黄，精神萎靡，身疲乏力，心悸气短，形寒肢冷或五心烦热，自汗盗汗，大便溏泻，小便频数失禁，舌少苔或无苔，脉虚无力等。

临床上由于气、血、阴、阳不足可分为气虚、血虚、阴虚、阳虚，由于脏腑的不足造成的各脏腑的虚证（如肺气虚、心血虚、肝阴虚、脾气虚、肾阳虚等）。下面列表说明气虚、血虚、阴虚、阳虚的证候及治则。脏腑的虚证在脏腑辨证中讨论。

表3　气虚、血虚、阴虚、阳虚鉴别表

<table>
<tr><th>分类</th><th>共同证候</th><th>不同证候</th><th>治则</th><th>常用方剂</th></tr>
<tr><td>气虚</td><td rowspan="2">面色白或萎黄，精神萎靡，身疲乏力，声低懒言，自汗，纳少，舌淡胖，脉无力</td><td>气短，乏力，动则气急等症明显，脉虚无力</td><td>益气</td><td>四君子汤等</td></tr>
<tr><td>阳虚</td><td>畏寒，形寒肢冷，小便清长，下利清谷，脉迟</td><td>补阳</td><td>肾气丸、参茸丸等</td></tr>
<tr><td>血虚</td><td rowspan="2">消瘦，头晕，目眩，失眠，心悸，脉细</td><td>面色苍白无华或萎黄，手足麻木，口唇指甲淡白，舌质淡，脉细弱无力</td><td>养血</td><td>四物汤等</td></tr>
<tr><td>阴虚</td><td>低热或潮热，颧红，五心烦热，口干，咽燥，盗汗，舌红绛，质瘦或有裂纹，无苔或少苔，脉细数</td><td>滋阴</td><td>六味地黄丸等</td></tr>
</table>

从上表可以看出，气虚和阳虚，属阳气不足，故临床表现相似而都有面色白，神疲乏力，自汗等症状，但二者又有区别，气虚是虚而无“寒象”，阳虚是虚而有“寒象”——怕冷，形寒肢冷，脉迟等。血虚和阴虚属阴液不足，故临床表现相似而都有消瘦、头晕、心悸、失眠等症状，但二者又有区别，血虚是虚而无“热象”，阴虚是阴液亏损不能约束阳气而导致阳亢，故为虚而有“热象”——低热或潮热，口干，咽燥等。

（二）实证

实证的形成，或是由病人体质素壮，因外邪侵袭而暴病，或是因脏腑气血机能障碍引起体内的某些病理产物，如气滞血瘀、痰饮水湿凝聚、虫积、食滞等。

临床表现由于病邪的性质及其侵犯的脏腑不同而呈现不同证候，其特点是邪气盛，正气衰，正邪相争处于激烈阶段。常见症状为高热，面红，烦躁，谵妄，声高气粗，腹胀满疼痛而拒按，痰涎壅盛，大便秘结，小便不利，或有瘀血肿块，水肿，食滞，虫积，舌苔厚腻，脉实有力等。

治则：泻实攻邪是治疗实证的主法，所谓“实则泻之”。但泻火、通便、逐水、祛痰、理气、活血化瘀、消导和驱虫等不同的泻法用于不同病邪产生的各种实证，将在有关章节中讨论。

辨证虚证与实证可从下面几方面考虑：从发病时间上，新病、初病或病程短者多属实证，旧病、久病或病程长的多属虚证；从病因上，外感多属实证，内伤多属虚证；从体质上，年青体壮者多属实证，年老体弱者多属虚证；从临床症状与体征上，参考下表鉴别。

表4　虚证与实证鉴别表

	症 状 与体 征						治则
虚证	面色白、苍白、萎黄无华	神疲乏力	声低懒言	隐痛喜按	舌淡苔白或少苔	脉虚无力	补虚
实证	面红	烦躁谵语	声高气粗	剧痛拒按	舌红苔黄厚腻	脉实有力	泻实

四、阴阳

阴阳是辨别疾病性质的两纲，是八纲的总纲，即将表里、寒热、虚实再加以总的概括。《类经·阴阳类》说：“人之疾病……必有所本，或本于阴，或本于阳，病变虽多，其本则一。”指出了证候虽然复杂多变，但总不外阴阳两大类，而诊病之要也必须首先辨明其属阴属阳，因此阴阳是八纲的总纲，一般表、实、热证属于阳证，里、虚、寒证属于阴证。阴证和阳证的临床表现、病因病机、治疗等已述于表里、寒热、虚实六纲之中。但临床上阴证多指里证的虚寒证，阳证多指里证的实热证。

（一）阴证

阴证是体内阳气虚衰、阴偏盛的证候。一般而言阴证必见寒象，以身畏寒，不发热，肢冷，精神萎靡，脉沉无力或迟等为主证。由脏腑器官功能低下，机体反应衰减而形成，多见于年老体弱，或久病，呈现一派虚寒的表现。

（二）阳证

阳证是体内阳气亢盛，正气未衰的证候。一般而言阳证必见热象，以身发热，恶热，肢暖，烦躁口渴，脉数有力等为主证。由脏腑器官机能亢进而形成，多见于体壮、新病者，初病呈现一派实热的表现。

阴证与阳证的主要临床表现可参考下表。

表5 阴证与阳证鉴别表

证候 四诊	阴证	阳证
望	面色苍白或暗淡，身重蜷卧，倦怠无力，萎靡不振，舌质淡而胖嫩，舌苔白而润滑	面色潮红或通红，狂躁不安，口唇燥裂，舌质红绛，舌苔厚，甚则燥裂，或黑而生芒刺
闻	语声低微，静而少言，呼吸怯弱，气短	语声壮厉，烦而多言，甚则狂言，呼吸气粗，喘促痰鸣
问	饮食减少，喜温热，口不渴，口淡无味，大便溏薄，小便清长或少	口干口苦，喜凉，烦渴引饮，大便燥结，小便短赤
切	疼痛喜按，身寒足冷，脉沉，细、涩、迟、弱、无力	疼痛拒按，身热足暖，脉浮、洪、滑、数，实而有力

（三）亡阴与亡阳

亡阴与亡阳，是疾病过程中两种危险证候，多在高热，大汗不止，剧烈吐泻，失血过多有阴液或阳气迅速亡失情况下出现，常见于休克病人。亡阴亡阳虽属虚证范围，但因病情特殊且病势危笃，而又区别于一般虚证。

亡阴与亡阳的临床表现，除原发疾病的各种危重症状外，均有不同程度的汗出。但亡阴之汗，汗出热而黏，兼见肌肤热，手足温，口渴喜饮，脉细数疾而按之无力等阴竭而阳极的证候；亡阳之汗，大汗淋漓，汗凉不黏，兼见畏寒蜷卧，四肢厥冷，精神萎靡，脉微欲绝等阳脱而阴盛的证候。由于阴阳是互根的，阴液耗竭则阳气无所依附而散越，阳气衰竭则阴液无以化生而枯竭，所以亡阴与亡阳的临床表现，难于截然割裂，其间可迅速转化，相继出现，只是有先后主次的不同而已。

亡阴与亡阳的治疗都以扶正固脱为主。亡阴者，应益气敛阴、救阴生津、大补元气以生阴液而免致亡阳，常用方有生脉散；亡阳者，应益气固脱、回阳救逆，常用方有独参汤、参附汤等。

亡阴与亡阳的证治，参见下表。

表6 亡阴与亡阳的鉴别表

	汗	四肢	其他症状	舌	脉	治则
亡阴	汗热，味咸而黏	尚温畏热	面色潮红，全身灼热，烦躁，昏迷，气促，渴喜冷饮	红绛而干	细数疾而按之无力或虚大	益气敛阴救阴生津
亡阳	汗冷，味淡不黏	厥冷畏寒	面色淡色，全身发凉，淡漠，昏迷，气微，口不渴或喜热饮	淡白滑润	微细欲绝或浮而空	益气固脱回阳救逆

五、八纲之间的相互关系及八纲辨证的运用

表里、寒热、虚实、阴阳八纲的区分并不是单纯的、彼此孤立的、静止不变的，而是错综复杂、互相联系、互相转化的。归纳起来，八纲之间存在着“相兼”、“夹杂”、“转化”的关系。

（一）相兼关系

“相兼”即指两个纲以上的症状同时出现，如外感热病初期，见有表证，还须进一步辨其兼寒或兼热，故可分为表寒证和表热证；久病多虚证，当进一步辨其属虚寒证或虚热证。相兼证的出现，不能平均看待，而是有主次和从属关系，如表寒、表热证都是以表证为主，寒或热从属于表证，治疗当以解表为主，分别用辛温解表或辛凉解表；虚寒、虚热证都是以虚证为主，寒或热也从属于虚证，治疗时当以补虚为主，分别用补阳或滋阴的方法。至于表里相兼时，以何证为主，须看具体病情而定。

（二）夹杂关系

“夹杂”即指患者同时出现性质互相对立的两纲症状，如寒热夹杂、虚实夹杂、表里夹杂（习惯上叫表里同病）病。另外，在疾病发展过程中，还会出现一些假象，如真热假寒、真寒假热等。所以，在辨证过程中，要细心观察，全面分析，去伪存真，抓住本质，以免造成误诊、误治，延误病情。

（三）转化关系

“转化”即指某一纲的症状向其对立的一方转化。表里之间、寒热之间、虚实之间、阴阳之间既是相互对立的，又可在一定条件下相互转化。如外感风寒见恶寒发热、头痛等表寒证，若因病情发展或治疗不当，则病邪可由表入里，病变性质可由寒转热，最后由表寒证转化为里热证；实证可因误治、失治等原因，致病程迁延，虽邪气渐去，而正气亦伤，逐渐转化为虚证，虚证可由于正气不足，不能布化，以致产生痰饮或水湿、气滞或血瘀等实邪，而出现种种实证。转化是在一定条件下才能发生，辨证时必须随时审察病机的转变，及时诊断治疗，避免疾病向恶化方向发展，促进疾病向痊愈方向转化。

八纲辨证运用时，首先辨别表里，确定病变的部位；然后辨别寒热、虚实、分清病变性质，了解正邪双方力量对比状况；最后可以用阴阳加以总的概括。

小　结

八纲辨证是对疾病从表里、寒热、虚实、阴阳八个方面归纳、分析进行诊断的一种方法，虽然它还要和病因辨证、卫气营血辨证等结合起来诊断才能趋于完善，但它是各种辨证的基础，起到执简驭繁、提纲挈领的作用。

八纲各证不是一成不变的，而是依一定条件而转化；表证传里为病热加重，里证出表为病势向愈；热证变寒证、实证变虚证多为正不胜邪，寒证变热证、虚证变实证多为正气逐渐恢复。

八纲虽有各自不同的见证，但很少是单纯的、孤立的，而是存在着“相兼”、“夹杂”的复杂关系，有时还会出现“假象”。因此，在辨证过程中要认真地调查研究，连贯起来进行思索，透过现象抓住本质，及时掌握疾病的转化，只有这样才能有中肯的分析，正确的诊断，从而进行恰当的治疗。

第六节　体质辨证

按照中医学辨证论治理论,根据患者临床上的证候表现及舌象、脉象等特点，人的体质一般可以分为九种：一种平和体质，八种偏颇体质(阳虚体质，阴虚体质，痰湿体质，湿热体质，气郁体质，气虚体质，血瘀体质，特禀体质)。无论是养生还是治病，中医都要根据体质处方。体质不同，其治疗及养生的方法也各异。掌握好体质辨证，对于大家在临床上处方用药能起到事半功倍的作用。在临床上我们发现不同地区、不同性别、不同年龄体质有不同特点。

1. 以地区分　①南方人湿热体质比较多。②西北地区血瘀和阴虚体质比较多。③东北地区阳虚体质比较多。

2. 以性别分　①男人痰湿体质、湿热体质较多。（爱喝酒，抽烟，在外面用餐较多）②女人阳虚体质、气郁体质较多。

3. 以年龄分　年老的人阳虚体质、血瘀体质较多。（气血运行不畅，年龄越大，阳气越不足）

一、平和体质——健康

体质特点：健康派——人人渴望的平和体质。平和体质的人头发黑如墨，脸色红润，身材匀称而充满活力，他们的性情开朗、阳光，绝对不会为小事斤斤计较，也不会轻易郁闷或动怒。

饮食调理：平和体质日常养生应采取中庸之道，吃得不要过饱，也不能过饥，不吃过冷也不吃得过热。多吃五谷杂粮、蔬菜瓜果，少食过于油腻及辛辣之物。即饮食有节，荤素搭配，起居有常，心态神怡，房事有节。

运动调理：年轻人可选择一些强度大的运动比如跑步、打球，老年人则适当散步、打太极拳。

药物调理：防风通圣散。

二、阳虚体质——怕冷

体质特点：怕冷，冷食易腹泻，肥胖，骨质疏松，关节炎，水肿，痛经，月经延后，性功能低下，性冷淡，皮肤松弛少血色，面色发白，脱发，自汗等。

造成阳气不足的原因：

1. 长期吹空调压抑阳气生发；

2. 熬夜损耗阳气；

3. 滥用抗生素也会导致阳虚。

养生原则：温阳补气。

饮食调理：可多吃容易“发”(甘温益气)的食物，比如牛肉、羊肉、狗肉、葱、姜、蒜、花椒、鳝鱼、韭菜、茴香、辣椒、胡椒等。根据“春夏养阳”的原则，可以在三伏天食用当归羊肉附子汤来调理。少食生冷寒凉食物如黄瓜、藕、梨、西瓜、鸭肉、苦瓜等。

运动调理：可做一些舒缓柔和的运动，如慢跑、散步、打太极拳、做广播操、气功。

药物调理：偏肾阳虚用金匮肾气丸；偏脾阳虚用理中丸；偏心阳虚用桂枝附子汤。

情志调理：舒展心胸。让自己有活力，有干劲，有内在驱动。即做事要有激情。

奇经调理：①手法疏通督脉。②用康络补肾药贴和梅花磁针贴敷神阙、命门、涌泉。③用康络固本扶阳药灸灸大椎、命门、关元、神阙等穴。

注意事项：

1. 秋冬注意保暖，尤其是足下、背部及下腹部丹田部位的防寒保暖。夏季避免吹空调电扇。

2. 可适当洗桑拿、温泉浴。

3. 早上：不戴帽子晒太阳，让太阳晒到头顶的百会穴；晚上：温水泡脚。

三、阴虚体质——缺水

体质特点：怕热（手心热、脚心热、皮肤热、口干舌燥），口干，便秘，失眠，结核病，肿瘤，月经周期短，高血压，高血脂，糖尿病，皮肤干，易生皱纹，黑眼圈，白发，盗汗，头发干，脾气急躁，容易着急上火，舌红少苔有裂纹等。

造成阴虚的原因：

1. 饮食辛辣易导致阴虚；

2. 经常熬夜会导致阴虚；

3. 女性(经、带、胎、产）更容易产生阴虚体质。

养生原则：滋阴降火。

饮食调理：

1. 阴虚体质者应多食滋补肾阴以及甘凉滋润的食物　如糯米、瘦猪肉、猪蹄、鸭肉、鹅肉、鳖、乌龟、黑鱼、海参、海蜇、鸡蛋、豆腐、金针菇、枸杞、藕（鲜藕夏天榨汁吃，对阴虚体质非常好）、冬瓜、苦瓜、丝瓜、黄瓜、西瓜、石榴、葡萄、荸荠、生梨、苹果、甘蔗、燕窝、百合、银耳、黑芝麻、蜂蜜。

2. 少食烤炸、辛辣或性温燥烈的食物，如狗肉、羊肉、雀肉、獐肉、锅巴、炒花生、炒黄豆、炒瓜子、爆米花、荔枝、龙眼肉、佛手柑、杨梅、大蒜、韭菜、芥菜、辣椒、薤白、生姜、砂仁、肉桂、荜拨、草豆蔻、花椒、白豆蔻、大茴香、小茴香、丁香、薄荷、白酒、香烟、红参、肉苁蓉、锁阳等；忌食或少食高热量如巧克力等食物；力戒烟酒。

运动调理：滋阴的传统秘方——练津，把舌头顶在上颚或在口腔里搅拌，会产生很多津液，把它慢慢咽下，这就叫赤龙绕海。

药物调理：肺阴虚者用百合固金汤；心阴虚者用天王补心丹；肾阴虚用六味地黄丸；肝阴虚用一贯煎。

情志调理：尽量让自己宁静。少参加争胜负性活动。

奇经调理：①推拿手法疏通任脉，②滋阴药贴和梅花磁针贴敷神阙、肾俞、涌泉等穴位。

注意事项：少蒸桑拿（不能丢失水分），中午要保证午休。

四、痰湿体质——肥胖

体质特点：肥胖，高血压，糖尿病，高血脂，月经延后、量少，白带过多，面部多油，多汗且黏，痰多，毛孔粗大，黄褐斑，眼袋，肚大腰圆，满面油光，鼾声如雷，腹部松软肥胖，汗多出油，眼睛浮肿，嗜睡，易疲劳，平时多痰，嘴有黏腻感，常感觉胸闷，喉间有痰堵感，常感觉全身沉重不适，舌胖大等。

造成痰湿的原因：饮食太过于油腻，不爱运动，脾胃功能不好，导致腹部肥胖。

养生原则：化痰利湿。

饮食调理：

1.痰湿体质者的人应多吃温补脾胃、化痰祛湿（清淡、偏干燥）的食物，如小米、大米、薏米；山药、黄豆、蚕豆、豇豆、白扁豆、赤小豆；鸡蛋、鹌鹑蛋；牛肉、羊肉、狗肉、鸡肉；鲈鱼、鲢鱼、鲫鱼、鳟鱼、带鱼、泥鳅、黄鳝、河虾、海参、海蜇；白萝卜、胡萝卜、葫芦、包菜、冬瓜、韭菜、黄豆芽、香椿、芥菜、洋葱、紫菜、荸荠、香菇、辣椒、大蒜、葱、生姜（夏天祛湿最佳）、陈皮、山药、薏苡仁；白果、苹果（秋季首选水果，健脾益胃，生津润肺）、木瓜、荔枝、柠檬、樱桃、槟榔、佛手；荷叶（消脂，一般用20～30g。阳虚的人不能吃）、白萝卜。

2.痰湿体质者的人应限制食盐的摄入，不宜多吃肥甘油腻、滋补酸涩食品如甲鱼、燕窝、银耳、芝麻、核桃、板栗、醋、石榴、柿子、山楂、柚子、枇杷、饴糖、砂糖、蜂蜜、各种高糖饮料等；少食猪肉类、煎炸食品、海鲜、酒类之品；忌暴饮暴食（最好吃七八分饱）和进食速度过快；不要吃宵夜。

运动调理：搓热手掌心，顺时针按摩腹部10～20分钟。加强运动。

药物调理：平胃散。

利湿方：生黄芪，苍术，茯苓，橘红，荷叶，冬瓜皮。

奇经调理：①用健脾利湿药贴和梅花磁针贴敷丰隆、神阙、涌泉、带脉。②手法疏通膀胱经和带脉。③艾灸脾俞、丰隆、神阙。

奇经偏方：明矾用蛋清或姜汁调敷涌泉，主要用于化痰，祛痰湿。

注意事项：不可以居住在潮湿的环境里。

五、湿热体质——长痘

体质特点：皮肤病，泌尿生殖系统病，肝胆系统病，大便黏滞不畅，小便短黄，口苦或有异味，油性皮肤，痤疮，黄褐斑，眼袋，脸上长痘，皮肤瘙痒，口舌生疮，大便不爽，小便黄，舌苔黄厚腻。

产生湿热的原因：

1. 饮食辛辣；

2. 久居湿地；

3. 常吹空调（汗出不去）；

4. 酒是熟谷之物，多喝易产生湿热。

养生原则：清热利湿。

饮食调理：

1. 湿热体质是以湿热内蕴为主要特征的体质状态，宜食用清利湿热的食品，如薏苡仁、莲子、茯苓、红小豆、蚕豆、绿豆、兔肉、鸭肉、鲫鱼、田螺、黄豆芽、绿豆芽、冬瓜、丝瓜、葫芦、苦瓜、黄瓜、西瓜、白菜、芹菜、卷心菜、莲藕、空心菜等。平时多吃清利湿热的水果，如西瓜、梨、香蕉、柑橘、山竹、奇异果、香瓜、柿子、柚子；可食适量平性水果，如苹果、柠檬、葡萄、甘蔗；忌食性湿热的水果，如荔枝、龙眼、榴莲、番石榴、椰子、桃子、菠萝。

2. 内热较盛者，忌辛辣燥烈的食物，如辣椒、生姜、大葱、大蒜等；忌大热大补的食物，如狗肉、鹿肉、牛肉、羊肉、动物内脏；戒烟酒。不宜暴饮暴食、酗酒，少吃辛辣肥腻的食品、甜味品。

药物调理：龙胆泻肝丸，三仁汤（薏仁，杏仁，蔻仁，厚朴，通草，滑石，淡竹叶，半夏）。

奇经调理：①用清热解毒药贴和梅花磁针贴敷丰隆、神阙、涌泉、带脉，肝胆药贴和梅花磁针贴敷胆五穴。②艾灸神阙、三阴交、涌泉。

奇经偏方：1. 嚼佩兰叶、藿香可祛除口臭。光嚼不吃下去。或口服鸡骨草丸3粒，每日3次。

2. 用马齿苋煮水擦身可防止皮肤瘙痒。

情志调理：听悠闲、清雅的音乐，把烦事淡化。

六、气郁体质——郁闷

体质特点：抑郁症，焦虑症，失眠，月经不调（周期紊乱为主），偏头痛，慢性咽喉炎（咽部异物感），多干性皮肤，毛发无光泽，过于担心，多疑多虑，焦虑不安，爱生闷气，易患乳腺胀痛、梅核气、痛经、经期综合征、抑郁症等疾病。

养生原则：疏肝解郁。

饮食调理：

1. 气郁质者当以行气为主，饮食应选择理气解郁、调理脾胃的食物，以蔬菜和营养丰富的鱼、瘦肉、乳类、豆制品为宜，如大麦、荞麦、小麦、蒿子杆（蓬蒿）、黄花菜、蘑菇、白萝卜、莴苣、丝瓜、刀豆、洋葱、海带、海藻、葱、大蒜、佛手、橙子、柑橘、金橘、山楂等；可少量饮酒，以活动血脉，提高情绪。

2. 气郁体质者应少食收敛酸涩之物，如乌梅、南瓜、泡菜、杨桃；少食肥甘厚味的食物；亦不可多食冰冷食物；忌食辛辣、咖啡、浓茶等刺激品（尤其睡觉前）。

药物调理：逍遥丸（当归，白芍，柴胡，茯苓，白术，甘草，生姜，薄荷）。

奇经调理：①可常按合谷穴、膻中穴、太冲穴、胆五穴并贴敷肝胆药贴和梅花磁针。 ②艾灸肝俞、胆俞、太冲、合谷。

情志养生：把复杂的事情简单化，学会选择，主动寻求快乐。

七、气虚体质——疲乏

体质特点：易疲劳，出虚汗，心慌头晕，气急，睡眠障碍，易感冒，内脏下垂，大便稀溏，肥胖，慢性盆腔炎，黄褐斑，气短心慌，眩晕。

气虚的原因：劳则气耗，久病气亏，脾胃运化功能不好，节食减肥（营养不足）。

养生原则：补中益气。

饮食调理：

1. 气虚体质者适宜常吃下列食品：粳米、牛肉、羊肉、狗肉、鸡肉、鲢鱼、鳝鱼、鳜鱼、大枣、樱桃、葡萄、花生、山药、燕窝、人参（党参或太子参）、黄芪、紫河车；此外，还宜食用：糯米、粟米、玉米、青稞、番薯、南瓜、白扁豆、黄豆、牛肚、乌骨鸡、鹅肉、兔肉、鹌鹑、青鱼、鱿鱼、章鱼、熟菱、海松子、胡萝卜、豆腐、豆浆、马铃薯、香蕈、草菇、平菇、蜂王浆、红糖、白木耳、白术、甘草等。

2. 气虚体质者忌食山楂、佛手柑、槟榔、大蒜、苤蓝、萝卜缨、芫荽（香菜）、芜菁（大头菜）、胡椒、荜拨、紫苏叶、薄荷、荷叶；少食荞麦、柚子、柑橘、金橘、金橘饼、橙子、荸荠、生萝卜、地骷髅、芥菜、薤白、君达菜、砂仁、菊花及烟酒。不宜多食生冷苦寒、辛辣燥热等食物，饮食不宜选用过于滋腻、难消化的食品，宜选用补气药膳缓缓调补，但禁滥补，以免产生“虚不受补”的现象。

药物调理：补中益气汤（生黄芪，炒白术，陈皮，升麻，党参，柴胡，炙甘草，当归）,玉屏风散。

奇经调理：①用手法和补肾药贴及梅花磁针治疗足三里、神阙、肾俞、心俞、涌泉。②艾灸足三里、关元、命门。

情志调理：要让自己变得自信，有追求目标。

八、血瘀体质——长斑

体质特点：肥胖及并发症（高血压、中风、冠心病等），消瘦，肿瘤，月经不调，抑郁症，不明疼痛，肤色晦黯，黄褐斑，黑眼圈等。血瘀体质的人易患心脑血管病（冠心病、中风），肿瘤。

产生气瘀体质的原因：离经之血（血一定要在脉络里运化）,气行则血行，气滞则血滞，即血瘀。

养生原则：活血化瘀。

饮食调理：

1. 血瘀体质宜选用行气、活血功能的食物，如玉米、粳米、白萝卜、胡萝卜、海藻、海带、紫菜、香菜、洋葱、韭菜、油菜、大蒜、生姜、茴香、桂皮、丁香、米醋、桃仁、黑大豆、生藕、黑木耳、山楂、桃子、银杏、柑橘、柠檬、柚子、金橘、黄酒、红葡萄酒(非饮酒禁忌者，适量饮用萄葡酒，对促进血液循环有益)、红糖、玫瑰花茶、茉莉花茶等；多吃蔬菜水果、清淡的食物。

2. 气滞血瘀体质不宜吃甘薯、芋艿、蚕豆、栗子等容易胀气的食物；有涩血作用的食物都应忌食，如乌梅、苦瓜、柿子、李子、花生米等。不宜多吃肥肉、奶油、鳗鱼、蟹黄、蛋黄、鱼籽、虾、巧克力、油炸食品、甜食等，防止血脂增高，阻塞血管，影响气血运行；不宜吃冷饮和冰冻食物，避免影响气血运行；小麦、荞麦应少食（偏寒凉）；少吃盐和味精，避免血黏度增高，加重血瘀的程度；少吃过辣、过甜、过于刺激性的食物和饮料、咖啡、浓茶。

运动调理：血瘀质者尤需运动，因其血液流通不畅，因此更需运动而使之流行畅通。但血瘀质者往往多兼虚，尤以阳虚、气虚的兼夹多见，因此运动强度与运动量不宜过大，有氧运动较为合适，常见的项目有步行、慢跑、缓步登山、滑冰、游泳、骑自行车、健身舞、“恬愉”养生功法等。而传统运动项目如易筋经、五禽戏、导引、太极拳、太极剑、八段锦等往往是刚柔并济，本质上亦属于有氧运动，一助血行，二可强体。

药物调理：血府逐瘀汤（柴胡，枳壳，川牛膝，桔梗，桃仁，红花，川芎，熟地，当归，干地黄）或桂枝茯苓丸。

奇经调理：①手法加活血通络药贴和梅花磁针治疗膀胱经腧穴，血海。②根据兼虚兼实情况，艾灸命门、大椎、膻中。

九、特禀体质——过敏

体质特点：抓痕明显，过敏。

原因：卫表不固，血热生风。

养生原则：固表养血祛风。

饮食调理：饮食宜清淡、均衡，粗细搭配适当，荤素配伍合理。何首乌（养血，调成粉状，直接服用）、灵芝（调节免疫力，养血祛风）。少食荞麦(含致敏物质荞麦荧光素)、蚕豆、白扁豆、牛肉、鹅肉、鲤鱼、虾、蟹、茄子、酒、辣椒、浓茶、咖啡等辛辣之品、腥膻发物及含致敏物质的食物。

药物调理：消风散，玉屏风散(黄芪，白术，防风)。

奇经调理：手法疏通膀胱经和一些增强抵抗力穴位如足三里、神阙、涌泉。

注意事项：1. 保持室内清洁，被褥、床单要经常洗晒。

2. 室内装修后不宜立即搬进居住。

3. 春季减少室外活动时间，可防止对花粉过敏。

4. 不宜养宠物，起居应有规律，积极参加各种体育锻炼，避免情绪紧张。

第七节　穴位敷贴疗法

一、穴位敷贴疗法简史

（一）古代概况

有关穴位敷贴药物以保健治病的载述，最早可以追溯到湖南长沙马王堆三号汉墓出土的帛书《五十二病方》。其中，属于保健的，见于“杂疗方·内加篇”：“取桂、姜、椒、蕉荚等，皆治，［并］合。以谷汁丸之，以榆□抟之，大［如］□□□，臧(藏)筒中，勿令歇。即取入中身空(孔)中，兴奋，去之。”这里的中身孔，即指脐孔、神阙而言，意为取桂、姜、椒、皂荚等辛香湿热之品，制丸后纳入脐中，有益精延寿之效。属于治疗的，有“以□印其中颠”治疗□(毒蛇)咬伤的记载。“□”，这里为“芥”之意，即指将芥子捣烂外敷头顶部(相当百会)的外治法。表明早在春秋战国时期已在应用本法。《黄帝内经》中有关药物治疗的内容甚少，其中亦有中药外治法的记载。如《灵枢·经筋》提到：“颊筋有寒，则急引颊移口，有热则筋弛纵缓，不胜收故僻。治之以马膏，膏其急者；以白酒和桂，以涂其缓者。”意思是打用马膏、白酒和桂的桂酒，外敷面部两侧，来治疗口僻，即口眼歪斜。只是尚未提到穴位。

汉代张仲景所撰之《金匮要略》一书中，载有一种特殊的敷脐法，以治疗中钵(中暑)病人：“屈带草，绕钵人脐，使三两人溺其中，命温。亦可用热泥和屈草。”用人尿或热泥合屈草敷脐，极可能来之于民间，因其确疗效，才引起当时的医家注意，并予以收载。晋代，药物敷贴疗法的应用已相当普遍。一般认为，明确提到并记载较详的当推葛洪的《肘后备急方》。书中，已有穴位敷贴治病的多方面载述。除了秉承《金匮要略》之法，“令人骑其腹，溺脐中”外，还提到：“治寒热诸症，临发时，捣大附子下筛，以苦酒(即醋)和之，涂背上(相当大椎穴或背俞穴)”。并常用阿是穴作为外敷药物之处，如毒蛇咬伤，“捣薤傅之”。

至隋唐，比较重视刺激性药物的穴位敷贴，如《备急千金要方》提到：“用旱莲草椎碎，置于掌上一夫，当两筋中(相当于间使穴)，以古文钱压之，系之以故帛，未久即起小泡，谓之天灸，尚能愈疟。”然而亦有非刺激性药物穴位敷贴的内容，如《外台秘要》就有较多脐疗方法的载述。

宋代的多种医学专著，诸如《太平圣惠方》《圣济总录》《普济本事方》《南阳活人书》都有穴位敷贴疗法的记载。如《普济本事方》中指出：“治妇人生产数日不下及胞衣死胎不下者。“”用蓖麻子七粒，去壳研如泥，涂足心(相当于涌泉)，才下，便急洗之。”并介绍一病例。又如《南阳活人书》以葱白烘热敷脐上，治“阴毒腹痛，厥逆唇青卵缩，六脉欲绝者”。明代，对穴位药物敷贴法收载较多的是李时珍的《本草纲目》一书。如提到“水气肿满，大蒜、田螺、车前子等分，熬膏摊贴脐中，水从便溺而下，数日即愈。象山民人患水肿，用此有效”。证明敷贴之法来自民间，但确有效验。另如以磁石末调面敷于囟上(百会)治“大肠脱肛”，用吴茱萸贴足心(涌泉)治疗口舌生疮等。不一一枚举。

清朝是我国传统穴位敷贴疗法普遍应用和全面总结时期。这一疗法既见于官方著作，如清政府组织撰写的《医宗金鉴》，就有采用葱白捣烂加麝香少许敷脐，加以冷热刺激，以治疗小便癃闭点滴难出之证；亦见于民间，如赵学敏的《串雅内编》和《串雅外编》二书，广泛收集了民间走方医的治疗经验，其中就有不少穴位敷贴的验方。刊行于1805年的《急救广生集》(清·程鹏程纂辑，又名《得生堂外治秘方》)，是我国第一部外治专书，汇集了清·嘉庆前千余年的外治经验，其中不乏穴位敷贴之法。仅以神阙一穴而言，就有何首乌贴脐中治自汗，五倍子贴脐治盗汗等。而最值一提的是晚清一代外治宗师吴师机，他集历代诸多外治法之大成，并大量搜集民间的外治偏方、验方，通过其本人的反复医疗实践，全面系统地进行了总结，撰写出《理瀹骈文》一书。该书不但载有用以穴位敷贴的各种不同剂型，诸如膏、丹、丸、散、饼、栓、泥等以及各种验方，而且从中医学辨证论治的角度进行了颇为精辟的阐述。吴师机指出：“膏药贴法，不专主一穴。”如“膏药治太阳经外感，初起以膏贴两太阳、风池、风门、膻中穴，更用药敷天庭”(《理瀹骈文·略言》)。他常用中药熬制成多种剂型的膏药，根据疾病的证候和部位的不同，选用不同的膏药和腧穴进行贴敷治疗，包括内、外、妇、儿、五官各科病证，往往“效如桴鼓”，当时就治者达到每天数十人至二三百人之多。除此之外，该书还对穴位敷贴疗法的作用机理、药物选择、赋形基质、用法用量、操作方法及注意事项等，都作了详细介绍。至今仍有其重要的临床价值。

（二）现代概况

药物穴位敷贴疗法在现代的发展并不平衡，在20世纪50年代，基本上仍局限于民间。但已引起了一些针灸家的注意，出现具有一定数量病例观察的临床报道。这种情况一直持续到20世纪60年代。

20世纪70年代，穴位敷贴疗法被正式列为针灸诸多疗法中的一种。在下列疾病中得到了广泛的应用：慢性支气管炎、支气管哮喘、咯血、肺结核病、面神经炎，以及多种小儿科病证。前者主要是从民间流传方法中进一步提高、发展的结果；而后者，则因为药物穴位敷贴，无疼痛无创伤，极小毒副作用，故易为儿童患者所接受。

穴位疗法的真正迅速得到发展和普及，则是近十余年的事，主要表现在以下几个方面。

1. 防治病种急骤扩大

20世纪80年代之后，药物穴位敷贴之法，以前所未有的速度，迅速渗透到内、外、妇、儿、五官、皮肤各科，不论是急性病，如出血热、尿毒症，还是难治病，如中风后遗症、肝硬化、糖尿病；不论是常见病，如冠心病、高血压之类；还是罕见病，如汉特氏综合征等，均可用本法治疗。据统计，近十年来，我国医学刊物所报道过的用穴位敷贴疗法治疗的病证种类有一百余种之多，覆盖了针灸有效病种的大部分。

穴位敷贴疗法，除有良好的治疗效果外，尚有独特的预防作用，如对慢性支气管炎、支气管哮喘、过敏性鼻炎等呼吸道病证，采取冬病夏治、夏病冬治之法，常能收到事半功倍之效。目前，已将预防对象进一步扩展至痛经、纠正胎位以预防难产等更多方面。从现有趋势看，穴位敷贴疗法防治病种尚在增长之中。

2. 疗效得以科学验证

多途径验证穴位敷贴法的防治效果，是近年开展这一工作的重要方面。由于本法长期以来只是流传于民间，其实际价值尚缺乏有说服力的证明，为此针灸工作者着重观察以下几方面。

(1)大样本验证其可重复性：就现有报道的一百余种病证看，极大部分是临床资料，少则数十例，多则数百例，甚至千例以上。不少还建立了统一的疗效评判标准，或进行远期随访等，均在一定程度上保证疗效的可靠性。

(2)对照观察验证其临床价值：在一些常见的重要疾病，诸如高血压、冠心病等，针灸学者还将穴位敷贴疗法与其他针灸疗法或其他疗法，如中药、西药等，进行了分组对照观察，这有助于肯定本疗法在该病证防治中的实际价值。

(3)建立指标验证其客观性：这一工作，近几年做得较多，即通过建立多项指标，观察用穴位敷贴疗法之后此类指标的变化，从而为疗效的客观性提供依据。

3.敷药剂型不断革新

敷药剂型的革新和发展，大概有二方面：一方面是利用现代工艺，使敷贴更为简便。最常见的是制成如医用胶布一样的软膏药，采用工业生产，用时只须剪下一块就行。这种敷贴剂，可专用于某一病证，亦可做成适于多种病证的。目前，尚有一种与磁性物质合在一起，以加强药物作用的敷贴剂，亦适于遗尿、软组织损伤等十余种病证。另一方面则是在传统敷贴的基础上结合现代技术，如在敷贴穴位的同时，加离子导入等。

除此之外，还有采用西药或中西药结合制成敷药贴于穴位的。

穴位敷贴疗法在现代真正发展的时间尚不长，尽管已日益受到重视，但离真正意义上的成熟，尚有一段距离。尤其是有关机理的研究，做得甚少，有待今后努力。

二、常用剂型

1.生药剂　采集天然的新鲜生药，洗净捣烂，或切成片状，直接敷贴于穴位之上。如将桃仁、杏仁、栀子、胡椒、糯米捣烂，加蛋清，敷穴位治高血压。此法民间应用较多，近来也在一些医院中应用，价格低廉，获得较容易，方法简便，常可嘱病人自己进行治疗。

2.散剂　又称粉剂，是将各味治疗需要的药物分别加工研碎成粉末，以80～100目细筛筛过，混合拌匀而成。本法制作简便，剂量可随意增减，药性稳定，储存时间不受限制。药物敷贴时，粉末接触面较广，易于发挥药效,且不易污染衣衫。

3.糊剂　糊剂，实际上是散剂的进一步加工。它是将药物研磨成细末后，以赋形黏合剂，诸如米醋、酒、鸡蛋清等，把药粉调和成糊状即成。糊剂可增强敷贴的黏着力，并能使药物缓慢释放药效，延长药物的效果。糊剂制作方便，但要求现制现用，搁置时间不可过长。

4. 饼剂　饼剂是指将药粉制成圆饼形进行敷贴的一种剂型。其制作方法有两种：一种是将配好的各种药物粉碎、过筛混合，加入适量面粉和水搅拌后，捏成小饼形状，置于蒸笼上蒸熟，然后乘热贴敷穴位；另一种是，加入适量蛋清或蜂蜜等有黏腻性的赋形剂，捏成饼状进行敷贴。前者可用于贴敷时间须较长者，并能起到药物和温热的双重刺激作用；后者制作较为简单，药饼与皮肤接触面积较大，故多用于脐部及阿是穴(多为病灶或其反应区域)。

5. 丸剂　系将药物加工粉碎成细末并过筛后，拌和适量的黏糊剂如蜂蜜等，制成如绿豆至黄豆大之小型药丸，进行穴位敷贴。体积较小，药量不大，适用于一般体穴及小儿治疗之用。

6. 膏剂　膏剂在穴位敷贴疗法中亦十分常用，临床上使用的有三种类型。

(1)硬膏：为中医传统的固体制剂。制作方法为：将治疗需要的药入麻油、豆油或其他植物油中浸泡1～2天，然后移入锅中加热，至药物炸枯，过滤去渣，再将油用文火慢熬，直到滴水成珠，加入黄丹或铅粉，离火拌匀收膏，将膏摊于厚皮纸、布料块的中央，冷却备用。

(2)软膏：为一种半固体制剂，又有三种不同制作类型。

①将治疗需用的药物粉碎过筛后，放入醋或白酒内(依据病情的需要)。入锅加热熬成膏状。用时取膏摊贴穴区。这种软膏具有渗透性强、药物释放缓慢，且有黏着性和延展性。多用于慢性病灶的治疗。

②将应用的药物研末过筛，加入凡士林调和成膏状。用时，可挑取适量进行敷贴。

③将所用药物研末过筛，加蜂蜜、茶油或麻油等调成膏状备用。

(3)膏药胶布：将药物按固定成方配制好，经过工厂特殊工艺加工制成如医用胶布(氧化锌橡皮膏)样的膏药胶布。目前，大陆生产的膏药胶布有两种形状，一为圆形，小如钮扣，揭下后可直接贴敷于穴位上；一为方形，面积较大，用时可按要求剪成小片贴敷。

7. 锭剂　锭剂是将治疗药物研极细末，并经细筛筛后，加水或面糊适量，制成锭形，烘干或晾干备用。用时加冷开水磨成糊状，以此涂布穴位。锭剂多用于需长期应用同一方药的慢性病证，可以减少配药制作的麻烦，便于随时应用。锭剂药量较少，故常用对皮肤有一定刺激作用的药物。

8. 酊剂　酊剂亦称酒剂，将药物粉碎成细末，加入75%医用酒精、白酒或3%碘酒内浸泡5～10天后，过滤去渣，入瓶密封备用。使用时可用棉球蘸湿，涂敷穴位或病灶。

9. 煎剂　将药物配制好后放入砂锅内，加水煎煮。水煮沸后，用文火慢煮30～45分钟，去渣留汁，以棉球或特制的药棒蘸药液，点敷穴位。应注意煎药时水不可放多，点敷穴位应趁药汁温热之时，才可取得较好的效果。

三、常用敷贴方法

1. 敷法　此法较为常用，将生药剂或糊剂，直接敷在穴位上，其范围可略大于穴位，上以塑料薄膜盖之，并以纱布、医用胶布固定。每次敷药的时间宜据具体病证、所用药物而定，一般来说，在所敷药物干燥后予以换敷较宜。

2. 贴法　此法亦较常用。多指用膏药胶布直接贴压于穴位，亦包括将丸剂用胶布粘贴于所选处。操作简便，多可教患者自己进行。贴法保持时间较长，可2～4天换贴一次。

3. 填法　本法仅用于神阙穴，将药膏或药粉填于脐中，填药量据病证、年龄及药物而定，填药时间隔日或隔二日一次。

4. 覆法　指用较多量药物的生药剂、糊剂或药饼，覆盖于病灶(包括体表病灶反应区)之上，加盖塑料薄膜，用纱布、胶布固定。覆法用药部位较大，故多用于阿是穴。

5. 涂法　亦称擦法，将药汁、药膏、药糊等涂擦于穴位。也包括用毛笔或棉签浸湿后略蘸药粉涂敷于穴位。此法用药量少，适用于小儿或对皮肤有一定刺激性的药物敷涂。

6. 滴法　将药汁根据病情需要温热或置凉后，一滴滴徐徐滴入穴位，以达到治疗目的。此法多用于神阙穴。

7. 叩法　以特制的药捧，蘸药汁点叩穴位，可反复施行。具有敷贴药物和机械刺激的双重治疗作用。

8. 离子透入法　即在敷贴药物的同时，上加电极板，通以直流电，使药物离子透入体内，加强敷贴的治疗作用。此法近几年来，在大陆有推广之势。

9. 熨敷法　有两种方法：一为用治疗药物切粗末炒热布包，乘热外敷穴位；二为在敷贴的同时，予以加热。此法将药物作用和温热作用结合在一起。

10. 掺法　指将药物研细，取少量掺在膏药(一般指硬膏药或膏药胶布)上，再贴敷穴位的一种方法。由于膏药或膏药胶布，均系固定药方配制而成，通过掺加药物，有利于辨证施治，提高疗效。

四、注意事项

1. 选准穴位，注意体位　穴位敷贴疗法是以穴位作为治疗区域，选好、选准穴位十分重要。敷贴穴位在选择时，除了和其他刺灸疗法一样，据症情予以最佳处方外，还应注意，穴位不可选得过多以及少选关节或其他活动度较大的部位的穴位，以避免贴时容易脱落。其次，穴位要选准，尽量采用体表标志。在敷贴时，根据穴位所在部位，分别要求患者保持平卧、正坐、俯首、平肩等正确姿势，使之能敷贴稳妥，防止药物流失。

2. 局部清洁，预防不良反应　在药物敷贴之前，穴位局部应洗净擦干或用75%酒精消毒。这有两个好处：一是，尽管穴位敷贴的药物对皮肤刺激性很小或其他不良反应(局部灼伤、起疱)少，但保持穴位清洁，可以避免感染；二是穴位清洁后，敷贴多较牢固，不易脱落。需要说明的是，凡局部穴位有感染或破损，不宜贴敷；如贴敷后出现过敏反应者，应查清原因，如系药物所致，宜停用此类药物；如为胶布所致，可改用纱布包扎。

3. 认真固定，时间适宜　穴位敷贴疗法，是将不同剂型的药物贴敷于穴位，为了保证药物不流失并维持足够的时间，覆盖固定十分重要。在覆盖时，应据剂型而有所区别，一般而言，生药剂、糊剂或软膏药，须先盖一层油纸片或塑料薄膜，再加盖消毒纱布和胶布；硬膏药或膏药只须直接贴压在穴位；药饼、药丸等剂型，加盖消毒纱布和胶布固定即可。在固定时，应视部位和对象的不同区别对待，体表活动较小的部位，如颈面、躯干等只须胶布固定，而四肢关节及足心等，宜加绷带束紧固定。小儿往往会用手抓撕敷贴部，亦适宜用绷带固定。敷贴药物的时间，在依据症情需要的前提下，还应注意，有一定刺激性的药物敷贴时间不可过长，小儿穴位敷贴时间不可过长，有过敏反应史的患者，更不宜过长。另外，对某些穴位敷贴时间要恰当选择，如涌泉穴，在临睡前敷贴，起床时去掉为好，以免影响行走；面部穴，最好也按此法，不影响美容。

4. 精确配方，注意保存　敷药制备，是获取疗效的重要环节。敷药处方要求在继承传统经验的基础上辨证用药，药以味少量小力宏为佳。在配制时，更应根据药物特点和症情，制成不同剂型。敷贴药物多为辛香之品，为防止气味挥发，药粉配制好后，宜装入玻璃瓶或瓷瓶，密封保存备用。

5.综合治疗，提高效果　穴位敷贴疗法，尽管对多种病证有良好的效果，但毕竟只是祖国医学外治法中之一种，面对复杂的病证，它亦有局限性。所以在临床治疗时，也一定要消除“百病一贴”的狭隘观点，充分有机结合其他各种疗法，如针刺、拔罐、刺血、艾灸及中药内服等，从而进一步提高治疗效果。

五、作用机理

穴位贴敷疗法的作用机理比较复杂，尚不完全清楚。我们认为其可能的机理有如下三个方面：一是穴位的刺激与调节作用；二是药物吸收后的药效作用；三是两者的综合叠加作用。

（一）穴位作用

经络“内属脏腑，外络肢节，沟通表里，贯穿上下”，是人体营卫气血循环运行出入的通道，而穴位则是上述物质在运行通路中的交汇点，是“肺气所发”和“神气游行出入”的场所。根据中医脏腑-经络相关理论，穴位通过经络与脏腑密切相关，不仅有反映各脏腑生理或病理的机能，同时也是治疗五脏六腑疾病的有效刺激点。各种致病之邪滞留在人体内部，脏腑功能受到损害和影响，致使经络涩滞，郁而不通，气血运行不畅，则百病生焉。此时，可能在经络循行部位（尤其在其所属腧穴部位）出现麻木、疼痛、红肿、结节或特定敏感区（带）等异常情况。而运用穴位贴敷疗法，刺激和作用于体表腧穴相应的皮部，通过经络的传导和调整，纠正脏腑阴阳的偏盛或偏衰，“以通郁闭之气……以散瘀结之肿”，改善经络气血的运行，对五脏六腑的生理功能和病理状态，产生良好的治疗和调整作用，从而达到以肤固表，以表托毒，以经通脏，以穴驱邪和扶正强身的目的。

（二）药效作用

清·徐大椿曾说：“汤药不足尽病……用膏药贴之，闭塞其气，使药性从毛孔而入其腠理，通经活络，或提而出之，或攻而散之，较服药尤为有力。”贴敷药物直接作用于体表穴位或表面病灶，使局部血管扩张，血液循环加速，起到活血化瘀、清热拔毒、消肿止痛、止血生肌、消炎排脓、改善周围组织营养的作用。还可使药物透过皮毛腠理由表入里，通过经络的贯通运行，联络脏腑，沟通表里，发挥较强的药效作用。正如《理瀹骈文》所言：“切于皮肤，彻于肉里，摄入吸气，融入渗液。”并随其用药，能祛邪、拔毒气以外出，抑邪气以内清；能扶正，通营卫，调升降，理阴阳，安五脏；能挫折五郁之气，而资化源。

我们知道影响药物透皮吸收的因素除药物的理化性质和药理性质外，还与皮肤所固有的可透性有密切的关系。现代医学已证明，中药完全可以从皮肤吸收。经穴皮肤吸收药物的主要途径为：一是透皮吸收，通过动脉通道、角质层转运（包括细胞内扩散和细胞间质扩散）和表皮深层转运而被吸收，药物可通过一种或多种途径进入血液循环。二是水合作用。角质层是透皮吸收的主要屏障，其含水量为环境相对温度的函数、中药外敷“形附丽而不离”，“气闭藏而不泄”，局部形成一种汗水难以蒸发扩散的密闭状态，使角质层含水量从5%～15%增至50%，角质层吸收水分后使皮肤水化，引起角质层细胞膨胀成多孔状态而使其紧密的结构变得疏松，易于药物穿透。研究表明，药物的透皮速率可因此增加4～5倍，同时还可使皮温从32℃增至37℃，加速局部血液循环。三是表面活性剂作用，贴敷药物中所含的铅皂是一种表面活性剂，可促进被动扩散的吸收，增加表皮类脂膜对药物的透过率。四是芳香性药物的促进作用，贴敷方中的芳香类药物，多含挥发性烯烃、醛、酮、酚、醇类物质，其较强的穿透性和走窜性，可使皮质类固醇透皮能力提高8～10倍。

（三）综合作用

穴位贴敷疗法是传统针灸疗法和药物疗法的有机结合，其实质是一种融经络、穴位、药物为一体的复合性治疗方法，而不仅仅是单纯某一因素在起作用。

我们知道，一般情况下内服某药物能治某病，用某药外敷也同样治某病，如内服芒硝可治便秘，用芒硝敷脐也能治便秘。但有时也有例外，即外用某药贴敷能治某病，但内服某药却不能治某病，如葱白敷脐可治便秘，但葱白内服却不能治便秘。另外穴位贴敷疗法中单用一种药物，如炒葱白、炒盐、大蒜等外敷患处来治疗证型不一的疾病情况有许多。一种药物治疗多种证型的疾病，仅从辨证施治和药物性味主治上考虑是难以理解的，我们认为除了中药的有效生物活性物质，还有温热刺激作用和经络腧穴本身所具的外敏性及放大效应。我们还发现，治疗同一种疾病，在同一穴位上用药不同，疗效也有差异。如同为治疗哮喘的贴敷方哮喘丸（白芥子、元胡、甘遂、细辛、丁香、肉桂、生姜汁）的疗法就明显优于哮喘糊（天南星、白芥子、生姜汁），说明药性也起着一定的作用。有的根据病的不同选用不同的贴敷部位或穴位，则更显示出穴位和经脉的作用。如咳嗽贴天突、定喘、肺俞有显著疗效，而贴敷他穴或非穴位则疗效不显；遗尿、痛经贴敷首选神阙穴。

这说明，穴位贴敷作用于人体主要表现是一种综合作用，既有药物对穴位的刺激作用，又有药物本身的作用，而且在一般情况下往往是几种治疗因素之间相互影响、相互作用和相互补充，共同发挥的整体叠加治疗作用。首先是药物的温热刺激对局部气血的调整，而温热刺激配合药物外敷必然增加了药物的功效，多用辛味的中药在温热环境中特别易于吸收，由此增强了药物的作用。药物外敷于穴位上则刺激了穴位本身，激发了经气，调动了经脉的功能，使之更好地发挥了行气血、营阴阳的整体作用。

六、作用特点

（一）作用直接，适应证广

穴位贴敷疗法通过药物直接刺激穴位，并通过透皮吸收，使局部药物浓度明显高于其他部位，作用较为直接，其适应证遍及临床各科，“可与内治并行，而能补内治之不及”，对许多沉疴痼疾常能取得意想不到的显著功效。

（二）用药安全，诛伐无过

穴位贴敷疗法不经胃肠给药，无损伤脾胃之弊，治上不犯下，治下不犯上，治中不犯上下。即使在临床应用时出现皮肤过敏或水疱，亦可及时中止治疗，给予对症处理，症状很快就可消失，并可继续使用。

（三）简单易学，便于推广

穴位贴敷有许多较简单的药物配伍及制作，易学易用，不需特殊的医疗设备和仪器。无论是医生还是患者或家属，多可兼学并用，随学随用。

（四）取材广泛，价廉药俭

所用药物除极少数是名贵药材外（如麝香），绝大多数为常见中草药，价格低廉，甚至有一部分来自于生活用品，如葱、姜、蒜、花椒等。且本法用药量很少，既能减轻患者的经济负担，又可节约大量药材。

（五）疗效确切，无创无痛

贴敷疗法集针灸和药物治疗之所长，所用药方配伍组成多来自于临床经验，经过了漫长岁月和历史的验证，疗效显著，且无创伤无痛苦，对惧针者，老幼虚弱之体，补泻难施之时，或不肯服药之人，不能服药之症，尤为适宜。

第八节　经络

一、经络总论

经络系统由十二经脉、奇经八脉和十二经筋、十二经别、十二皮部以及十五络脉和浮络、孙络等。见下图。

- 经络系统
  - 经脉
    - 十二经脉
      - 手三阴经
        - 手太阴肺经
        - 手厥阴心包经
        - 手少阴心经
      - 手三阳经
        - 手阳明大肠经
        - 手少阳三焦经
        - 手太阳小肠经
      - 足三阳经
        - 足阳明胃经
        - 足少阳胆经
        - 足太阳膀胱经
      - 足三阴经
        - 足太阴脾经
        - 足厥阴肝经
        - 足少阴肾经
    - 奇经八脉
      - 督脉
      - 任脉
      - 冲脉
      - 带脉
      - 阴维脉
      - 阳维脉
      - 阴跷脉
      - 阳跷脉
    - 十二经别
    - 十二经筋
    - 十二皮部
  - 络脉
    - 十五络脉
    - 孙络
    - 浮络

图1　经络系统

二、经络的生理功能

1. 联络脏腑，沟通内外　人体的五脏六腑、四肢百骸、五官九窍、皮肉筋骨等组织器官，之所以能保持相对的平衡与统一，完成正常的生理活动，是依靠经络系统的联络沟通而实现的；经络系统在人体中纵横交错、沟通内外、联系上下，联系了人体脏与脏之间、脏腑之间、脏腑与体、五官之间的联系，使人体成为一个有机的整体。

2. 运行气血，濡养周身　人体生命活动的物质基础是气血，其作用是濡润全身脏腑组织器官，使人体完成正常的生理功能。经络是人体气血运行的通道，通过经络系统将气血及营养物质输送到周身，从而完成和调于五脏，洒陈于六腑的生理功能。

3. 抵御外邪，保卫机体　经络系统的作用是“行气血而营阴阳”，营行脉中，卫行脉外，使营卫之气密布周身。外邪侵犯入人体往往由表及里，先从皮毛开始，卫气是一种具有保卫作用的物质，它充实于络脉，能抵抗外邪的侵犯，络脉散布于全身，密布于皮部，当外邪侵犯机体时，卫气首先发挥其抵御外邪、保卫机体的屏障作用。

三、经络学说的临床应用

1. 说明病理变化　经络是人体通内达外的一个通道，在生理功能失调时，其又是病邪传注的途径，具有反映病候的特点，故临床某些疾病的病理过程中，常常在经络循行通路上出现明显的压痛，或结节、条索状等反应物，以及相应的部位皮肤色泽、形态、温度、电阻等的变化。通过望色、循经触摸反应物和按压等，可推断疾病的病理变化。

2. 指导辨证　经络有一定的循行部位及所络属的脏腑及组织器官，故根据体表相关部位发生的病理变化，可推断疾病的经脉和病位所在。临床上可根据所出现的证候，结合其所联系的脏腑，进行辨证归经。

3. 指导治疗　针灸治病是通过针刺和艾灸等刺激体表某些腧穴，以疏通经气，调节人体脏腑气血功能，从而达到治疗疾病的目的。由于内属脏腑，外络肢节，因而在临床治疗时常根据经脉循行和主治特点采用循经取穴进行治疗。

四、十二经脉

十二经脉是经络系统的主体，具有表里经脉相合，与相应脏腑络属的主要特征。包括手三阴经（手太阴肺经、手厥阴心包经、手少阴心经）、手三阳经（手阳明大肠经、手少阳三焦经、手太阳小肠经）、足三阳经（足阳明胃经、足少阳胆经、足太阳膀胱经）、足三阴经（足太阴脾经、足厥阴肝经、足少阴肾经），也称为“正经”。

1. 十二经脉的体表分布规律　十二经脉在体表左右对称地分布于头面、躯干和四肢，纵贯全身。六阴经分布于四肢内侧和胸腹，六阳经分布于四肢外侧和头面、躯干。十二经脉在四肢的分布规律是，三阴经上肢分别为手太阴肺经在前、手厥阴心包经在中、手少阴心经在后，下肢分别为足太阴脾经在前、足厥阴肝经在中、足少阴肾经在后，其中足三阴经在足内踝以下为厥阴在前、太阴在中、少阴在后，至内踝8寸以上，太阴交出于厥阴之前。三阳经上肢分别为手阳明大肠经在前、手少阳三焦经在中、手太阳小肠经在后，下肢分别为足阳明胃经在前、足少阳胆经在中、足太阳膀胱经在后。十二经脉在躯干部的的分布是，足少阴肾经在胸中线旁开2寸，腹中线旁开0.5寸处；足太阴脾经行于胸中线旁开6寸，腹中线旁开4寸处；足厥阴肝经循行规律性不强。足阳明胃经分布于胸中线旁开4寸，腹中线旁开2寸；足太阳膀胱经行于背部，分别于背正中线旁开1.5寸和3寸；足少阳胆经分布于身之侧面。

2. 十二经脉表里属络关系　十二经脉在体内与脏腑相连属，其中阴经属脏络腑，阳经属腑络脏，一脏配一腑，一阴配一阳，形成了脏腑阴阳表里属络关系。即手太阴肺经与手阳明大肠经相表里，手厥阴心包经与手少阳三焦经相表里，手少阴心经与手太阳小肠经相表里，足太阴脾经与足阳明胃经相表里，足厥阴肝经与足少阳胆经相表里，足少阴肾经与足太阳膀胱经相表里。互为表里的经脉在生理上密切联系，在病理上相互影响，在治疗时相互为用。

3. 十二经脉的循行走向　手三阴经从胸走手，手三阳经从手走头，足三阳经从头走足，足三阴经从足走腹（胸）。

4. 十二经脉的交接规律　阴经与阳经（互为表里）在手足末端相交，阳经与阳经（同名经）在头面部相交，阴经与阴经在胸部相交。

5. 十二经脉的流注顺序　十二经脉的流注是从手太阴肺经开始，阴阳相贯，首尾相接，逐经相传，到肝经为止，从而构成了周而复始、如环无休的流注系统。将气血周流全身，起到濡养的作用。

五、奇经八脉

奇经八脉即别道奇行的经脉，包括督脉、任脉、冲脉、带脉、阴维脉、阳维脉、阴跷脉、阳跷脉共8条。

1. 奇经八脉的分布规律　奇经八脉的分布部位与十二经脉纵横交互，八脉中的督脉、任脉、冲脉皆起于胞中，同出于会阴，其中督脉行于背正中线；任脉行于前正中线；冲脉行于腹部会于足少阴经。奇经中的带脉横行于腰部，阳跷脉行于下肢外侧及肩、头部；阴跷脉行于下肢内侧及眼；阳维脉行于下肢外侧、肩和头项；阴维脉行于下肢内侧、腹和颈部。

十四正经的名称和走向	手三阴经	手太阴肺经 手厥阴心包经 手少阴心经	都是由胸部走向手指部
	手三阳经	手阳明大肠经 手少阳三焦经 手太阳小肠经	都是由手指部走向头部
	足三阳经	足阳明胃经 足少阳胆经 足太阳膀胱经	都是由头部走向脚尖部
	足三阴经	足太阴脾经 足厥阴肝经 足少阴肾经	都是由脚尖部走向胸腹部
	任督二脉	督脉 任脉	都是由胸部走向手指部

图2　十四正经的名称和走向

2. 奇经八脉的作用　一是沟通了十二经脉之间的联系，将部位相近、功能相似的经脉联系起来，起到统摄有关经脉气血，协调阴阳的作用；二是对十二经脉气血有着蓄积和渗灌的调节作用，奇经八脉犹如湖泊水库，而十二经脉之气则犹如江河之水。

奇经八脉中的任脉和督脉及所属的腧穴与十二经全称为“十四经”。

第九节　腧穴学

腧穴是人体脏腑经络气血输注于体表的部位。腧与“输”通,有转输的含义，“穴”即孔隙的意思。腧穴在《内经》中有“节”、“气穴”、“气府”、“骨空”等名称。《甲乙经》中称为“孔穴”，《圣惠方》中称为“穴位”。腧穴可分为十四经穴、奇穴、阿是穴三类。

1. 十四经穴　十四经穴为位于十二经脉和任督二脉的腧穴,简称“经穴”。经穴因其分布在十四经脉的循行线上,所以与经脉关系密切,它不仅可以反映本经脉及其所属脏腑的病证,也可以反映本经脉所联系的其他经脉、脏腑之病证,同时又是针灸施治的部位。因此,腧穴不仅有治疗本经脏腑病证的作用,也可以治疗与本经相关经络脏腑之病证。

2. 奇穴　奇穴是指未能归属于十四经脉的腧穴，它既有固定的穴名，又有明确的位置，又称“经外奇穴”。这些腧穴对某些病证具有特殊的治疗作用。奇穴因其所居人体部位的不同,其分布也不尽相同。有些位于经脉线外,如中泉、中魁；有些在经脉线内，如印堂、肘尖；有些有穴位组合之奇穴，如四神聪、四缝、四花等穴。

3.阿是穴　阿是穴又称压痛点、天应穴、不定穴等。这一类腧穴既无具体名称，又无固定位置，而是以压痛点或其他反应点作为针灸部位。

一、腧穴的定位方法

在治疗过程中，治疗效果的好坏与选穴是否准确有直接关系。因此，准确的选取腧穴，也就是腧穴的定位，一直为历代医家所重视。

1.骨度分寸法　是以骨节为主要标志测量周身各部的大小、长短，并依其比例折算尺寸作为定穴标准的方法。见51页表7。

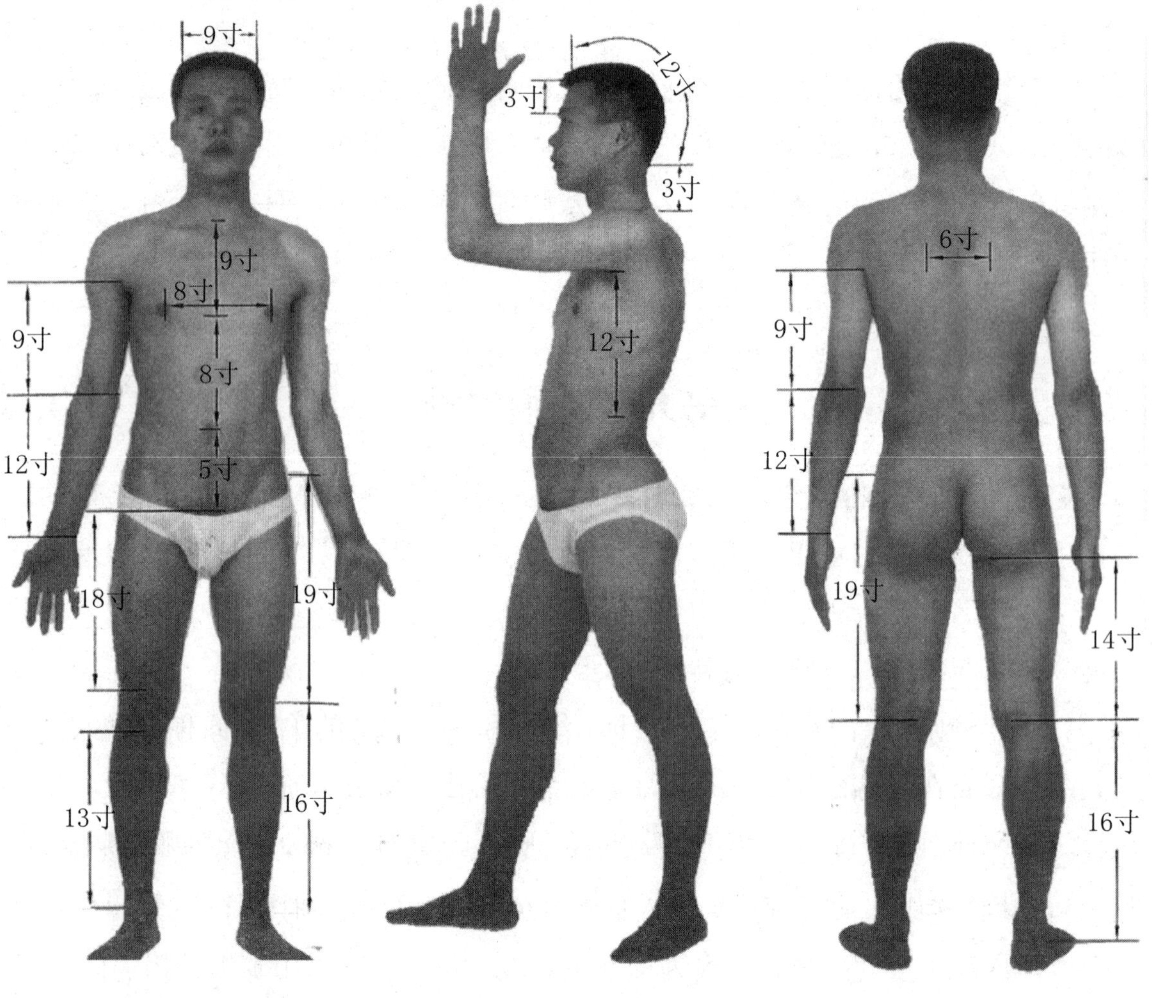

图3　骨度分寸

表7　常用骨度分寸表

分部	起止点	常用骨度	度量法	说明
头部	前发际至后发际	12寸	直寸	如前后发际不明，从眉心量至大椎穴作18寸，眉心至前发际3寸，大椎穴至后发际3寸
	耳后两完骨(乳突)之间	9寸	横寸	用于量头部的横寸
胸腹部	天突至歧骨(胸剑联合)	9寸	直寸	1. 胸部与肋部取穴直寸，一般根据肋骨计算，每一肋骨折作1寸6分 2. “天突”指穴名的部位
	歧骨至脐中	8寸		
	脐中至横骨上廉(耻骨联合上缘)	5寸		
	两乳头之间	8寸	横寸	胸腹部取穴的横寸，可根据两乳头之间的距离折量。女性可用左右缺盆穴之间的宽度来代替两乳头之间的横寸
背腰部	大椎以下至尾骶	21椎	直寸	背部腧穴根据脊椎定穴。一般临床取穴，肩胛骨下角相当第7(胸)椎，髂嵴相当第16椎(第4腰椎棘突)
	两肩胛骨脊柱缘之间	6寸	横寸	
上肢部	腋前纹头(腋前皱襞)至肘横纹	9寸	直寸	用于手三阴、手三阳经的骨度分寸
	肘横纹至腕横纹	12寸		
侧胸部	腋以下至季胁	12寸	直寸	“季胁”指第11肋端
侧腹部	季胁以下至髀枢	9寸	直寸	“髀枢”指股骨大转子
下肢部	横骨上廉至内辅骨上廉(股骨内髁上缘)	18寸	直寸	用于足三阴经的骨度分寸
	内辅骨下廉(胫骨内髁下缘)至内踝高点	13寸		
	髀枢至膝中	19寸	直寸	1. 用于足三阴经的骨度分寸 2. “膝中”的水平线：前面相当于犊鼻穴，后面相当于委中穴
	臀横纹至膝中	14寸		
	膝中至外踝高点	16寸		
	外踝高点至足底	3寸		

2. 自然标志取穴法　根据人体表面所具的特征的部位作为标志，而定取穴位的方法称为自然标志定位法。人体自然标志有两种：①固定标志法：即是以人体表面固定不移，又有明显特征的部位作为取穴标志的方法。如人的五官、爪甲、乳头、肚脐等作为取穴的标志。②活动标志法：是依据人体某局部活动后出现的隆起、凹陷、孔隙、皱纹等作为取穴标志的方法。如曲池屈肘取之。

3. 手指比量法　以患者手指为标准来定取穴位的方法。由于生长相关律的缘故，人类机体的各个局部间是相互关联的。由于选取的手指不同，节段亦不同，可分作以下几种：①中指同身寸法：是以患者的中指中节屈曲时内侧两端纹头之间作为1寸，可用于四肢部取穴的直寸和背部取穴的横寸；②拇指同身寸法：是以患者拇指指关节的横度作为1寸，亦适用于四肢部的直寸取穴；③横指同身寸法：又名“一夫法”，是令患者将食指、中指、无名指和小指并拢，以中指中节横纹处为准，四指横量作为3寸。见下图。

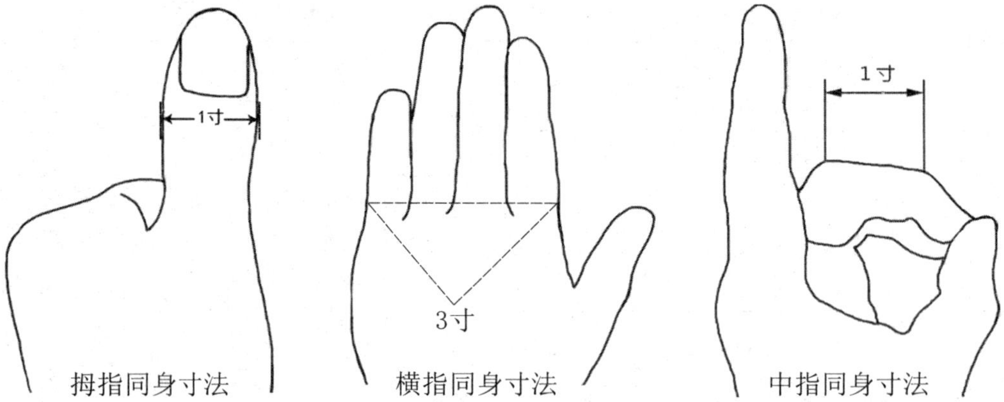

图4　手指比量法

4. 简便取穴法　此法是临床上一种简便易行的方法。如垂手中指端取风市，两手虎口自然平直交叉，在食指端到达处取列缺穴等。

二、特定穴

特定穴是指十四经上具有特殊治疗作用的经穴。由于这类腧穴的分布和作用不同，因此各有特定的名称和含义。

1. 五输穴

手足三阴三阳经在肘膝关节以下各有五个重要经穴井、荥、输、经、合五穴,统称“五输穴”。五输穴按井、荥、输、经、合的顺序，从四肢末端向肘膝方向依次排列，是有具体含义的。古代医家把经气在经脉中运行的情况，比作自然界的水流，以说明经气的出入和经过部位的深浅及其不同作用。如经气所出，像水的源头，称为“井”；经气所溜,像刚出的泉水微流，称为“荥”；经气所注，像水流由浅入深，称为“输”；经气所行，像水在通畅的河中流过，称为“经”；最后经气充盛，由此深入，进而汇合于脏腑，恰像百川汇合入海，称为“合”。正如《灵枢·九针十二原》所说“经脉十二，络脉十五，凡二十七气以上，下所出为井，所溜为荥，所注为输，所行为经，所入为合。二十七气所行，皆在五腧也”。见表8。

表8　五输穴

五输 / 十二经	井（木）	荥（火）	输（土）	经（金）	合（水）
肺手太阴	少商	鱼际	大渊	经渠	尺泽
心包手厥阴	中冲	劳宫	大陵	间使	曲泽
心手少阴	少冲	少府	神门	灵道	少海
脾足太阴	隐白	大都	太白	商丘	阴陵泉
肝足厥阴	大敦	行间	太冲	中封	曲泉
肾足少阴	涌泉	然谷	太溪	复溜	阴谷
大肠手阳明	商阳	二间	三间	阳溪	曲池
三焦手少阳	关冲	液门	中渚	支沟	天井
小肠手太阳	少泽	前谷	后溪	阳谷	小海
胃足阳明	厉兑	内庭	陷谷	解溪	足三里
胆足少阳	足窍阴	侠溪	足临泣	阳辅	阳陵泉
膀胱足太阳	至阴	足通谷	束骨	昆仑	委中

2. 俞、募穴

俞穴是脏腑经气输注于背腰部的腧穴,募穴是脏腑经气汇聚于胸腹部的腧穴。表如下：

表9　俞、募穴

募穴	脏	俞穴	募穴	腑	俞穴
中府	肺	肺俞	中脘	胃	胃俞
膻中	心包	厥阴俞	日月	胆	胆俞
巨阙	心	心俞	中极	膀胱	膀胱俞
期门	肝	肝俞	天枢	大肠	大肠俞
章门	脾	脾俞	石门	三焦	三焦俞
京门	肾	肾俞	关元	小肠	小肠俞

3. 原、络穴

原穴是脏腑原气之所过和留止的部位。十二经脉在腕、踝关节附近各有一个原穴，又名“十二原”。在六阳经上，原穴单独存在，排列在输穴之后；六阴经则以输代原。络脉在由经脉别出的部位各有一个腧穴，称为络穴。络穴具有联络表里两经的作用。十二经的络穴皆位于四肢肘膝关节以下，加之任脉络穴鸠尾位于腹，督脉络穴长强位于尾骶部，脾之大络大包位于胸胁，共十五穴，故又称“十五络穴”。十二经原穴络穴表如下：

表10　十二经原穴络穴

经脉	原	络	经脉	原	络
手太阴肺经	太渊	列缺	手阳阴大肠经	合谷	偏历
手厥阴心包经	大陵	内关	手少阳三焦经	阳池	外关
手少阴心经	神门	通里	手太阳小肠经	腕骨	支正
足太阴脾经	太白	公孙	足阳明胃经	冲阳	丰隆
足厥阴肝经	太冲	蠡沟	足少阳胆经	丘墟	光明
足少阴肾经	太溪	大钟	足太阳膀胱经	京骨	飞扬

4. 郄穴

“郄”有空隙之间，郄穴是各经经气深集的部位。十二经脉及阴阳跷、阴阳维脉各有一个郄穴，共十六个郄穴。多分布于四肢肘、膝关节以下。十六郄穴表如下：

表11　十六郄穴

经脉	郄	穴	经脉
手太阴肺经	孔最	水泉	足少阴肾经
手厥阴心包	郄门	梁丘	足阳明胃经
手少阴心经	阴郄	外丘	足少阳胆经
手阳明大肠	温溜	金门	足太阳膀胱经
手少阳三焦	会宗	筑宾	阴维脉
手太阳小肠	养老	阳交	阳维脉
足太阴脾经	地机	交信	阴跷脉
足厥阴肝经	中都	跗阳	阳跷脉

5. 下合穴

下合穴又称六腑下合穴，是六腑经脉合于下肢三阳经的六个腧穴。下合穴主治六腑疾患卓有奇效，主要分布于下肢膝关节附近。见下图。

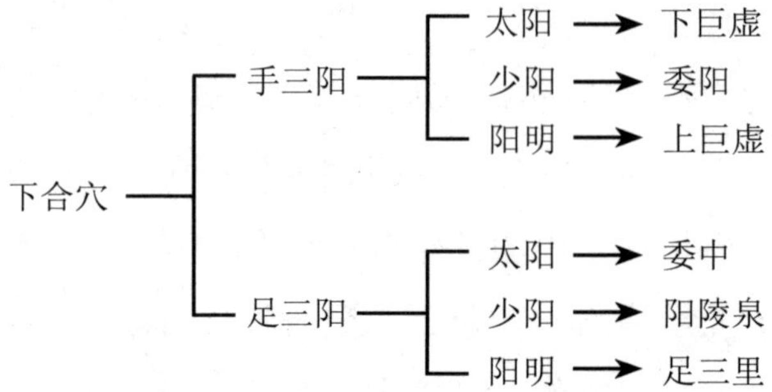

图5　下合穴

6. 八会穴

八会穴是指脏、腑、气、血、筋、脉、骨、髓等精气所汇集的八个腧穴，分布于躯干部和四肢部。

脏会——章门　　筋会——阳陵泉　　腑会——中脘　　脉会——太渊

气会——膻中　　骨会——大杼　　血会——膈俞　　髓会——绝骨

7. 八脉交会穴

奇经八脉与十二正经脉气相通的八个腧穴称为八脉交会穴。这八个穴位主要分布于肘膝关节以下。表如下

表12　八脉交会穴

公孙通冲脉	合于心、胸、胃
内关通阴维脉	
后溪通督脉	合于目内眦，颈项、耳、肩
申脉通阳跷脉	
临泣通带脉	合于目锐眦，耳后、颊、颈、肩
外关通阳维脉	
列缺通任脉	合于肺系、咽喉、胸膈
照海通阴跷脉	

三、腧穴的主治作用

1. 近治作用　这是所有腧穴主治作用中具有的共同特点。凡是腧穴均能治疗该穴所在部位及邻近组织、器官的疾病。

2. 远治作用　这是十四经腧穴主治作用的基本规律。在十四经腧穴中，尤其是十二经脉在四肢肘膝关节以下的腧穴，不仅能治疗局部病证，而且能治疗本经循行所涉及的远隔部位的组织、器官、脏腑的病证，甚至具有治疗全身疾患的作用。

3. 特殊作用　大量的临床实践已经证明，针刺某些腧穴，对机体的不同状态可起着双相的良性调整作用。例如泄泻时，针刺天枢能止泻；便秘时，针刺天枢又能通便。此外，腧穴的治疗作用还具有相对的特异性，如大椎退热，至阴矫正胎位等，均是其特殊的治疗作用。

第十节 推拿手法

一、手法历史

推拿手法治疗，古称按摩，是祖国医学宝库中一颗璀璨的明珠。历史悠久，源远流长。长沙马王堆出土的大批帛书和竹木简上就记载了大量按摩、导引、吐纳等内容，这些出土的医书反映了春秋战国或者更早时期，按摩疗法就被广泛地应用于临床治疗。

按摩治病最早发源于我国中部地区。现存最早的医学经典巨著《黄帝内经》曰："中央者其地平以湿，天地之所以生万物之众，其民食杂而不劳，故其病多痿厥寒热，其治宜导引按跷，故导引按跷者，亦从中央出也。"这里的中央即我国的中部地区，属河南洛阳一带。

春秋战国时期就有扁鹊抢救尸厥患者的成功事例。据《周礼·疏案》曰："扁鹊过虢境，见虢太子尸厥，就使其弟子子明炊汤，子仪脉神，子游按摩。"数法并下，成功地治愈了虢太子的病。

秦汉时期把导引、吐纳、膏摩列入保健预防方法。汉代医圣张仲景根据自己多年的实践经验编著了《金匮要略》一书。认为："若人能养慎，不令邪风干经络；适中经络，未流传脏腑，即医治之。四肢才觉重滞，即导引、吐纳、针灸、膏摩，勿令九窍闭塞。"

隋唐时期，随着生产力的发展，文化的昌盛，医学科目开始逐步完善。按摩已列入国家医学教育的正式科目。按摩设有专科，有按摩专科医生，按摩博士。据《新唐书·百官志》记载："按摩博士一人，按摩师四人，并以九品以下，掌教导引之法以除疾。"也就是说当时已经把古老的导引之法正式作为教学内容。

宋金元时期，推拿手法运用范围更加广泛。宋代名医庞安时运用腹部按摩推拿手法催产："有民家妇孕将产，七日而子不下，百术无所效……令其家人以汤温其腰腹，自为上下按摩，孕者觉肠胃微痛，呻吟间生一男子。"本病案可属世上首例有记载的产科推拿手法助产的病案。

明清时期中医学已经有了显著的发展，推拿手法也日趋成熟。主要表现在小儿推拿手法有突破性进展，正骨推拿手法、保健推拿手法已形成了内容丰富的知识体系。当时，编著出版了许多按摩医学书籍，最具代表性的《小儿按摩经》可算是我国现存最早的推拿手法书籍。《小儿推拿手法方脉活婴秘旨全书》《小儿推拿手法秘诀》等三十余部小儿推拿手法医学著作出版，也就是在这个时期按摩为推拿手法一词所代替。这一名称的改革，体现了按摩疗法的发展和人们对推拿手法认识的提高，标志着推拿手法史上一个很大的飞跃。

乾隆年间由政府编著的清代医学全书《医宗金鉴·正骨心法要旨》对宋以来的骨伤按摩成就及民间经验进行了系统的总结和整理，把整骨按摩归纳为“摸、接、端、提、按、摩、推、拿”正骨八法。由此可见，明清时期是我国历史上推拿手法专著出版最兴旺时期。现存的推拿手法古籍几乎都是那个时代出版的产物。

中华人民共和国成立以后，在党的中医政策关怀下，推拿手法又迅速发展起来。1956年推拿手法专业正式列入国家教育体系，在上海开设了推拿手法培训班，成立推拿手法专科门诊部，建立推拿手法专科学校，并邀请全国著名推拿手法专家任教，开始了有计划的正规教育。20世纪50年代上海市中医推拿手法门诊部已分为小儿疾病推拿手法、内妇科推拿手法、运动系统疾病推拿手法，同时还收治部分外科和五官科疾病。

推拿手法学校着重开展了对推拿手法历史和文献资料的发掘、整理与研究，做了大量的继承和发扬工作；对推拿手法的作用和治疗原理进行了的理论探讨工作；对推拿手法明确提出了必须具备的技术要求，即：持久、有力、均匀、柔和，从而达到深透。

1974年在上海中医学院成立针灸推拿手法骨伤专业，推拿手法专业又重新登上了新台阶。20世纪70年代末80年代初，全国有条件的中医学院都相继开设针灸推拿手法课，并筹建针灸推拿手法系。1987年国家教委颁布的《全国高等学校医药本科专业目录》正式列入推拿手法专业，至此全国大多数中医学院都设立针灸推拿手法系。上海中医药大学率先培养出一批高层次的推拿手法专业硕士研究生，推拿手法人才的培养转入了国家高等教育的轨道。

在此基础上，对推拿手法作用机理的研究更为深入、广泛。有的利用在做椎间盘髓核摘除手术时，当充分暴露术野的情况下先做推拿手法，以观察推拿手法对椎间盘突出症的作用机理讨论；有的运用计算机对推拿手法作三维力学的分析；有的通过对斜扳法生物力学的分析，以指导临床如何去使用力量以提高推拿手法的正确性；有的通过心电图认识到推拿手法后能改变冠心病人心电图ST波和左心功能；有的通过对血中内啡呔、5-羟色胺等致痛物质的研究来探讨推拿手法镇痛原理；有的运用免疫手段，来证实推拿手法可以提高人体的免疫功能，使白细胞升高。

总之，推拿手法虽是一种古老的医疗方法，但是它具有独特的医疗作用，在与现代医学科学相结合的基础上，一定会为人类健康作出更大的贡献。

二、作用机理

《素问·举痛论》曰："寒气客于背俞之脉则脉泣，脉泣则血虚，血虚则痛，其俞注于心，故相引而痛。按之则热气至，热气至则痛止矣。"这一段古代经典医书说明外来寒邪侵犯了人体背部腧穴之后，而导致了经络的涩滞不通，气血运行不畅，不通则痛，因故造成背部疼痛，甚至诱发心痛，推拿手法后可使经络疏通、气血流畅，并使局部温热，通则不痛，热则痛缓，能驱寒止痛。也可以说推拿手法就是通过经络穴位来调节脏腑各组织器官间的平衡，加速新陈代谢，修复各种损伤，以达到防病治病之目的。下面从不同的方面对推拿手法治病原理作些探讨。

1.作用于皮肤组织

皮肤是直接接受推拿手法治疗的人体组织，然而皮肤具有调节机体温度和保护皮下组织不受伤害的功能。

推拿手法能加强皮脂腺及汗腺的分泌，清除衰亡脱落的上皮细胞，改善皮肤代谢，软化瘢痕，增强机体的防卫功能；同时还能增强皮肤的光泽和弹性，延缓皮肤的衰老。

摩法、揉法、擦法、拍打法等推拿手法都很容易使皮肤毛细血管扩张、皮肤温度升高。功力好的推拿医师其推拿手法的深透力亦强，他不仅使表皮温度升高，而且还能使局部深层组织的温度升高。所以能软化和松解皮肤和皮下粘连的组织。

2.作用于肌肉组织

在高强度的运动后，由于代谢的中间产物乳酸的大量产生，沉积在肌肉组织中，出现肌肉痉挛疼痛和疲劳现象。若对疲劳肌肉进行推拿手法治疗，就能促进乳酸的消散和排出，使疼痛缓解，疲劳消除。所以运动员在比赛前采用保健推拿手法以消除疲劳，迅速进入竞技状态。

推拿手法又能增强肌肉的张力和弹性，使其收缩机能增强和肌力增加，常用于废用性肌萎缩和小儿麻痹后遗症等肌肉萎缩的治疗；亦能提高肌肉和肌腱的弹性、松解肌肉、肌腱与周围组织的粘连。

3. 促进骨关节损伤后的康复

当骨关节损伤后，由于肌肉和关节的不活动，局部血液循环缓慢、淋巴郁滞，组织发生水肿，浆液纤维素性渗出物的纤维原所形成的“胶汁”，从而就发生了粘连，造成关节功能障碍，肌肉出现废用性萎缩。正确的推拿手法治疗，可使血液、淋巴液循环加速，水肿消退，粘连松解，功能障碍的关节能逐渐增大活动范围，达到正常或接近正常的生理功能。所以推拿手法有利于骨关节损伤的康复。

4. 纠正异常解剖位置

凡关节错位、肌腱滑脱等有关组织解剖位置异常而致的病证，均可运用推拿手法得以纠正。例如：

小儿桡骨小头半脱位，患肢活动障碍处于强迫体位，只要推拿手法运用正确，真可谓是手到病除。对于腰椎后关节滑膜嵌顿，腰痛难忍的病员，推拿手法亦能起立竿见影之功效。再则，推拿手法还可以使腰椎间盘突出症患者的突出物——髓核与神经根的关系得到改变，使腰腿痛症状消除或减轻等。

5. 改善血液循环

某染化工厂内部分生产工人因与有害化学物品接触，出现疲乏和全血下降。经足三里按揉和捏脊等推拿手法治疗一阶段后疲乏现象明显好转，血象普遍回升。

实验证明，推拿手法能增加毛细血管的数量，增大管径，使血液循环大大改善。同时还能促进病变组织血管网的重建，恢复血管壁的弹性，改善管道的通畅性能，降低血液流动的外摩擦力等。

由于推拿手法能够改善血液和循环系统，所以在临床上对高血压病、冠心病、脑供血不足等疾病作为一种辅助治疗手段还是很受欢迎的。

6. 帮助消化

有实验证明，对背部脾俞、胃俞穴推拿手法1～2分钟后大多引起胃蠕动增强；足三里穴推拿手法后则大多引起胃蠕动减弱。值得提出的是，推拿足三里穴对消化系统具有兴奋和抑制的双向调节作用，在胃蠕动增强时，推拿足三里穴往往使胃蠕动减弱；而当胃蠕动减弱时，推拿后胃蠕动则增强。

也有实验证明，推拿手法后可降低胃泌素的分泌和增强小肠的吸收功能等，所以对消化系统功能性病变有较好的治疗效果。

7. 调节神经系统

推拿手法可降低周围感觉神经末梢的兴奋性，故常用于止痛，如神经炎、神经痛等。较轻推拿手法也可以刺激运动神经，提高肌肉兴奋性；重推拿手法则用来治疗肌痉挛，亦能促进损伤的功能恢复。腹部推拿手法可通过自主神经的作用，刺激消化腺分泌，增进消化吸收和调节胃肠蠕动功能。

背俞穴的推拿手法治疗，可通过神经反射，影响脊髓和大脑的调节功能，从而使相应脏器的功能发生变化。如肺俞对呼吸系统，脾俞、胃俞对消化系统，八髎穴对泌尿生殖系统等的作用。

8. 改善心理

轻柔的推拿手法能使患者情绪放松、稳定，可减轻或消除心理上对疾病的不良反应，如抑郁、焦虑等。随着推拿手法治疗效果的积累，患者能逐步增强信心，主动配合治疗。因此推拿手法不仅对器质性病变是一种有效治疗方法，而且也是心理治疗的一种手段。

综前所述，手法治疗确实是一种简便、实用、疗效确切的治疗方法，但关键的问题是要正确掌握推拿手法、穴位、解剖部位，临床上要运用恰当。要达到得心应手的境界，应认真学习，刻苦练习，反复体会、实践，逐步摸索和掌握推拿手法治疗的规律。

三、推拿手法的禁忌证

1. 开放性的软组织损伤。

2. 皮肤病变的局部（如溃疡性皮炎）。

3. 由结核菌、化脓菌所引起的病变。

4. 急性关节扭伤，肿胀严重者早期慎用，各种类型的骨折早期。

5. 饥饿、过度疲劳、酒后。

6. 危重的心、肺、肝、肾等脏器疾病及恶性肿瘤。

7. 妊娠妇女的腰骶部和腹部。

第十一节　艾灸疗法

艾灸疗法简称灸法，是运用艾绒或其他药物在体表的穴位上烧灼、温熨，借灸火的热力以及药物的作用，通过经络的传导，以起到温通气血、扶正祛邪，达到防治疾病的一种治法。

一、发展历程

艾灸疗法是中医学的重要组成部分，也是传统医学中最古老的医疗方法之一。灸法对百余种疾病有较好的疗效，历史上曾广泛应用于临床，为中华民族的繁衍昌盛做出过巨大贡献。

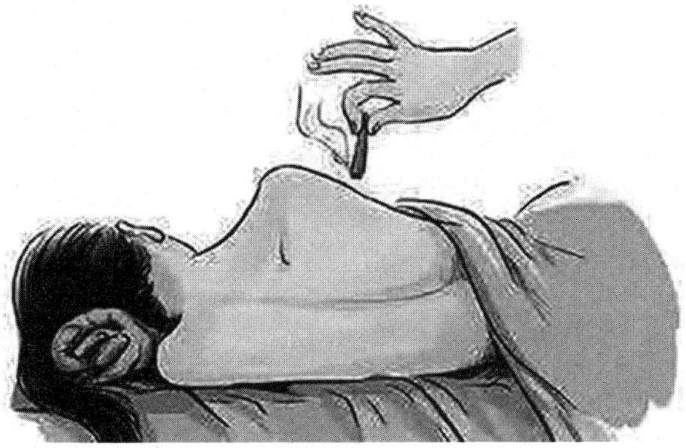

图6

灸法是随着火的应用而产生的，并在其应用实践中不断发展。灸法究竟是何时，由何人发明的已经无从考察。但是，可以肯定地说，早在春秋战国时期，以艾灸治病就已经很流行了，那么艾灸的出现就应该更早。目前可以看到的艾灸治病的医案不是记录在医书当中，而是记录在史书《左传》中。公元前581年，晋景公得了一场大病，于是请当时的名医，秦国太医令医缓来医治。医缓检查晋景公的疾病后说:“疾不可为也，在肓之上，膏之下，攻之不可，达之不及，药不治焉。”晋朝杜预注解，“攻”指艾灸，“达”指针刺。这段文字是说，医缓认为晋景公的病治不好了，因为病位于“肓之上，膏之下”，既不能艾灸，也不能针刺，吃药也治不了了。这也是成语“病入膏肓”的来历。虽然医缓没治好晋景公的病，但是我们可以看到在战国时期，艾灸就是一种重要的医疗手段了。

以前，认为在医学专著中，灸法最早见于《黄帝内经》。但是，随着考古发现，对艾灸的认识也在不断的修正。1973年在我国湖南长沙马王堆发掘了三号汉墓，这是一次颠覆历史的重大考古发现。在出土的众多文物中，发现了3篇记载有关经脉灸法的帛书，是目前见到的《内经》以前的珍贵医学文献，也把对中医艾灸的认识大大提前了。通过这3篇残缺不全的文字，我们依然能够窥测远古先民以火治病的起源、方法和应用。

艾灸法 是一种独立的治疗保健方法，起源于中国原始社会，人们利用火以后，被火灼伤，发现具有治病、疗伤的效果而逐渐产生的。

艾灸法的发明来源于北方。在医学专著中，最早见于《素问·异法方宜论》:“北方者，天地所闭藏之域也，其地高陵居，风寒凛冽，其民乐野处而觅食，脏寒生满病，其治宜灸焫，故灸焫者，亦从北方来。”说明灸法的应用，同寒冷的生活环境有密切关系。

所谓艾灸疗法，是利用艾叶作原料，制成艾绒，在一定的穴位上，用各种不同的方法燃烧，直接或间接地施以适当温热刺激，通过经络的传导作用而达到治病和保健目的的一种方法。在历代的针灸著作中，多数将针刺与艾灸并列论述，不过由于灸法对人体易产生灼伤，故逐渐失传，现在各中医院的针灸科只见针刺而不见艾灸，实属中医的悲哀。近几年由于中医养生文化重新兴起，人们又重视起具有神奇疗效的艾灸疗法。尤其是现代艾灸疗法的出现，从根本上解决了传统的艾灸疗法的燃烧及污染环境，操作不便，易灼伤患者等难题，使中国博大精深的艾灸疗法的普及成为可能。

二、灸法

不仅能治病，而且能防病。唐代孙思邈在《千金方》上说:“宦游吴蜀，体上常须两三处灸之，……则瘴疠、瘟疟之气不能着人。”这是实践经验的总结。近代日本医家有在整个工厂、学校全体施以灸灼，作为一项保健措施，实验结果证明灸法确有增强体质和预防疾病的作用。

针与灸都是在经络穴位上施行的，有其共同之处，两者往往结合。但是必须指出，灸法有其自己的独到之处，不能以针代灸。过去国内外有许多名医单用灸法治病。中国和日本都有专门灸师，与针师并列。

以中医经络为基础，运用艾灸在体表的穴位上烧灼、温熨，以达到保健养身、预防的功效，针对产后经络不畅，以及手脚冰凉、痛经、月经不调、胃痛等问题，气色调理(祛面部水肿、眼袋、黑眼圈、色斑)具有通经活络、行气活络、去湿逐寒、消肿散法、排毒养颜、防病保健功效，改善身体各种亚健康状态。

古人云:“针所不为，灸之所宜。”根据【黄帝内经·灵枢】解释:“针是泄法，灸是补法”。实证、病在表、泄热、阳亢等适宜用时针法泄和解表;而由实转虚、病在里、寒症、阴阳皆虚就不能用针法泄了，用药剂治疗，药剂所不达，就用艾灸的。

灸法虽然略有烧灼皮肤之痛，但不像针刺那样深入肌肉而达体内，所以人们不甚畏惧而乐于接受，是很容易推广的一种治病方法。

（一）作用

近代对于灸法做过许多科学研究工作，国内外医学资料和临床实践证实：灸法能够活跃脏腑功能，旺盛新陈代谢，产生抗体及免疫力，所以长期施行保健灸法，能使人身心舒畅，精力充沛，祛病延年。施灸对于血压、呼吸、脉搏、心率、神经、血管均有调整作用；能使白细胞、血红蛋白、红细胞、血小板等明显增高，胆固醇降低，血沉沉降速率减慢，凝血时间缩短，对血糖、血钙以及内分泌系统的功能也有显著的调节作用。

《上海针灸杂志》1990年9月4日发表的文章《近十年来灸法的临床和实验研究》中指出：灸法能抗休克、抗感染、抗癌，对心脑血管疾病、桥本氏甲状腺炎、硬皮病、支气管哮喘、肺结核、乙型肝炎等均有良好的效果。

实验研究证明艾灸可以改变体液免疫功能，同时还能够影响T淋巴细胞数目与功能，活跃白细胞、巨噬细胞的吞噬能力。特别是经灸后T淋巴细胞高值可以降低，低值可以升高，说明艾灸有双向调节免疫作用。

灸法的特点是既能抑制功能亢进，也能使衰退的机能兴奋而趋向生理的平衡状态，因此灸法对人体是一种良性刺激，对增强体质大有裨益，不论病体、健体都可以使用，尤其对衰弱儿童有促进发育的作用，所以灸法的使用范围是很广泛的。

1.调节阴阳

人体阴阳平衡，则身体健康，而阴阳失衡人就会发生各种疾病。艾灸有调节阴阳补益的作用，从而使失衡之阴阳重新恢复平衡。

2.调和气血

气是人的生命之源，血为人的基本物资，气血充足，气机条达，人的生命活动才能正常。艾灸可以补气、养血，还可以疏理气机，并且能升提中气，使得气机调和，以达到养生保健的目的。

3. 温通经络

经络是气血运行之通路，经络通畅，则利于气血运行，营养物质之输布。寒湿等病邪，侵犯人体后，往往会闭阻经络，导致疾病的发生。艾灸借助其温热肌肤的作用，温暖肌肤经脉，活血通络，以治疗寒凝血滞、经络痹阻所引起的各种病症。

4. 扶正祛邪

正气存内，邪不可干。人的抵抗力强，卫外能力强，疾病则不产生，艾灸通过对某些穴位施灸，如大椎，足三里、气海、关元等，可以培扶人的正气，增强人的防病治病能力，而艾灸不同的穴位和部位可以产生不同的补益作用。无论是调节阴阳、调节气血，还是温通经络，扶正祛邪，艾灸对人体起到了一个直接的或间接的补益作用，尤其对于虚寒症，所起到的补益作用尤为明显。正是这种温阳补益，调和气血的作用，帮助人们达到防病治病、保健养生的目的。

5. 行气通络

经络分布于人体各部，内联脏腑，外布体表肌肉、骨骼等组织。正常的机体，气血在经络中周流不息，循序运行，如果由于风、寒、暑、湿、燥、火等外因的侵袭，人体或局部气血凝滞，经络受阻，即可出现肿胀疼痛等症状和一系列功能障碍，此时，灸治一定的穴位，可以起到调和气血，疏通经络，平衡机能的作用，临床上可用于疮疡疖肿、冻伤、癃闭、不孕症、扭挫伤等，尤以外科、伤科应用较多。

6. 扶阳固脱

人生赖阳气为根本，得其所则人寿，失其所则人夭，故阳病则阴盛，阴盛则为寒、为厥，或元气虚陷，脉微欲脱.凡大病危疾，阳气衰微，阴阳离决等症，用大炷重灸，能祛除阴寒，回阳救脱。此为其他穴位刺激疗法所不及。《伤寒论》指出：“少阴病吐利，手足逆冷……脉不至者，灸少阴七壮”。“下利，手足厥冷，烦躁，灸厥阴，无脉者，灸之”。说明凡出现呕吐、下利、手足厥冷，脉弱等阳气虚脱的重危患者，如用大艾炷重灸关元、神阙等穴，由于艾叶有纯阳的性质，再加上火本属阳，两阳相得，往往可以起到扶阳固脱，回阳救逆，挽救垂危之疾的作用，在临床上常用于中风脱症、急性腹痛吐泻、痢疾等急症的急救。

7. 升阳举陷

由于阳气虚弱不固等原因可致上虚下实，气虚下陷，出现脱肛、阴挺、久泄久痢、崩漏、滑胎等，《灵枢·经脉》篇云："陷下则灸之"，故气虚下陷，脏器下垂之症多用灸疗。关于陷下一症，脾胃学说创始者李东垣还认为"陷下者，皮毛不任风寒"，"天地间无他，唯阴阳二者而已，阳在外在上，阴在内在下，今言下陷者，阳气陷入阴气之中，是阴反居其上而复其阳，脉证俱见在外者，则灸之"。因此，灸疗不仅可以起到益气温阳，升阳举陷，安胎固经等作用，对卫阳不固、腠理疏松者，亦有效果。

8. 艾灸美容

对艾灸有了解的人都知道有温阳补气、温经通络、消瘀散结、补中益气的作用。灸关元能最大程度地消耗人体多余脂肪，达到健美之效用。点燃艾条后放入温灸器中产生温热的刺激，配合艾油（或精油渗入）在经络或患处四周，帮助人体全面温通经络，可以起到温补元气，调和气血，润泽肤色的作用. 艾灸是驱散疲劳，恢复元气，补充体能，平衡阴阳的最有效的手段总之，灸法能以热引热，使热外出。灸能散寒，又能清热，表明对机体原来的功能状态起双向调节作用。特别是随着灸增多和临床范围的扩大，这一作用日益为人们所认识。

9. 防病保健

中国古代医家中早就认识到预防疾病的重要性，并提出了"防病于未然"、"治未病"的学术思想，而艾灸除了有治疗作用外，还有预防疾病和保健的作用，是防病保健的方法之一，《备急千金要方》有"凡宦游吴蜀，体上常须三两处灸之，勿令疮暂瘥，则瘴疠温疟毒气不能着人"。说明艾灸能预防传染病。《针灸大成》提到灸足三里可以预防中风。民间俗话亦说"若要身体安，三里常不干"、"三里灸不绝，一切灾病息"。因为灸疗可温阳补虚，所以灸足三里、中脘，可使胃气常盛，而胃为水谷之海，荣卫之所出，五脏六腑，皆受其气，胃气常盛，则气血充盈；命门为人体真火之所在，为人之根本；关元、气海为藏精蓄血之所，艾灸上穴可使人胃气盛，阳气足，精血充，从而加强了身体抵抗力，病邪难犯，达到防病保健之功。现代，灸疗的防病保健作用已成为重要保健方法之一。

（二）艾的性能

通过长期实践，人们在很早以前就知道艾是一种灸用最好的原料。现代研究发现，地球上的植物叶子的脉络惟有艾叶最均匀，早在三千年，聪明的中国人就发现了艾用作灸的原料最为适宜。

艾，是一种中药，为多年生草本，叶似菊，表面深绿色，背面灰色有茸毛。性温芳香，五月采集，叶入药用。以湖北蕲州，河南南阳者为佳，叶厚而绒多，地理位置优越，气候湿润，艾草繁密旺盛，最适宜艾灸！

艾叶能宣理气血，温中逐冷，除湿开郁，生肌安胎，利阴气，暖子宫，杀蛔虫，灸百病，能通十二经气血，能回垂绝之元阳。用于内服治宫寒不孕，行经腹痛，崩漏带下。外用能灸治百病，强壮元阳，温通经脉，驱风散寒，舒筋活络，回阳救逆。

艾用于灸法，其功效确非我们意想所能及的。艾火的温热刺激能直达深部，经久不消，使人发生畅快之感。若以普通火热，则只觉表层灼痛，而无温煦散寒之作用。灸法也和针法一样，能使衰弱之机能旺盛，也能使亢进之功能得到抑制。虚寒者能补，郁结者能散，有病者能治，无病者灸之可以健身延年。

（三）艾绒的制法

明代药物学家李时珍在《本草纲目》里说："凡用艾叶，须用陈久者，治令软细，谓之熟艾，若生艾，灸火则易伤人肌脉"。因此，必须用陈久的艾叶，而且越陈越好，有"七年之病必求三年之艾"的说法，这也确有道理，因新艾含挥发油多，燃之不易熄灭，令人灼痛；陈艾则易燃易灭，可以减少灼痛之苦。

艾绒必须预先备制。取陈艾叶经过反复晒杵，筛选干净，除去杂质，令软细如绵，既成为艾绒，方可使用。而艾绒又有两种，以上法炮制者为粗艾绒，一斤可得六、七两，适用于一般灸法。如再精细加工，经过数十日晒，筛拣数十次者，一斤只得二、三两，变为土黄色者，为细艾绒，可用于直接灸法。

现在许多卖家标明艾绒等级为：5∶1，8∶1，20∶1，30∶1，35∶1,还有更高的比例等，这个比例是什么?一般消费者难以辨别真伪，实则很简单，就是艾叶提取的纯度5∶1就是5公斤艾叶提取1公斤艾绒；30∶1就是30公斤艾叶提取1公斤艾绒，这就是艾绒的等级。等级越高艾绒纯度越高，杂质越少，那么艾绒纯度高有什么好处呢?中医古典书籍多有杂质多易伤肌肤，有枝梗损经脉的讲法。所以直接灸用身体的艾条一定要选用好艾条，

（四）艾卷的制法

艾炷形状大小及使用的原则。艾叶经过加工以后，称为艾绒。

艾绒做成一定形状之小团，称为艾炷， 艾炷燃烧一枚，称为一壮。

艾炷之形状大小，因用途不同而各异。如用于直接灸，必须用极细之艾绒，一般如麦粒大，做成上尖底平、不紧不松之圆锥形，直接放在穴位上燃烧；用于间接灸法，可以用较粗之艾绒，做成蚕豆大或黄豆大，上尖下平之艾炷，放在姜片、蒜片或药饼上点燃。用于温针灸法则做成既圆又紧、如枣核之大小及形状，缠绕针柄上燃烧；用于艾卷灸，做成既匀又紧，如蜡烛之大小及形状的长条，点燃后温灸之。

每次灸之壮数多少及大小，以病人、病程、病情、病位、补泻、穴位、有无受灸经验，是否要求化脓及气候等等条件而定，大致如下：成人体壮、新病、病重病急、实热疼痛、病在脏腑者，用泻法；穴位在腹背四肢、有受灸经验、化脓灸、气候寒冷者艾炷宜多宜大；妇女、儿童、年老体弱、久病、病轻病缓、虚寒麻木、病在四肢头项者，用补法；穴位在头项、手足末梢、无受灸经验、非化脓灸者或在天气炎热时，艾炷宜少宜小。

（五）艾炷灸疗法

艾炷灸施灸时所燃烧的锥形艾团称艾炷。常分直接灸（又分化脓灸和非化脓灸）与间接灸两种。本疗法临床运用广泛，既可保健，亦可治病，尤其适用于虚寒证，如哮喘、胃肠病。

（六）艾条灸疗法

以艾条于穴位或病变部位上施灸者即艾条灸疗法，操作常分温和灸、雀啄灸、回旋灸等。主要用以治疗寒湿痹证及其他多种虚寒性疾患。

（七）药卷灸疗法

药卷灸是在艾绒里掺进药末，用纸把艾绒裹起来成为药卷，点燃其一端而施灸。适应证大致同上两种灸法。

（八）温针灸疗法

先根据病性选穴施针，得气后留针，后将艾绒裹于针柄上点燃，直至燃尽，使热力通过针体传入机体，达到温经散寒等目的。

（九）隔姜灸疗法

取约2分厚生姜一块，置于选定的穴位上，再将艾炷置姜片上，点燃施灸。艾炷燃尽后，再放置艾炷反复施灸，一般至局部皮肤潮红为止。凡虚寒性疾病皆可以此疗法治之。

此外，与隔姜灸疗法大同小异的尚有“隔蒜灸”、“铺灸”（以蒜泥铺于穴位上）、“隔盐灸”、“附子灸、”、“隔葱灸”、“花椒灸”、“黄土灸”、“黄蜡灸”、“硫黄灸”、“药锭炎”、“药捻灸”等等，主治病证亦相差无几。

三、操作方法

（一）直接灸

是将大小适宜的艾炷，直接放在皮肤上施灸。若施灸时需将皮肤烧伤化脓，愈后留有瘢痕者，称为瘢痕灸。若不使皮肤烧伤化脓，不留瘢痕者，称为无瘢痕灸。

1. 瘢痕灸　又名化脓灸：施灸时先将所灸腧穴部位，涂以少量的大蒜汁，以增加粘附和刺激作用，然后将大小适宜的艾炷置于腧穴上，用火点燃艾炷施灸。每壮艾炷必须燃尽，除去灰烬后，方可继续易炷再灸，待规定壮数灸完为止。施灸时由于火烧灼皮肤，因此可产生剧痛，此时可用手在施灸腧穴周围轻轻拍打，借以缓解疼痛。在正常情况下，灸后1周左右，施灸部位化脓形成灸疮，5～6周左右，灸疮自行痊愈，结痂脱落后而留下瘢痕。临床上常用于治疗哮喘、肺结核、高血压、心脑血管病和瘰疬等慢性疾病。

2. 无瘢痕灸　施灸时先在所灸腧穴部位涂以少量的凡士林，以使艾炷便于粘附，然后将大小适宜的艾炷，置于腧穴上点燃施灸，当灸炷燃剩五分之二或四分之一而患者感到微有灼痛时，即可易炷再灸。若用麦粒大的艾炷施灸，当患者感到有灼痛时，医者可用镊子柄将艾炷熄灭，然后继续易位再灸，按规定壮数灸完为止。一般应灸至局部皮肤红晕而不起泡为度。因其皮肤无灼伤，故灸后不化脓，不留瘢痕。一般虚寒性疾患，均可此法。

（二）间接灸

是用药物将艾炷与施灸腧穴部位的皮肤隔开，进行施灸的方法。如生姜间隔灸、隔盐灸等。

1. 隔姜灸　是用鲜姜切成直径大约2～3厘米、厚约0.2～0.3厘米的薄片，中间以针刺数孔，然后将姜片置于应灸的腧穴部位或患处，再将艾炷放在姜片上点燃施灸。当艾炷燃尽，再易炷施灸。灸完所规定的壮数，以使皮肤红润而不起泡为度。常用于因寒而到的呕吐、腹痛、腹泻及风寒痹痛等。

2.隔蒜灸　用鲜大蒜头，切成厚0.2～0.3公分的薄片，中间以针刺数孔，然后置于应灸俞腧或患处，然后将艾炷放在蒜片上，点燃施灸。待艾炷燃尽，易炷再灸，直至灸完规定的壮数。此法多用于治疗瘰疬，肺结核及初起的肿疡等症。

3.隔盐灸　用纯净的食盐填敷于脐部，或于盐上再置一薄姜片，上置大艾炷施灸。多用于治疗伤寒阴证或吐泻并作，中风脱证等。

4.隔附子饼灸　将附子研成粉末，用酒调和做成直径约3厘米、厚约0.8厘米的附子饼，中间以针刺数孔，放在应灸腧穴或患处，上面再放艾炷施灸，直到灸完所规定壮数为止。多用治疗命门火衰而致的阳痿、早泄或疮疡久溃不敛等症。

（三）艾条灸

艾条灸　是取纯净细软的艾绒铺在细草纸上，将其卷成直径约1.8厘米圆柱形的艾卷，要求卷紧，外裹以质地柔软疏松而又坚韧的桑皮纸，用胶水或浆糊封口而成。也有每条艾绒中加入肉桂、干姜、丁香、独活、细辛、白芷、红花等药，则成为药条。

施灸的方法分温和灸和雀啄灸。

1.温和灸　施灸时将艾条的一端点燃，对准应灸的腧穴部位或患处，约距皮肤2～3厘米左右，进行熏烤。熏烤使患者局部有温热感而无灼痛为宜，一般每处灸5～7分钟，至皮肤红晕为度。对于昏厥、局部知觉迟钝的患者，医者可将中、食二指分开，置于施灸部位的两侧，这样可以通过医者手指的感觉来测知患者局部的受热程度，以便随时调节施灸的距离和防止烫伤。

2.雀啄灸　施灸时，将艾条点燃的一端与施灸部位的皮肤并不固定在一定距离，而是像鸟雀啄食一样，一上一下活动地施灸。另外也可均匀地上、下或向左右方向移动，或作反复地旋转施灸。

（四）温针灸

是针刺与艾灸结合应用的一种方法，适用于既需要留针而又适宜用艾灸的病症。操作时，将针刺入腧穴得气后，并给予适当补泻手法而留针，继将纯净细软的艾绒捏在针尾上，或用艾条一段长约2厘米左右，插在针柄上，点燃施灸。待艾绒或艾条烧完后，除去灰烬，取出针。

（五）温灸器灸

是用金属和木质特制的一种圆筒灸具，故又称温筒灸。其筒底有尖有平，筒内套有小筒，小筒四周有孔。施灸时，将艾绒或加掺药物，装入温灸器的小筒，点燃后，将温灸器之盖扣好，即可置于腧穴或患处，进行熨灸，直到所灸部位的皮肤红润为度。有调和气血，温中散寒的作用。

附：灸具分类

直接型：灸盒

传导型：随身灸

烘烤型：艾灸床

加热型：无烟艾灸仪

自动除烟灸具

智能灸具：电子类发热，已经脱离艾灸的本质。

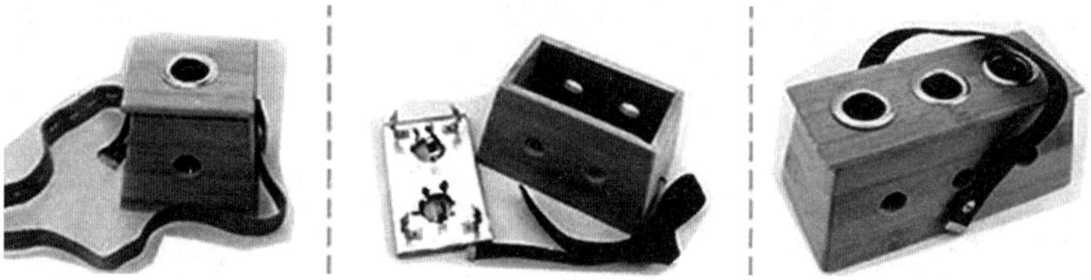

图7

四、疗程

每燃烧一个艾炷为之一壮，每灸一次少则3～5壮，多则可灸数十壮、数百壮。至于施灸的时间长短原则是：灸从久，必须长期施灸方能见功，这是指慢性病而言。一般前三天，每天灸一次，以后间隔一日灸一次，或间隔两日灸一次，可连续灸治一个月、二个月、三个月，甚至半年或一年以上。如果用于健身灸，则可以每月灸三五次，终生使用，效果更好。如果是急性病、偶发病，有时只灸一、二次，就结束了，以需要而定，不必限制时间和次数。如果是慢性病、顽固性疾病，间日或间隔三、五、七日灸一次均可。要根据具体情况全面考虑，这样和用药的分量一样，无太过不及之弊。

《医学入门》上说："针灸穴治大同，但头面诸阳之会，胸膈二火之地，不宜多灸，背腹阴虚有火者，亦不宜多灸，惟四肢穴位最妙，凡上体及当骨处，针入浅而灸宜少，下肢及肉厚处，针可入深，灸多无害。"这是说：头面及胸膈以上，均不宜多灸；下肢及肉厚处，多灸不妨。在临床上，凡肌肉偏薄之处，骨骼之上，以及大血管和活动关节、皮肤皱纹等部位，均避免直接灸法；凡肌肉肥厚之处，尤其是背部俞穴多灸长灸无妨。任何灸法均可使用。

五、程度及用量

至于灸的程度，前人有成熟的经验。如《医宗金鉴》上说：“皮不痛者毒浅，灸至知痛为止；皮痛者毒深，灸至不知痛为度。”这是指外科灸疗痈疮毒而言。更具体地说：“凡灸诸病，必火足气到，始能求愈。然头与四肢皮肉浅薄，若并灸之，恐肌骨气血难堪，必分日灸之，或隔日灸之，其艾炷宜小，壮数宜少。有病必当灸巨阙、鸠尾二穴者，必不可过三五壮。背腰下皮肉深厚，艾炷宜大，壮数宜多，使火气到，始能去痼冷之疾也。”

以上说法，使我们领会到，灸法既是一种温热刺激，就必须达到一定的温热程度，决不能浮皮潦草，用艾烟薰烤，表热里不热，就算是灸法，结果达不到治疗的目的，还误以为灸法无效，这才真正是“灸不三分，是谓徒冤”（白吃苦头）。古人多主张用直接灸，如《针灸资生经》上说：“下经云：凡著艾得灸疮发，所患即差，不得疮发，其病不愈。”这是说每灸必须化脓，病才能痊愈。现在我们除有意识地使用化脓灸法以外，一般灸法不要烧伤太重，成为灸疮，只要长期施灸，也同样有效。

总之，一般说直接灸之艾炷，以麦粒大小为适宜，一般成年人，每穴五、七、九壮，小儿灸三、五壮，每次取三、五、七穴为标准。临床上可适当伸缩艾炷之大小穴位及壮数。如用于外科，灸阑尾炎或疔痈初发时，可在合谷、手三里、阑尾等穴，每次灸百壮左右，一日灸二、三次，会使炎症消散，促使其化脓，收到意外的效果。

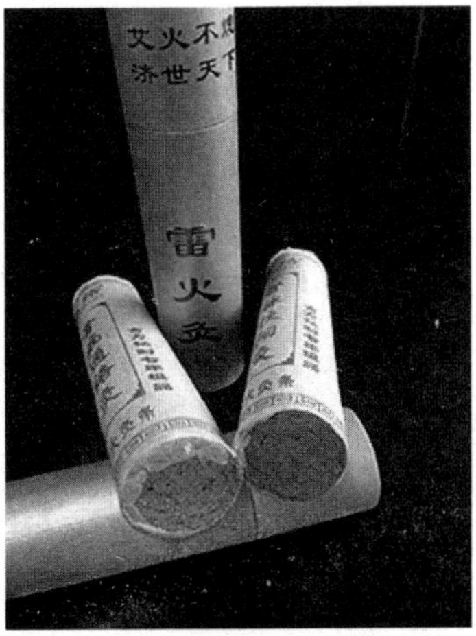

图8

附：灸感表现形式

1. 透热　感觉热感从皮肤表面直接向深部组织穿透。比如灸关元。

2. 扩热　感觉为中心向周围片状扩散。比如灸肺俞。

3. 传热　感觉从施灸点开始循一定方向传导。比如灸三焦俞。

六、艾灸常用穴位

简易法　哪里有病灸哪里　。

经验穴：中老年（关元，足三里）；青壮年（气海，三阴交）；儿童（身柱，神阙）。

艾灸不仅可以治疗常见疾病，更是养生抗衰的好方法。你不需要被繁复的穴位所困扰，只要记住人体四大养生要穴——关元、命门、中脘、足三里，通过艾灸即可温补脾肾，补益肾气，提高人体免疫力，促进身体健康，预防早衰。

1. 关元

关元　又名丹田，是任脉之穴，位于脐下三寸，是任脉和足三阴经交会穴。功能：为一身元气所在，为生化之源，男子藏精，女子藏血之处，具有通调冲任，调理气血，补肾固精的功效，能调治诸虚百损及泌尿生殖系统各种病症。

灸法：艾条灸10～15分钟。

2. 命门

命门　又名精宫，督脉之穴。位于背后第二腰椎之下与脐相对。

功能：命门者，诸精神之舍也。男子藏精，女子以系胞，其气与肾通，是生命的根本，是维护生命的门户，故称命门。

灸法：艾条灸10～15分钟。

3. 足三里

足三里　又名下凌，为足阳明胃经之合穴，是五输穴之一。位于膝眼下三寸，胫骨旁一寸。调补足三里，实即培补后天，是养生保健的第一要穴。

灸法，艾条灸10～15分钟。

4. 中脘

中脘　又名太仓，为手太阳，手少阳，足阳明之所生，任脉之交会穴。位于腹部正中线，脐上四寸处，相当于五指的宽度。

功能：调理胃气。

灸法：艾条灸10～15分钟

以下为临床上专业医生常用穴位。

一类穴10个：百会、命门、中脘、会阴、神阙、气海（肚脐下1.5寸）、足三里、关元、涌泉、膏肓俞（第4胸椎旁开3寸）。

二类穴20个：肺俞、心俞、肝俞、脾俞、肾俞、次髎、大椎、身柱(第3胸椎棘突下、风门、膻中、中极、水分（肚脐上1寸）、肩髃、曲池、环跳、阳陵泉、三阴交、太溪、隐白（大脚趾末节内侧）、至阴(小脚趾末节外侧)。

七、临床应用

艾灸疗法能健身、防病、治病，在中国已有数千年历史。早在春秋战国时期，人们已经开始广泛使用艾灸法，如《庄子》中有“越人熏之以艾”，《孟子》中也有“七年之病求三年之艾”的记载。历代医学著作中更比比皆是。艾灸能激发、提高机体的免疫功能，增强机体的抗病能力。现介绍几种常用的自我保健艾灸方法，它见效快，操作方便，相对无药物伤害之忧，读者不妨一试。

（一）延年益寿保健灸

穴位：足三里（位于小腿前外膝眼下3寸，胫骨前嵴外侧一横指处）、气海（位于腹正中线脐下1.5寸处）、关元（位于腹正中线脐下3寸处）。

分组：第一组，关元、气海、左侧足三里；第二组，关元、气海、右侧足三里。

方法：选准穴位后，点燃药用艾条，分别对准第一组穴位，每穴悬灸10分钟，以各穴位皮肤潮红色为度。第二天用同样的方法悬灸第二组穴位。如此交替悬灸，连续三个月为一个疗程。休息一周，再继续第二个疗程。使用时注意力要集中，艾火与皮肤的距离，以受灸者能忍受的最大热度为佳。注意不可灼伤皮肤。

说明：关元、气海、足三里是人体强壮保健要穴，每天艾灸一次，能调整和提高人体免疫机能，增强人的抗病能力。成书于宋代的《扁鹊心书》中说：“人于无病时，常灸关元、气海、命关、中脘，虽不得长生，亦可得百年寿。”特别是女士，艾灸此三个穴位后，神清气爽，容光焕发，全身特别是小腹部十分舒畅（此种感觉一般要连续灸半个月后才明显）。

（二）艾灸治胃痛

穴位：1组：中脘穴（位于腹正中线脐上4寸处）、足三里穴。2组：至阳穴、肾俞穴。

方法：选准穴位后，点燃药用艾条，在穴上各悬灸10分钟，以穴位上皮肤潮红色为度。胃痛可立即缓解。使用时要注意力集中，艾火与皮肤的距离，以受灸者能忍受的最大热度为佳。注意不可灼伤皮肤。

说明：艾灸足三里穴能使胃痉挛趋于弛缓，胃蠕动强者趋于减弱；又能使胃蠕动弱者立即增强，胃不蠕动者开始蠕动。因此，除胃溃疡出血、穿孔等重症，应及时采取措施或外科治疗外，其他不论什么原因所致的胃痛，包括现代医学中的急、慢性胃炎和胃、十二指肠溃疡病及胃神经官能症等，若以胃脘疼痛为主者，用本法艾灸，均能立时止痛。

（三）艾灸美容

艾灸的美容与一般的化妆品美容，手术美容是两个不同的概念，一个是本质上的，另一个是表面上的。化妆品可以掩饰你的不足，手术可以改造你的结构，可以满足你暂时的虚荣心，但这些都无法给你真正的健康。因为健康使你青春常驻，容光焕发，思维敏捷，反应灵敏，那又是另一种不同层次上的美。通过吃药，打针或者锻炼，你或许也可以或多或少地达到你期望的效果。但没有灸疗好，艾灸是驱散疲劳，恢复元气，补充体能，平衡阴阳的最有效的手段。有很多女人脸上不光滑洁净，这往往是内分泌失调引起的，实际上还是阳气不足，而不是一般所说的上火。

有这么几种女性：

1. 脸上痘痘长得成片的女性，往往有严重的带下病，“清热解毒”往往没有任何效果，因为她们的这种热往往是虚热，而不是实热，补充阳能尚且不逮，何况雪上加霜。所以艾灸是最佳的选择。

2. 脸上长有黄褐斑的女性，往往肝肾亏虚，体质严重偏于酸性，用艾灸治疗，往往会出现意想不到的效果。

3. 虚胖的女性，并不是营养过剩，营养过剩不过是西医上的一个概念，中医里面没有这样的说法，如果哪个中医也这样瞎嚷嚷，那肯定是个半吊子。即使是肥胖的小孩子，也往往并不是营养过剩，而是阳能不足，往往是因为在怀孕期间，父母还有不少的性生活，导致孩子先天不足，肝肾机能失衡，脾脏运化无力。虚胖女性则往往有崩漏暗疾，失血过多。太过肥胖往往是因为脾肾阳虚，太过瘦弱，则往往是肝肾不足。

4. 乳头颜色过早地变暗淡，或者乳头凹陷的女性，往往严重肝肾亏虚，冲脉，任脉虚寒，有的甚至还有咳嗽的毛病。这些问题艾灸都有很好的效果。

八、注意事项

穴位艾灸顺序：古人对于艾灸的顺序，有着明确的论述，就阴阳而言，如《千金要方》说：“凡灸当先阳后阴，先上后下”。《明堂灸经》也指出：“先灸上，后灸下；先灸少，后灸多”。这是说艾灸的一般顺序是 ：先灸背部，再灸胸腹部；先灸上部再灸下部，先灸头部再灸四肢；就壮数而言，先灸少而后灸多，即由小逐渐增强；就大小而言，先灸艾炷小者而后灸大者，每壮递增。

在临床上艾灸时，需结合病情，灵活应用，不能拘执不变。同时艾灸某两个穴位的问题上，一般没有什么限制。

1. 艾灸后半小时内不要用冷水洗手或洗澡。

2. 艾灸后要喝较平常多量的温开水（绝对不可喝冷水或冰水），有助排泄器官排出体内毒素；

3. 饭后一小时内不宜艾灸。脉搏每分钟超过90次以上不要艾灸；过饥、过饱、酒醉禁灸；孕妇禁灸；身体发炎部位禁灸！

4. 手术后在体内埋钢钉或者其他东西的人，不要随便在做过手术的位置艾灸。

5. 非精制艾绒是不能长期艾灸的，否则会引起其他方面的后遗症，劣质艾条艾灸对身体的伤害是极难恢复的：前阴者，宗筋之所聚，艾绒杂质太多的话，就象用火烤弹簧，筋会变松弛，表现就是起床、起坐无力，阴茎、阴蒂勃起功能障碍。

九、灸量

应该考虑天时、地理、气候等因素的影响来定灸量，如冬天灸量宜大，才能祛寒通痹，助阳回厥；夏季宜少灸或轻灸，才不会造成上火伤阴。北方风寒凛列，灸量宜大；南方气候温暖，灸量宜小。

不同的年龄、体质和性别，其阴阳气血的盛衰及对灸的耐受性也是不同的。老年或体弱的人使用保健灸，灸量宜小，但须坚持日久；随年龄由小至大而递增。

十、艾灸反应

1. 皮肤潮红：艾灸时，由于热力的作用，会使局部的毛细血管扩张，刺激血液流动，所以会出现皮肤潮红的现象。

2. 灸泡：灸泡是灸疮的前一个阶段，多见于化脓灸。

3. 灸疮：灸疮是艾灸的特征性表现，只有有灸疮，疗效才好。灸疮期间也要坚持温和灸，让艾灸效力持续，否则会出现病情反复。

4. 口渴：很多人艾灸之后会口渴，这是正常的。艾灸后可以喝红糖水或温开水，不要喝菊花茶等寒凉性质的饮料，否则会影响艾灸的效果。

5. 灸感传导：施灸部位或远离施灸部位产生其他感觉，例如酸、胀、麻、热、重、痛、冷等。

6. 排病反应：出现其他脏腑的疾病，一般没有诱因或身体疲劳的现象，是体内病邪通过其他出口排出体外的表现。

第十二节　刮痧疗法

刮痧疗法是用特制的刮痧器具，依据中医经络腧穴理论，在体表进行相应的手法刮拭，以达到防治疾病的一种方法。临床上常用语疾病治疗和保健美容。对疼痛性疾病有显著的效果，并且能够有效的预防疾病，还能协助诊断疾病。

一、治病机理

1. 提高经络对机体的调控功能。

2. 活血化瘀、改善微循环。

3. 解毒、促进新陈代谢。

4. 增强机体免疫功能 。

二、临床作用

1. 治疗作用。

2. 保健作用。

3. 诊断作用。

三、临床优势

1. 非药物疗法、无副作用。

2. 疗效显著、立竿见影 。

3. 早期诊断、诊治防同步。

4. 经常刮痧保持健康。

5. 操作简便、自诊自疗。

四、刮痧器具

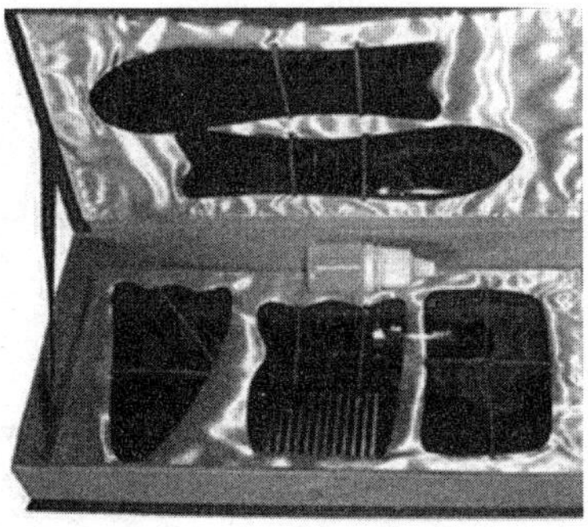

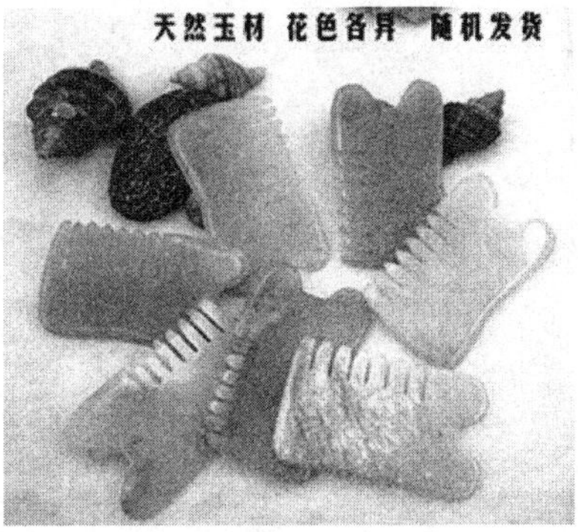

图9

五、刮痧板的选择

1. 椭圆形：适宜于人体脊柱双侧、腹部和四肢肌肉较丰满部位。

2. 方形：一侧薄而外凸为弧形、对侧厚而内凹为直线形，适宜于人体躯干、四肢部位（治疗疾病多用薄面刮拭皮肤，保健多用厚面刮拭皮肤）。

3. 缺口形：适宜于手指、足趾、脊柱部位。

4. 三角形：棱角处便于点穴，适宜于胸背部肋间隙、四肢末端部位。

5. 梳形：适宜于头部。

六、刮痧油

刮痧油是中草药与医用油精炼而成的油剂。具有清热解毒、活血化瘀、消炎镇痛、解肌发表、缓解疼痛等作用，适宜于成人，或者刮痧面积大，或皮肤干燥者。

七、刮痧乳

刮痧乳是天然植物合成的乳剂，具有改善血液循环、新陈代谢、润滑护肤增效的作用。适宜于儿童，或者面部刮痧 。

八、持板方法

用手握住刮板，刮板的底边横靠在手掌心部位，大拇指及另外四个手指呈弯曲状，分别放在刮板两侧。（一般为单手握板，将刮痧板放置掌心，一侧由拇指固定，另一侧由食指和中指固定，或由拇指以外的其余四指固定。刮痧时利用指力和腕力 使刮痧板和皮肤之间夹角约45度为宜）

九、刮拭要点（五度一方向）

角度：刮板与刮拭方向保持45度～90度进行刮痧。

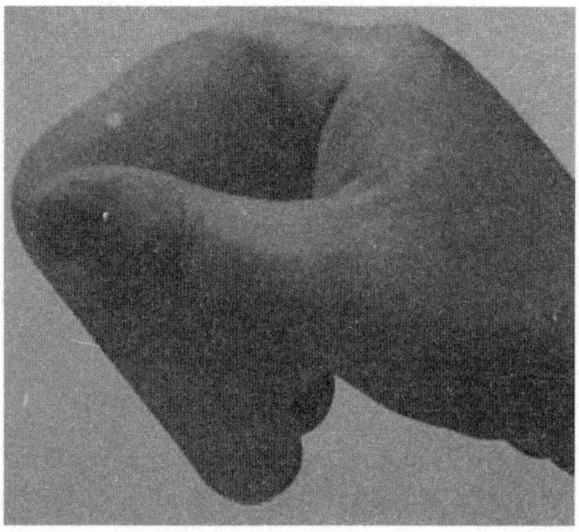
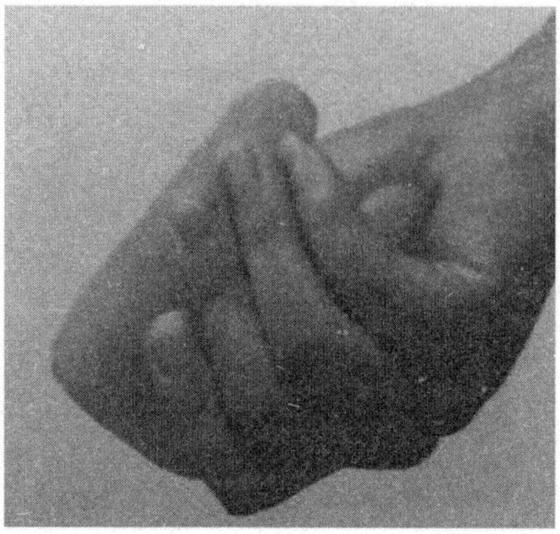

图10

长度：刮痧部位刮拭时应尽量拉长，如背部每条6～15厘米。

力度：力量适中均匀。

速度：适中。

程度：一般刮拭20次左右，以痧痕为度，停止刮拭。如一些不出痧或出痧少，不可强求。

十、刮痧顺序总原则：

总原则：先头面后手足，先胸腹后背腰，先上肢后下肢。

1. 全身刮：一般头部、颈部、背部、胸部、腹部、上肢、下肢为顺序，从上到下，从内到外。

2. 局部刮：颈部：头、颈、肩、上肢；肩部：头、颈、肩上、肩前、肩后、上肢；背腰部：背腰部正中、脊柱两侧、双下肢。

3. 单方向刮拭，不宜来回。

4. 刮好一部位（经络），再刮另一部位（经络）

总原则：由上向下，由内向外，单方向刮拭，尽可能拉长距离。

1. 头部：一般采用梳头发，由前向后。

2. 面部：由正中向两侧，下颌向外上刮拭。

3. 胸部正中应由上向下，肋间则应由内向外。

4. 背部、腰部、腹部则应由上向下，逐步由内向外扩张。

5. 四肢宜向末梢方向刮拭。

十一、刮拭要领

按压力：刮板作用力透及的深度应达到皮下组织或肌肉，如作用力大，可达到骨骼和内肌。正确的刮拭手法，应始终保持按压力。每次刮拭应速度均匀，力度平稳，不要忽轻忽重、头轻尾重或头重尾轻。

点线面结合：点即穴位，穴位是人体脏腑经络之气输注于体表的部位。面即指刮痧治疗时刮板边缘接触皮肤的部分，约有1寸宽。线即指经脉，是经络系统中的主干线，循行于体表并连及深部，约有1毫米宽。点、面、线相结合的刮拭方法，是在疏通经脉的同时，加强重点穴位的刺激，并掌握一定的刮拭宽度。

十二、刮痧时间

每个部位一般刮拭20～30次，通常一个患者选3～5个部位；局部刮痧一般10～20分钟，全身刮痧宜20～30分钟。

治疗刮痧时，汗孔开泄，消耗正气。为有利于扶正法邪，或袪邪而不损正气，故治疗时间一般限制在25分钟之内，每次宜治疗一种病症。如采用泻刮手法超过25分钟时，正气消耗过多，会出现疲劳反应。治疗刮痧应在饭后半小时以后进行。

第一次治疗刮痧完毕，出痧部位应待痧消退后，方可进行第二次治疗。痧消退的时间与患者体质、病情、出痧部位以及刮痧次数有直接的关系，一般约3至7天。因此两次治疗刮痧应间隔3至7天。为促进痧的消退，在两次治疗刮痧之间可进行保健刮痧。如需连续治疗，可选其它部位的全息穴区刮拭。

刮痧治疗无严格的疗程之分。在治疗刮痧时，为便于观察治疗反应及疗效，根据病情的轻重缓急，大致确定疗程如下：急性病2次治疗为一个疗程（痊愈为止）。慢性病7～10次治疗为一个疗程。

十三、刮痧程度

1.刮拭的力量强度：刮痧时用力要均匀，由轻到重，以能够承受为度。

2.出痧程度：一般刮至皮肤出现潮红、紫红色等颜色变化，或出现粟粒状、丘疹样斑点，或片状、条索状斑块等形态变化，并伴有局部热感或轻微疼痛。对一些不易出痧或出痧较少的患者，不可强求出痧。

十四、刮痧治疗的原则

阳：病在表、腑、属实证、热证。

阴：病在里、脏、属虚证、寒证。

表：病在经脉、皮肉一浅刮。

里：病在脏腑、筋骨一深刮。

寒证、虚证：补法或平补平泻法。

热证、实证：泻法。

十五、刮拭手法

（一）按力量大小分类

1.轻刮法：力量小，被刮者无疼痛及其他不适感觉。皮肤仅出现微红，无瘀斑。适宜于老年体弱者、疼痛敏感部位以及辩证属于虚证的患者。

2.重刮法：力量较大，以患者能承受为度。适宜于腰背部脊柱两侧、下肢软组织较丰富处、青壮年体质较强壮以及辩证属于实证、热证者。

（二）按移动速度分类

1.快刮法：刮拭频率在每分钟30次以上。适宜于体质强壮者，主要用于刮拭背部、四肢以及辩证属于急性、外感病证的患者。

2.慢刮法：刮拭频率在每分钟30次以内。适宜于体质虚弱者，主要用于刮拭头面部、胸部、腹部、下肢内侧等部位以及辩证属于内科、体虚的慢性疾病患者。

（三）按刮拭方向分类

1.直线刮法：在人体体表进行有一定长度的直线刮拭。此法宜用于身体比较平坦的部位，如背部、胸腹部、四肢部位。

2.弧形刮法：刮拭方向呈弧线形，刮拭后体表出现弧形的痧痕，操作时刮痧方向多循肌肉走形或根据骨骼结构特点而定。此法适宜于胸背部肋间隙、肩关节和膝关节周围等部位。

（四）按刮痧板接触体表部位分类

1.摩擦法：刮痧板与皮肤直接紧贴，或隔衣布进行有规律的旋转移动，或直线式往返移动，使皮肤产生热感。宜用于麻木、发凉、或绵绵隐痛的部位，如肩胛内侧、腰部和腹部，也可以用于刮痧前，使患者放松。

2.梳刮法：刮痧板或刮痧梳从前额发际处及双侧太阳穴处向后发际做有规律的单方向刮拭，与头皮呈45度，动作轻柔和缓。用于头痛、头晕、疲劳、失眠和精神紧张等。

3.面刮法：用手持刮板，刮拭时用刮板的三分之一边缘接触皮肤，刮板向刮拭的方向倾斜30度至60度，以45度应用最为广泛，利用腕力多次向同一方向刮拭，有一定刮拭长度。这种手法适用于身体比较平坦部位的经络和穴位。

4.角刮法：用刮板角部在穴位上自上而下刮拭，刮板面与刮拭皮肤呈45度用倾斜。这种刮法多用于肩部肩贞穴、胸部中府、云门穴。

5.点按法：用刮板角与穴位呈90度角垂直，由轻到重，逐渐加力，片刻后猛然抬起，使肌肉复原，多次重复，手法连贯。这种手法适用于无骨骼的软组织处和骨骼凹陷部位，如人中穴、膝眼穴。

6.拍打法：用刮板一端的平面拍打体表部位的经穴。拍打法多在四肢特别是肘窝和膝窝进行，拍打时一定要在拍打部位先涂刮润滑剂，拍打法可治疗四肢疼痛、麻木及心肺疾病。

7.按揉法：用刮板角部20度角倾斜按压在穴位上，作柔和的旋转运动，刮板角平面始终不离开所接触的皮肤，速度较慢，按揉力度应深透至皮下组织或肌肉。常用于对脏腑有强壮作用的穴位，如合谷、足三里、内关穴以及后颈背腰部全息穴区中痛点的治疗。

8.厉刮法：用刮板角部与穴区呈90度角垂直，刮板始终不离皮肤，并施以一定的压力作短距离（约1寸长）前后或左右摩擦。这种手法适用于头部全息穴区。

9.疏理经气法：按经络走向，用刮板自下而上或自上而下循经刮拭，用力轻柔均匀，平稳和缓，连续不断。一次刮拭面宜长，一般从肘膝关节部位刮至指趾尖。常用于治疗刮痧结束后或保健刮痧时对经络进行整体调理，松弛肌肉，消除疲劳。

十六、刮痧体位

刮痧治疗时常采用的体位如下：1.俯伏坐位适宜于头颈项部、肩背部及上肢部、下肢部及后侧部的刮痧治疗。2.仰卧位适宜于头面部、胸腹部、下肢内侧，前侧部的刮莎治疗。3.站立位适宜于背部、腰部、下肢后侧部的刮痧治疗。

十七、刮痧的补泻方法

补法：按压力度小、作用浅、速度慢、刺激轻、顺经络行走、刮拭时间相对较长，对皮肤细胞、肌肉有兴奋作用。宜用于体弱多病、久病虚弱的虚证患者，或对疼痛敏感者。

泻法：按压力度大、作用深、速度快、刺激重、逆经络行走、刮拭时间相对

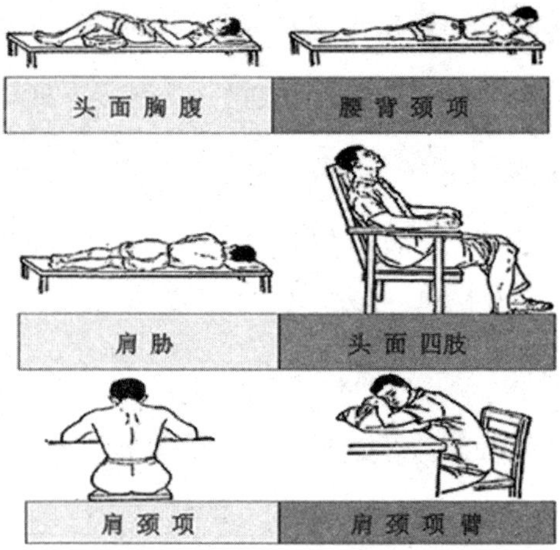

图11 刮痧体位

较短，对皮肤细胞、肌肉有抑制作用。宜用于身体强壮、疾病初期的实证患者以及骨关节疼痛患者。

平补平泻法：介于补法与泻法两者之间：按压力度和速度适中，时间因人而异。适宜于虚实夹杂体质者，尤适宜亚健康人群或慢性病患者的康复刮痧。

十七、禁忌症

刮痧疗法虽然适应证多，临床运用广泛，但也有它一定的局限性，并非毫无禁忌，刮痧疗法的禁忌症主要有以下几种：

1. 严重心脑血管疾病、肝肾功能不全、全身浮肿、极度虚弱或消瘦者。

2. 有出血倾向的疾病，如严重贫血、血小板减少症、白血病、过敏性紫癜症等。

3. 精神分裂、抽搐等不配合进行刮痧者。

4. 醉酒、过饥、过饱、过度疲劳者。

5. 新发生的骨折患部不宜刮痧，须待骨折愈合后方可在患部补刮。外科手术疤痕处亦应在两个月以后方可局部刮痧。恶性肿瘤患者手术后，疤痕局部处慎刮。

6. 原因不明的肿块及恶性肿瘤部位禁刮，可在肿瘤部位周围进行补刮。

7. 孕妇的腹部、腰骶部、三阴交、合谷等穴及妇女的乳头禁忌刮痧治疗。

十八、注意事项

1. 刮痧部位的清洁或消毒。

2. 治疗刮痧时应避风和注意保暖。

3. 每次只治疗一种病症。每次治疗时刮拭时间不可过长，严格掌握每次刮痧只治疗一种病症的原则。

4. 治疗刮痧后饮热水一杯。

5. 刮痧后洗浴的时间：治疗刮痧后，一般约3小时左右即可洗浴。

6. 不同皮肤病刮痧方法，皮损处干燥、无炎症、渗液、溃烂者（如神经性皮炎、白癜疯、牛皮癣等病症），可直接在皮损处刮拭，皮肤及皮下无痛性的良性结节部位亦可直接刮拭。如皮损处有化脓性炎症、渗液溃烂的，以及急性炎症红、肿、热、痛者（如湿疹、疱疹、疔、疖、痈、疮等病症），不可在皮损处或炎症局部直接刮拭，可在皮损处周围刮拭。

7. 刮痧后皮肤出现的颜色形态等变化都属于刮痧的正常反应，数天后自动消失，不需要特殊处理。出痧部位需痧消退后才能再次刮痧，退痧时间根据体质不同而有快有慢，一般为一周左右。

8. 糖尿病患者皮肤抵抗力减低，血管脆性增加，不宜用泻刮法。

9. 下肢静脉曲张局部及下肢浮肿者，宜用补刮法或平刮法从肢体末端向近端刮拭以促进血液循环。

10. 刮痧过程中出现晕刮现象，立即停止刮痧，使患者呈头低脚高平卧位，饮用一杯温开水或温糖水，并注意保暖，或用刮痧板点按患者百会、人中、内关、足三里、涌泉穴。

十九、临床应用

颈部

大椎穴刮痧时力度宜小、轻，左右两侧刮痧时手法尽量拉长

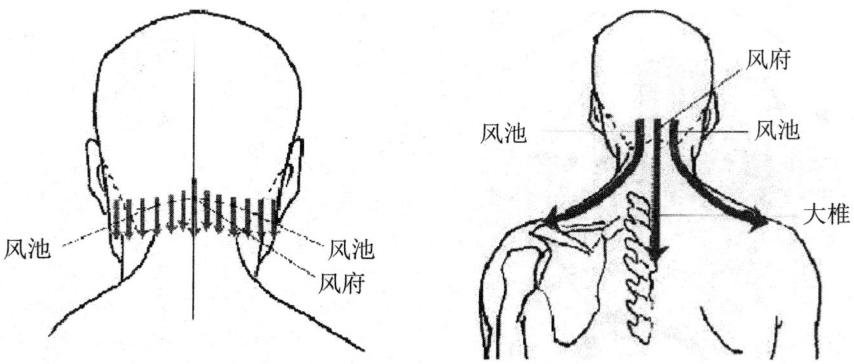

图12 颈部刮痧

腰背部

较瘦的患者刮痧时，手法宜轻，以免损伤脊柱。

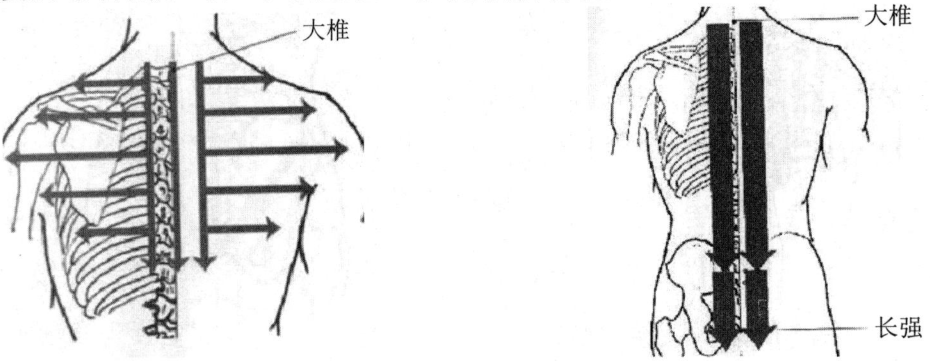

图13 腰背部刮痧

胸腹部

胸部刮痧时，避开左右两侧乳头。

胸部刮痧应取肋间，不宜在肋骨上刮痧；饭后30分钟刮，肚脐应避开及不可擦油。肝硬化、腹水、胃出血或腹部手术不久禁刮。

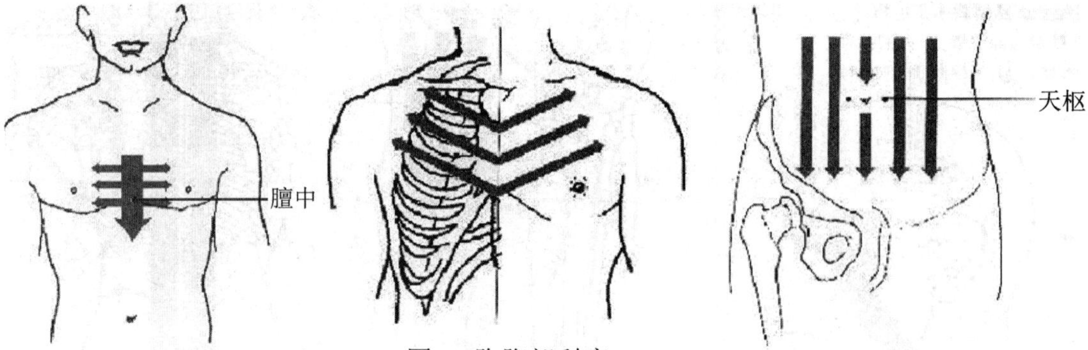

图14 胸腹部刮痧

四肢

刮痧部位尽量拉长，轻度下肢静脉曲张及下肢浮肿患者，宜采用倒刮，即从下往上刮。

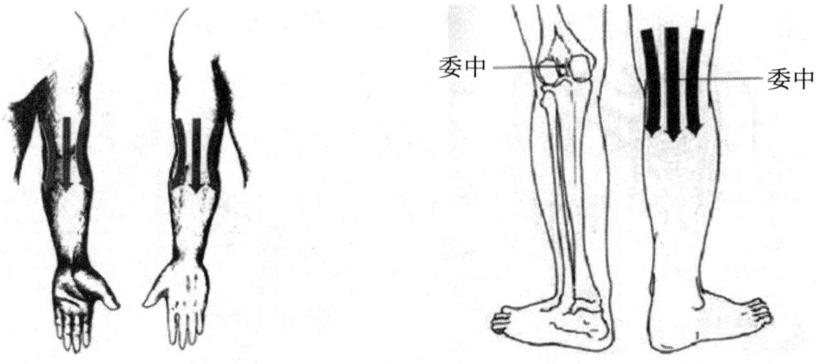

图15 四肢刮痧

第十三节　拔罐疗法

拔罐法又名“吸筒疗法”，古称“角法”。这是一种以杯罐作工具，借热力排去其中的空气产生负压，使吸着于皮肤，造成淤血现象的一种疗法。古代医家在治疗疮疡脓肿时用它来吸血排脓，后来又扩大应用于肺痨、风湿等内科疾病。建国以后，由于不断改进方法，使拔罐疗法有了新的发展，进一步扩大了治疗范围。

一、历史沿革

1. 先秦时期

拔罐疗法，古代典籍中亦称之为角法。这是因为我国远古时代医家，是应用动物的角作为吸拔工具的。在一九七三年湖南长沙马王堆汉墓出土的帛书《五十二病方》中，就已经有关于角法治病的记述:“牡痔居窍旁，大者如枣，小者如核者，方以小角角之，如孰(熟)二斗米顷，而张角”。其中“以小角角之”，即指用小兽角吸拔。据医史文献方面的专家考证，《五十二病方》是我国现存最古的医书，大约成书于春秋战国时期，这就表明我国医家至少在公元前六-二世纪，已经采用拔罐这一治疗方法。

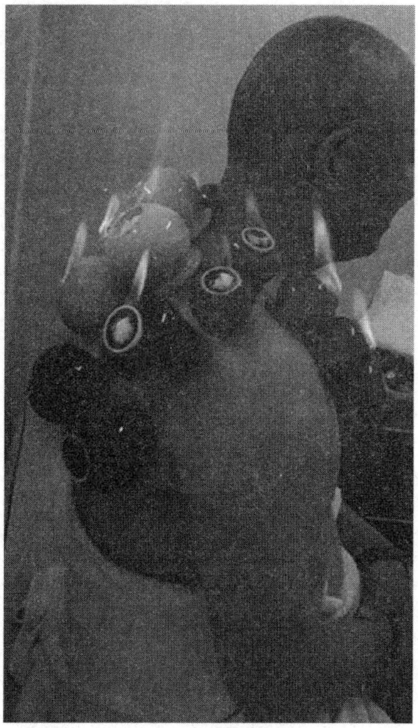
图16 拔罐

2. 晋唐时期

东晋人葛洪，在其所撰的《肘后备急方》中。提到用角法治疗脱肿;所用的角为牛角。鉴于当时此法盛行，应用不当易造成事故。所以葛洪特别告诫要慎重地选择适应症候，书中强调:“痈疽、瘤、石痈、结筋、瘰疬、皆不可就针角。针角者，少有不及祸者也”(《肘后备急方·卷中》)。这显然是有道理，即使以今天的目光来看，所列的多数病症，也确实不是拔罐的适应症。到了隋唐时期，拔罐的工具有了突破性的改进，开始用经过削制加工的竹罐来代替兽角。竹罐取材广泛，价廉易得，大大有助于这一疗法的推广;同时竹罐质地轻巧，吸拔力强，也在一定程度上，提高了治疗的效果。在隋唐的医籍中，记载这方面内容较多的是王焘的《外台秘要》。如《外台秘要·卷四十》中就有关于用竹罐吸拔的详细描述:“遂依角法，以意用竹做作小角，留一节长三、四寸，孔经四、五分。若指上，可取细竹作之。才冷搭得螫处，指用大角角之，气漏不嗍，故角不厌大，大即朔急差。速作五、四枚，铛内熟煮，取之角螫处，冷即换。”指出应据不同的部位，取用不同大小的竹罐。而当时所用的吸拔方法，即为当今还在沿用的煮罐法，或称煮拔筒法。值得指出的是，《外台秘要》对这一方法在多处加以具体的介绍，在第十三卷中提到，先在拔罐的部位上，“以墨点上记之。取三指大青竹筒，长寸半，一头留节，无节头削令薄似剑。煮此筒数沸，及热出筒，笼墨点处按之”。吸拔工具和吸拔方法和改进，对后世产生了重要的影响。

3. 宋元时期

如果说，在隋唐时代还是兽角和竹罐交替使用的话，那么，到了宋金元时代，则竹罐已完全代替了兽角。拔罐疗法的名称，亦由“吸筒法”替换了“角法”。在操作上，则进一步由单纯用水煮的煮拔筒法发展为药筒法。亦即先将竹罐在按一定处方配制的药物中煮过备用，需要时，再将此罐置于沸水中煮后，乘热拔在穴位上，以发挥吸拔和药物外治的双重作用。元代医家萨谦斋所撰的《瑞竹堂经验方》中曾明确地加以记述:“吸筒，以慈竹为之削去青。五倍子(多用)，白矾，二味和筒煮了收起。用时，再于沸汤煮令热，以筯箕(箝)筒，乘热安于患处”。

4. 明清时代

明代，拔罐法已经成为中医外科中重要的外治法之一。当时一些主要外科著作几乎都列有此法。主要用于吸拔脓血，治疗痈肿。在吸拔方法上，较之前代，又有所改进。用得较多的是将竹罐直接在多味中药煎熬后的汁液中，煮沸直接吸拔。所以，竹罐又被称之为药筒。明代外科大家陈实功，对此曾作过详尽的记载:煮拔筒方:“羌活、独活、紫苏、艾叶、鲜菖蒲、甘草、白芷各五钱，连须葱二两。预用径一寸二、三分新鲜嫩竹一段，长七寸，一头留节，用力划去外青，留内白一半，约厚一分许，靠节钻一小孔，以栅木条塞紧。将前药放入筒内，筒口用葱塞之。将筒横放锅内以物压，勿得浮起。用清水十大碗筒煮数滚，约内药浓熟为度候用。再用披针于疮顶上一寸内品字放开三孔，深入浅寸，约筒圈内，将药筒连汤用大磁钵盛贮患者榻前，将筒药倒出，急用筒口乘热对疮合上，以手捺紧其筒，自然吸住。约待片时，药筒已温，拔去塞孔木条，其筒自脱。”（《外科正宗·痈疽门》）。这种煮拔药筒的方法，在明清的一些重要外科著作如《外科大成》等以及《医宗金鉴》，都有详略不等的载述，表明此法当时十分流行。除了煮拔筒法，也应用一些更为简便的拔罐法，如明·申斗垣的《外科启玄》就载有竹筒拔脓法:“疮脓已溃已破，因脓塞阻之不通……如此当用竹筒吸法，自吸其脓，乃泄其毒也”。

至清代，拔罐法获得了更大的发展。首先是拔罐工具的又一次革新。竹罐尽管价廉易得，但吸力较差，且久置干燥后，易产生燥裂漏气。为补此不足，清代出现了陶土烧制成的陶罐，并正式提出了沿用至今的“火罐”一词。对此，清·赵学敏的《本草纲目拾遗》一书叙述颇详:“火罐:江右及闽中皆有之，系窑户烧售，小如人大指，腹大两头微狭，使促口以受火气，凡患一切风寒，皆用此罐。”表明陶罐已作为商品买卖，广为流行了。

其次拔罐方法，有较大进步，“以小纸烧见焰，投入罐中，即将罐合于患处。如头痛则合在太阳、脑户或颠顶，腹痛合在脐上。罐得火气舍于内，即卒不可脱，须得其自落，肉上起红晕，罐中有气水出。”此类拔罐法即目前仍颇为常用的投火法。同时，一改以往以病灶区作为拔罐部位，采用吸拔穴位来提高治疗效果。

另外，清·《医宗金鉴·刺灸心法要诀》中还提到一种治疗疯狗咬伤的特殊拔罐之法，即在咬伤处，“急用大嘴砂酒壶一个，内盛于热酒，烫极热，去酒以酒壶嘴向咬处，如拔火罐样，吸尽恶血为度，击破自落”。

综上所述，拔罐疗法在中国已有二千余年的历史，并形成一种独特的特殊的治病方法。但是，应该指出的是，其发展过程是十分缓慢，它长期以来，主要是用以治疗痈种疮毒，清代虽有所拓展，而从总的情况，仍宥于疮疡外科的外治法之中。因此，本来属于刺灸法之一的拔罐法，在中国古代大量针灸著作中却十分鲜见。尤其是清末之后，随著针灸医学本身的衰落，拔罐法也流落于民间，其发展更趋于停滞。

二、治病原理

1. 机械刺激

拔罐疗法通过排气造成罐内负压，罐缘得以紧紧附着于皮肤表面，牵拉了神经、肌肉、血管以及皮下的腺体，可引起一系列神经内分泌反应，调节血管收缩功能和血管的通透性，从而改善局部血液循环。

2.负压效应

拔罐的负压作用使局部迅速充血、淤血，小毛细血管甚至破裂，红细胞破坏，发生溶血现象。红细胞中血红蛋白的释放对机体是一种良性刺激，它可通过神经系统对组织器官的功能进行双向调节，同时促进白细胞的吞噬作用，提高皮肤对外界变化的敏感性及耐受力，从而增强机体的免疫力。其次，负压的强大吸拔力可使汗毛孔充分张开，汗腺和皮脂腺的功能受到刺激而加强，皮肤表层衰老细胞脱落，从而使体内的毒素、废物加速排出。

3.温热作用

拔罐局部的温热作用不仅使血管扩张、血流量增加，而且可增强血管壁的通透性和细胞的吞噬能力。拔罐处血管紧张度及黏膜渗透性的改变，淋巴循环加速，吞噬作用加强，对感染性病灶，无疑形成了一个抗生物性病因的良好环境。另外，溶血现象的慢性刺激对人体起到了保健功能。

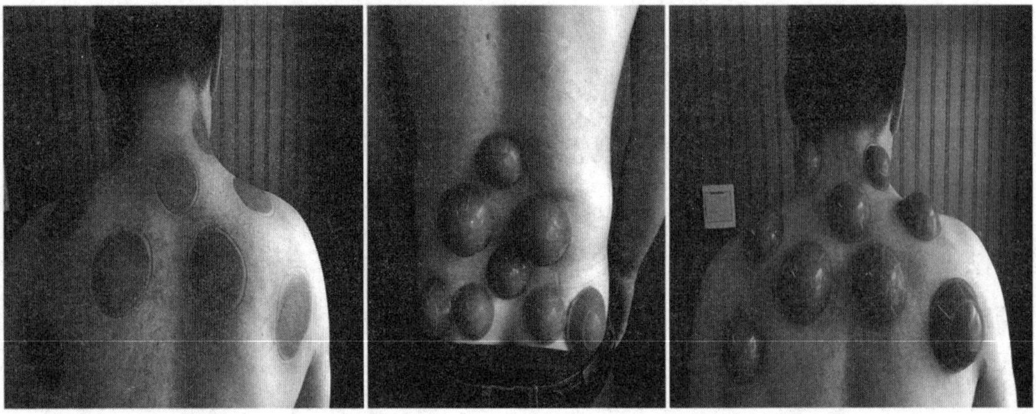

图17

三、常用设备

罐的种类，常用的有下面几种:

1.竹筒火罐:取坚实成熟的竹筒，一头开口，一头留节作底，罐口直径分3、4、5公分三种，长短约8～10公分。口径大的，用于面积较大的腰背及臀部。口径小的，用于四肢关节部位。至于日久不常用的竹火罐，过于干燥，容易透进空气。临用前，可用温水浸泡几分钟，使竹罐质地紧密不漏空气然后再用。南方产竹，多用竹罐。

2.陶瓷火罐:使用陶土，作成口圆肚大，再涂上黑釉或黄釉，经窑里烧制的叫陶瓷火罐。有大、中、小和特小的几种，陶瓷罐，里外光滑，吸拔力大，经济实用，北方农村多喜用之。

3.玻璃火罐:玻璃火罐，是用耐热硬质玻璃烧制的。形似笆斗，肚大口小，罐口边缘略突向外，分1、2、3种号型，清晰透明，便于观察，罐口光滑吸拔力好，因此，玻璃火罐，已被人们广泛地使用起来了。

4.抽气罐:用青、链霉素药瓶或类似的小药瓶，将瓶底切去磨平，切口须光洁，瓶口的橡皮塞须保留完整，便于抽气时应用。现有用透明塑料制成，不易破碎。上置活塞，便于抽气。

四、方法类型

吸拔的方法:拔罐的方法目前常用的有以下几种:

1.火罐法

火罐疗法，利用燃烧时的火焰的热力，排去空气，使罐内形成负压，将罐吸着在皮肤上。

火罐疗法，是祖国医学遗产之一，在中国民间使用很久。晋代医学家葛洪著的《肘后备急方》里，就有角法的记载。所谓角法，是用挖空的兽角来吸拔脓疮的外治方法。唐代王焘著的《外台秘要》，也曾介绍使用竹筒火罐来治病，如文内说:“取三指大青竹筒，长寸半，一头留节，无节头削令薄似剑，煮此筒子数沸，及热出筒，笼墨点处按之，良久，以刀弹破所角处，又煮筒子重角之，当出黄白赤水，次有脓出，亦有虫出者，数数如此角之，令恶物出尽，乃即除，当目明身轻也。”从以上介绍的角法和青竹筒制火罐的情况看来，中国晋、唐时代早已流行火罐了。

火罐疗法有下列几种方法:

(1)投火法:将薄纸卷成纸卷，或裁成薄纸条，燃着到1/3时，投入罐里，将火罐迅速叩在选定的部位上。投火时，不论使用纸卷和纸条，都必须高出罐口一寸多，等到燃烧一寸左右后，纸卷和纸条，都能斜立罐里一拔罐疗法边，火焰不会烧着皮肤。初学投火法，还可在被拔地方，放一层湿纸，或涂点水，让其吸收热力，可以保护皮肤。

(2)闪火法:用7～8号粗铁丝，一头缠绕石棉绳或线带，作好酒精捧。

使用前，将酒精棒稍蘸95%酒精，用酒精灯或蜡烛燃着，将带有火焰的酒精棒一头，往罐底一闪，迅速撤出，马上将火罐扣在应拔的部位上，此时罐内已成负压即可吸住。闪火法的优点是:当闪动酒精棒时火焰已离开火罐，罐内无火，可避免烫伤，优于投火法。

(3)滴酒法:向罐子内壁中部，少滴1～2滴酒精，将罐子转动一周，使酒精均匀地附着于罐子的内壁上(不要沾罐口)，然后用火柴将酒精燃着，将罐口朝下，迅速将罐子叩在选定的部位上。

(4)贴棉法:扯取大约0.5公分见方的脱脂棉一小块，薄蘸酒精，紧贴在罐壁中段，用火柴燃着，马上将罐子扣在选定的部位上。

(5)架火法:准备一个不易燃烧及传热的块状物，直径2～3厘米，放在应拔的部位上，上置小块酒精棉球，将棉球燃着，马上将罐子扣上，立刻吸住，可产生较强的吸力。

2.水罐法

一般应用竹罐。先将罐子放在锅内加水煮沸，使用时将罐子倾倒用镊子夹出，甩去水液，或用折叠的毛巾紧扪罐口，乘热按在皮肤上，即能吸住。

3.抽气法

先将青、链霉素等废瓶磨成的抽气罐紧扣在需要拔罐的部位上，用注射器从橡皮塞抽出瓶内空气，使产生负压，即能吸住。或用抽气筒套在塑料杯罐活塞上，将空气抽出，即能吸着。

五、拔罐的手法

1.单罐

用于病变范围较小或压痛点。可按病变的或压痛的范围大小，选用适当口径的火罐。如胃病在中脘穴拔罐;冈上肌肌腱炎在肩髃穴拔罐等。

2.多罐

用于病变范围比较广泛的疾病。可按病变部位的解剖形态等情况，酌量吸拔数个乃至拾数个。如某一肌束劳损时可按肌束的位置成行排列吸拔多个火罐，称为“排罐法”。治疗某些内脏或器官的淤血时，可按脏器的解剖部位的范围在相应的体表部位纵横并列吸拔几个罐子。如膝、股关节病，可在足少阳胆经环跳到阳陵泉间进行排罐治疗。如颈椎病，在大椎、肩中俞、秉风同时用罐。

3.闪罐

罐子拔上后，立即起下，反复吸拔多次，至皮肤潮红为止。多用于局部皮肤麻木或机能减退的虚证病例。反复作用，增强经络通达，扩张血管，改善血液循环，增加营养供应，疾病得到治疗。

4.留罐

拔罐后，留置一定的时间，一般留置5～15分钟。罐大吸拔力强的应适当减少留罐时间，夏季及肌肤薄处，留罐时间也不宜过长，以免损伤皮肤。

5.推罐

又称走罐，一般用于面积较大，肌肉丰富的部位，如腰背、大腿等部，须选口径较大的罐子，罐口要求平滑，最好用玻璃罐，先在罐口涂一些润滑油，将罐吸上后，以手握住罐底，稍倾斜，即后半边着力，前半边略提起，慢慢向前推动，这样在皮肤表面上下或左右来回推拉移动数次，至皮肤潮红为止。

6.药罐

常用的有二种:

(1)煮药罐:将配制成的药物装入布袋内，扎紧袋口，放入清水煮至适当浓度，再把竹罐投入药汁内煮15分钟，使用时，按水罐法吸拔在需要的部位上，多用于风湿痛等病。常用药物处方:麻黄、蕲艾、羌活、独活、防风、秦艽、木瓜、川椒、生乌头、曼佗罗花、刘寄奴、乳香、没药各二钱。

(2)贮药罐:在抽气罐内事先盛贮一定的药液(约为罐子的2/3～1/2)。常用的为辣椒水、两面针酊、生姜汁、风湿酒等。然后按抽气罐操作法，抽去空气，使吸在皮肤上。也有在玻璃罐内盛贮1/3～1/2的药液，然后用火罐法吸拔在皮肤上。常用于风湿痛、哮喘、咳嗽、感冒、溃疡病、慢性胃炎、消化不良、牛皮癣等。

7.针罐

先在一定的部位施行针刺，待达到一定的刺激量后，将针留在原处，再以针刺处为中心，拔上火罐。如果与药罐结合，称为“针药罐”，多用于风湿病。

8.刺血

用三棱针、陶瓷片、粗毫针、小眉刀、皮肤针、滚刺筒等，先按病变部位的大小和出血要求，按刺血法刺破小血管，然后拔以火罐，可以加强刺血法的效果。适用于各种急慢性软组织损伤、神经性皮炎、皮肤瘙痒、丹毒、神经衰弱、胃肠神经官能症等。

六、罐印分析

罐印紫黑而暗：供血不足，有血淤现象。

发紫并有斑块：寒凝血淤。

散在紫点状，深浅不一：气滞血淤。

鲜红而艳：阴虚，气血两虚或阴虚火旺。

红而暗：血脂高，有热邪。

灰白，触而不温:虚寒或湿邪。

皮纹，微痒：风邪或湿。

罐中有水气：有湿气。

水泡、水肿、潮湿者:湿盛。

水泡内血水：湿热毒。

七、治疗疾病

[呼吸系统适应症]

急性及慢性支气管炎、哮喘、肺水肿、肺炎、胸膜炎——主穴:大杼、风门、肺俞、膺窗。

[消化系统适应症]

急性及慢性胃炎、胃神经痛、消化不良症、胃酸过多症——主穴:肝俞、脾俞、胃俞、膈俞、章门。

急性及慢性肠炎——主穴:脾俞、胃俞、大肠俞、天枢。

[循环系统适应症]

高血压。主穴:肝俞、胆俞、脾俞、肾俞、委中、承山、足三里——重点多取背部及下肢部。

心脏供血不足——主穴:心俞、膈俞、膏肓俞、章门。

[运动系统适应症]

颈椎、肩关节及肩胛痛、肘关节痛——主穴:压痛点及其关节周围拔罐。

背痛、腰椎痛、骶椎痛，髋痛——主穴:根据疼痛部位及其关节周围拔罐。

膝痛、裸部痛、足跟痛——主穴:在疼痛部位及其关节周围，用小型玻璃火罐，进行拔罐。

[神经系统适应症]

神经性头痛、枕神经痛——主穴:大椎、大杼、天柱、至阳。

肋间神经痛——主穴:章门、期门、及肋间痛区拔罐。

坐骨神经痛——主穴:秩边、环跳、委中。

因风湿劳损引起的四肢神经麻痹症——主穴：大椎、膏肓俞、肾俞、风市，及其麻痹部位。

颈肌痉挛——主穴:肩井、大椎、肩中俞、身柱。

腓肠肌痉挛——主穴:委中、承山及患侧腓肠肌部位。

面神经痉挛——主穴:下关、印堂、颊车，用小型罐，只能留罐6秒钟，起罐，再连续拔10次到20次。

膈肌痉挛——主穴:膈俞、京门。

[妇科方面的适应症]

痛经——主穴:关元、血海、阿是穴。

闭经——主穴:关元、肾俞。

月经过多——主穴:关元、子宫。白带。主穴:关元、子宫、三阴交。盆腔炎。主穴:秩边、腰俞、关元俞。

[外科疮疡方面的适应症]

疖肿——主穴:身柱、及疖肿部位，小型罐面垫拔。

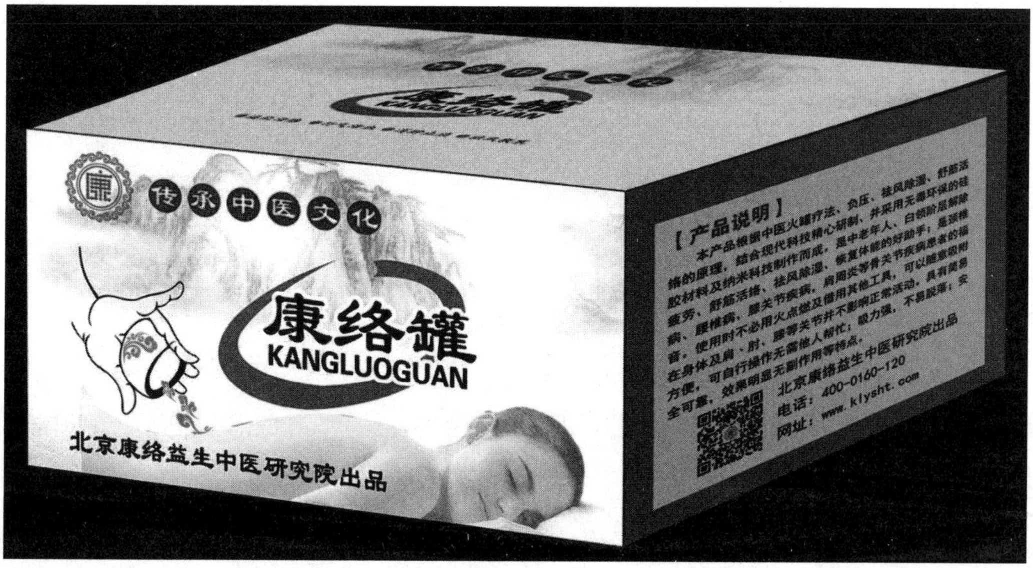

图18 康络罐

多发性毛囊炎——主穴:至阳、局部小型罐加面垫拔。

下肢溃疡——主穴:局部小型罐加面垫拔。

急性乳腺炎——主穴;局部温开水新毛巾热敷后,用中型或大型火罐拔，可连续拔5～6次。

八、拔罐禁忌

家用真空抽气式罐由于它的简便、易学，已经走进了越来越多的百姓家中。当人们受凉、肩背疼痛时，年纪大拔罐疗法一些的人都会说:“拔拔罐吧”。起罐后的一身轻松，能缓解甚至解除许多不适。但也有人因在使用中方法不当，反造成了一些新的不适。

下面几点是家庭拔罐常见的禁忌。

1.首先，要确定拔罐者的体质。如体质过于虚弱者就不宜拔罐，因为拔罐中有泻法，反而使虚者更虚，达不到治疗的效果。

2.孕妇及年纪大且患有心脏病者拔罐应慎重。因孕妇的腰骶部及腹部是禁止拔罐部位，极易造成流产。在拔罐时，皮肤在负压下收紧，对全身是一种疼痛的刺激，一般人完全可以承受，但年老且患有心脏疾病的患者在这种刺激下可能会使心脏疾病发作。所以此类人群在拔罐时也要慎重。

3.局部有皮肤破溃或有皮肤病的患者，不宜拔罐。

4.拔罐时不易留罐时间过长(一般拔罐时间应掌握在8分钟以内)，以免造成起泡(尤其是患有糖尿病者，应尽量避免起泡所带来的感染几率)。

5.若在拔罐后不慎起泡，一般直径在1毫米内散发的(每个罐内少于3个)，可不用处理，自行吸收。但直径超过1毫米，每个罐内多于3个或伴有糖尿病及免疫功能低下者，应及时到医院处理。

6.注意罐子的清洁。如1人应专用1套罐具，一般每使用5次后应对罐具进行1次清洗。以防止感染。

7.儿童是否适用于拔罐，目前没有系统性研究，因儿童皮肤娇嫩，且发育未完全，拔罐前需要咨询临床中医师，确保安全。

九、操作方法

1.准备材料:玻璃火罐二个(备用一个)，根据部位，选择号型，镊子一把，95%酒精一小瓶(大口的)，棉花球一瓶，火柴一合，新毛巾一条，香皂一块，脸盆一个。

2. 术前检查:检查病情，明确诊断，是否合乎适应症。检查拔罐的部位和患者体位，是否合适。检查罐口是否光滑和有无残角破口。

3. 操作方法:先用干净毛巾，蘸热水将拔罐部位擦洗干净，然后用镊子镊紧棉球稍蘸酒精，火柴燃着，用闪火法，往玻璃火罐里一闪，迅速将罐子扣住在皮肤上。

4. 留罐时间:过去留罐时间较长，有从10分钟留到30分钟以上的，这种长时间留罐，容易使局部黑紫一片，淤血严重，增加吸收困难，因此，现在留罐时间一般较前缩短了，根据身体强弱的浅层毛细血管渗出血液情况，可以考虑改从3分钟到6分钟比较合适。实践证明，短时间留罐比长时间留罐好处多。严重淤血减为轻微渗出血或充血，便于吸收，增强抗病能力；不留斑痕；防止吸过度，造成水泡伤引起感染；时间虽短，疗效较高。

5. 起罐:左手轻按罐子，向左倾斜，右手食、中二指按准倾斜对方罐口的肌肉处，轻轻下按，使罐口漏出空隙，透入空气，吸力消失，罐子自然脱落。

6. 火力大小:火力大小，也要掌握好。酒精多，火力大则吸拔力大；酒精少，火力小则吸拔力小。还有罐子叩得快则吸力大；叩得慢则吸力小。这些都可临时掌握。

7. 间隔时间：可根据病情来决定。一般讲来，慢性病或病情缓和的，可隔日一次。病情急的可每日一次，例如发高烧，急性类风湿，或急性胃肠炎等病，每卧一次、二次，甚至三次，皆不为过，但留罐时间却不可过长。

8. 疗程：一般以12次为一疗程，如病情需要，可再继续几个疗程。

9. 部位:肩端、胸、背、腰、臀以及颈椎、足踝、腓肠肌等肌肉丰厚、血管较少的部位，皆可拨罐。另外还可根据病情，疼痛范围，可拔1～2个火罐，或4～6个甚至10个玻璃火罐。

十、注意事项

1. 体位须适当，局部皮肉如有皱纹、松弛、疤痕凹凸不平及体位移动等，火罐易脱落。

2. 根据不同部位，选用大小合适的罐。应用投火法拔罐时，火焰须旺，动作要快，使罐口向上倾斜，避免火源掉下烫伤皮肤。应用闪火法时，棉花棒蘸酒精不要太多，以防酒精滴下烧、伤皮肤。用贴棉法时，须防止燃着棉花脱下。用架火法时，扣罩要准确，不要把燃着的火架撞翻。用煮水罐时，应甩去罐中的热水，以免烫伤病人的皮肤。

3. 在应用针罐时，须防止肌肉收缩，发生弯针，并避免将针撞压入深处，造成损伤。胸背部腧穴均宜慎用。

4. 在应用刺血拔罐时，针刺皮肤出血的面积，要等于或略大于火罐口径。出血量须适当，每次总量成人以不超过10ml为宜。

5. 在使用多罐时，火罐排列的距离一般不宜太近，否则因皮肤被火罐牵拉会产生疼痛，同时因罐子互相排挤，也不宜拔牢。

6. 在应用走罐时，不能在骨突出处推拉，以免损伤皮肤，或火罐漏气脱落。

7. 起罐时手法要轻缓，以一手抵住罐边皮肤，按压一下，使气漏入，罐子即能脱下，不可硬拉或旋动。

8. 拔罐后针孔如有出血，可用干棉球拭去。一般局部呈现红晕或紫绀色(淤血)，为正常现象，会自行消退。如局部瘀血严重者，不宜在原位再拔。如留罐时间过长，皮肤会起水泡，小的不需处理，防止擦破引起感染;大的可以用针刺破，流出泡内液体，涂以龙胆紫药水，覆盖消毒敷料，防止感染。

十一、预防烫伤

临床实践告诉我们：造成火罐烫伤的主要原因是酒精用的过多，滴在皮肤上，烫起一片血泡；火焰烧热的罐口容易烙伤皮肤。留罐时间过长，容易拔起白水泡。前二种是真正烫伤，后一种不是烫伤。那么能不能避免火罐烫伤呢?能，完全能够，但必须采取如下措施:

1. 涂水:在拔罐地方，事前先涂些水(冬季涂温水)。涂水可使局部降温，保护皮肤，不致烫伤

2. 火焰朝罐底:酒精棉球火焰，一定要朝向罐底，万不可烧着罐口，罐口也不要沾上酒精

3. 留罐时间短:缩短留罐时间，不要过长，过长容易吸起水泡，一般3～5分钟即可，最多不要超过10分钟。

第二章　奇经之西医学基础

第一节　脊柱的解剖生理特点

脊柱是人体躯干的核心和主体，它由脊椎骨、椎间盘、椎间关节、椎旁关节、韧带及肌肉的连接而成。正常人的脊柱正面呈直线形，侧面观颈椎向前凸，胸椎向后凸，腰椎向前凸，骶部向后凸，似呈“S”型。正常人脊柱有脊椎骨32～34个（C7、T12、L5、S5、$C_0$3～5），椎间盘23个，关节134个。椎体与椎弓构成椎孔。椎管是由椎孔相连而成，其内容为脊髓。

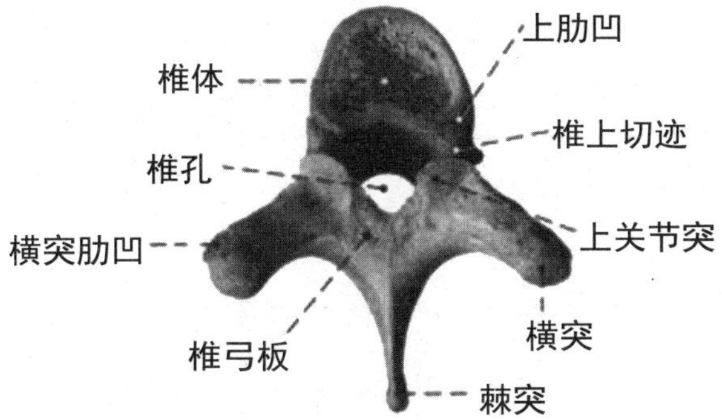

图19　脊柱

椎间孔由椎弓根上缘与上一椎弓根下缘的切迹构成。脊髓发出的脊神经根、脊神经节，血管在此通过。胸腰椎部还有交感神经节前纤维通过。当椎体后缘骨质增生或关节异位时，则出现神经根刺激或受压临床特征。

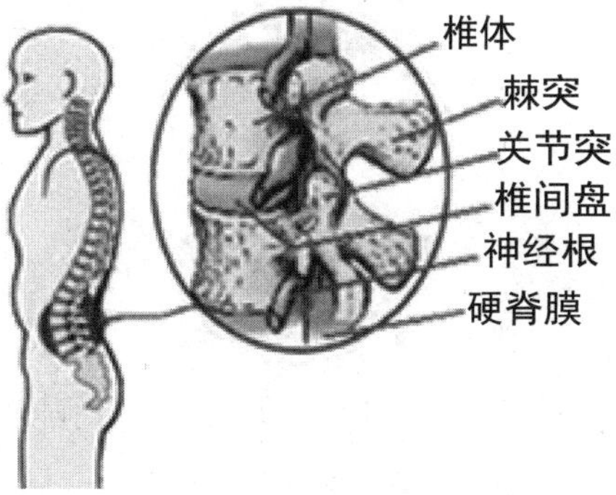

图20　腰椎节段示意图

一、颈椎的特点

枕寰椎间、寰枢椎间无椎间盘；椎体小、横径长、纵径短；前矮后高，椎体上面凹两侧偏后有钩突；环椎无椎体和棘突，由前弓、后弓和左右侧块组成，前后弓正中有结节突起，是颈长肌和颈小直肌的附着点。棘突向下呈叠瓦状排列。关节多达35个。

二、腰椎的特点

椎体粗大，呈肾形，上下面扁平；椎弓发达，棘突呈板状，成水平方向后伸，故腰椎与棘突体表定位一致。

三、脊柱的生理力学

脊柱有前屈、后伸、左右侧屈、左右旋转运动的功能。在脊柱运动时，椎间盘成为杠杆作用的支点。由于生理弯曲的存在，胸椎椎间盘髓核在中央，而颈、腰椎髓核偏后。髓核前方的纤维环比后侧强而厚，前纵韧带亦较后纵韧带强而有力，当仰头、伸腰时，椎间盘后方受挤压，髓核向前移动。反之，低头，弯腰时，髓核向后推挤。如用力过度，后纵韧带和后方纤维环易发生损伤，加之脊柱各段的后关节而不同（颈后关节呈水平面、胸呈冠状面、腰呈矢状面），其旋转轴心亦各异，在脊柱运动时，颈、腰旋转的轴心位于椎管后部与椎板联合处，胸部旋转时轴心在椎间盘中心。尤其在椎间盘退变时易出现腰椎间盘突出症。

颈椎位于负担较大重量的头颅与活动较少的胸廓之间，活动度大又要支持颈部平衡，故易劳损，尤以下段颈椎多见。腰椎为人体中点，承受力量大，故易受损，因腰椎伸展运动时，其运动范围75%发生于第五间隙，20%发生于第四间隙，只有5%发生于1～3间隙，故临床上腰椎间盘突出多发在腰4～5间隙。

胸椎因有肋骨、胸廓的支持，受伤的机会相对较少，但人们用双臂劳动，肩胛区软组织劳损较多。当椎间盘退变时，胸段脊椎同样出现失稳，错位而引起内脏功能障碍。临床上常见的枕寰关节错位引起头昏、头痛等颈病综合征；颈胸交界错位引起颈心综合征；胸腰交界错位引起胆胃综合征等。

第二节　头颈部的动脉

一、颈总动脉

颈总动脉为头颈部的动脉主干，右侧颈总动脉起自头臂干，左侧直接起自主动脉弓。两侧均在胸锁关节后方进入颈部，沿气管、喉和食管的外侧上升，外侧邻颈内静脉。颈总动脉和颈内静脉的后方有迷走神经，三者共同包在一个血管神经鞘内，称颈动脉鞘。

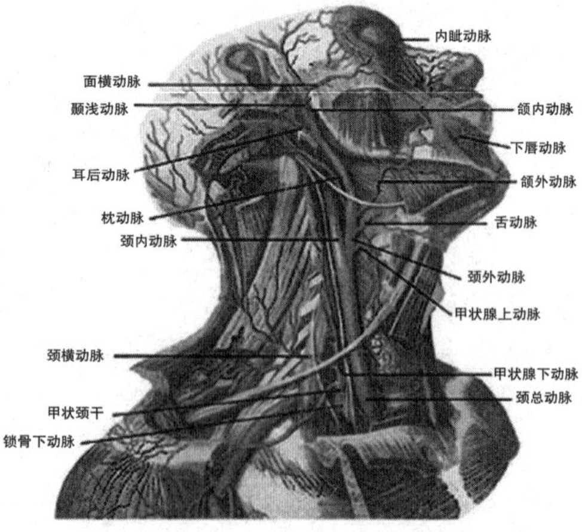

图21　颈总动脉

颈总动脉平甲状软骨上缘处，分为颈外和颈内动脉。颈总动脉上段位置表浅，活体可摸到其搏动。颈总动脉分叉处有两个重要结构。

1. 颈动脉窦为颈总动脉末端和颈内动脉起始处的膨大部，为压力感受器。当血压升高时，反射性的引起心跳减慢、血压下降。

2. 颈动脉小球是一扁圆形小体，位于颈内、外动脉分叉处后方，为化学感受器。当血液中二氧化碳浓度升高时，反射性引起呼吸加深、加快。

二、颈外动脉　起自颈总动脉。先在颈内动脉前内侧，后经其前方转至外侧，上行穿腮腺至下颌颈处分为颞浅动脉和上颌动脉两个终支。主要有以下分支。

1. 甲状腺上动脉从颈外动脉起始部发出，行向前下方至甲状腺侧叶上端，分支至甲状腺和喉。

2. 舌动脉平舌骨大角处起于颈外动脉，经舌骨舌肌深面至舌，分支营养舌、口底结构和腭扁桃体等。

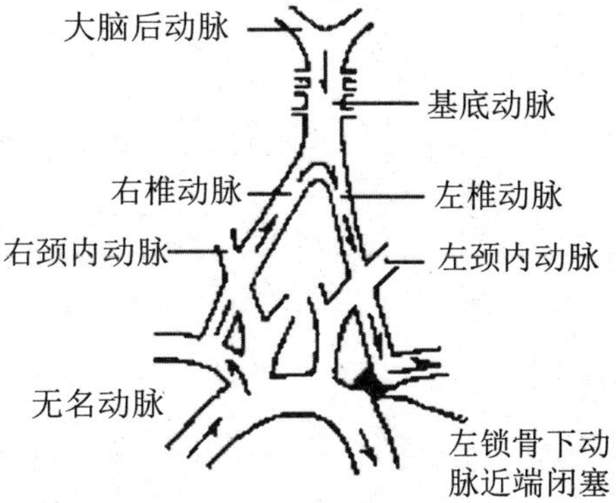

图22　颈动脉

3. 面动脉在舌动脉稍上方约平下颌角高度发起，向前经下颌下腺深面，于咬肌前缘绕过下颌骨下缘至面部，然后沿口角及鼻翼外侧，迂曲上行到内眦，易名内眦动脉。面动脉分支分布于下颌下腺、面部和腭扁桃体等。面动脉在咬肌前缘绕下颌骨下缘处位置表浅，当面部出血时，可在该处压迫止血。

4. 颞浅动脉在外耳门前方上行，越过颧弓根至颞部皮下。约在眶上缘水平分为额支和顶支。在活体，在外耳门前上方颧弓根部可摸到颞浅动脉搏动，当头前外侧部出血时可在此处进行压迫止血。

5. 上颌动脉经下颌颈深面入颞下窝，在翼内、外肌之间向前内走行至翼腭窝。

三、颈内动脉　由颈总动脉发出后，垂直上升至颅底，经颈动脉管入颅腔，分支分布于视器和脑。

四、锁骨下动脉　左侧起于主动脉弓，右侧起自头臂干。从胸锁关节后方斜向外至颈根部，呈弓状经胸膜顶前方向外，穿斜角肌间隙至第1肋外侧缘延续为腋动脉。上肢出血时，可于锁骨中点上方的锁骨上窝处向后下方将该动脉压向第1肋进行止血。

其主要分支如下：

（一)椎动脉　为锁骨下动脉最大的分支。在前斜角肌内侧发出，向上穿过上6个颈椎横突孔，经枕骨大孔进入颅腔。左、右椎动脉汇合成基底动脉，分支布于脑和脊髓。其主要分支如下：椎动（静）脉椎动脉是由锁骨下动脉左右各发出一支，左侧较大，右侧较小，从第6颈椎横突孔进入后沿各横突孔上行，至环椎侧块后侧弯向后外侧椎动脉沟内，然后转向前方，穿过环枕后膜外缘上行，经枕骨大孔入颅内，至延髓前内上行，达桥脑下缘时，双侧椎动脉汇合而成基底动脉。椎动脉分为四段，其分支较多。

1.第一段　自锁骨下动脉至第6颈椎横突孔，其通过颈长肌和前斜角肌的裂隙，当斜角肌痉挛时椎动脉受压迫。与椎动脉并行的椎静脉多位于其前方，其后侧有第7颈椎横突，7～8颈神经前支及交感神经干和星状神经节。此神经节发出的交感节后纤维，与椎动脉并行，形成椎动脉神经，故临床上常见椎动脉与交感神经症状合并发生。

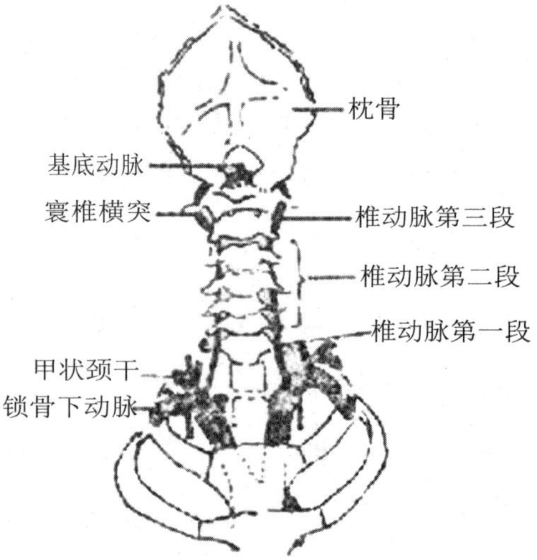

图23　椎动脉分段

椎动脉进入横突孔的位置多见于第6颈椎，亦有个别人从C7、C5或C4颈椎横突孔穿入者。

2.第二段　一般以第6至第2颈椎横突孔之间的椎动脉称为第二段。此段椎动脉较垂直，在各椎平面分出椎间动脉，此分支经椎间孔进入椎管，营养脊髓及被膜。

第二段椎动脉周围有神经及静脉，其前内方有钩椎关节。该关节错位或骨质增生时易压迫椎动脉扭曲、偏斜，腔狭窄或发生痉挛而引起供血障碍。

3.第三段　位于枕下三角内，自第1颈椎横突孔上方穿出，向后绕过环椎上关节突的外侧和后侧，到环椎后弓上面外侧的椎动脉沟内，转向前方，穿过环枕后膜的外缘，沿椎动脉沟进入椎管，贯穿脊膜上行通过枕骨大孔入颅腔。

第三段椎动脉的前方有头侧直肌和环椎侧块，后方有头上斜肌、头后大直肌和头半棘肌。第一颈神经在此段椎动脉与环椎后弓之间，沿椎动脉沟穿出。

此段椎动脉有肌支和后颅凹脑膜支。第三段椎动脉曲度大，当枕寰关节或寰枢关节发生错位或邻近肌肉痉挛时，均可使椎动脉受压或受刺激引起动脉痉挛而使血供受阻。

4. 第四段　自枕骨大孔向上绕到延髓前内上行，达桥脑下缘时，双侧椎动脉汇合成基底动脉。

椎动脉-基底动脉供血范围包括脊髓、延髓、小脑、桥脑和大脑枕叶，故颈椎病损害椎动、静脉而引起缺血时，多出现头晕、眩晕、恶心呕吐等症状，体征可出现水平性眼球震颤，一侧肢体张力弱和腱反射亢进等。临床上还可发生中脑病变，如动眼神经受累，引起眼肌麻痹、复视和视物不清等。有些还发生猝死的症状。

（二）脊髓前动脉　在汇合成基底动脉前，各分出一支在延髓前方下行一段，汇合组成一条脊髓前动脉，供血脊髓前部。

（三）小脑后下动脉　在延髓两侧，左右椎动脉各发出1支，分别进入小脑两侧及延髓外侧。

（四）脊髓后动脉　从椎动脉或小脑后下动脉左右各分出一支下行动脉，供血脊髓后部。

（五）内听动脉　又称迷路动脉，有时发自小脑后下动脉，左右各分出一支而汇合成细长迂回的动脉，供血内耳。颈椎病故能影响内耳血循环而出现耳鸣，听力减退。

第三节　相关骨骼肌

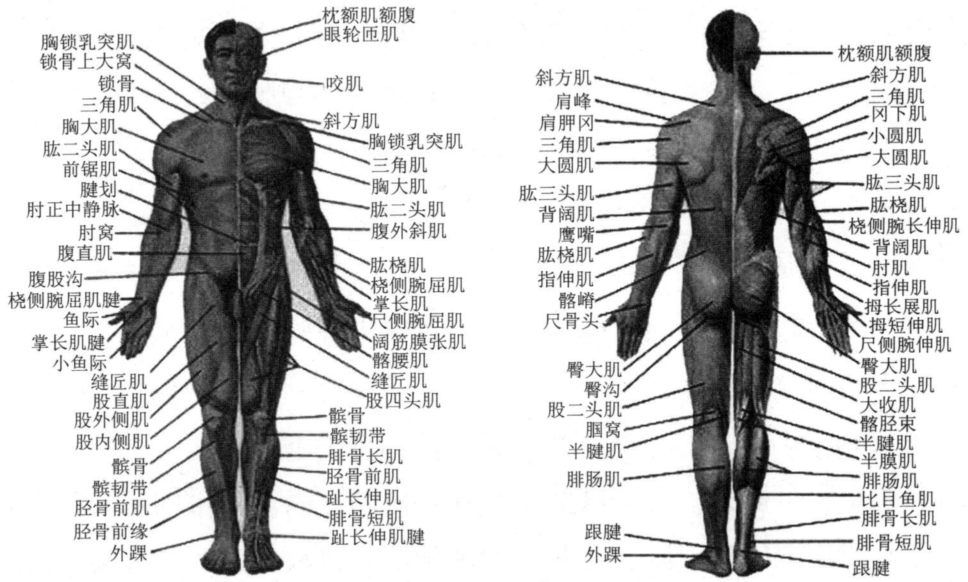

图24　骨骼肌

1. 头下斜肌　起自枢椎的棘突（第2颈椎），止于寰椎的横突（第1颈椎）。

作用使头旋转至对侧。血液供应：椎动脉的肌支。神经支配：枕下神经（第1颈神经的背支）。

2. 头上斜肌　起自寰椎的横突（第1颈椎），止于枕骨粗隆线的上下。作用：①双侧收缩可使头后伸，②单侧收缩可使头身对侧屈。血液供应：椎动脉肌支。神经支配：枕下神经(第1颈神经的后支)。

3. 头后大直肌　起自枢椎棘突（第2颈椎棘突），止于枕骨的下项线(头后大直肌的外侧。作用：①两侧同时收缩，使头后仰，②一侧收缩，使头向同侧旋转。血液供应：椎动脉的肌支。神经支配：枕下神经（第1颈神经后支）。

4. 头后小直肌　起自寰椎后结节（第1颈椎），止于枕骨下项线靠近中线处。作用：两侧同时收缩，使头后仰。血液供应：椎动脉的肌支。神经支配：枕下神经（第1颈神经后支）。

5. 颈长肌　起自下位椎体（上位3个胸椎体和下位3个颈椎体）的前部及横突，止于上位颈椎体的前部及横突。作用：屈曲头部及颈部。血供：主动脉的肌支。神经支配：第3和第8颈神经的前支。

6. 头长肌　起自上位颈椎体的前部和横突，止于枕骨底部。作用：屈曲头部和颈部。血液供应：主动脉的肌支。神经支配：第1和第6颈神经的前支。

7. 头前直肌　起自寰椎横突根部的前方，止于枕骨大孔的前方。作用：屈曲头部。血液供应：主动脉的肌支。神经支配：第1和第6颈神经的前支。

8. 头外侧直肌　起自寰椎的横突，止于枕骨的颈静脉突。作用：使头侧倾。血液供应：主动脉的肌支。神经支配：第1和第6颈神经的前支。

9. 前斜角肌　起自第3～6颈椎横突的前结节，止于第1肋骨。作用：如果固定横突，则可以上提肋骨，协助呼吸。如果固定肋骨，则①使颈转向对侧，②使颈向同侧屈，③右侧屈颈部。血液供应：甲状腺下动脉。神经支配：第5～7颈神经前支。

10. 小斜角肌（有时缺如）　起自第6和第7颈椎横突的前结节，止于第1肋骨。作用：如果固定横突，则可以上提肋骨，协助呼吸。如果固定肋骨，则①使颈转向对侧，②使颈向同侧屈，③左右侧屈颈部。血液供应：颈升动脉。神经支配：有变异（颈丛和臂丛）。

11. 中斜角肌　起自第2～6颈椎横突，止于第1肋骨（前斜角肌之后）。作用：如果固定横突，则可以上提肋骨，协助呼吸。如果固定肋骨，则①使颈转向对侧，②使颈向同侧屈，③左右侧屈颈部。血液供应：颈升动脉。神经支配：第2～8颈神经前支。

12. 后斜角肌　起自下3个颈椎横突的后结节，止于第2或第3肋。作用：如果固定横突，则可以上提肋骨，协助呼吸。如果固定肋骨，则①使颈转向对侧，②使颈向同侧屈，③左右侧屈颈部。血液供应：颈升动脉。神经支配：第5～7颈神经前支。

13. 胸锁乳突肌　起自（有两个头）：①胸骨柄，②锁骨的内侧份，止于颞骨的乳突。作用：①一侧收缩面向对侧旋转，②一侧收缩面向同侧倾斜，③左右侧屈颈部。血液供应：①枕动脉，②甲状腺上动脉。神经支配：①运动神经：副神经（第11对脑神经），②感觉神经：第2（有时还有第3）颈神经的前支。

14. 颈阔肌　起自三角肌和胸部的皮下，广泛地止于下颌部的皮肤。作用：①下拉下颌骨和下唇，②拉紧下颈部的皮肤。血液供应：颈浅部的血管。神经支配：面神经的颈支（第7对脑神经）。

15. 二腹肌　起自：①后腹：颞骨的乳突，②前腹：下颌骨的二腹肌窝，止于前后腹汇合后，以中间腱的坚韧缔组织固定于舌骨体的外侧面。作用：①张嘴时下拉下颌骨，②固定舌骨时可协助舌骨下肌。血液供应：颈外动脉的分支。神经支配：①后腹：面神经（第7对脑神经），②前腹：下颌舌骨神经。

16. 斜方肌　起自：①枕外隆凸，②上项线的内侧，③项韧带（颈椎棘突旁），④第1颈椎至第12胸椎的棘突，止于①锁骨的后外1/3部，②肩峰，③肩胛冈上。作用：①上提肩胛，②上旋肩胛骨（上部肌纤维收缩时），③下旋肩胛骨（下部肌纤维收缩时），④使肩胛骨向脊柱移动。血液供应：颈横动脉。神经支配：①副神经（第11对脑神经）（传出或运动神经），②第3和第4颈神经的前支（传入或感觉神经）。

17. 背阔肌　起自：①下6胸椎和全部腰椎的棘突，②第2～3骶椎节段，③髂嵴，④下3～4肋骨，止于肱骨结节间沟的外侧缘。作用：①内收肱骨，②使肱骨内旋，③在固定位时，使肱骨后伸，④使肩胛骨向下旋转。血液供应：胸背动脉。神经支配：胸背神经（C_6、C_7和C_8）。

18. 上后锯肌　起自：①以腱膜起自项韧带下部，②下两个颈椎棘突，③

上两个胸椎棘突，止于第2～5肋骨肋角的外侧面。作用：上提上部肋骨，以助吸气。血液供应：①颈横动脉的深支，②肩胛背动脉。神经支配：肋间神经（T_1～T_4）。

19. 下后锯肌　借腱膜起自下位两个胸椎棘突及上位两个腰椎棘突，止于下位4个肋骨（第9～12）外面。作用：下拉肋骨向后，协助吸气运动。血液供应：①胸背动脉，②肋间后动脉。神经支配：肋间神经（T_9～T_{12}）。

20. 肩胛提肌　起自上4或3个颈椎的横突，止于肩胛骨内上角。作用：①上提肩胛骨，②使头后伸或侧屈。血液供应：颈横动脉。神经支配：①发自颈丛的神经分支（C_3和C_4），②肩胛背神经（C_5）。

21. 头夹肌　起自：①项韧带的下份，②C_3～$T_{3(4)}$的棘突，止于①上项线，②颞骨的乳突。作用：①双侧收缩时后仰头颈部，②单侧收缩时，使头颈部向同侧侧屈和旋转。血液供应：主动脉的肌支。神经支配：脊神经的后支。

22. 颈夹肌　起自：T_3～T_6的棘突，止于C_2～C_4横突的后结节。作用：①双侧收缩时使头颈部后伸，②单侧收缩时，使头颈部向同侧旋转和侧屈。血液供应：主动脉的肌支。神经支配：脊神经的后支。

23. 腰髂肋肌　起自：总腱（所有下部竖脊肌都是相同的）①骶骨，②髂嵴，③下胸椎和全部腰椎的棘突，止于下6个肋骨角的下缘。作用：（所有竖脊肌都是相同的）双侧收缩时，①后伸脊柱，②维持人体的直立躯体姿势，③在脊柱屈曲时起稳定作用，来对抗腹肌和重力的作用。单侧收缩时，①使脊柱向同侧侧屈，②使脊柱向同侧旋转，③对抗离心力以维持稳定。血液供应：主动脉的肌支。神经支配：脊神经的后支。

24. 胸髂肋肌　起自下6个肋骨的上缘，止于上6个肋骨角的下缘（有时在C_7的横突）。作用：（与所有的竖脊肌相同）双侧收缩时，①可使脊柱后伸，②维持脊柱的直立躯体姿势，③在脊柱屈曲时起稳定作用，来对抗腹肌和重力的作用。单侧收缩时，①使脊柱向同侧屈曲，②使脊柱向同侧旋转，③对抗离心力以维持稳定。血液供应：主动脉的肌支。神经支配：脊神经的后支。

25. 颈髂肋肌　起自上6个肋骨角，止于 C_4～C_6的横突。作用：（与所有的竖脊肌相同）双侧收缩时，①可使脊柱后伸，②维持脊柱的直立躯体姿势，③在脊柱屈曲时起稳定作用，来对抗腹肌和重力的作用。单侧收缩时，①使脊柱向同侧屈曲，②使脊柱向同侧旋转，③对抗离心力以维持稳定。血液供应：主动脉的肌支。神经支配：脊神经的后支。

26.胸最长肌　起自：总腱（所有脊柱下部的竖脊肌均相同）①骶骨，②髂嵴，止于①全部胸椎的横突，②肋角和肋结节之间，③上腰椎的横突。作用：（与所有的竖脊肌相同）双侧收缩时，①可使脊柱后伸，②维持脊柱的直立躯体姿势，③在脊柱屈曲时起稳定作用，来对抗腹肌和重力的作用。单侧收缩时，①使脊柱向同侧屈曲，②使脊柱向同侧旋转，③对抗离心力以维持稳定。血液供应：主动脉的肌支。神经支配：脊神经的后支。

27.颈最长肌　起自T_1～$T_{5(6)}$的横突，止于C_2～C_6的横突。作用：（与所有的竖脊肌相同）双侧收缩时，①可使脊柱后伸，②维持脊柱的直立躯体姿势，③在脊柱屈曲时起稳定作用，来对抗腹肌和重力的作用。单侧收缩时，①使脊柱向同侧屈曲，②使脊柱向同侧旋转，③对抗离心力以维持稳定。血液供应：主动脉的肌支。神经支配：脊神经的后支。

28.头最长肌　起自：①中下颈椎的横突和小关节突，②上胸椎的横突，止于颞骨乳突的后面。作用（与所有的竖脊肌相同）双侧收缩时，①可使脊柱后伸，②维持脊柱的直立躯体姿势，③在脊柱屈曲时起稳定作用，来对抗腹肌和重力的作用。单侧收缩时，①使脊柱向同侧屈曲，②使脊柱向同侧旋转，③对抗离心力以维持稳定。血液供应：主动脉的肌支。神经支配：脊神经的后支。

29.胸棘肌　起自：总腱（所有脊柱下部的竖脊肌均相同）①骶骨，②髂嵴，③下胸椎和全部腰椎的棘突，止于$T_{3(4)}$～$T_{8(9)}$的棘突。作用：（与所有的竖脊肌相同）双侧收缩时，①可使脊柱后伸，②维持脊柱的直立躯体姿势，③在脊柱屈曲时起稳定作用，来对抗腹肌和重力的作用。单侧收缩时，①使脊柱向同侧屈曲，②使脊柱向同侧旋转，③对抗离心力以维持稳定。血液供应：主动脉的肌支。神经支配：脊神经的后支。

30.颈棘肌　起自C_6～T_2的棘突，止于C_2的棘突（有时可延伸至C_3或C_4）。作用：（与所有的竖脊肌相同）双侧收缩时，①可使脊柱后伸，②维持脊柱的直立躯体姿势，③在脊柱屈曲时起稳定作用，来对抗腹肌和重力的作用。单侧收缩时，①使脊柱向同侧屈曲，②使脊柱向同侧旋转，③对抗离心力以维持稳定。血液供应：主动脉的肌支。神经支配：脊神经的后支。

31.头棘肌　起自下颈椎和上胸椎的棘突，止于枕骨的上项线和下项线之间。作用：（与所有的竖脊肌相同）双侧收缩时，①可使脊柱后伸，②维持脊柱的直立躯体势，③在脊柱屈曲时起稳定作用，来对抗腹肌和重力的作用。单侧收缩时，①使脊柱向同侧屈曲，②使脊柱向同侧旋转，③对抗离心力以维持稳定。血液供应：主动脉的肌支。神经支配：脊神经的后支。

32.胸半棘肌　起自T_6～T_{12}的横突，止于上胸椎和下颈椎的棘突。作用：①双侧收缩时可使脊柱后伸，特别是头颈部，②控制向收缩侧的屈曲（维持离心力的稳定），③维持头的躯体姿势。血液供应：主动脉的肌支。神经支配：脊神经的后支。

33.颈半棘肌　起自T_1～T_6的横突，有时也可延伸至下胸椎；止于C_2～$T_{5(6)}$的棘突。作用：①双侧收缩时可使脊柱后伸，特别是头颈部，②控制向收缩侧的屈曲（维持离心力的稳定），③维持头的躯体姿势。血液供应：主动脉的肌支。神经支配：脊神经的后支。

34.头半棘肌　起自①T_1～T_6的横突，②C_4～C_7的关节突，止于枕骨的上项线和下项线之间。作用：①双侧收缩时可使脊柱后伸，特别是头颈部，②控制向收缩侧的屈曲（维持离心力的稳定），③维持头的躯体姿势。血液供应：主动脉的肌支。神经支配：脊神经的后支。

35.腹直肌　起自第5～7肋软骨的前面和剑突，止于①耻骨上缘，②耻骨联合。作用：①弯曲脊柱，②帮助维持腹压，③协助呼吸。血液供应：①腹壁上动脉，②腹壁下动脉。神经支配：肋间神经（T_1～T_{10}）。

36.腰方肌　起自①髂嵴后部的内唇，②髂腰韧带，③第2或第3～5腰椎横突，止于①第12肋骨内侧半的下缘，②上方4个腰椎横变，③第12胸椎体。作用：①增强腹后壁，②双侧收缩时可降第12肋，③一侧收缩时可使脊柱侧屈。血液供应：①腰动脉的肌支，②髂腰动脉的腰支。神经支配：腰神经丛（T_{12}～L_3）。

37.肱二头肌　起自：①长头起自盂上结节和关节唇，②短头起自喙突尖，止于①枕骨粗隆，②肱二头肌腱膜。作用：①仰卧位时于肘关节处屈曲前臂，②使前臂从中立位旋后，③稳定肩关节的前方，④屈曲肩关节（但很弱）。血液供应：肱动脉的肌支。神经支配：肌皮神经（C_5和C_6）。

38. 肱三头肌　起自：①长头起自肩胛骨的盂下粗隆，②外侧头：起字肱骨干上1/2的后面以及外侧肌间隔的上部，③内侧头：起自肱骨干后面桡神经沟以下的区域及内、外侧两个肌间隔（长头和外侧头的深面），止于①尺骨鹰嘴的后面，②前臂的深筋膜。作用：①长头：内收上臂、后伸肩关节和少许的屈肘，②外侧头：于肘关节处使前臂后伸，③内侧头：于肘关节处使前臂后伸。血液供应：①肱动脉的肌支，②尺侧上副动脉，③肱深动脉。神经支配：桡神经（C_6和C_7）。

39. 肘肌　起自肱骨外上髁的后面，止于尺骨鹰嘴的外侧面并延伸至尺骨体的外侧部。作用：①于肘关节处后伸前臂，②在完全后伸时支持肘关节。血液供应：肱深动脉的中副动脉。神经支配：桡神经(C_7和C_8)。

40. 拇长屈肌　起自：①桡骨前面中部，②骨间膜，③有时起自尺骨冠突的外侧面或肱骨的内上髁，止于拇指末节指骨基底部的掌侧（屈肌支持带的深面）。作用：①屈曲拇指的远节指骨，②屈拇指各关节和协助屈腕。血液供应：①桡动脉的肌支，②骨间前动脉。神经支配：正中神经（C_8和T_1）的骨间前神经。

41. 肱桡肌　起自：①肱骨外上髁外上方（肱三头肌和肱肌之间），②肱骨外侧肌间隔，止于①桡骨茎突的上部，②桡骨远端1/2～1/3的外侧，③前臂筋膜。作用：①屈肘关节，②当前臂旋后时，有旋前作用，③当前臂旋前时，有旋后作用。血液供应：桡侧返动脉。神经支配：①桡神经（C_5和C_6），②桡神经的深支。

42. 阔筋膜张肌　起自：①髂嵴的前面，②髂前上棘，止于髂胫束的前面，大转子的下方。作用：①屈髋，②使大腿旋内并屈曲外展，③在站立位时紧张髂胫束以支持胫骨之上的股骨。血液供应：①臀上动脉，②旋股外侧动脉。神经支配：臀上神经（L_4、L_5和S_1）。

43. 臀大肌　起自①髂骨外侧缘（中份），②骶骨和尾骨的背面，③骶结节韧带，止于①移行于髂胫束（大部分），②股骨臀肌粗隆。作用：①强力地屈髋，②使大腿旋外，③其上部肌纤维助外展大腿，④膝关节完全伸直时，其髂胫束上的纤维起稳定作用。血液供应：①臀下动脉（主要血供），②臀上动脉。神经支配：臀下神经（L_5、S_1和S_2）。

44. 臀中肌　起自髂骨的外侧缘（起自髂嵴与臀前线和臀后线之间），止于股骨大转子的上面。作用：①其前部和外部肌纤维可使大腿内旋和外展，②其后部肌纤维可使大腿旋外，③稳定骨盆以及行走时防止下肢无力。血液供应：臀上

动脉。神经支配：臀上神经(L_4、L_5和S_1)

45.臀小肌　起自髂骨的外侧缘（起自臀前线和臀下线之间），止于①股骨大转子的前内侧，②髋关节囊。作用：①外展和内旋大腿，②稳定骨盆以及行走时防止下肢无力。血液供应：臀上动脉。神经支配：臀上神经（L_4、L_5和S_1）。

46.梨状肌　起自骶骨的盆面，止于股骨大转子的内侧面(通过坐骨大孔)。作用：①使伸直的大腿外旋，②使屈曲的大腿外展。血液供应：①臀上动脉，②臀下动脉。神经支配:骶丛的梨状肌支(S_1和S_2)。

47.闭孔内肌　起自：①闭孔的内侧面，②闭孔筋膜，止于大转子的内侧面（绕过坐骨小切迹）。作用：①使大腿外旋，②屈曲时使大腿外展。血液供应：臀下动脉。神经支配：骶丛至闭孔内肌的分支（L_5、S_1和S_2）。

48.半腱肌　起自坐骨结节，止于①胫骨干的内侧，②鹅掌。作用：①伸髋，②屈膝，③使小腿旋内。血液供应：①股深动脉的穿支，②臀下动脉（供应上部肌纤维）。神经支配：坐骨神经的胫神经（L_5、S_1和S_2）。

49.半膜肌　起自 坐骨结节，止于①胫骨内侧髁的后面，②其纤维构成腘斜韧带的大部以及内侧半月板。作用：①屈膝，②伸髋，③内旋小腿，④屈膝时牵拉后内侧的半月板。血液供应：①股深动脉的穿支，②臀下动脉（供应上部肌纤维）。神经支配：坐骨神经的胫神经（L_5、S_1和S_2）。

50.股二头肌　起自①长头：坐骨结节；②短头：股骨粗线外侧唇和外侧肌间隔。止于①腓骨头，②也可止于胫骨外侧髁。作用：①屈膝（主要是短头的功能），②如果膝关节屈曲则可外旋大腿，③伸髋（长头的功能）。血液供应：①股深动脉的穿支，②臀上动脉（供应上部肌纤维）。神经支配：①长头：胫神经（L_5、S_1和S_2）。②短头：腓总神经（L_5和S_1）。

51.长收肌　起自耻骨的前面，耻骨结节的下面，止于股骨干中份股骨粗线内侧唇。作用：①使大腿内收，②使大腿屈曲，③也可使大腿旋外。血液供应：股动脉的肌支。神经支配：闭孔神经(L_2、L_3和L_4)。

52.短收肌　起自耻骨体和耻骨下支，止于股骨粗线的上部。作用：①使大腿内收（主要功能），②协助大腿屈曲，③可使大腿外旋。血液供应：股动脉的肌支。神经支配：闭孔神经（L_2、L_3和L_4）。

53.大收肌　起自①前层纤维：耻骨下支，②斜行纤维：坐骨支；③后层纤维：坐骨结节。止于：①股骨粗线的上1/3，②内收肌结节。作用：①使大腿内收，②后层肌纤维可外旋和后伸大腿。血液供应：股深动脉的肌支。神经支配：①前层纤维：闭孔神经(L_2、L_3和L_4)，②后层纤维：坐骨神经的胫神经(L_4和L_5)。

54.股薄肌　起自耻骨下支和耻骨体，止于：①胫骨粗隆的下内侧，②鹅掌。作用：①使大腿内收，②屈膝，③使小腿旋内。血液供应：闭孔动脉。神经支配：闭孔神经（L_2、L_3和L_4）。

55.闭孔外肌　起自：①闭孔的内面，②闭孔膜的外侧面，止于股骨的转子窝。作用：①使大腿外旋，②协助屈髋。血液供应：闭孔动脉。神经支配：闭孔神经（L_2、L_3和L_4）。

56.缝匠肌　起自髂前上棘（ASIS），止于：①胫骨体的上内侧面，②鹅掌。作用：①屈髋和屈膝，②髋关节屈曲时可外旋大腿。血液供应：①股深动脉的肌支，②膝降动脉的隐支。神经支配：股神经的分支（L_2和L_3）。

57.股直肌　起自①前头：髂前下棘（AIIS），②后头：髋臼上的髂骨，止于：①借股四头肌腱止于髌骨，②经过髌韧带止于胫骨粗隆。作用：①伸膝，②屈髋。血液供应：旋股外侧动脉。神经支配：股神经的分支（L_2、L_3和L_4）。

58.股外侧肌　起自①股骨大转子，②股骨嵴的外侧唇，③外侧肌间隔，止于：①经股四头肌腱止于髌骨，②经过髌韧带止于胫骨粗隆。作用：①伸膝，②可使髌骨异常的位移。血液供应：旋股外侧动脉。神经支配：股神经的分支（L_2、L_3和L_4）。

59.股中间肌　起自：股骨干的前外侧面，止于：①经股四头肌腱止于髌骨，②经过髌韧带止于胫骨粗隆。作用：伸膝。血液供应：旋股外侧动脉。神经支配：股神经的分支（L_2、L_3和L_4）

60.股内侧肌　起自①股骨的转子间线，②股骨粗线的内侧，止于①借股四头肌腱止于髌骨，②经过髌韧带止于胫骨粗隆。作用：伸膝。血液供应：①股深动脉的肌支，②膝降动脉的隐支。神经支配：股神经的分支(L_2、L_3和L_4)。

61.膝关节肌　起自①股骨远端干的前面，靠近膝关节处，②股中间肌远端的深面，止于膝关节的滑膜。作用：①在伸膝关节时，牵拉膝关节的滑膜，②向上牵拉膝关节的滑膜，避免髌骨和股骨滑车之间的滑膜受到挤压撞击。血液供应：旋股外侧动脉。神经支配：股神经的分支（L_3和L_4）。

62. 腰大肌　起自①L_1～L_5的横突，②T_{12}～L_4椎体和椎间盘的前面，止于以髂腰肌腱止于股骨的小转子。作用：①屈髋，②使大腿外旋。血液供应：旋股内侧动脉的肌支。神经支配：腰丛（L_1、L_2和L_3）前支的支配。

63. 耻骨肌　起自①耻骨梳，②耻骨上支，止于①股骨的耻骨肌线，②股骨后面的小转子下。作用：①屈髋，②内收大腿，③内旋大腿。血液供应：旋股内侧动脉的肌支。神经支配：①股神经（L_3和L_4）或者②闭孔神经（L_2、L_3和L_4）或者③股神经（L_3和L_4）和少部分的闭孔神经（L_3和L_4）。

64. 腓肠肌　起自①内侧头：起自股骨内上髁的上面，②外侧头：起自股骨外上髁的上面，止于以跟腱的外侧部止于跟骨。作用：①使足跖屈，②屈膝，③站立时稳定膝关节和踝关节。血液供应：①腘动脉的腓肠支，②腓动脉的肌支，③胫后动脉。神经支配：胫神经（S_1和S_2）。

65. 比目鱼肌　起自①腓骨的上部，②胫骨的比目鱼肌线，止于以跟腱的内侧部止于跟骨。作用：使足跖屈。血液供应：①腘动脉的腓肠支，②腓动脉的肌支，③胫后动脉。神经支配：胫神经(S_1和S_2)。

66. 趾长屈肌　起自：①胫骨的后面，②小腿筋膜。止于第2至第5末节趾骨基部的跖面。作用：①屈第2～5趾，②使足跖屈，③使足内翻和内收。血液供应：①腓动脉，②胫后动脉。神经支配：胫神经（L_5和S_1）。

67. 胫骨后肌　起自①胫骨近端的后骨面，②骨间膜，③腓骨的内侧面，止于①主要止于舟骨粗隆，②内侧、中间和外侧楔骨的基底面，③第2～4跖骨底，④骰骨、⑤跟骨的载距突。作用：①稳定踝关节，②使足内翻和内收，③防止行走时足过度旋前，④有一定的跖屈踝关节作用。血液供应：①腓动脉，②胫后动脉。神经支配：胫神经（L_5和S_1）。

68. 腓骨长肌　起自①腓骨头，②腓骨上2/3的外侧面，③邻近的肌间隔，止于①骰骨的基底部，②第1和第2跖骨底，③内侧楔骨的基底部。作用：①使足外翻和外展，②在跗横关节有一定的足跖屈作用。血液供应：腓动脉的肌支。神经支配：腓浅神经（L_4、L_5和S_1）。

第四节　神经系统

人体是一个复杂的有机整体，人的神经系统的结构和机能，已经达到了为一切动物所无可比拟的高级阶段。人的一切活动都是神经系统机能的具体表现，而各种复杂的表现均与其结构、机能有关。

一、神经系统的区分

根据神经系统各部的位置、机能和分布特征，通常将神经系统划分为两部分：中枢神经系统及周围神经系统。

- 神经系统
  - 中枢神经系
    - 脑
      - 间脑
        - 背侧丘脑　上丘脑
        - 后丘脑　底丘脑
        - 下丘脑
      - 端脑
      - 小脑
      - 脑干
        - 中脑
        - 脑桥
        - 延髓
    - 脊髓
  - 周围神经系
    - 躯体神经
      - 脑神经：十二对
      - 脊神经：三十一对（C_8、T_{12}、L_5、S_5、$C_0$1）
    - 自主神经
      - 交感神经
      - 副交感神经

图25　神经系统

神经活动的基本方式是反射。反射是指神经系统对机体内外刺激的有规律的回答。反射由感受器→传入神经→神经中枢→传出神经→效应器五个环节构成反射弧，对相应器官组织机能起调节作用。

二、脊髓

（一）脊髓的位置和形态

脊髓位于椎管内，由三层被膜脊液包围，上端于枕骨大孔处与延髓相接，下端达第1腰椎下缘水平。全长约40～45cm。新生儿脊髓下端可达第3腰椎水平。

脊髓表面有数条纵行的沟裂，前面有前正中裂，后面有后正中沟。前正中裂两侧有两条浅沟，称前外侧沟，后正中沟两侧有两条后外侧沟。自前外侧沟依次穿出31对脊神经前根，由运动纤维组成。后外侧沟有31对脊神经后根附着。每个后根上有一个脊神经节，该节由假单极神经元组成，其周围突参加脊神经；而中枢突组成后根，自后外侧沟进入脊髓。后根是感觉纤维组成的。每一对应的前、后根在椎间孔处合并成一条脊神经，从相应的椎间孔穿出。通常把每一对脊神经根附着的一段脊髓称为一个脊髓节段。脊髓共分31个节段，包括颈髓8节、胸髓12节、腰髓5节、骶髓5节和1个尾节。脊髓呈扁圆柱形，全长粗细不均，有两个膨大。自第5颈髓节段至第1胸髓节段为颈膨大。自第2腰髓节段至第3骶髓节段为腰骶膨大。这两个膨大的出现是由于此处脊髓节段的神经元数量、相对较多，是分别发出支配上肢和下肢的脊神经的部位。脊髓腰骶膨大以下逐渐变细，称脊髓圆锥。其下端续为无神经组织的终丝，向下止于尾骨的背面。

在胚胎3个月后，由于人体脊柱生长比脊髓快，因此成年人的脊柱长于脊髓。脊神经根在出椎间孔以前，在椎管内自上而下逐渐倾斜，腰骶部的神经根在椎管内近乎垂直下行。在脊髓圆锥下方，腰骶部神经根连同终丝称为马尾。

成人椎骨与脊髓节段不相对应，一般脊髓节段高于相应的椎骨。脊髓与椎骨的对应关系如下表。

表13　脊髓节与椎骨对应关系

脊髓节	对应椎骨	推算举例
上颈髓C1～4	与同序数椎骨同高	如第3颈节对第3颈椎
下颈髓C5～8	较同序数椎骨高一个椎骨	如第5颈节对第4颈椎
上胸髓T1～4		如第3胸节对第2胸椎
中胸髓T5～8	较同序数椎骨高2椎骨	如第6胸节对第4胸椎
下胸髓T9～12	较同序数椎骨高3椎骨	如第11胸节对第8胸椎
腰髓L1～5	平对第10、11胸椎	
骶、尾髓S1～5、Co	平对第12胸椎和第1腰椎	

（二）脊髓的内部结构

脊髓正中央有中央管，贯穿脊髓全长。在横切面上观察脊髓，可见中央管的周围为灰质，呈“H”形。灰质向前突出的部分称前角，向后突出稍细的部分称后角。在胸髓和上3腰髓节段的前后角之间还有向外侧突出的侧角。连接两侧灰质的横行部分称灰质连合。脊髓白质围绕在灰质周围，以前外侧沟和后外侧沟为界，分为三个区。前正中裂与前外侧沟之间为前索，前后外侧沟之间为外侧索，后正中沟与后外侧沟之间为后索。灰质联合的前方有脊髓两侧交叉纤维构成的白质前联合。

不同脊髓节段的灰质和白质的构成形态是不同的。这是由于不同脊髓节段所支配的身体部位不同，因而所含有的神经元数量不同造成的。

（三）脊髓的功能

1．传导功能　脊髓内有大量的纤维束，通过上行纤维束将感觉信息传至脑，同时通过下行纤维束接受高级中枢的调控，因此脊髓成为脑与脊髓低级中枢和周围神经联系的重要通道。

各种原因（如外伤、肿瘤、变性、感染和血供障碍等）均能造成脊髓损伤。损伤的部位不同，可引起身体不同部位的感觉、运动和反射障碍。

脊髓完全横断时，因所有上行和下行的纤维束全部阻断，脊髓失去高级中枢的调控，则损伤节段以下躯体的感觉和随意运动全部丧失，称为截瘫。

脊髓半横断可引起所谓布朗-色夸综合征，即病人在损伤面以下同侧意识性本体感觉和精细触觉消失；伤面1～2节段以下对侧浅感觉（温痛觉）丧失；伤面以下同侧随意运动障碍（硬瘫）。

2．反射功能　脊髓作为一个低级中枢，有许多反射中枢位于脊髓灰质内。通过固有束和前、后根完成一些反射活动。如排便中枢在脊髓骶部，血管舒缩中枢在脊髓侧角。还有浅反射、深反射等都是脊髓反射。深反射即腱反射，是最简单的单突触反射。后根传入纤维直接与前角运动神经元形成突触。如膝反射、肱二头肌反射、肱三头肌反射等。浅反射是刺激皮肤引起肌肉收缩的反射。如腹壁反射、提睾反射等。脊髓病变时，浅反射减弱或消失。中枢病变时还可出现一些病理反射，如Kaminski征，病理反射是诊断中枢病变的重要体征。

第五节　脊神经

脊神经共31对。每对脊神经皆由与脊髓相连的前根和后根在椎间孔处合并而成。前根为运动性，后根为感觉性。后根在近椎间孔处有一椭圆形膨大，称脊神经节。

31对脊神经中，包括颈神经8对，胸神经12对，腰神经5对，骶神经5对及尾神经1对。第1～7对颈神经在相应颈椎上方的椎间孔穿出，第8对颈神经在第7颈椎下方的椎间孔穿出。胸、腰神经均分别通过同序数椎骨下方的椎间孔穿出。上4对骶神经通过相应骶前、后孔穿出，第5对骶神经和尾神经经骶管裂孔穿出。脊神经在椎间孔内，其前方是椎间盘和椎体，后方是关节突、关节囊和黄韧带。当这些结构发生病变时，如椎间盘脱出和椎骨骨折，常可累及脊神经，出现相应区域的感觉或运动障碍。

脊神经都是混合性神经，含有感觉纤维和运动纤维。感觉纤维是脊神经节内的假单极神经元的突起，其周围突分布于皮肤、肌、腱、关节及内脏的感受器，其中枢突组成后根入脊髓。运动纤维来自脊髓前柱及侧柱的运动性神经元的轴突，穿出脊髓形成前根，与后根合成脊神经，分布于横纹肌、平滑肌与腺体，管理其活动。根据脊神经分布范围和功能的不同，可将脊神经所含的神经纤维成分分为四种。

1．躯体感觉纤维　分布于皮肤、骨骼肌、肌腱和关节，将皮肤的浅感觉以及骨骼肌、肌腱和关节的深感觉冲动传入中枢。

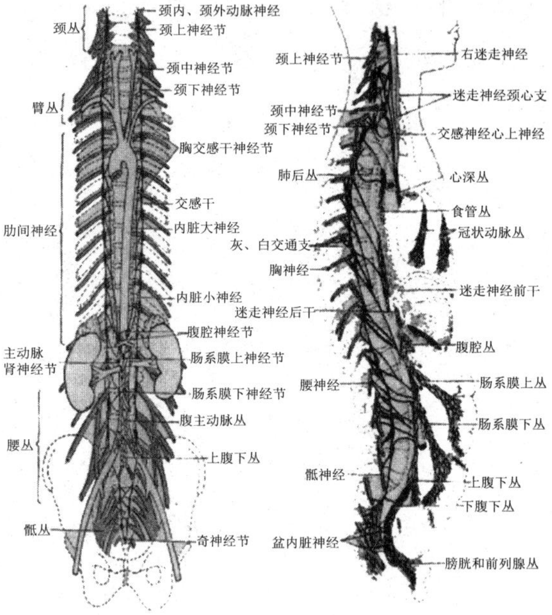

图26　脊神经

2.内脏感觉纤维　分布于内脏、心血管和腺体，将来自这些结构的感觉传入中枢。

3.躯体运动纤维　分布于骨骼肌，支配其运动。

4.内脏运动纤维　支配平滑肌和心肌的运动，控制腺体的分泌。

脊神经出椎间孔后立即分为四支。

脊膜支：此支细小，经椎间孔返回椎管，分布于脊髓被膜。

交通支：为连接脊神经与交感干神经节之间的细支。

脊神经后支：一般均较相应的前支细而短，经相邻椎骨的横突之间向后走行（骶神经后支出骶后孔），有明显的节段性，分布于项、背、腰、骶部的深层肌肉和皮肤。

脊神经前支：较脊神经后支粗大，分布于躯干前外侧及四肢的皮肤、肌肉、肌腱和关节。脊神经前支只有胸神经在胸、腹部保持明显的节段性分布，其余脊神经前支先相互交织，形成神经丛，再由丛发出分支分布到头颈、上肢和下肢。神经丛的形态和分布，已失去明显的节段性。脊神经丛计有：颈丛、臂丛、腰丛和骶丛。

一、颈丛

（一）颈丛的组成和位置

颈丛　由第1～4颈神经前支组成。位于颈侧部胸锁乳突肌上部的深面。

（二）颈丛的分支

颈丛的分支有浅支（皮支）和深支（肌支）。颈丛浅支由胸锁乳突肌后缘中点附近穿出至浅筋膜，此处是颈部皮肤阻滞麻醉点。颈丛浅支有以下分支。

1．枕小神经（C_2）

2．耳大神经（C_2、C_3）

3．颈横神经（C_2、C_3）

4．锁骨上神经（C_3、C_4）

5．膈神经（C_3～C_8） 为混合性神经，是颈丛的主要分支。发出后经前斜角肌前面下降至其内侧，经锁骨下动、静脉之间入胸腔。然后经肺根前方，行于纵隔胸膜与心包之间下行至膈，其运动纤维支配膈肌，感觉纤维分布于心包、纵膈胸膜、膈胸膜和膈下的腹膜。右膈神经的感觉纤维一般认为还分布到肝和胆囊表面的腹膜。膈神经损伤可致同侧膈肌瘫痪，呼吸困难。膈神经受刺激，膈肌痉挛性收缩，产生呃逆。

二、臂丛

（一）臂丛的组成和位置

臂丛由第5～8颈神经前支及第1胸神经前支一部分组成。臂丛自斜角肌间隙穿出，行于锁骨下动脉后上方，经锁骨后方进入腋窝，行程中臂丛的5个根的纤维经过分离组合，最后围绕腋动脉形成内侧束、外侧束及后束。由此三束再分出若干长、短神经。在锁骨中点后方，臂丛神经较集中，位置较浅，此点为进行臂丛阻滞麻醉的部位。

（二）臂丛的分支

1.胸长神经（$C_{5\sim7}$） 于锁骨上方发自臂丛，沿前锯肌表面下降并支配此肌。此神经损伤，前锯肌麻痹，表现为“翼状肩”，上肢上举困难。

2.胸背神经（$C_{6\sim8}$） 起自后束，沿肩胛骨外侧缘下行，分布于背阔肌。乳癌跟治术清除腋淋巴结时，注意勿损伤此神经。

3.肌皮神经（$C_{5\sim7}$） 发自外侧束，穿喙肱肌，经肱二头肌和肱肌之间下行，并发出分支支配上述三肌。终支在肘关节稍上方的外侧，穿出臂部深筋膜，改名为前臂外侧皮神经，分布于前臂外侧皮肤。

4.正中神经（$C_{5\sim7}$） 由来自臂丛内侧束和外侧束的两个根合成。沿肱二头肌内侧沟，伴肱动脉下行到肘窝，继在前臂指浅、深屈肌之间沿前臂正中线下行，经腕管至手掌，发出正中神经返支，进入鱼际，支配拇收肌以外的鱼际肌。在手掌发出3条指掌侧总神经，下行至掌骨头附近，各又分为2～3条指掌侧固有神经至1～4指相对缘。正中神经在臂部无分支。在肘部和前臂发肌支：支配除肱桡肌、尺侧腕屈肌和指深屈肌尺侧半以外所有前臂屈机及旋前肌。在手掌支配除拇收肌以外的鱼际肌和第一、二蚓状肌。发皮支：支配手掌桡侧2/3的皮肤、桡侧三个半指的掌面皮肤，以及其背面中节和远节的皮肤。

正中神经损伤可致：①运动障碍：前臂不能旋前，屈腕力减弱，拇指、食指及中指不能屈曲，拇指不能做对掌运动。②感觉障碍：皮支分布区感觉障碍，尤以拇、食、中指远节最为明显。③肌肉萎缩：鱼际肌萎缩，手掌变平坦，称为“猿手”。

5. 尺神经（C_7～T_1） 发自臂丛内侧束。沿肱二头肌内侧沟伴随肱动脉下行，经肱骨内上髁后方尺神经沟，进入前臂。在沟中尺神经位置表浅，紧贴骨面，骨折时易受损伤。尺神经在前臂尺侧腕屈肌深面随尺动脉下行，至桡腕关节上方约5cm处，发出尺神经手背支。本干下行称尺神经掌支，经豌豆骨桡侧分为浅、深支入手掌。尺神经在前臂发出肌支，支配尺侧腕屈肌和指深屈肌尺侧半。深支支配小鱼际肌，全部骨间肌及第3、4蚓状肌。浅支在手掌分布于小鱼际的皮肤和尺侧一个半指皮肤。手背支分布于手背尺侧半及尺侧二个半指皮肤。

尺神经损伤后可致：①运动障碍：屈腕力减弱，拇指不能内收，其他各指不能内收与外展，环指与小指末节不能屈曲。②感觉障碍：尺神经分布区感觉迟钝，而小鱼际及小指感觉丧失。③肌肉萎缩：小鱼际平坦，由于骨间肌及蚓状肌萎缩，掌骨间隙出现深沟，各掌指关节过伸，第4、5指的指间关节屈曲，表现为“爪形手”。

6. 桡神经（$C_{5\sim8}$） 发自臂丛后束的粗大神经，在腋动脉的后方，向后外与肱深动脉伴行。在肱三头肌深面，紧贴骨面沿桡神经沟绕肱骨中段向下外行，到肱骨外上髁上方，在肱肌与肱桡肌之间分为浅支与深支。

（1）浅支 在肱桡肌深面，伴桡动脉下行，至前臂中、下1/3交界处转向手背，分布于手背桡侧半的皮肤以及桡侧二个半指近节背面的皮肤。

（2）深支 较粗，主要为肌支，至前臂背侧在深、浅肌之间下降，分数支，其长支可达腕部。

桡神经肌支：支配肱三头肌、肱桡肌及前臂后群所有伸肌和旋后肌。桡神经皮支：分布于臂、前臂背侧和手背桡侧半及桡侧二个半指近节背面的皮肤。

肱骨干骨折易伤及桡神经，表现为①运动障碍：不能伸腕和伸指，拇指不能外展，前臂旋后功能减弱。②感觉障碍：前臂背侧皮肤及手背桡侧半感觉迟钝，“虎口”区皮肤感觉丧失。③抬前臂时，由于伸肌瘫痪及重力作用，出现“垂腕”征。

7.腋神经（$C_{5\sim7}$） 发自臂丛后束，伴旋肱后动脉向后，绕肱骨外科颈后面至三角肌深面。其肌支支配三角肌和小圆肌；皮支绕三角肌后缘分布于肩部和臂部上1/3外侧面皮肤。

肱骨外科颈骨折，肩关节脱位或腋杖压迫，可损伤腋神经，表现为①运动障碍：肩关节不能外展。②三角肌区皮肤感觉障碍。③三角肌萎缩：肩部失去圆形隆起的外观，肩峰突出，形成“方形肩”。

三、胸神经前支

胸神经前支共12对，除第1对大部分参加臂丛、第12对小部分参加腰丛外，其余皆不形成丛。第1～11对位于相应肋间隙中，称肋间神经，第12对位于第12肋下方，称肋下神经。

胸神经前支在胸、腹壁皮肤的节段性分布最明显，由上向下依次排列。如第2胸神经（T_2）相当胸骨角平面，第4胸神经（T_4）相当乳头平面，第6胸神经（T_6）相当剑突平面，第8胸神经（T_8）相当肋弓平面，第10胸神经（T_{10}）相当脐平面，第12胸神经（T_{12}）分布于耻骨联合与脐连线中点平面。临床上常以胸骨角、剑突、肋弓、脐等为标志检查感觉障碍的节段。

四、腰丛

（一）腰丛的组成和位置

腰丛　由第12胸神经前支一部分及第1～3腰神经前支和第4腰神经前支一部分组成。而第4腰神经前支余部和第5腰神经前支组成腰骶干，向下加入骶丛。腰丛位于腰大肌后方。

（二）腰丛的主要分支

腰丛组成后，除立即发出肌支，支配髂腰肌与腰方肌外，其余有以下分支。

1. 髂腹下神经（T_{12}～L_1）及髂腹股沟神经（A_{11}） 为平行的两细支。由于此二神经分布于腹股沟区的肌肉和肤，故在腹股沟疝手术时应防伤及。

2. 股神经（$L_{2\sim4}$） 为腰丛中最大的分支，在腰大肌和髂肌之间下行，经腹股沟韧带深面进入股三角内，位于股动脉外侧，分为数支。①肌支：支配耻骨肌、股四头肌及缝匠肌。②皮支：分布于股前皮肤，其中最长的一支为隐神经。它伴随股动脉入收肌管，向下在膝关节内侧浅出至皮下后，与大隐静脉伴行，分布于小腿内侧面及足内侧缘皮肤。

股神经损伤表现为①运动障碍：股前肌群瘫痪，行走时抬腿困难，不能伸小腿。②感觉障碍：股前面及小腿内侧面皮肤感觉障碍。③股四头肌萎缩，髌骨突出。④膝反射消失。

3. 闭孔神经（$L_{2\sim4}$） 沿腰大肌内侧缘走出，沿骨盆侧壁向前下行，通过闭膜管至大腿内侧，分布于大腿肌内侧群和大腿内侧的皮肤。

闭孔神经损伤表现为：①股内侧肌瘫痪，大腿内收力减弱，仰卧时患肢不能置于健侧大腿之上。②股内侧皮肤感觉障碍。

五、骶丛

（一）骶丛的组成及位置

骶丛 由腰骶干、全部骶神经前支及尾神经前支组成。骶丛位于骶骨及梨状肌前面，髂内动脉后方。

（二）骶丛的分支

骶丛除发出短小的肌支，支配梨状肌、肛提肌及臀部一些小肌外，还发出以下主要分支。

1. 臀上神经（L_4～S_1） 经梨状肌上孔向后出骨盆，支配臀中、小肌及阔筋膜张肌。

2. 臀下神经（L_5～S_1） 经梨状肌下孔向后出骨盆，支配臀大肌。

3. 坐骨神经（L_4～S_3） 为全身最粗大的神经。经梨状肌下孔出骨盆，在臀大肌深面下行，经大转子与坐骨结节之间至股后，位于股二头肌深面下降至腘窝，在股后发出肌支，支配大腿肌后群。至腘窝上角处分为胫神经和腓总神经。

（1）胫神经（L_4～S_3） 沿腘窝中线下降，在小腿比目鱼肌深面伴胫后动脉下行，经内踝后方分为足底内侧神经和足底外侧神经，进入足底。胫神经在小腿部分支分布于膝关节、小腿肌后群及小腿后面的皮肤。足底内、外侧神经分布于足底肌和皮肤。

胫神经损伤时可致①运动障碍：足不能跖屈，不能屈趾和足内翻。②感觉障碍：小腿足底的神经后面及足底感觉迟钝或丧失。③足畸形：因小腿肌前、外侧群的牵拉，足呈背屈外翻状态，为“仰趾足”。

（2）腓总神经（L_4～S_2） 沿腘窝外侧缘下降，绕腓骨颈外侧向前，穿腓骨长肌起始部达小腿前面，分为浅深二支。

1）腓浅神经：下行于腓骨长、短肌之间，分出肌支支配此二肌。其主干下行于小腿中、下1/3交界处浅出至皮下，分布于小腿前外侧面、足背及第2～5趾背面相对缘皮肤。

2）腓深神经：在小腿肌前群深面，伴胫前动脉下行，支配小腿前肌群及足背肌。末支分布于第1～2趾背面相对缘皮肤。

腓总神经损伤表现为①运动障碍：足不能背屈，足下垂略有内翻，不能伸趾，行走时呈“跨阈步态”（病人用力抬下肢，使髋、膝关节高度屈曲以提高下肢，提起足尖）。②感觉障碍：小腿外侧、足背及趾背皮肤感觉迟钝或消失。③足畸形：久之可呈“马蹄内翻足”。

第六节　内脏神经系统

内脏神经系统主要分布于内脏、心血管和腺体。内脏神经和躯体神经一样，也分为内脏运动神经和内脏感觉神经。内脏运动神经支配平滑肌、心肌的运动和腺体的分泌，以控制和调节人体的新陈代谢活动，因它不受人的意志支配，故又称自主神经。内脏感觉神经将来自内脏、心血管等处的内感受器的感觉冲动传入中枢，通过反射调节内脏、心血管等器官的活动。

一、内脏运动神经

内脏运动神经和躯体运动神经一样，都受大脑皮质和皮质下各级中枢的控制和调节。并且二者之间在机能上互相依存、互相协调及互相制约，以维持机体内、外环境的统一和相对平衡，保障机体正常生命活动的进行。但二者又在机能、形态结构及分布范围等方面有很大差异。

1.躯体运动神经支配骨骼肌并受意志支配；而内脏运动神经支配平滑肌、心肌和腺体，在一定程度上不受意志直接控制。

2. 躯体运动神经低级中枢是位于脑干内的躯体运动神经核和脊髓灰质前角；而内脏运动神经低级中枢则较分散地位于脑干内的内脏运动核和脊髓第1胸段至第3腰段的侧角，以及第2～4骶段的骶副交感核。

3. 躯体运动神经自低级中枢至骨骼肌只有一个神经元；而内脏运动神经自低级中枢发出后，必须在内脏运动神经节（植物性神经节）内换神经元，由此神经元发出的纤维才能到达所支配的器官。因此，把内脏运动神经由低级中枢发出的纤维叫节前纤维，由内脏运动神经节所发出的纤维叫节后纤维。

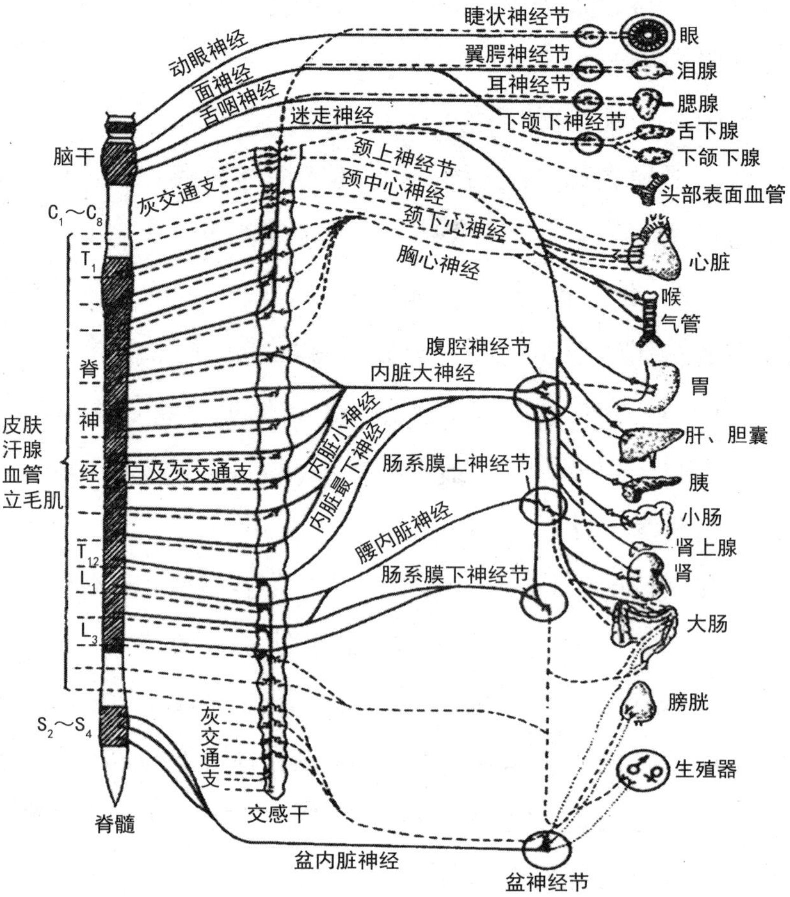

图27　内脏运动神经示意图

4. 躯体运动神经只有一种纤维成分，而内脏运动神经则有交感和副交感两种纤维成分，而多数内脏器官又同时接受该两种神经的双重支配。

内脏运动神经根据形态结构和机能特点的不同，分为交感神经和副交感神经两部分。

（一）交感神经

交感神经分为中枢部及周围部。

中枢部　低级中枢位于脊髓第1胸段至第3腰段的侧角。

周围部　由交感神经节、交感干、神经和神经丛组成。

1. 交感神经节因位置不同，分为椎旁节和椎前节。

椎旁节即交感干神经节，位于脊柱两旁，每侧大约21～26个节。

椎前节位于椎体前方，包括腹腔神经节、肠系膜上神经节、肠系膜下神经节，它们分别位于同名动脉根部附近。

2.交感干位于脊柱两旁，由交感干神经节和节间支组成，呈串珠状。交感干上自颅底，下至尾骨前方，左、右各一条。两干下端于尾骨前方相连，会合于单一的奇神经节。交感干神经节借交通支与相应的脊神经相连。交通支可分为白交通支和灰交通支。

白交通支　是脊髓侧角细胞发出的具有髓鞘的节前纤维，经脊神经前根、脊神经、白交通支进入交感干神经节。因髓鞘发亮色白，故称白交通支。白交通支只存在于胸1～12及腰1～3共15对脊神经与相应的交感干神经节之间。白交通支内的节前纤维，进入交感干后有三种去向：①终于相应的椎旁节，并换神经元。②在交感干内上升下降，再终于颈部或下腰部及骶部的椎旁节，并换神经元。一般认为来自脊髓上胸段（胸1～6）中间带外侧核的节前纤维，上升到颈部，在颈部椎旁神经节换元。中胸段（胸6～10）在交感干内上升或下降，到其他胸部交感干神经节换元。胸11～腰3的到腰骶部交感神经节换元。③穿经椎旁节终于椎前节，并换神经元。

灰交通支　是由椎旁节内神经元发出的无髓鞘的节后纤维，自椎旁神经节连至脊神经，色灰暗，故称灰交通支。灰交通支存在于全部椎旁节和31对脊神经之间。

椎旁节发出的节后纤维也有三种去向：①经灰交通支返回脊神经，并随脊神经分支分布于躯干、四肢的血管、汗腺和竖毛肌等。②在动脉表面攀附走行形成神经丛，并随动脉分支分布到所支配的器官。③离开交感干直接到达所支配的脏器。交感干神经节因所在部位不同，可分为颈、胸、腰和盆神经节等四个部分。

（1）颈部：位于颈血管鞘后方有3～4对颈神经节。

1）颈上神经节：是交感干中最大的神经节，呈梭形，多位于第2～3颈椎横突的前方。

2）颈中神经节：此节最小，有时缺如，一般位于第6颈椎平面甲状腺下动脉附近。

3）颈下神经节：位于第7颈椎横突前方，常与第1胸神经节合并，称颈胸(星状)神经节。

上述颈神经节位于颈椎横突前方，从各节发出的节后纤维的分布，可概括如下。①经灰交通支进入8对颈神经，并随颈神经分布至头颈及上肢的血管、汗腺和竖毛肌等。②攀附于附近动脉表面，形成颈内动脉丛、颈外动脉丛，随动脉分支分布于瞳孔开大肌、睑板肌及泪腺、唾液腺、口腔及鼻腔黏膜内腺体、血管、甲状腺等。③发出咽支，参与组成咽丛，还有分别发自3个神经节的颈上、中、下心神经，下行进入胸腔，加入心丛。

（2）胸部：有10～12对胸神经节，位于相应肋头的前方，各节之间有节间支相连。胸神经节发出下列分支。

1）灰交通支：和相应的胸神经相连，随胸神经分布于胸腹壁血管、汗腺和竖毛肌等。

2）上5对胸神经节发出许多小支，参加心丛、肺丛、主动脉丛及食管丛。

3）内脏大神经起自脊髓第5～9胸段侧角发出的节前纤维，穿过相应的胸神经节后合成一干，组成内脏大神经。穿过膈脚，终于腹腔神经节，在节内交换神经元。

4）内脏小神经：起自脊髓第10～12胸段侧角发出的节前纤维，穿过相应的胸神经节，合成一干，向下穿过膈脚后，终于肠系膜上神经节，在节内交换神经元。由腹腔神经节及肠系膜上神经节发出的节后纤维，分布于肝、胰、脾、肾等实质性脏器和结肠左曲以上的消化管。

（3）腰部有3～5对腰神经节，位于腰椎体的前外侧，沿腰大肌内侧缘排列，各节之间有节间支相连。腰交感神经节发出下列分支。

1）灰交通支：和5对腰神经相连。并随腰神经分布于下肢血管和皮肤。

2）腰内脏神经：由穿经腰交感节的节前纤维组成，终于腹主动脉丛和肠系膜下丛，在丛内神经节换神经元。其节后纤维随肠系膜下动脉的分支分布至结肠左曲，以及盆内脏神经丛下的消化管及盆腔器官，并有纤维伴随血管分布至下肢。当下肢血管痉挛时，可切除腰交感干以获得缓解。

（4）盆部约有4对骶神经节，位于骶骨前面骶前孔内侧，两侧下端会合后终于第1尾骨前方的一个奇神经节。盆部各骶神经节均发出灰交通支进入邻近的骶神经，并随之分布于下肢的血管、汗腺及竖毛肌等。另外还发出分支加入下腹下丛（盆丛）。

综上所述，交感神经的节前和节后纤维分布规律如下：来自脊髓第1～5胸段侧角细胞的节前纤维，更换神经元后，其节后纤维分布到头、颈、胸腔脏器和上肢。来自脊髓第5～12胸段侧角细胞的节前纤维，更换神经元节后纤维支配肝、脾、肾等实质性脏器和结肠左曲以上的消化管。来自脊髓上腰段侧角细胞的节前纤维，更换神经元后，节后纤维支配结肠左曲以下的消化管、盆腔器官以及下肢血管、汗腺和竖毛肌。

（二）副交感神经

副交感神经也分为中枢部和周围部。

中枢部　低级中枢位于脑干的内脏运动核和位于脊髓第2～4骶段的骶副交感核。

周围部　包括副交感神经节和进出此节的节前纤维和节后纤维。副交感神经节多位于器官附近或器官壁内，故称器官旁节或器官内节。器官旁节和器官内节一般均较小，但在颅部的器官旁节较大，肉眼可见，计有睫状神经节、翼腭神经节、下颌下神经节及耳神经节等。位于其他部位的副交感神经节较小，借助显微镜才能看到。如位于心丛、肺丛、膀胱丛和子宫丛以及支气管和消化管内的神经节等。

1．脑干的副交感神经

（1）由中脑的动眼神经副核发出的节前纤维，伴动眼神经入眶后，进入睫状神经节内换神经元，其节后纤维支配瞳孔括约肌和睫状肌。

（2）由脑桥的上泌涎核发出的节前纤维加入面神经。一部分纤维至翼腭神经节换神经元，其节后纤维分布于泪腺、鼻腔及腭部黏膜的腺体。另一部分经鼓索加入舌神经，至下颌下神经节换神经元，其节后纤维分布于下颌下腺、舌下腺及口腔黏膜的腺体。

（3）由延髓的下泌涎核发出的节前纤维，加入舌咽神经，经鼓室神经到鼓室丛，由丛发出分支出鼓室进入耳神经节换神经元，其节后纤维分布于腮

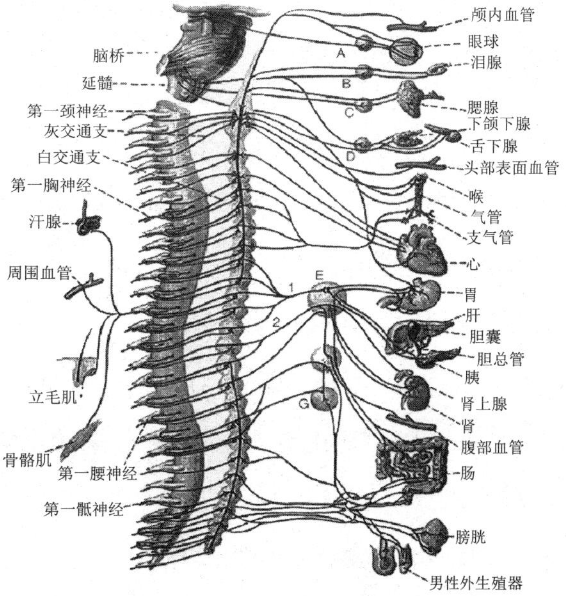

图28　人体自律神经示意图

腺。

（4）由延髓的迷走神经背核发出的节前纤维，加入迷走神经，分支到达心、肺、肝、脾、胰、肾及结肠左曲以上消化管的器官旁节或器官内节换神经元，其节后纤维分布于上述器官的平滑肌、心肌和腺体。

2．骶部的副交感神经由脊髓第2～4骶段的骶副交感核发出的节前纤维加入骶神经前支，出骶前孔，离开骶神经，构成盆内脏神经加入盆丛，随盆丛分支分布到所支配的脏器的器官旁节或器官内节换神经元，其节后纤维支配结肠左曲以下的消化管、盆腔器官的平滑肌和腺体。另外，部分纤维分布于阴茎或阴蒂，引起海绵体血管扩张，使其勃起，所以盆内脏神经也称勃起神经。

（三）交感神经与副交感神经的比较

1．交感神经和副交感神经同是内脏运动神经，二者在来源、结构和分布范围方面有许多不同之处，现将二者的主要区别比较如下。

表14　交感神经和副交感神经结构、分布比较

	交感神经	副交感神经
低级中枢位置	脊髓第1胸节至第3腰节侧角	脑干的内脏运动神经核，第2～4骶髓节段的骶副交感核
神经节	椎旁节和椎前节	器官旁节和器官内节
节前、节后纤维	节前纤维短、节后纤维长	节前纤维长、节后纤维短
分布范围	全身血管及胸、腹、盆腔内脏的平滑肌、心肌腺体及竖毛肌和瞳孔开大肌	胸、腹、盆腔内脏的平滑肌、心肌及腺体（肾上腺髓质除外）瞳孔括约肌睫状肌

2．交感神经和副交感神经对绝大多数内脏器官都是共同支配，但二者对同一器官的作用既是互相拮抗又是互相统一的。例如当机体处于剧烈运动或愤怒激动时，交感神经活动加强，副交感神经活动减弱。出现心跳加快、血压升高、支气管扩张、瞳孔开大、竖毛，而消化活动受抑制，以调动潜力适应环境的剧变。相反当机体处于安静或睡眠状态时，副交感神经活动加强，而交感神经活动受抑制。从而出现心跳减慢、血压下降、支气管收缩、瞳孔缩小、消化活动增强、减少能量消耗、恢复体力，并促进生殖活动。机体通过交感神经和副交感神经作用的对立统一，保持了机体内部各器官机能的动态平衡，从而使机体更好地适应内、外环境的变化。

（四）内脏神经丛

交感神经、副交感神经和内脏感觉神经在分布到脏器过程中，往往互相交织在一起共同形成内脏神经丛，再由丛发出分支到所支配的器官。主要有以下神经丛。

1. 心丛　由交感干的颈上、中、下节和交感干的胸1～5节发出的心支以及迷走神经的心支共同组成。位于主动脉弓的下方以及主动脉弓和气管杈之间。内有副交感神经节，接受迷走神经的节前纤维，在此节内换神经元。心丛分布于心脏。

2. 肺丛　由交感干的胸2～5节的分支和迷走神经的支气管支组成。位于肺根的前方和后方，其分支随支气管和肺血管的分支入肺。

3. 腹腔丛　是最大的内脏神经丛，位于腹腔干及肠系膜上动脉起始处的周围。丛内有成对的腹腔神经节、主动脉肾节及单个的肠系膜上神经节，它们接受内脏大、小神经的节前纤维，其节后纤维与来自迷走神经后干的腹腔支组成腹腔丛。均随腹腔干、肾动脉及肠系膜上动脉的分支，分布于肝、肾、胰、肾上腺及结肠左曲以上的消化管。

4. 腹主动脉丛　缠附于腹主动脉下份的前面及两侧，是腹腔丛在腹主动脉表面向下延续的部分，并接受腰内脏神经的节前纤维。这种纤维在肠系膜下神经节换神经元，节后纤维形成肠系膜下丛，沿同名动脉分支分布于结肠左曲至直肠上段之间的大肠。腹主动脉丛的一部分纤维附于髂总动脉形成髂总动脉丛，向下又移行为髂外动脉丛，随动脉至下肢，分布于下肢血管、汗腺及竖毛肌等；另一部分腹主动脉丛的神经纤维，经腹主动脉下端和第5腰椎前方，降入盆腔，参加腹下丛。

5. 腹下丛　可分为上腹下丛和下腹下丛。①上腹下丛：位于第5腰椎体前面，两髂总动脉之间，由来自腹主动脉丛向下延续的部分和两侧接受下二位腰交感节发出的腰内脏神经组成。②下腹下丛（盆丛）：由上腹下丛延续到直肠两侧，接受骶部交感干的节后纤维和第2～4骶神经的盆内脏神经组成。此丛伴随髂内动脉的分支组成直肠丛、膀胱丛、前列腺丛、子宫阴道丛等，分布于盆腔各器官。

二、内脏感觉神经

内脏器官除有交感和副交感神经支配外，也有感觉神经分布。内脏感觉神经接受内脏的各种刺激，并传入中枢。经过中枢分析综合后，再通过内脏运动神经直接调节内脏的活动，也可以通过神经体液间接调节内脏的活动。

（一）内脏感觉的传入通路

内脏感觉神经元胞体位于脑神经节或脊神经节内。其周围突随舌咽、迷走神经和交感及盆内脏神经等分布到内脏器官和血管。其中枢突一部分随舌咽、迷走神经进入中枢，终于孤束核；而另一部分则随交感神经和盆内脏神经进入脊髓，终于灰质后角。

内脏感觉冲动进入中枢后，一方面经过一定途径传至背侧丘脑及大脑皮质（但确切的通路尚不十分清楚）；另一方面内脏感觉纤维借中间神经元与内脏运动神经元联系，以形成内脏反射通路，或与躯体运动神经元联系，以形成内脏躯体反射通路。

（二）内脏感觉的特点

1. 正常内脏活动一般不引起感觉，强烈的内脏活动才能引起感觉，如在饥饿时，胃收缩引起饥饿感觉，直肠和膀胱充盈时引起膨胀感觉（便意）等。这些感觉的传入神经，一般认为伴随副交感神经传入中枢。但极强烈的刺激，如心、肾绞痛，则认为是伴随交感神经传入中枢的。

2. 内脏对牵拉、膨胀和痉挛等刺激较敏感，而对切割等刺激不敏感。

3. 由于内脏感觉传入途径较分散，即一个脏器的感觉纤维可经几个脊髓节段的脊神经传入中枢，而一条脊神经又包含几个器官的感觉纤维。因此，内脏的感觉是模糊的，内脏痛往往是弥散而定位不准确的。

（三）牵涉性痛

当某些内脏发生病变时，常在体表的一定区域产生感觉过敏或疼痛，这些现象称牵涉性痛。牵涉性痛可发生在患病器官的附近皮肤，也可发生在与患病器官相距较远的皮肤。如心绞痛时，常在左胸前区及左上臂内侧皮肤感到疼痛。肝、胆病变时，常在右肩部皮肤感到酸痛。

牵涉性痛产生的机理，目前尚不十分清楚。一般认为，病变内脏的感觉纤维和皮肤被牵涉区的感觉纤维，都进入脊髓同一节段后角的内脏感觉接受区和身体感觉接受区，而且它们在脊髓后角密切联系。因此，内脏感觉接受区接受患病内脏的痛觉冲动，可以扩散到邻近的躯体感觉接受区。因而内脏患病时，除有内脏症状外，同时也有相应皮肤区的牵涉性痛。

三、自主神经末梢的化学递质

一般情况下，自主神经末梢不断地释放微量递质，但当其受到刺激而发生兴奋时，释放的递质立即增多，递质与效应器表面受体结合才产生生理效应。

交感神经和副交感神经由于其末梢释放的化学递质不同，所产生的组织器官的生理效应亦不同。交感神经、副交感神经的节前纤维的化学递质均为乙酰胆碱。交感神经的节后纤维为肾上腺素、去甲肾上腺素，以去甲肾上腺素为主；副交感神经节后纤维为乙酰胆碱。凡末梢释放肾上腺素类称为肾上腺素能纤维；释放乙酰胆碱为胆碱能纤维。去甲肾上腺素主要与α受体结合，肾上腺素则与α、β易结合；乙酰胆碱则与M受体和N受体结合。

由于各效应器上的受体不同，虽然是同一递质，也可引起不同的生理效应。心脏和支气管只有β受体；胃肠平滑肌、肝脏血管、骨骼肌血管β、α两者兼有，以β受体为主；腹腔内脏血管也兼有β、α两种受体，但以α为主；皮肤黏膜血管，脑血管只有α受体。去甲肾上腺素与α受体结合，肾上腺素则α、β两者均可结合，故肾上腺素能加强心脏收缩力，增加心输出量，而去甲肾上腺素主要使外周血管收缩，外周阻力增加，血压升高。

N受体（为毒蕈碱受体），分布于胆碱能N节后纤维所支配的心、肠等效应器上；N受体（为烟碱受体），分布于内脏神经节，部分中枢神经元及骨骼肌上。

四、自主神经的主要机能：

表15　自主神经的主要机能

	组织器官	交感神经	副交感神经
眼	瞳孔	扩大	缩小
	泪腺	抑制分泌	分泌增多
循环系统	心　脏	兴奋	抑制
	冠状动脉	舒张	收缩
	末梢血管	收缩	舒张
呼吸系统	支气管平滑肌	舒张	收缩
	血管平滑肌	轻度收缩	无支配
消化系统	唾液腺	黏稠（酶多）	稀薄
	胃、肠平滑肌	舒张	收缩
	胆囊	舒张	收缩
泌尿生殖系统	肾血管	收缩	舒张
	逼尿肌	舒张	收缩
	外生殖血管	收缩	舒张
皮肤	汗腺	分泌	无支配
	竖毛肌	收缩	无支配

第三章　奇经之相关知识

第一节　自然疗法

自然疗法是应用与人类生活有直接关系的物质与方法，如食物、空气、水、阳光、体操、睡眠以及有益于健康的精神因素，如希望、信仰等来保持和恢复健康的一种科学技术。自然疗法就是不通过吃药、打针，而通过一些无毒副作用的自然界物质，调动人体自我抗病能力去治疗某些疾病。自然疗法包括两个方面的内容，一是道法自然，即空气疗法、森林疗法、日光疗法、雨中疗法、泥沙疗法等；另一个就是取法自然，如针灸疗法、刮痧疗法、按摩疗法、足部疗法、养生疗法、药敷磁贴法等。世界卫生组织近十几年来，发现化学药物给人类健康带来的毒副作用越来越严重，在1992年，我国药品不良反应检测中心一份报告表明，每年因药物不良反应而造成死亡的人数就有19万多人，现在药源性疾病，根据不完全统计已达上千种，因此世界各国医疗专家都在寻找一种既能治疗各种疾病，又没有任何毒副作用的方法，当然首推是自然疗法。在农村城市化、城市工业化的今天，环境污染日益严重；而药源性疾病已成为医学界新的难题。环境污染和化学药品对人类健康的伤害引起了世界各国的严重关注，“回归自然”已成为世界潮流，自然医学日益受到人们重视，正在成为未来保健新趋势。

自然疗法起源于十八九世纪的西方替代医学。自然疗法这一术语直到19世纪末才开始使用。但其哲学指导思想可追溯到公元前400年医学中的希波克拉底学派。自然疗法是以人体健康为核心，重点强调维持身体健康和预防疾病。而西医是以疾病为核心，重点放在当机体出现了疾病时，如何诊断和治疗。因此两种体系在学术思想上和技术手段上迥然不同。自然疗法的哲学指导思想是深信机体的自愈能力，在其医疗过程中尽量避免使用任何削弱机体自愈能力的医疗手段，不能忽视机体的自愈能力，更不能用各种疗法取而代之。指导原则是教育患者采用健康的生活方式，增强机体的自愈能力，应用自然和无毒的疗法。

自然疗法的治疗方法有营养疗法、植物药疗法、顺势疗法、针灸疗法、水疗法、物理疗法。

根据自然疗法的指导原则，近年来国外又相继发展了色彩疗法、水果疗法、

森林疗法、园艺疗法、音乐疗法、“五分钟笑”疗法等。这些疗法均是采用对人体无任何毒副作用但又能防病治病的非药物疗法

患者的心理咨询和生活方式的调整是自然疗法中必不可缺少的组成部分。自然疗法必须具有一定的心理学知识，在问诊中能从患者语言、动作等表现中了解患者的心理状态和其他方面的异常问题，然后采取诸如催眠、心理暗示、咨询指导、家庭治疗等治疗技术，针对患者所存在的问题进行有的放矢的治疗。

奇经疗法是自然疗法的高级形态，是一种集众家之长的自然疗法，并具有独特的诊断方法和完整的治疗体系，具有其他疗法不可比拟的优势。它克服了全身给药对机体产生的毒副作用，尤其是化学药品对人体的损害，减少或避免了药源性疾病的发生，是一项全新的无毒副作用，无污染的自然疗法。

第二节　全息医学

一、概况

20世纪80年代，随着“全息”一词从经典物理学引入人体科学，相继诞生了《全息生物学》和《宇宙全息统一论》等新兴的交叉性学科。这些新兴的全息理论的诞生，引起了学术界特别是医学界的广泛关注，并很快地应用到许多学科之中，对哲学、医学、人体科学等许多学科产生了深刻的影响。全息理论在医学中的应用更是令人注目。将全息理论的诸多规律如生物全息律、宇宙全息律、反极全息律、时间全息律等，应到医疗实践中，结合传统医学及现代医学理论，构成了全息诊断学的框架。

全息诊疗学是以全息理论为基础，研究其在疾病诊断、治疗中的应用的学问。它研究的内容是不同的全息元之间，全息元与整体之间，在时间及空间上的生理和病理的信息传递、信息感应等关系，以及这些关系在疾病的诊断、治疗中的应用。这是一门新兴的医学分支科学，研究的对象是各级全息元诊疗系统，如耳全息元诊疗系统、第二掌骨侧全息诊疗系统等。

纵观医学发展历史，医学全息思想并非今日才有。早在2000年以前的中医经典著作《黄帝内经》中就有诸多论述。本书所叙述的全息诊疗学内容是将现代医学及传统医学中的丰富的全息思想和诊断治疗方法，从全息理论的角度进行加工、整理，取其精华，去伪存真，将早已广泛应用的耳针、手针、眼针、足针等

全息元诊疗系统以及古老的时间医学统一于全息诊断治疗学的理论框架之中，使这些独特的诊疗方法在局部与整体的关系上发生质的突变，上升到一个更新、更高的理论体系之中。全息诊疗学的研究，不但具有重大的理论意义，而且还具有极高的实用价值。该方法简便易行，经济安全，疗效高，副作用小，特别是对于越来越多的药物带来的副作用日益困扰着人们的今天，具有更大的现实意义。

二、全息诊疗学源流

从历史唯物主义的观点来看，医学全息思想并非今日才有，古代早已有之。公元前5～前4世纪，现代医学鼻祖——希波克拉底就提出："如果有人即使是身体很小部分引起损害，全息共感痛苦，其所以如此，是因为在人体最大部分中存在的，也同样存在于最小部分之中，这个最小部分本身具有一切部分。"这一精辟的论述，实质就是"部分包含整体，部分是整体的缩影"的人体全息思想真谛。中国的先贤们也早在2000年前就注意到了局部与整体的关系。中国传统医学经典著作《黄帝内经》中，在易经全息思想和整体原则的指导下，论述了阴阳学说、脏腑学说、经络学说，阐明了人体脏腑之间、脏腑与体表之间、局部与整体之间及人体与环境之间在生理、病理、诊断及治疗诸方面的全息对应关系。《灵枢·五色》中对面部反应区与身体脏腑节肢的对应关系的精彩描述，就透着闪光的全息思想。面部的各个部位与人体脏腑节肢都有一一对应关系，使得面部仿佛是人体脏腑节肢的缩影，通过观察面部各个部位的色泽变化，可以获得人体内脏生理和病理信息，诊断疾病。实际上这是一种古老的全息望诊法，至今在临床上仍有实用价值。《灵枢·脉要精微论》中，古人把前臂作为整体一部分，通过观察前臂尺侧皮肤的色泽变化，以诊断机体不同的部位的疾病，视前臂为整体的缩影。尺肤诊法也同样闪烁着全息思想的火花。

追溯历史的渊源，耳穴的发展及应用，可以说是全息诊疗中最有代表性的杰作。古代的医学家们在不断的实践过程中，积累了丰富的关于耳与整体联系的经验和认识，并归纳总结记录于历代医学文献之中。湖南长沙马王堆西汉古墓出土的帛书《阴阳十一脉灸经》《足臂十一脉灸经》中，就有关于和上肢、眼、咽喉相联系的"耳脉"的记载。《黄帝内经》又将耳脉发展成了手少阳三焦经，对耳与经络的关系，耳与脏腑的关系作了比较详尽的描述。《灵枢·邪气藏府病形》曰"十二经脉，三百六十五络，其气血皆上于面而走空窍，其别走于耳而为听”，《灵枢·口问》云“耳者，宗脉之所聚也”，清代汪宏氏著《望诊遵经》中，专有“望耳诊病法纲”讨论耳郭望诊。由上可见我国传统医学中关于耳与脏腑经络的关系的论述，构成了现代耳针学大厦的基础。

然而，耳针疗法的兴起，却在20世纪50年代。法国外科医生诺吉尔博士发现“外耳并非单纯为一弯曲软骨，它是与内脏器官存在着密切关系”，内脏有疾患时，在耳廓相应部位有反应出现，并经过潜心研究，找出了如倒置胎儿的耳穴图谱。当时记录耳穴约50个，以后诺吉尔及他的学生不断探索完善，将全身组织器官分别投影到耳廓上，形成了著名的 P.Nogier氏耳穴图谱。20世纪50年代中期，耳穴的应用较为普遍。1958年，叶肖麟氏把 P.Nogier 氏耳穴介绍到国内，很快受到国内医务界的重视，广大医务工作者参考国内外有关资料，进一步挖掘整理古代经验，广泛地开展耳穴诊治实践，对已有耳穴从临床治疗到作用机理等方面作了大量的验证和探索工作，逐步形成了具有中医特色的耳穴图谱。

国内目前流行的耳穴图谱，无论在穴位的命名方面还是在穴位定位方面都和 P.Nogier 耳穴图谱有一定的差别。中国式的耳穴图谱由于受传统医学理论的影响，主要从中医整体观出发，以脏腑经络学说为理论指导，对耳穴的功能、作用、主治、配穴等方面，则偏重于传统医学理论。P.Nogier 耳穴图谱则以解剖学、生理学角度研究耳穴的功能、作用、治疗配穴等，主要以现代医学理论为基础。无论何种耳穴模式，从全息理论角度考察，都是整体在耳廓表面的反应，和人体脏腑器官都是全息对应的。

20世纪60～70年代，我国耳穴研究有了长足的发展。我国各地都成立了研究组织，这一时期，大量的耳穴研究，在耳穴与整体的关系、耳穴定位与分布规律、耳穴的功能及特异性，以及“倒置胚胎说”、“肺主皮毛”及“肝开窍于目”等传统医学和现代医学理论方面都进行了有益的探索。初步形成了中、西两种医学模式，具有很高实用价值的耳穴图谱。

20世纪80年代以来，耳穴的研究又进入了稳步发展的新时期。在以前经验的基础上，更加重视基础理论的研究，特别是全息理论引入耳穴研究之中，更是给耳穴的研究注入新的活力。尉迟静氏的“耳微经络学说” 又大大地丰富了耳穴的研究内容。为适应学术交流，世界卫生组织亚太地区办事处于1980年委托我国制定了“耳穴标准化方案”，并在1987年在韩国汉城举行的“国际耳穴标准化工作会议”上通过。这标志着耳穴研究又进入了一个新的时期。

和耳穴能够缩影分布全身组织器官一样，足同样也分布着全身各组织器官的对应区。1917年，英国医生菲特格拉德提出了人体区带反射理论并绘出了人体区带反射图。在此基础上，经过许多学者的共同努力，结合医学理论和临床经验，系统整理了躯体和内脏器官的相关资料，不断完善，形成了风行于世界的足底反射按摩疗法。1985年由伍锐敏先生首次在《健康报》上介绍到国内。此后足反射按摩疗法逐渐受到中国学者的重视，并于近年在北京成立了足反射疗法研究会，创办了《足反射疗法与健康》杂志，使该疗法在全国各地得到推广应用。

手诊，一直被人们视为神秘莫测的东西。通过对手的望诊以诊断疾病，在我国也有很悠久的历史。今人采用类比的言法，在总结前人望手诊病和按手治病的经验基础上，借鉴足反射疗法的理论体系，结合全息理论，提出了手反射疗法。该法通过对手部反射区的按压，可以治疗全身诸多疾病，特别是对心血管疾病有独特疗效，逐渐受到医学界，特别是中医工作者的重视。

在不断地探索与实践中，我国学者利用祖国医学理论为指导，经过临床大量实践，又相继发现了面穴、鼻穴、口周穴、手穴、眼穴等微针穴位系统，并分别创立了相应的针刺疗法，在临床工作中取得了很好的效果，愈来愈受到人们的欢迎，并相继传到国外，同样也引起国外学者的关注，为中国传统医学走向世界作出了巨大贡献。

20世纪80年代初期，我国学者张颖清在针灸治病时偶然发现了第2掌骨侧有治疗腿痛的穴位，他便以一个科学工作者所特有的敏锐的洞察力，抓住本质，深入研究，发现了第2掌骨侧穴位群这一新的穴位系统。并在此基础上相继提出了穴位全息律、全息胚学说、生物全息律等概念，创立了生物全息诊疗法。该疗法一问世，便以其简便、易学、效果好，很快地在全国各地乃至世界各国得到应用，并取得了一定的成果。随着“宇宙全息统一论”的诞生，许多学者将全息理论应用到医疗实践中，从不同的角度探索了全息理论在医学中的应用，大大地丰富了全息诊疗学的内容。

三、全息诊疗学理论基础

全息诊疗学是以全息论为其基础理论。这是一门新的医学分支学科，以其简便廉验吸引着许许多多医务工作者。纵观医学发展史，全息诊疗并非今日才有，具有两千多年历史的传统医学，在其理论、诊疗等方面都有丰富的全息思想，全息诊断治疗学就是从这些悠久的文化遗产中吸取营养，借助现代的科学理论，从一个新的角度去探索奇妙的人体世界。

(一)全息理论的基本概念

20世纪80年代被称为是信息时代，信息究竟是什么呢？ 在人类文明发展史上，随着人们对客观世界的物质性的不断认识，发现了能量存在，对人类的进步起到了巨大的推动作用。随着科技的发展，人们又发现了信息。现代信息论已经确定，信息既不是物质，也不是能量。信息是以物质为载体，以能量为动力，能量、信息、物质三位一体，三者密不可分，是一个统一体。广义的信息概念是指客观事物的具体表现，是一切事物所共有的特性，是客观事物普遍联系的一种形式。所有客观事物都以不同的方式发出信息，而表现着它们的存在。同时，每一客观事物又都处在其他事物发生的信息包围之中，并接受着其他事物的影响。全息论中信息概念为：泛指表象事物的符号和物质的虚象特征，通俗地讲，信息是指事物的特征，或者事物的模式，每一事物都包含有潜在信息和显现信息两部分。潜在信息和显现信息构成了事物的信息总和。

信息概念应用于医学和人体科学，可以认为是狭义的信息。人类在改造自然、认识自然的过程中，具有最先进的发出信息和接收信息的能力。人类在不断地进化过程中，储存着人类发展史的一切信息。人类通过不断地和外界环境的信息交换（接受和发出），而获得对整个宇宙的认识，从而达到改造自然、控制自身的目的，人类可以有选择地接受信息、认识信息和利用信息。

临床医学中，医生的望闻问切，都是通过不同的手段，有目的地去捕捉人体的生理的和病理的信息，用以诊断疾病，并可以通过一定的手段，向人体输注信息，以达治疗疾病的目的。例如，当我们发现，某人面色发黄，眼球巩膜黄染时，我们就可以通过这一信息初步判定此人患有肝病。当人体某个内脏器官有病或功能失调时，我们就可以通过针灸、按摩等手段给病人输入信息，使人体进行有组织和有秩序的运动，达到治疗疾病的目的。

（二）全息的概念

全息 (Holography) 一词，最早始于物理学，是“全部信息”的简称。1948年，物理学家盖柏 (D.Gabor) 和罗杰斯发明了激光照相术，通过这种摄影术得到的图像如果在一定程度上被破坏，每一小的碎片上，仍能重现整体的原像，只是比例的缩小。从信息论角度看，小碎片上包含的图像的信息，与原图像包含的信息相同。这样，就得出了“部分是整体的缩影”、“部分包含着整体的全部信息”的结论。将全息概念推而广之，则可描述为 “事物之间包含的信息相同或信息相似程度较大”，这就是全息。事物的每部分都包含着其他部分，同时又被其他部分包含。

在物体和宇宙中，物质、功能和结构与周围的部分有相对独立的边界的相对独立部分称为全息元。如一个细胞，一个节肢，一片树叶，甚至一个星球都是一个全息元。在同一全息元上的各个部位，从某一物质层次来看，其物质特性是大致相似的。但是，这种全息是有差异的全息，正是这种差异，才使每一事物区别于其他事物。在全息元与全息元之间，全息元与整体之间相互对立的部位称为全息同类项。如头与头、足与足之间可以互称全息同类项。

全息现象在人体比比皆是，最明显的是人的双耳，像一个倒置的胎儿，实际上耳廓上的各个部位都和人体组织器官相对应，全息相关。

(三)全息生物学理论

当西方的科学家们对“全息生物学” 这一名词还感到陌生的时候，这一新兴学科早在古老的中国得到迅速的发展。1973年，张颖清先生从人体第2掌骨侧穴位的发展到穴位分布的全息律，继之又提出了生物全息律、泛胚论、全息胚学说，最后创立了“全息生物学”。

1. 穴位分布的全息律

1973年，张颖清先生发现了在第2掌骨侧近心端有一个穴位，可以有效地治疗腿痛，推而广之，从第2掌骨侧发现了一系列的新穴，若有其对应的整体上的部位和器官命名，则第2掌骨侧穴位分布，恰似整个人体在此处的缩影，他称这些穴位为“第二掌骨侧全息穴位群”，之后，又经许多人身上进行测试，从而得出了“人体任何一节肢的穴位，如果以其对应的整体上的部位来命名

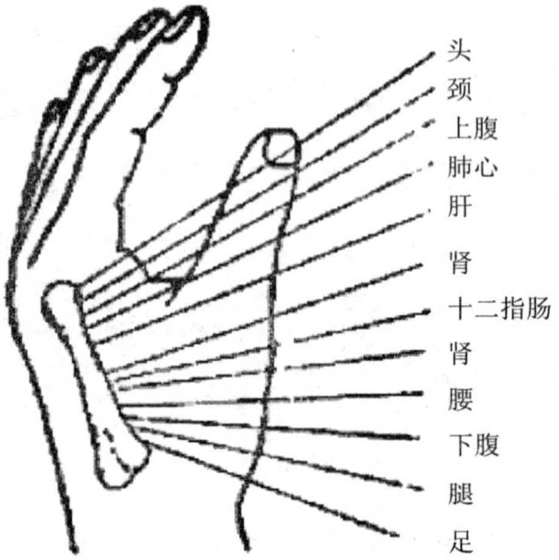

图29　第二掌骨全息图

的话，则每一节肢都恰像整个人体在这里的一个缩影，每两个相连的节肢的结合处，总是对立的两极联系在一起”。这就是穴位分布的全息律。像第2掌骨侧这样的全息穴位群，就称之为全息胚。全息胚是生物体上，在结构和功能上与其周围部分有明确的边界的相对独立的部分。全息胚的内部具有结构和功能相对完整性。在全息胚上，根据压痛点的有无和位置，可以判断整体上有无疾病或哪个部位有病。在相应部位施以刺激，可以治疗对应整体部位的疾病。

2.生物全息律

穴位的全息律提出以后，使得中医学中的穴位数大大地增加了，但是它还没有揭示出全息胚与整体之间、全息胚与全息胚之间的关系。张颖清先生又经过大量的观察论证，提出了生物全息律，其要点如下。

(1)全息胚上的各个部位，都分别在整体上或其也全息胚上有各自对应部分。

(2)全息胚上的某一部位，与整体上或其他全息胚上相对应的部位在生物学特征上相似程度较大。

(3)全息胚上的各个部位的分布规律和整体上或其他全息胚上各个对应部位的分布规律相同。

(4)两个相邻的全息胚总是对立的两极联在一起。也就是说，两个全息胚上相似的程度最大的两极总是处于相隔最远的位置。

生物全息律是全息生物学的核心，将全息生物学理论与医学实践相结合，指导并发展了传统医学中有关诊断和治疗，部分和整体关系的内容，随着该理论与实践的深入研究，对人类的医学事业将会作出更大的贡献。

穴系全息相关律在人体上的应用较广。其排列具有多种模式，但每种排列模式在人体中的各全息元各穴分布都遵循同一比例。如头顶至足这一模式将人体头至连线分为三份。其间又按脏腑器官排列，依次分布为：头顶穴、头面穴、咽喉穴、上肢穴、肺穴、心穴、肝胆穴、胃穴、脾穴、肾穴、膀胱穴、子宫穴、生殖器官穴、腿穴，从人体第2掌骨侧穴位的发展到穴位分布的全息律，继之又提出了生物全息律、泛胚论、全息胚学说，最后创立了“全息生物学”。

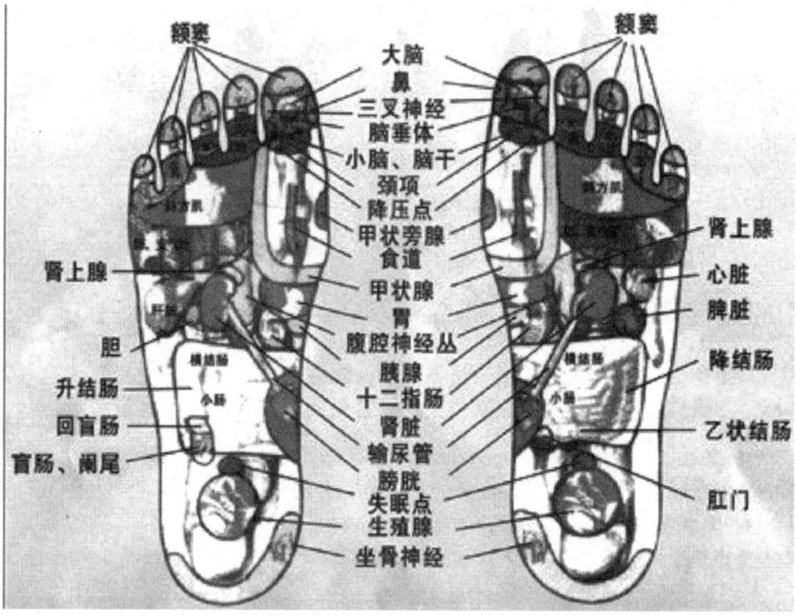

图30　人体脚底反射区示意图

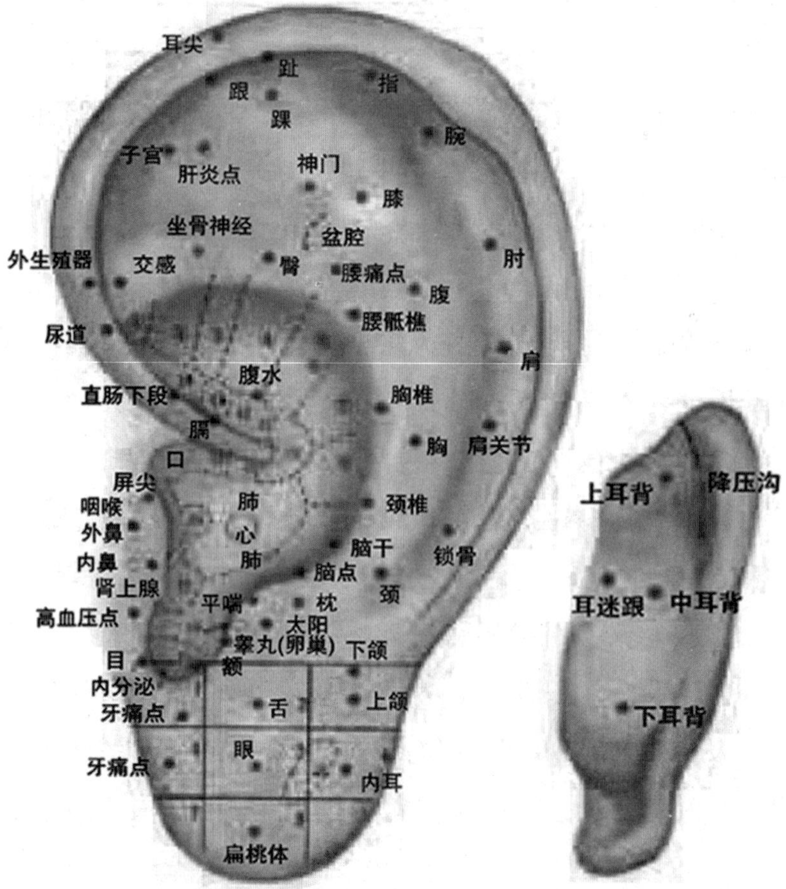

图31　耳穴全息图

第三节 磁疗法

一、磁疗简介

用磁治病，古已有之。传统中药学中，就将磁入药内服，可治疗众多疾病。其使用的历史可追溯至春秋战国时代。20世纪70年代以来，磁疗有了飞速发展，特别是随着相关磁性材料的进步，磁疗治病的效果也愈加肯定。

磁针治病的原理就是磁疗治病的原理。现代医学虽然迅猛发展，但对于很多疾病仍是束手无策，特别是对于慢性病、疑难杂症，如风湿、类风湿、哮喘、失眠、糖尿病、癌症等，它既不能对这些病的起因和演化作合理的科学解释，更缺乏有效的根治措施。我们应该看到，在东方古老的阴阳观下，我国传统的医学把人的健康问题看成血气问题，血气失衡则患病。从上述两个看待疾病的角度，我们可发现，差异在一个“气”字上，既然有很多疾病由现代科学的角度无法有效地解决，我们何不在传统的角度上进行重新研究，特别是在传统占有重要位置而又被现代科学所抹杀的一个“气”字的研究上呢，从传统的血气角度看，“血”属阴、属质，有实在的结构组织，性质是被动的。“气”则与之相反，属阳、属形、属精神或运动模式的，性质主动。治病可由“血”入手，也可由“气”入手。不管从何入手,目的都在于调整血气平衡。它们之间尽管各自不同,但也有它们存在于机体内的对应性，一本用了几千年的医学经典《黄帝内经》就包括《素问》和《灵枢》两部分。《素问》主要讲人体的实在结构体及其病变和治疗方式等。；《灵枢》则讲人的非实在结构体——经络及“气”方面的疗法，针灸疗法虽然是“气”疗法的代称但依然被人们继承下来。但由于针灸疗法本身的局限与社会发展本身所产生的矛盾,特别是与现代科学的矛盾,它越来越被人们遗忘了。

磁疗对于各式各样的疾病都有直接或间接的疗效，其原因是它的功能在于调“气”，《素问·举痛论》说：“百病皆生于气。”而张景岳则指出：“气之为用，无所不至，一有不调则无所不病。”应用磁针时也发现，在贴用磁针的人体部位上，用气感的方法可知，其部位的“气”量比贴磁前大得多，经曰：“气为血帅，气到血到。”其结果造成了病变位置的血流量及体液交换量的增加，从而有效地消灭了病毒或打通了病灶区的气机阻滞。

磁针疗法是一种气疗法，所以，它的疗效直接取决于“气”在人体中活动的基本情况。人体的“气”以人体经络作首要层次的通道，而经络则有“血”与“气”的比例问题，如气多血少、气少血多等基本模式。也有因人而异的敏感与迟钝等状态。这些状况与姓别、年龄，季节、气候、病种、病程（患病的时间）、时辰等有关。随上述各参量的变化产生变化。由于气疗法是以调整经络内气为主要手段，故上述问题都是气疗法的基本参量。举例说明，用本法治风湿效果要比治结石好；治小孩或老人的病的效果要比治中青年人好；在炎热的季节治病效果要比寒冷时好；病在有明显症状时的治疗效果较没明显症状时好；瘦人的治疗效果比胖人好。总之，“气疗法”的效果直接取决于患者的经络敏感状态。敏感者效果好，反之则差。而人体经络的敏感状态本身也是变化着的，随着对磁针的使用时间的增加（有时长达两个月），经络不敏感者也可变为敏感，从而收到较好的疗效。

另外，磁针的治疗方法是一种外治疗法，是“气”作用于人体而不是药物进入人体，故几乎没有副作用或药物残留等问题，不会对人体产生危害。

二、原理

1. 调整神经系统，改善大脑功能

磁针的磁场能有效地对中枢神经系统进行双向调节，使其兴奋过程和抑制过程达到相互平衡。磁场作用于头部，具有良好的镇静安眠作用。

2. 改善微循环，促进大脑血液供应

国内外学者研究表明，注意缺陷多动障碍和学习障碍等与大脑的发育延迟有关，并发现大脑局部的血液和血氧供给不足的现象。临床研究证实，大脑发生微循环障碍时，则会导致头痛、眩晕、失眠、多梦、记忆力减退、耳鸣、脑鸣等症状。磁针的磁性作用对人体和局部可产生共振效应和磁生物效应，具有扩张血管、促进血液循环、改善微循环状态的作用，同时，它还能提高红细胞的携氧能力，达7%左右。

3. 活化细胞，活化酶，促进细胞内代谢

4. 增强免疫功能，提高抗病能力。人体免疫系统是维护健康的主要防线。磁疗可提高免疫细胞的吞噬作用，使T淋巴细胞的百分率增加，并提高免疫球蛋白的含量，最终增强了机体的免疫力和抵抗力。

5. 抑制炎症发生、发展，解除组织肿胀、疼痛。

6. 降血糖、降血压抑制某些癌细胞。

三、磁疗应用

（一）磁场感应的强度以高斯来表达，人体对磁场接受的总磁场强度分为三级：

1. 小剂量或低磁场磁片的总磁场强度为3000GS以下。

2. 中剂量或中磁场磁片的总磁场强度为3000～6000GS。

3. 大剂量磁场磁片的总磁场强度为6000GS以上。

磁场强度越大，其穿透力也越强。值得注意，应用于人体治疗时，磁场强度会受到各种因素的影响，应予全面考虑后，才能正确地衡量磁疗效应。例如：我们在颈1、7处加用磁针，一般均将磁针放于药垫之上，这就大大减弱了磁场强度。其他如患者的个体差异，胖瘦、年龄等均可影响磁场强度。一颗梅花磁针的磁场强度为400～600GS，属于低剂量磁场磁片。关于副作用，多为症状性表现，并无严重的诸如致畸、致突变等副作用报告，经大量研究证实，用磁治病安全、可靠。

（二）禁忌症

1. 白细胞总数在4×10^9/L以下者。

2. 急性严重疾患，如急性心梗，急腹症、出血、脱水等。

3. 体质极度虚弱、高热。

4. 皮肤破溃、出血。

5. 磁疗后副作用明显。

（三）注意事项

1. 首先应明确诊断，根据病情施治。

2. 刚开始应用磁疗法时必须注意观察，因为副作用大部分在2天内出现。副作用有心慌、心悸、恶心、呕吐、一时性呼吸困难、嗜睡、乏力、头晕、低热、过敏等。如副作用轻微，且能坚持者，可继续治疗；若副作用严重者，应立即中断治疗。孕妇下腹禁用。

3. 如磁疗患者平时白细胞数较低，治疗中要定期复查血象。一旦白细胞总数在4×10^9/L以下应立即停止治疗。

4. 体内有金属植入物，一般应慎用磁疗。

附：磁疗应用

近年来，张必清教授团队致力于钻研磁疗在家庭保健应用领域，相继研发出了慈量源颈康链，腰康带，养生鞋等有特色磁疗保健产品，尤其对于颈腰椎疾病有很好的保健效果，受到市场一致好评。

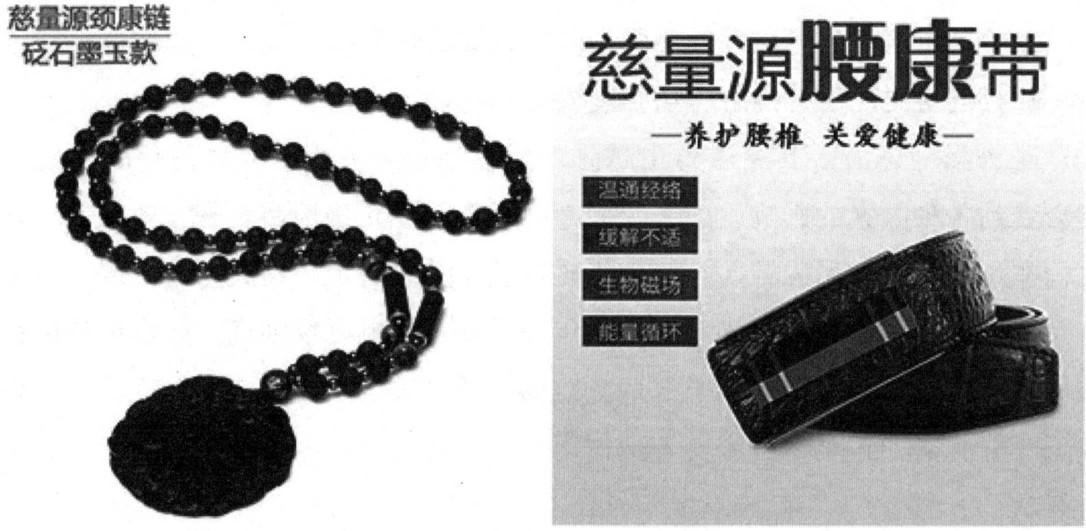

图32　腰康带

第四章　奇经疗法特色

第一节　概论

奇经梅花磁针灸综合疗法（以下简称奇经疗法）是以祖国医学整体观念、辨证论治、经络学说，结合现代医学解剖生理知识和生物全息医学理论为理论基础，研究疾病的发生、发展、转归与人体脊柱的稳定性、自主神经功能变化的关系和内脏器官受损、功能障碍时与体表穴位相对应关系，采用穴位推拿手法治疗、磁疗和穴位敷贴的一种新的自然疗法，是中西医结合史上一门新兴学科。

奇经疗法把中医从整体着眼、针对功能、多方调节和西医的从局部出发、针对结构的特点有机结合；利用经络、全息医学的疾病的体表反应特征，从脊柱与疾病的关系入手，在对五官疾病、头昏、头痛、胸闷、糖尿病、消化系统等多种病证的临床研究中发现，很多病变与脊柱的失稳和自主神经功能失调密切相关，从而提出了脊柱-交感神经病因学说：认为各种原因刺激和（或）压迫交感神经时，则引起交感神经和副交感神经平衡关系的失调，导致血管、肌肉等组织处于紧张状态，组织器官血液循环障碍，内脏器官功能紊乱而致病。

脊柱的失稳原因很多，以关节滑脱、小关节的错位、外伤、无菌性炎症、椎间盘退变、韧带肥厚、钙化等多见，这些都是引起交感神经兴奋性变化的重要因素。

交感神经兴奋的临床特征符合中医的阳、热、表证范畴；而副交感神经兴奋的临床特征则属中医的阴、寒、里证范畴。因此，自主神经功能失调，则机体的阴阳平衡失调，组织器官失养，瘀阻而成疾。

在对疾病的体表反应区的诊疗研究中，运用经筋理论和经络学说原理，探索穴位与器官的关系时，科学而通俗地提出了开关（穴位）→电线（经络）→灯泡（脏器）的开关论，揭示了奇经疗法的内病外治、上病下治、下病上治、左病右治、右病左治、异病同治，同病异治，见效快的奥秘，开辟了中西医结合新思路。

研究表明，各种病因（包括诱因）都是一种不良的刺激信号，经传入神经传至相应神经中枢，形成恶性信息，经传出神经至效应器，则形成或加重病损；而给予治疗性良性刺激时，形成良性刺激信号，传入相应神经中枢形成一种良性效应，该效应不断扩增，其后经传出神经传至病灶部位，使病灶修复，最终治愈。

博大精深的祖国医学蕴藏着深刻、朴素而丰富的辨证思想，综合治本，整体疗法和阴阳对立统一的辩证观。从而体会到，局部治病，为下医；整体治病，为中医：综合治本，调动体内气能治病为上医之理。中医药学方法论的理论体系是有异于西方现代医学的奇异之花。奇经疗法在继承祖国医学的基础上引入现代医学理念和缓释透皮技术等现代科学的新型内病外治方法，使疾病治疗又有了一个全新的理念。实践证明，该项技术具有科学性、实用性和安全性。该项技术符合现代医学回归自然的研究发展方向，符合现代医学发展的主流。因此，该项技术被中国针灸学会列为重点推广项目，被国家中医药管理局列为国家级中医药继续教育项目，并且该疗法于2005年入选国家《百项中医临床诊疗项目》。2007年入选国家中医药管理局第二批中医临床适宜推广技术项目。该疗法通过十年多临床推广应用，受到了国内外学术界的普遍关注和社会各界的普遍欢迎，它将为人类的健康事业做出新的贡献。

综上所述，对奇经疗法的理解主要应该包括以下几个方面。

1.奇经疗法是中西医结合的一种新的诊疗技术（以中医整体观念、经络学说等理论、现代医学生理解剖知识和生物全息医学为理论基础)。记忆：背靠三棵大树好乘凉。

2.主要研究①疾病的发生、发展、转归与人体脊柱的稳定性，自主神经功能变化的关系。记忆：脊柱病因学。②内脏器官受损、功能障碍时与体表穴位相对应关系。记忆：表里、内外关系。③对一些疾病病因病机有了新的认识，并在临床上证实有很好效果。如有胃病、糖尿病要治胆。俗称开关、病源。

3.以内调加外治为主要治疗手段，双管齐下，标本兼治，远近期疗效并重。①外治主要以手法点穴、磁疗、艾灸、药物穴位敷贴、运动罐疗法、治疗仪理疗几种相结合。②内调主要以口服一些生物健康营养素加日常饮食调养相结合。

4.学术地位　①1999年被中国针灸学会列为重点推广项目。②2002～2004年连续三年被国家中医药管理局列为国家级中医药继续教育项目。③2005年入选国家《百项中医临床诊疗项目》。④2007年入选国家中医药管理局第二批中医临床适宜推广技术项目。

第二节　理论特色

一、“病从颈生，治病从颈”扩展到“病从脊生，治病从脊”

1. 颈部骨骼、神经、血管、肌肉等结构复杂，上承头颅，下接躯体，在人体活动中起着承上启下的功能，是头部血液供应的必经之路；是脊髓、神经通行的管道，信息上传下达的通路。记忆：反射弧，办公室主任，小秘书。

2. 人体的手（足）三阳经、督、任等脉都循颈项，因此，颈部生理功能正常与否，对人体疾病的产生、发展、转归起到非常重要的作用。

二、“开关”理论

在运用经络学说和全息医学理论，研究内脏器官病变在体表的反应时，发现每种疾病都存在内外、表里特殊联系的反应点（穴位），且反应点与病变组织器官、与神经经络的走行有关。当对反应点进行治疗时，病变器官症状则即刻缓解或消失，系统治疗多能根治。由此，提出了开关论，即“开关”（信息点，穴位）→“电线”（神经，经络）→“灯泡”（组织器官）形象而科学。当点压穴位（打开开关）后，经络（电线）通畅，组织器官功能正常（灯泡则亮），反则反之。

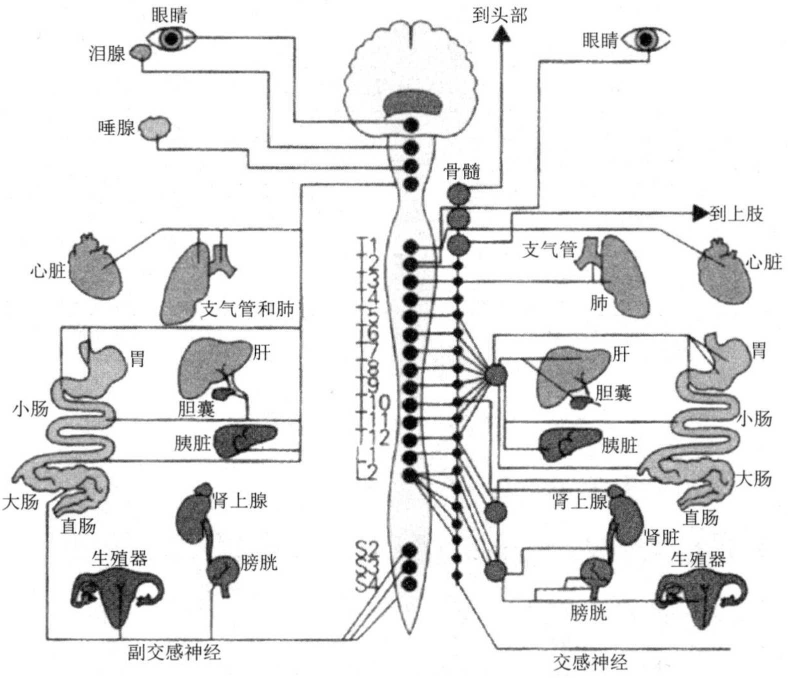

图33　人体脊椎神经系统与脏器的关系示意图

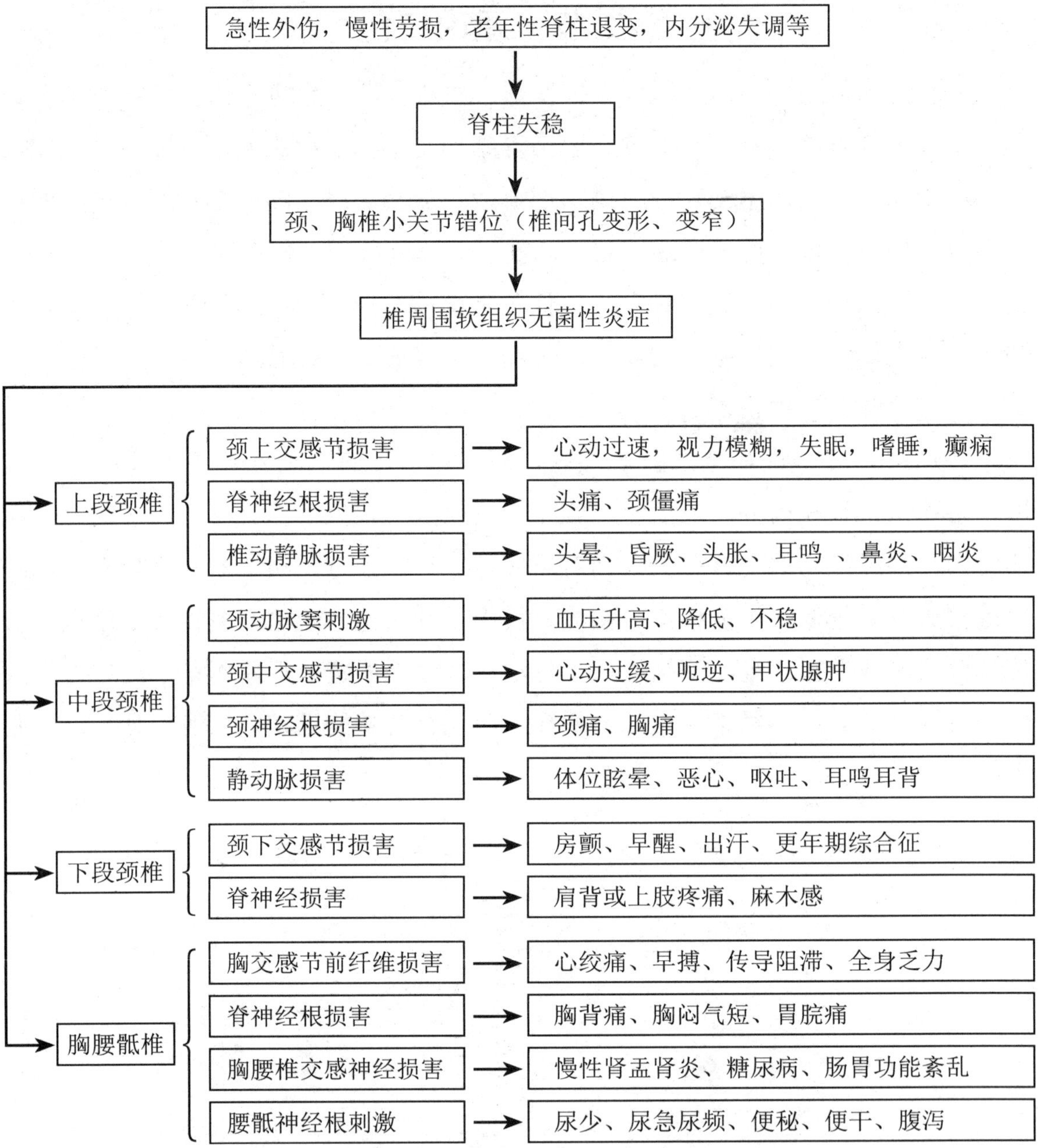

图34　脊椎病因图

三、自主神经功能失调论（阴阳平衡）

自主神经包括：交感神经和副交感神经，二者相互拮抗，相互调节，对立而又统一地维持着内脏器官正常的生理功能，在某些病因或（和）诱因的作用下，这种平衡调节作用失衡则出现相应组织器官功能紊乱。

脊柱的失稳原因很多，以关节滑脱、小关节的错位、外伤、无菌性炎症、椎间盘退变、韧带肥厚、钙化等多见，这些都是引起交感神经兴奋性变化的重要因素。

奇经疗法研究认为，交感神经兴奋的临床特点，属于中医的阳、热、表证范畴；而副交感神经兴奋的临床特征则属中医的阴、寒、里证范畴。因此，自主神经功能失调，则机体的阴阳平衡失调，组织器官失养，瘀阻而成疾。记忆:翘翘板。

四、电线杆理论

我们把人体脊椎比喻成电线杆，把附着在脊椎上肌肉、韧带等软组织比喻成电线杆上拉绳。电线杆稳定要靠固定在地上拉绳来保障，哪边拉绳紧了松了，电线杆就会歪；同样人体脊椎也是这样。

第三节　体检特色

体检体位有卧位（仰卧、俯卧）和坐位两种，以坐位常用。体检时按望、闻、问、触顺序进行，必要时也可用叩、听诊。

望诊：重点观察病变相关反映区皮肤色泽、毛发分布，有否隆起或凹陷，是否对称，步态、面色、舌诊等。

闻诊：口气，气味。

问诊：详细询问患者就诊主要病变的发生、发展诊疗经过及其效果。

触诊：检查者以拇指和（或）食指指腹，在反射区、相关穴位触诊、滑动检查发现其压痛、结节、凹陷、颗粒状或条索状物即为阳性体症。

压痛评级标准及记录方法：一般压痛为“+”，明显压痛为“++”，皱眉呼痛为“+++”，疼痛拒按为“++++”。

切记：对待老年病人血压、心率、脉搏等基本健康情况要清楚。

第四节　诊断特色

一、体穴诊断

根据体穴的阳性反应，结合临床症状，体征即可诊断。（必要时可结合医技检查）如：肝胆系疾病主要看胆五穴是否有压痛、条索状物、颗粒状物等。

二、第二掌骨全息诊断

生物全息论是从手先起步的，手部是理想的全息胚，作为手这一独立灵活的

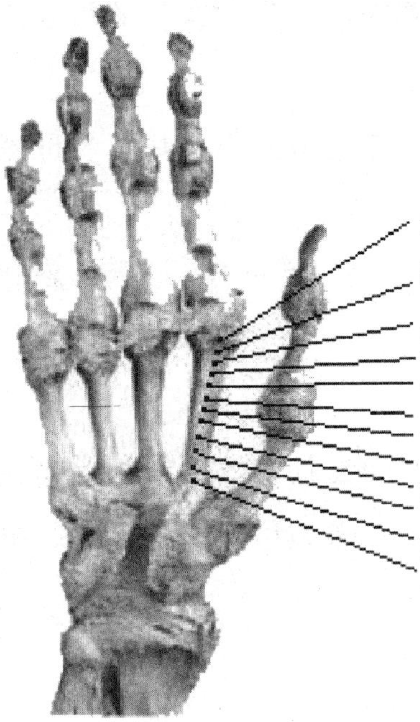

图35　第二掌骨全息诊断示意图

器官，作为人的标志，更接近于全方位，立体反应整个人体，第2掌骨最长，在第2掌骨上就有人体的一个完整缩影，它的排列顺序从远心端至近心端，将第二掌骨均分为十二等份，分别是头、颈、上肢、肺心、肝、胃、十二指肠、肾、腰、下腹、腿、足的反射区，左侧中点为脾胃，右侧为肝胆。人体各脏腑的器官的生理变化与病理变化的真实情况，均能通过双手的第2掌骨反射区客观反映出来。利用这一原理，按压第2掌骨反射区，如有压痛，结节感则为阳性，反映相应部位的病变，临床上常作为初步诊断筛选。(手诊，足底，耳穴等)

第五节　手法特色

一、手法要求

手法具体是指医生用手或身体的其他部位，在病人的体表的一定穴位或相应部位做不同的技巧操作，达到防治疾病的目的。

手法具体要求持久、有力、均匀、柔和，从而达到深透。用力要缓慢、渐进，逐渐加力。对急性损伤病人推拿手法要轻，时间要适度，原则上每个穴位治疗时间不少于1分钟；力度要因人而异，以病人可忍受为度；顺序先上而下，先后再前。

1. 持久　是指手法在操作时要持续一定时间，时间的积累就是治疗量的增加。

2. 有力　是指手法在操作时要有足够的力量，力量不足就达不到治疗效果，力量的大小应该根据病人体质强弱、病位的深浅而定。

持久、有力讲的是手法“量”的要求。

3. 均匀　是指手法在操作时快慢要均匀，轻重要均匀，不要时快时慢，压力不要时轻时重。

4.柔和　是指手法在操作时要放松自然，动作的起始、动作的变换要放松自然。用力不可生硬粗暴或用蛮力，要轻而不浮，重而不滞。

均匀、柔和讲的是手法质的要求。做到以上四点要求，才能使手法作用深入肌肤透达于病灶。

手法操作时，意、气、形结合，手、眼、身、步统一，从而达到《医宗金鉴》所说“一旦临证，机触于外，巧生于内，手随心转，法从手出”的目的。

二、手法种类

奇经全息诊疗法的点穴推拿手法主要是由中医按摩的按压点穴推拿手法演变而来，奇经手法分基本手法和专用手法两类。基本手法又分为拇指弹拨法、屈肘点穴法和拇指点穴法三种。基本手法的操作步骤为三步：即：一定，确定穴位准确位置；二拨，弹拨阳性反应物；三点压，即穴位点压。奇经疗法中常用的手法有如下几种。

1.揉法

动作要领：

掌揉法是用手掌大鱼际或掌根吸定于一定部位或穴位上，腕部放松，以肘部为支点，前臂作主动摆动，带动腕部作轻柔缓和的摆动。

指揉法是用手指罗纹面吸定于一定的部位或穴位上，腕部放松，以肘部为支点，前臂作主动摆动，带动腕和掌指作轻柔缓和的摆动。

本法操作时压力要轻柔，动作要协调而有节律。

2.点法

（1）拇指点穴法

动作要领：拇指点是用拇指端点压体表。屈指点有屈拇指，用拇指指间关节桡侧点体表，或屈食指，用食指近侧指间关节点压体表。

拇指指腹按压着力于施治部位或穴位上，逐渐加深施力，按而留之，称为拇指按法。

动作要领：患者坐位或卧位，术者以拇指指腹端着力于施治部位、穴位、反应物或压痛点上，由浅入深，按而留之，持续施力缓慢松开。此法作用甚广，但需选穴准确，或操作时离穴不离经。

注意事项：操作过程中拇指与食指部位垂直，施力和缓，直上直下的按压，不可摇动。

（2）屈肘点穴法

以肘尖鹰嘴部着力于施治部位，按而循之，称之为屈肘按法。

操作要领：患者俯卧位，医者上身略前倾，沉肩屈肘内成120°，将力集中于肘尖，以肘尖鹰嘴部着力于施治部位，穴位及反应区或压痛点上按压，着力均匀、深沉，持续1～3分钟，缓慢松开。

3. 拿法

捏而提起谓之拿。

动作要领：用大拇指和食、中指，或用大拇指和其余四指作相对用力，在一定的部位和穴位上进行节律性地提捏。

操作时用劲要由轻而重，不可突然用力，动作要缓和而有连贯性。

4. 拇指弹拨法

以拇指指腹水平位压住穴位条索状物或结节，适当用力左右或上下拨动使其松解，此法用于点穴之前。

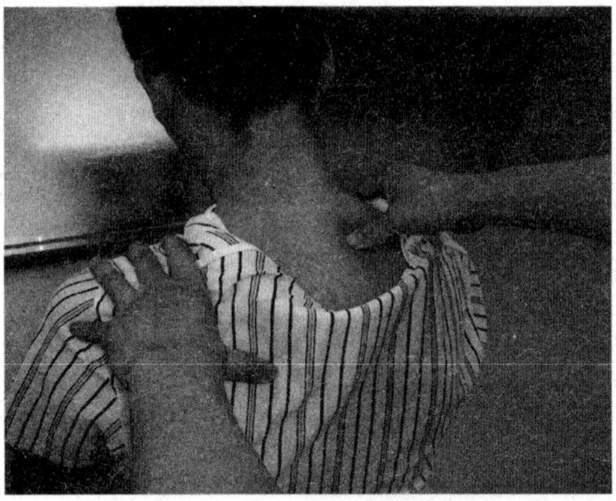

图36　拇指点按

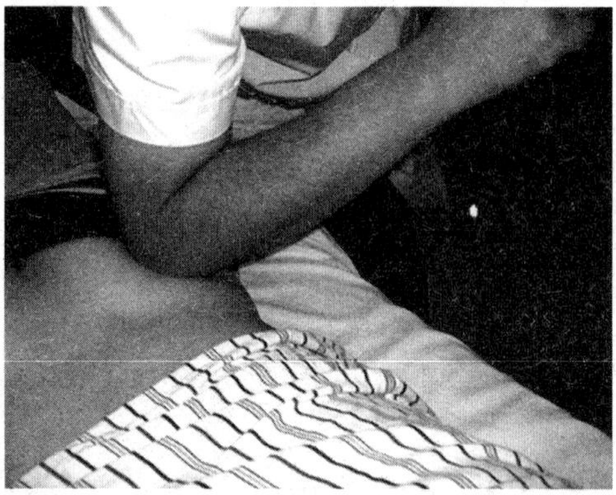

图37　肘按

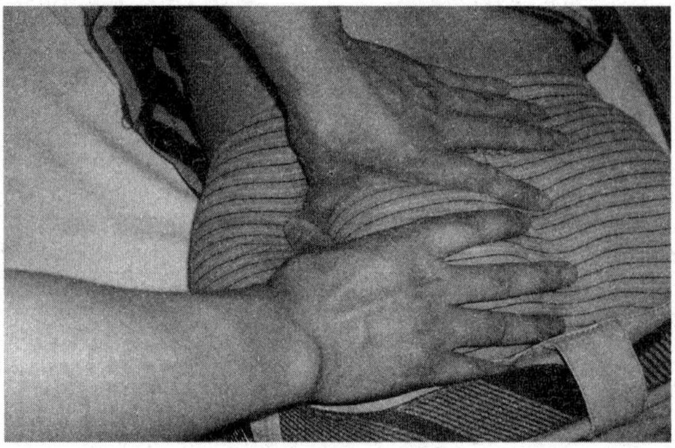

图38　双拇指点按

第六节　穴位特色

奇经疗法的穴位，是经过奇经堂长期临床观察 ，它既包含有许多传统中医的经络腧穴，又包含了许多的经外奇穴和经验穴，疗效奇特。

一、颈十穴

颈1穴

定位：【足太阳膀胱经之天柱穴附近】，在项部，大筋(斜方肌)外缘之后发际凹陷中，约后发际正中旁开1.3寸处压痛点。

局部层次解剖：穴下皮肤→皮下组织→斜方肌→头夹肌的内侧→头半棘肌。浅层布有第3颈神经后支的内侧支和皮下静脉。深层有枕大神经。

颈2穴

定位：【足少阳胆经之肩井穴附近压痛点】，在肩上，前直乳中，当大椎与肩峰端连线的中点处压痛点。

局部层次解剖：穴下皮肤→皮下组织→斜方肌→肩胛提肌。浅层布有锁骨上神经及颈浅动、静脉的分支或属支。深层有颈横动、静脉的分支或属支和肩胛背神经的分支。

颈3穴

定位：【足太阳膀胱经之右委中上一寸附近】，在腘横纹中点，当股二头肌腱与半腱肌肌腱中间压痛处。

局部层次解剖：穴下皮肤→皮下组织→腓肠肌内、外侧头之间。浅层布有股后皮神经和小隐静脉。深层有胫神经，腘动、静脉和腓肠动脉等。

颈4穴

定位：【足阳明胃经右侧上巨虚穴】， 在小腿前外侧，当犊鼻下6寸，距胫骨前缘一横指（中指）。

局部层次解剖：穴下皮肤→皮下组织→胫骨前肌→小腿骨间膜→胫骨后肌。浅层布有腓肠外侧皮神经。深层有胫前动、静脉和腓深神经。如深刺可能刺中胫后动、静脉和胫神经。

颈5穴

定位：【手少阳三焦经天髎穴】，在肩胛部，肩井与曲垣的中间，当肩胛骨上角处。

局部层次解剖：穴下皮肤→皮下组织→斜方肌→冈上肌。浅层布有锁骨上神经和第1胸神经后支外侧皮支。深层有肩胛背动、静脉的分支或属支，肩胛上动、静脉的分支和属支以及肩胛上神经等结构。

颈6穴

定位：【足少阴肾经俞府穴附近】，在胸部，当锁骨下缘，前正中线旁开2寸处压痛点.

局部层次解剖：穴下皮肤→皮下组织→胸大肌。浅层布有锁骨上内侧神经。深层有胸内、外侧神经的分支。胸腔内对应的器官有胸膜顶。

注意：推拿手法操作宜轻，上下滑动，重力易骨折。

颈7穴

定位：【足少阳胆经之风池穴】,在项部，当枕骨之下，与风府相平，胸锁乳突肌与斜方肌上端之间的凹陷处。

局部层次解剖：穴下皮肤→皮下组织→斜方肌和胸锁乳突肌之间→头夹肌→头半棘肌→头后大直肌与头上斜肌之间。浅层布有枕小神经和枕动、静脉的分支或属支。深层有枕下神经等结构。

颈8穴

定位：【足阳明胃经屋翳穴附近】,在胸部,当第2肋间隙，距前正中线4寸。

局部层次解剖：穴下皮肤→皮下组织→胸大肌→胸小肌。浅层布有第2肋间神经外侧皮支。深层有胸肩峰动、静脉的分支或属支，胸内、外侧神经的分支。更深层为胸膜和肺。

注意：推拿手法操作宜轻，左右滑动，重力易骨折。

颈9穴

定位：督脉上穴位,在背部,当后正中线上第3～7胸椎棘突下凹陷中的压痛点。

局部层次解剖：穴下皮肤→皮下组织→棘上韧带→棘间韧带。浅层布有第7胸神经后支的内侧皮支和伴行的动、静脉。深层有棘突间的椎外（后）静脉丛，第7胸神经后支的分支和第7肋间后动、静脉背侧支的分支或属支。

颈10穴

定位：【足太阴脾经阴陵泉穴下方压痛点】,在小腿内侧，当胫骨内侧髁后下方凹陷处。

局部层次解剖：穴下皮肤→皮下组织→半腱肌腱→腓肠肌内侧头。浅层布有隐神经的小腿内侧皮支，大隐静脉和膝降动脉分支。深层有膝下内侧动、静脉。

乳突点

定位： 在头部，当耳后乳突的后下方凹陷外。

局部层次解剖：穴下皮肤→皮下组织→胸锁乳突肌→头夹肌→头最长肌。浅层布有枕小神经，耳后动、静脉的分支或属支。深层有颈深动、静脉及椎动脉。

二.胆五穴

胆1穴

定位：在肩胛部，第四胸椎水平向右旁开6～7横指压痛处。

局部层次解剖：穴下皮肤→皮下组织→斜方肌→冈上肌。浅层布有第2胸神经后支的皮支和伴行的动、静脉。深层有肩胛上神经的分支和旋肩胛动、静脉的分支或属支。

胆2穴

定位：足太阳膀胱经，在背部，位于第5至7胸椎棘突下右侧旁开1.5寸的压痛或条索状物的区域。

局部层次解剖：穴下皮肤→皮下组织→斜方肌→竖脊肌。浅层布有第5、6、7胸神经后支的内侧皮支和伴行的动、静脉。深层有第5、6、7胸神经后支的肌支和相应的肋间后动、静脉背侧支的分支或属支。胸腔内对应的器官有胸膜腔、肺及肝（右）。

胆3穴

定位：【足太阳膀胱经右胆俞】，在背部，当第10胸椎棘突下，旁开1.5寸。

局部层次解剖：穴下皮肤→皮下组织→斜方肌→背阔肌→下后锯肌→竖脊肌。浅层布有第10、11胸神经后支的皮支和伴行的动、静脉。深层有第10、11胸神经后支的肌支和相应的肋间后动、静脉的分支或属支。胸腔内对应的器官有膈肋窦、膈、肾上腺、肝（右）脾（左）等。

胆4穴

定位：【足阳明胃经右梁门穴附近压痛点】，在上腹部，当脐中上4寸，距前正中线向右旁开2寸。

局部层次解剖：穴下皮肤→皮下组织→腹直肌鞘前壁→腹直肌。浅层布有第7、8、9胸神经前支的外侧皮支和前皮支及腹壁浅静脉。深层有腹壁上动、静脉的分支或属支，第7、8、9胸神经前支的肌支。腹腔内对应的器官有胃。

胆5穴

定位：【经外奇穴胆囊】，在小腿外侧上部，当腓骨小头前下方凹陷处（阳陵泉）直下2寸。

局部层次解剖：穴下皮肤→皮下组织→腓骨长肌。浅层布有腓肠外侧皮神经。深层有腓浅神经，腓深神经和胫前动、静脉。

三.肩四穴

肩1穴

定位：【手太阳小肠经天宗穴】，在肩胛部，当冈下窝中央凹陷处，与第4胸椎相平。

局部层次解剖：穴下皮肤→皮下组织→斜方肌→冈上肌。浅层布有第2胸神经后支的皮支和伴行的动、静脉。深层有肩胛上神经的分支和旋肩胛动、静脉的分支或属支。

肩2穴

定位：【手太阳小肠经肩贞穴】，在肩关节后下方，臂内收时，腋后纹头上1寸（指寸）。

局部层次解剖：穴下皮肤→皮下组织→三角肌后→肱三头肌长头→大圆肌→背阔肌腱。浅层布有第2肋间神经的外侧皮支和臂外侧上皮神经。深层有桡神经。

肩3穴

定位：【手少阳三焦经肩髎穴】，在肩部，肩髃后方，当臂外展时，于肩峰后下方呈现凹陷处。

局部层次解剖：穴下皮肤→皮下组织→三角肌→小圆肌→大圆肌→背阔肌腱。浅层布有锁骨上外侧神经。深层有腋神经和旋肱后动、静脉。

肩4穴

定位：【手阳明大肠经肩髃穴】，在肩部，三角肌上，臂外展，或向前平伸时，当肩峰前下方凹陷处。

局部层次解剖：穴下皮肤→皮下组织→三角肌→三角肌下囊→冈上肌腱。浅层布有锁骨上外侧神经，臂外侧上皮神经。深层有旋肱后动、静脉和腋神经的分支。

四.糖三穴

糖1穴

定位：【足太阳膀胱经左胰俞穴】，第八胸椎棘突下左旁开1.5寸。

局部层次解剖：穴下皮肤→皮下组织→斜方肌→背阔肌→下后锯肌→竖脊肌。浅层布有第8、9胸神经后支的皮支和伴行的动、静脉。深层有第8、9胸神经后支的肌支和相应的肋间后动、静脉的分支或属支。胸腔内对应的器官有膈、胰、肝。

糖2穴

定位：【足太阳膀胱经左脾俞】，在背部，当第11胸椎棘突下，旁开1.5寸。

局部层次解剖：穴下皮肤→皮下组织→背阔肌→下后锯肌→竖脊肌。浅层布有第11、12胸神经后支的皮支和伴行的动静脉。深层有第11、12胸神经后支的肌支和相应的肋间、肋下动、静脉的分支或属支。胸腹腔内对应的器官有肾。

糖3穴

定位：【足阳明胃经左上巨虚穴】，在小腿前外侧，当犊鼻下6寸，距胫骨前缘一横指(中指)。

局部层次解剖：穴下皮肤→皮下组织→胫骨前肌→小腿骨间膜→胫骨后肌。浅层布有腓肠外侧皮神经。深层有胫前动、静脉和腓深神经。如深刺可能刺中胫后动、静脉和胫神经。

五．新八髎穴(四条线)

新上髎穴

定位：在骶部，当髂后上棘与后正中线之间，向髂后上棘旁开2横指处。

局部层次解剖：穴下皮肤→皮下组织→胸腰筋膜浅层→竖脊肌→第1骶后孔。浅层布有臀中皮神经。深层有第1骶神经和骶外侧动静脉的后支。

新下髎穴

定位：在骶部，平长强穴，后正中线，旁开4横指外。

局部层次解剖：穴下皮肤→皮下组织→臀大肌→竖脊肌。浅层有臀中皮神经，深层有臀上、下动、静脉的分支或属支，臀下神经，第4骶神经和骶外侧动静脉的后支。

新次髎穴

定位：将上、下髎作一连线，均分为三等份，上1/3与2/3交界处为次髎 。

局部层次解剖：穴下皮肤→皮下组织肌→竖脊肌→第2骶后孔。浅层布有臀中皮神经。深层有第2骶神经和骶外侧动、静脉的后支。

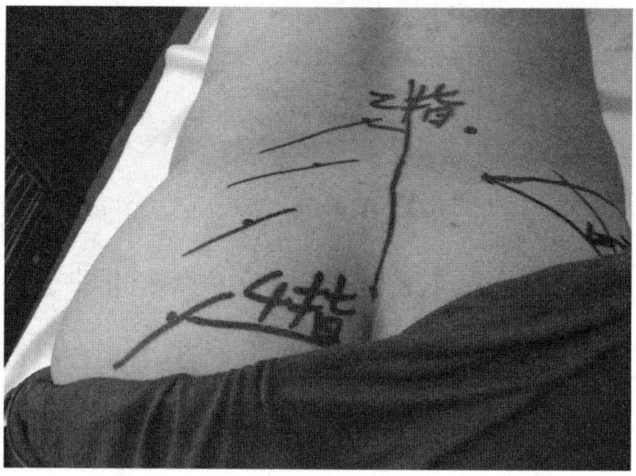

图47　新八髎穴

新中髎穴

定位：将上、下髎作一连线，均分为三等份，下1/3与2/3交界处为中髎。

局部层次解剖：穴下皮肤→皮下组织→臀大肌→竖脊肌。浅层布有臀中皮神经。深层有第3骶神经和骶外侧动、静脉的后支。

主治：

1. 新上髎主治妇科疾患，如子宫肌瘤，卵巢囊肿。

2. 新次髎主治下消化系统疾病，如结肠炎等。

3. 新中髎主治男性前列腺疾病等。

4. 新下髎主治痔疮等肛周疾病等。

六.臀上皮穴(四条线)

局部层次解剖：穴下皮肤→皮下组织→臀大肌→臀中肌→臀小肌。浅层布有臀部皮神经。深层布有臀上下神经，臀上、下动、静脉等。

臀中穴

定位：髂前上棘至髂后上棘连线的中线上压痛处。

臀前穴

定位：髂前上棘至臀中穴连线的中线上压痛处。

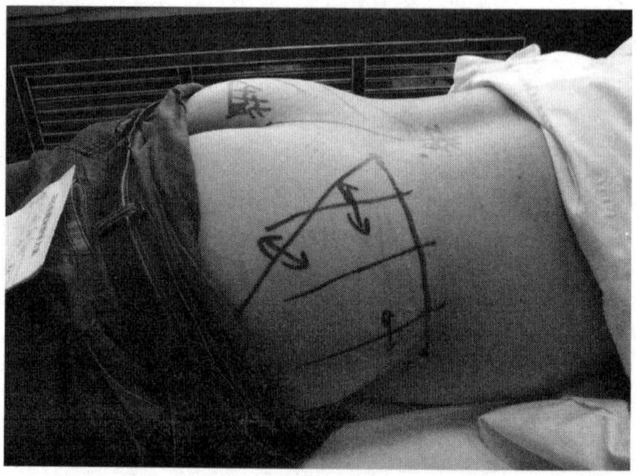

图48　臀上皮穴

臀后穴

定位：臀中穴与髂后上棘连线的中线上压痛处。

梨状肌反射区

定位：位于环跳穴附近，在股外侧部，侧卧屈股，当股骨大转子最凸点与骶管裂孔连线的中外1/3交界处，内斜上二横指。

局部层次解剖：穴下皮肤→皮下组织→臀大肌→坐骨神经→股方肌。浅层布有臀上皮神经。深层布有坐骨神经，臀下神经，股后皮神经和臀下动、静脉等。

七．全息穴位

子宫（前列腺）反射区：位于内踝后下凹陷处。

卵巢（睾丸）反射区：位于外踝后下凹陷处。

乳腺反射区：在第3至7胸椎旁开1.5寸区域处。

八．十四经穴

1.手太阴肺经

云门

定位：在胸前壁的外上方，肩胛骨喙突上方，锁骨下窝凹陷处，距前正中线6寸。

局部层次解剖：穴下皮肤→皮下组织→胸大肌→锁胸筋膜→喙锁韧带。浅层布有头静脉，锁骨上中间神经。深层有胸肩峰动、静脉支，胸内、外侧神经的分支。

中府

定位：在胸前壁的外上方，云门下1寸，平第1肋间隙，距前中线6寸。

局部层次解剖：穴下皮肤→皮下组织→胸大肌→胸小肌→胸腔。浅层布有锁骨上中间神经，第一肋间神经外侧皮支，头静脉等。深层有胸肩峰动、静脉和胸内、外侧神经。

孔最

定位：在前臂掌面桡侧，腕横纹上7寸。

局部层次解剖：穴下皮肤→皮下组织→肱桡肌→桡侧腕屈肌→指浅层肌与旋前圆肌之间→拇长屈肌。浅层布有头静脉和前臂外侧皮神经的分支。深层有桡动、静脉，桡神经浅支等。

尺泽

定位：在肘横纹中，肱二头肌腱桡侧凹陷处。

局部层次解剖：穴下皮肤→皮下组织→肱桡肌→桡神经→肱肌。浅层布有头静脉，前臂外侧皮神经等。深层有桡神经，桡侧副动、静脉前支，桡侧返动、静脉等。

2. 手阳明大肠经

合谷

定位：在手背第1、2掌骨间，当第二掌骨桡侧的中点处。

局部层次解剖：穴下皮肤→皮下组织→第一骨间背侧肌→拇收肌。浅层布有桡神经浅支、手背静脉网的桡侧部和第一掌背动、静脉的分支或属支。深层有尺神经深支的分支等结构。

曲池

定位：在肘横纹外侧端，屈肘，当尺泽与肱骨外上髁连线中点。

局部层次解剖：穴下皮肤→皮下组织→桡侧腕长伸肌和桡侧腕短伸肌→肱桡肌。浅层布有头静脉的属支和前臂后皮神经。深层有桡神经，桡侧返动、静脉和桡侧副动、静脉间的吻合支。

手三里

定位：在前臂背面桡侧，当阳溪与曲池连线上，肘横纹下2寸。

局部层次解剖：穴下皮肤→皮下组织→桡侧腕长伸肌→桡侧腕短伸肌→指伸肌的前方→旋后肌。浅层布有前臂外侧皮神经，前臂后皮神经。深层有桡侧返动、静脉的分支或属支以及桡神经深支。

迎香

定位：在鼻外缘中点旁，当鼻唇沟中。

局部层次解剖：穴下皮肤→皮下组织→提上唇肌。浅层布有上颌神经的眶下神经的分支。深层有面神经颊支，面动、静脉的分支或属支。

3.足阳明胃经

四白

定位：在眼球正中直下1寸，眶下孔处。

局部层次解剖：穴下皮肤→皮下组织→眼轮匝肌→提上唇肌→眶下孔或上颌骨。浅层布有眶下神经的分支，面神经的颧支。深层在眶下孔内有眶动、静脉和神经穿出。

颊车

定位:在面颊部，下颌角前上方大约一横指，在上下牙咬紧咬肌隆起高点处。

局部层次解剖：穴下皮肤→皮下组织→咬肌。布有耳大神经的分支，面神经下颌缘支的分支。

下关

定位:在闭嘴取时在颧弓下缘凹陷处,张口时此凹陷便鼓起

局部层次解剖：穴下皮肤→皮下组织→腮腺咬肌与颞骨颧突之间→翼外肌。浅层布有耳颞神经的分支，面神经的颧支，面横动、静脉等。深层有上颌动、静脉，舌神经，下齿槽神经，脑膜中动脉和翼丛等。

梁丘穴

定位:在髌骨外上缘上2寸处。

局部层次解剖：穴下皮肤→皮下组织→股直肌腱与股外侧肌之间→股中间肌腱的外侧。浅层布有股神经的前皮支和股外侧皮神经。深层有旋股外侧动、静脉的降支和股神经的肌支。

条口穴

定位:在上巨虚下2寸。

局部层次解剖：穴下皮肤→皮下组织→胫骨前肌→小腿骨间膜→胫骨后肌。浅层布有腓肠外侧皮神经。深层有胫前动、静脉和腓深神经。如深刺可能刺中腓动、静脉。

丰隆穴

定位:平条口穴距胫骨前脊两横指,外踝高点与犊鼻穴连线的中点。

局部层次解剖：穴下皮肤→皮下组织→趾长伸肌→长伸肌→小腿骨间膜→胫骨后肌。浅层布有腓肠外侧皮神经。深层有胫前动、静脉的分支或属支和腓深神经的分支。

足三里

定位：在小腿前外侧，当犊鼻下3寸，距胫骨前缘一横指。

局部层次解剖：穴下皮肤→皮下组织→胫骨前肌→小腿骨间膜→胫骨后肌。

浅层布有腓肠外侧皮神经。深层有胫前动、静脉的分支或属支。

上巨虚

定位：在小腿前外侧，当犊鼻下6寸，距胫骨前缘一横（中指）。

局部层次解剖：穴下皮肤→皮下组织→胫骨前肌→小腿骨间膜→胫骨后肌。浅层布有腓肠外侧皮神经。深层有胫前动、静脉和腓深神经。

下巨虚

定位：在小腿前外侧，当犊鼻下9寸，距胫骨前缘一横（中指）。

局部层次解剖：穴下皮肤→皮下组织→趾长伸肌→长伸肌→小腿骨间膜→胫骨后肌。浅层布有腓肠外侧皮神经。深层有胫前动、静脉和腓深神经。

内庭穴

定位:在足背，第二,三柘趾关节前的赤白肉际处。

局部层次解剖：穴下皮肤→皮下组织→在第2与第3趾的趾长、短伸肌腱之间→第2，3跖骨头之间。浅层布有足背内侧皮神经的趾背神经和足背静脉网。深层有趾背动、静脉。

4.足太阴脾经

商丘

定位:在足内踝前下缘的凹陷处。

局部层次解剖：穴下皮肤→皮下组织→内侧（三角）韧带→胫骨内踝。浅层布有隐神经，大隐静脉。深层有内踝前动、静脉分支或属支。

三阴交

定位:内踝高点上三寸,在胫骨后缘骨边。

局部层次解剖：穴下皮肤→皮下组织→趾长屈肌→胫骨后肌→长屈肌。浅层布有隐神经的小腿内侧皮支，大隐静脉的属支。深层有胫神经和胫后动、静脉。

地机

定位:在阴陵泉下3寸。

局部层次解剖：穴下皮肤→皮下组织→腓肠肌→比目鱼肌。浅层布有隐神经的小腿内侧皮支和大隐静脉。深层有胫神经的胫后动、静脉。

阴陵泉

定位：在小腿内侧，当胫骨内侧髁后下方凹陷处。

局部层次解剖：穴下皮肤→皮下组织→半腱肌腱→腓肠肌内侧头。浅层布有隐神经的小腿内侧的皮支，大隐静脉和膝降动脉分支。深层有膝下内侧动、静脉。

血海穴

定位:在髌骨内上缘上2寸。

局部层次解剖：穴下皮肤→皮下组织→股内侧肌。浅层布有股神经前皮支，大隐静脉的属支。深层有股动静脉的肌支和股神经的肌支。

大包穴

定位:在第六肋间腋中线上。

局部层次解剖：穴下皮肤→皮下组织→前锯肌。浅层布有第6肋间神经外侧皮支和胸腹壁静脉的属支。深层有胸长神经的分支和胸背动、静脉分支或属支。胸腔内对应的器官有胸膜腔、肺、膈、肝（右）胃（左）。

5.手少阴心经

极泉穴

定位：在腋窝中央动脉博动处。

局部层次解剖：穴下皮肤→皮下组织→臂丛和腋动、静脉→背阔肌腱→大圆肌。浅层布有肋间臂神经。深层有桡神经，尺神经，正中神经，前臂内侧皮神经，臂内侧皮神经，腋动、静脉。

神门穴

定位：在腕部，腕掌侧横纹尺侧端，尺侧腕屈肌腱的桡侧凹陷处。

局部层次解剖：穴下皮肤→皮下组织→尺侧腕屈肌腱桡侧缘。浅层布有前臂内侧皮神经，贵要静脉属支和尺神经掌支等。深层有尺动、静脉和尺神经。

6.手太阳小肠经

后溪穴

定位：在第五掌指关节后横纹头。

局部层次解剖：穴下皮肤→皮下组织→小指展肌→小指短屈肌。浅层布有尺神经手背支，尺神经掌支和皮下浅静脉等。深层有小指尺掌固有动、静脉和指掌侧固有神经。

听宫

定位：在面部，耳屏前，下颌骨髁状突的后方，张口时呈凹陷处。

局部层次解剖：穴下皮肤→皮下组织→外耳道软骨。布有耳颞神经，颞浅动、静脉耳前支的分支或属支。

7.足太阳膀胱经

膈俞

定位：第七胸椎棘突下旁开1.5寸处。

局部层次解剖：穴下皮肤→皮下组织→斜方肌→背阔肌→竖脊肌。浅层布有第7、8胸神经后支的内侧皮支和伴行的动静脉。深层有第7、8胸神经后支的肌支和相应的肋间后动静脉背侧支的分支或属支。胸腔内对应的器官有胸膜腔、肺及肝（右）。

左心俞

定位：第五胸椎棘突下左旁开1.5寸。

局部层次解剖：穴下皮肤→皮下组织→斜方肌→菱形肌下缘→竖脊肌。浅层布有第5、6胸神经后支的内侧皮支和伴行的动、静脉、深层有第5、6胸神经后支的肌支和相应的肋间后动、静脉背侧支的分支或属支。胸腔内对应的器官有胸膜腔，肺及肝（右）。

肺俞

定位：第三胸椎棘突下旁开1.5寸处。

局部层次解剖：穴下皮肤→皮下组织→斜方肌→菱形肌→上后锯肌→竖脊肌。浅层布有第3、4胸神经后支的内侧皮支和伴行的肋间后动、静脉背侧支的分支或属支。胸腔内对应的器官有胸膜腔及肺。

肾俞

定位：第二腰椎棘突下旁开1.5寸处。

局部层次解剖：穴下皮肤→皮下组织→胸腰筋膜浅层和背阔肌腱膜→竖脊肌。浅层布有第2、3腰神经后支的皮支和伴行的动、静脉。深层有2、3腰神经后支的肌支和相应的腰动、静脉的背侧支的分支或属支。腹腔内对应的器官有肾。

承山

定位：委中下8寸(腓肠肌上是合阳下是承山,中是承筋)

局部层次解剖：穴下皮肤→皮下组织→腓肠肌→比目鱼肌。浅层布有腓肠外侧皮神经，深层有胫神经和胫后静脉。

昆仑

定位:外踝高点与跟腱后缘之间的凹陷中。

局部层次解剖：穴下皮肤→皮下组织→跟腱前方的疏松结缔组织中。浅层布有腓肠神经和小隐静脉。深层有腓动、静脉的分支或属支。

申脉

定位：外踝高点直下凹陷处。

局部层次解剖：穴下皮肤→皮下组织→腓骨长肌腱→腓骨短肌腱→距跟外侧韧带。布有小隐静脉，腓肠神经的分支和外踝前动、静脉。

记忆:胸1大杼、2风门、3肺俞、4厥阴俞(牙痛)、5心俞、6督俞、7膈俞(胃痛)、8胰俞、9肝俞、10胆俞、11脾俞、12胃俞；腰1三焦俞、2肾俞、3气海俞、4大肠俞 。

8.足少阴肾经

涌泉

定位：足底前部凹陷处、 中线的前1/3与后2/3交点处。

局部层次解剖：穴下皮肤→皮下组织→足底腱膜（跖腱膜）→第二趾足底总神经→第2蚓状肌。浅层布有足底内侧神经的分支。深层有第2趾足底总神经和第2趾足底总动、静脉。

太溪

定位:内踝高点与跟腱后缘之间的凹陷中。

局部层次解剖：穴下皮肤→皮下组织→胫骨后肌腱→趾长屈肌腱与跟腱和跖肌腱之间→拇长屈肌。浅层布有隐神经的小腿内侧皮支，大隐静脉的属支。深层有胫神经和胫后动、静脉。

照海

定位：内踝高点直下的凹陷处。

局部层次解剖：穴下皮肤→皮下组织胫骨后肌腱。浅层布有隐神经的小腿内侧皮支，大隐静脉的属支。深层有跗内侧动、静脉的分支或属支。

复溜

定位：太溪直上2寸。

局部层次解剖：穴下皮肤→皮下组织→跖肌腱和跟腱前方→拇长屈肌。浅层布有隐神经的小腿内侧皮支，大隐静脉的属支。深层有胫神经和胫后动、静脉。

9.手厥阴心包经

曲泽

定位：在肱二头肌键的尺侧缘，肘横纹上。

局部层次解剖：穴下皮肤→皮下组织→正中神经→肱肌。浅层有肘正中静脉，前臂内侧皮神经等结构。深层有肱动、静脉，尺侧返动、静脉的掌侧支与尺侧下副动、静脉前支构成的动、静脉网，正中神经的本干。

内关

定位：腕横纹大陵穴上2寸。

局部层次解剖：穴下皮肤→皮下组织→桡侧腕屈肌腱和掌长肌腱之间→指浅屈肌→指深屈肌→旋前方肌。浅层布有前臂内侧皮神经，前臂外侧皮神经的分支和前臂正中静脉。深层在指浅屈肌和指深屈肌二者之间，有正中神经和正中神经伴行动、静脉。在前臂骨间前方有骨间前动、静脉的骨间前神经。

郄门

定位：腕横纹大陵穴上5寸。

局部层次解剖：穴下皮肤→皮下组织→桡侧腕屈肌腱与掌长肌腱之间→指浅屈肌→指深屈肌→前臂骨间膜。浅层布有臂外侧皮神经，前臂内侧皮神经分支和前臂正中静脉。深层有正中神经，正中神经伴行动、静脉，骨间前动脉，神经等结构。

劳宫

定位：屈指握拳时中指尖下即是。

局部层次解剖：穴下皮肤→皮下组织→掌腱膜在桡侧指浅、深屈肌腱之间→第2蚓状肌桡侧→第1骨间掌侧肌和第2骨间背侧肌。浅层布有正中神经的掌支和手掌侧静脉网。深层有指掌侧总动脉，正中神经的指掌侧固有神经。

10.手少阳三焦经

中渚

定位：在四，五掌指关节后的凹陷处。

局部层次解剖：穴下皮肤→皮下组织→第4骨间背侧肌。浅层布有尺神经的指背神经、手背静脉网的尺侧部。深层有第4掌背动脉等结构。

支沟

定位:在外关上1寸。

局部层次解剖：穴下皮肤→皮下组织→小指伸肌→拇长伸肌→前臂骨间膜。浅层布有前臂后皮神经，头静脉和贵要静脉的属支。深层有骨间后动、静脉和骨间后神经。

外关

定位：在前臂背侧，当阳池与肘尖的连线上，腕背横纹上2寸，尺骨与桡骨之间。

局部层次解剖：穴下皮肤→皮下组织→小指伸肌和指伸肌→拇长伸肌和示指伸肌。浅层布有前臂后皮神经，头静脉和贵要静脉的属支。深层有骨间后动静脉和骨间后神经。

翳风

定位：在乳突高点与下颌角之中央。

局部层次解剖：穴下皮肤→皮下组织→腮腺。浅层布有耳大神经和颈外静脉属支。深层有颈外动脉的分支耳后动脉、面神经等。

四渎

定位：在前臂背侧，当阳池与肘尖的连线上，肘尖下5寸，尺骨与桡骨之间。

局部层次解剖：穴下皮肤→皮下组织→小指伸肌与尺侧腕伸肌→拇长伸肌。浅层布有前臂后皮神经、头静脉和贵要静脉的属支。深层有骨间后动、静脉和骨间后神经。

11.足少阳胆经

环跳

定位：在股外侧，侧卧屈股，当股骨大转子最凸点与骶管裂孔连线的外1/3与中1/3交点处。

局部层次解剖：穴下皮肤→皮下组织→臀大肌→坐骨神经→股方肌。浅层布有臀上皮神经。深层布有坐骨神经，臀下神经，股后皮神经和臀下动、静脉等。

本神

定位：在入发际0.5寸，头正中线旁开3寸处。

局部层次解剖：穴下皮肤→皮下组织→枕额肌额腹。布有眶上侧支和眶上动、静脉外侧支。

风市

定位：直立，两手自然下垂贴于大腿外侧，中指尖所到之处 。

局部层次解剖：穴下皮肤→皮下组织→髂胫束→股外侧肌→股中间肌。浅层布有股外侧皮神经。深层有旋股外侧动脉降支的肌支和股神经的肌支。

丘墟

定位：在外踝前下方凹陷中。

局部层次解剖：穴下皮肤→皮下组织→趾短伸肌→距外侧韧带→跗骨窦。布有足背浅静脉，足背外侧皮神经，足背中间皮神经，外踝前动、静脉。

膝阳关

定位：在阳陵泉上3寸，股骨外上髁后缘。

局部层次解剖：穴下皮肤→皮下组织→髂胫束后缘→腓肠肌外侧头前方。浅层布有股外侧皮神经。深层有膝上外侧、动静脉。

阳陵泉

定位：腓骨小头前下缘凹陷处。

局部层次解剖：穴下皮肤→皮下组织→腓骨长肌→趾长伸肌。浅层布有腓肠外侧皮神经。深层有胫前返动、静脉，膝下外侧动、静脉的分支或属支和腓总神经分支。

光明

定位：在外踝高点上5寸。

局部层次解剖：穴下皮肤→皮下组织→腓骨短肌→前肌间隔→趾长伸肌→拇长伸肌→小腿骨间膜→胫骨后肌。浅层布有腓浅神经和腓肠外侧皮神经。深层有腓深神经和胫前动、静脉。

悬钟

定位：在外踝高点上3寸 。

局部层次解剖：穴下皮肤→皮下组织→趾长伸肌→小腿骨间膜。浅层布有腓肠外侧皮神经。深层有腓神经的分支，穿腿骨间膜有腓动、静脉。

12．足厥阴肝经

章门

定位：在11浮肋端下方。

局部层次解剖：穴下皮肤→皮下组织→腹外斜肌→腹横肌。浅层布有第10及第11胸神经前支的外侧皮支，胸腹壁浅静脉的属支。深层有第10及第11胸神经和肋间后动、静脉的分支或属支。腹腔内对应的器官右侧有盲肠、升结肠、阑尾；左侧有降结肠、乙状结肠等。

期门

定位：在胸部，乳头直下，第六肋间隙，前正中线旁开4寸。

局部层次解剖：穴下皮肤→皮下组织→胸大肌下缘→腹外斜肌→肋间外肌→肋间内肌。浅层布有第6肋间神经的外侧皮支，胸腹壁静脉的属支。深层有第6肋间神经和第6肋间后动、静脉的分支或属支。胸腹腔内对应的器官右侧有肝，左侧有胃。

行间

定位：在第一，二跖趾关节前的赤白肉际处。

局部层次解剖：穴下皮肤→皮下组织→拇趾近节趾骨基底部与第2跖骨头之间。布有腓深神经的趾背神经和趾背动、静脉。

太冲

定位：在第一，二跖趾关节后，第一，二跖趾骨结合部前的凹陷处。

局部层次解剖：穴下皮肤→皮下组织→拇长伸肌腱与趾长伸肌腱之间→拇短伸肌腱的外侧→第1骨间背侧肌。浅层布有足背静脉网，足背内侧皮神经等。深层有腓深神经和第1趾背动、静脉。

曲泉

定位：在屈膝时内侧横纹头后上方凹陷处。

局部层次解剖：穴下皮肤→皮下组织→缝匠肌后缘→股薄肌腱后缘→半膜肌腱→腓肠肌内侧头。浅层有隐神经，大隐静脉。深层有膝上内侧动、静脉的分支或属支。

13.督脉

长强

定位：在尾骨端下，当尾骨端与肛门连线的中点处。

局部层次解剖：穴下皮肤→皮下组织→肛尾韧带。浅层布有尾神经的后支。

深层有阴部神经的分支，肛神经，阴部内动、静脉的分支或属支，肛动、静脉。

腰阳关

定位:在腰部，当后正中线上，第4腰椎棘突下凹陷中。

局部层次解剖：穴下皮肤→皮下组织→棘上韧带→棘间韧带→弓间韧带。浅层布有第4腰神经后支的内侧支和伴行的动、静脉。深层有棘突间的椎外（后）静脉丛，第4腰神经后支的分支和第4腰动、静脉的背侧支的分支或属支。

命门

定位:在腰部，当后正中线上，第2腰椎棘突下凹陷中。

局部层次解剖：穴下皮肤→皮下组织→棘上韧带→棘间韧带→弓间韧带。浅层布有第2腰神经后支的内侧支和伴行的动、静脉。深层有棘突间的椎外（后）静脉丛，第1腰神经后支的分支和第1腰动、静脉背侧支的分支或属支。

至阳

定位:在背部，当后正中线上，第7胸椎棘突下凹陷中。

局部层次解剖：穴下皮肤→皮下组织→棘上韧带→棘间韧带。浅层有第7胸神经后支的内侧皮支和伴行的动、静脉。深层有棘突间的椎外（后）静脉丛，第7胸神经后支的分支和第7肋间后动、静脉背侧支的分支或属支。

大椎

定位:在后正中线上，第7颈椎棘突下凹陷中。

局部层次解剖：穴下皮肤→皮下组织→棘上韧带→棘间韧带。浅层布有第8颈神经后支的内侧支和棘突间皮下静脉丛，深层有棘突间的椎外（后）静脉丛和第8颈神经后支的分支。

风府

定位:在项部，当后发际正中直上1寸，枕外隆凸直下，两侧斜方肌之间凹陷中。

局部层次解剖：穴下皮肤→皮下组织→左右斜方肌腱之间→项韧带（左、右头半棘肌之间）→左、右头后大、小直肌之间。浅层布有枕大神经和第3枕下神经的分支。

百会

定位：在头部，当前发际正中直上5寸，或两耳尖连线的中点处。

局部层次解剖：穴下皮肤→皮下组织→帽状腱膜→腱膜下疏松组织。布有枕大神经，额神经的分支和左右颞浅动、静脉及枕动、静脉吻合网。

14.任脉

膻中

定位：在胸部，当前正中线上，平第4肋间，两乳头连线的中点。

局部层次解剖：穴下皮肤→皮下组织→胸骨体。布有第4肋间神经前皮支和胸廓内动静脉的分支。

天突

定位：在颈部，当前正中线上，胸骨上窝中央。

局部层次解剖：穴下皮肤→皮下组织→左右胸锁乳突肌腱（两胸骨头）之间→胸骨柄颈静脉切迹上方→左右胸骨甲状肌→气管前间隙。浅层布有锁骨上内侧神经，皮下组织内有颈阔肌和颈静脉弓。深层有头臂干、左颈总动脉、主动脉弓和头臂静脉等重要结构。

中脘

定位：在上腹部，前正中线上，当脐中上4寸。

局部层次解剖：穴下皮肤→皮下组织→腹白线→腹横筋膜→腹壁外脂肪→壁腹膜。浅层布有第7胸神经前支的前皮支及腹壁浅静脉的属支。深层有第7胸神经前支的分支。腹腔内对应的器官有肝、胃、胰等。

九.经外奇穴

印堂

定位：在额部，当两眉头之中间。

局部层次解剖：穴下皮肤→皮下组织→降眉间肌。布有额神经的分支，滑车上神经，眼动脉的分支，额动脉及伴行的静脉。

太阳

定位：在颞部，当眉梢与目外眦之间，向后大约一横指的凹陷处。

局部层次解剖：穴下皮肤→皮下组织→眼轮匝肌→颞筋膜→颞肌。布有颧神经的分支颧面神经，面神经的颞支和颧支，下颌神经的颞神经和颞浅动、静脉的分支。

颈百劳

定位：在项部，当大椎直上2寸，后正中线旁开1寸。

局部层次解剖：穴下皮肤→皮下组织→斜方肌→上后距肌→头颈夹肌→头半棘肌→多裂肌。浅层布有第4、第5颈神经后支的皮支。深层有第4、第5颈神经后支的分支。

子宫

定位：在下腹部，当脐中下4寸，中极旁开3寸。

局部层次解剖：穴下皮肤→皮下组织→腹外斜肌建膜→腹内斜肌→腹横肌→腹横筋膜。浅层布有髂腹下神经的外侧皮支和腹壁浅静脉。深层有髂腹下神经的分支和腹壁下动、静脉的分支或属支。腹腔内对应的器官是小肠、盲肠与阑尾（右）、乙状结肠（左）。

定喘

定位：在背部，当第7颈椎棘突下，旁开0.5寸。

局部层次解剖：穴下皮肤→皮下组织→斜方肌→菱形肌→上后锯肌→颈夹肌→竖脊肌。浅层布有第8颈神经后支的内侧皮支。深层有颈深动、静脉和颈横动、静脉的分支或属支及第8颈神经，第1神经后支的肌支。

腰痛点

定位：在手背侧，当第2、3掌骨及第4、5掌骨之间，腕横纹与掌指关节中点处，一侧2穴。左右共4穴。

局部层次解剖：一穴，穴下皮肤→皮下组织→指伸肌腱和桡侧腕短伸肌腱。另一穴，穴下皮肤→皮下组织→小指伸肌腱与第4指肌腱之间。此二穴处布有手背静脉网和掌背动脉，有桡神经的浅支和尺神经的手背支。

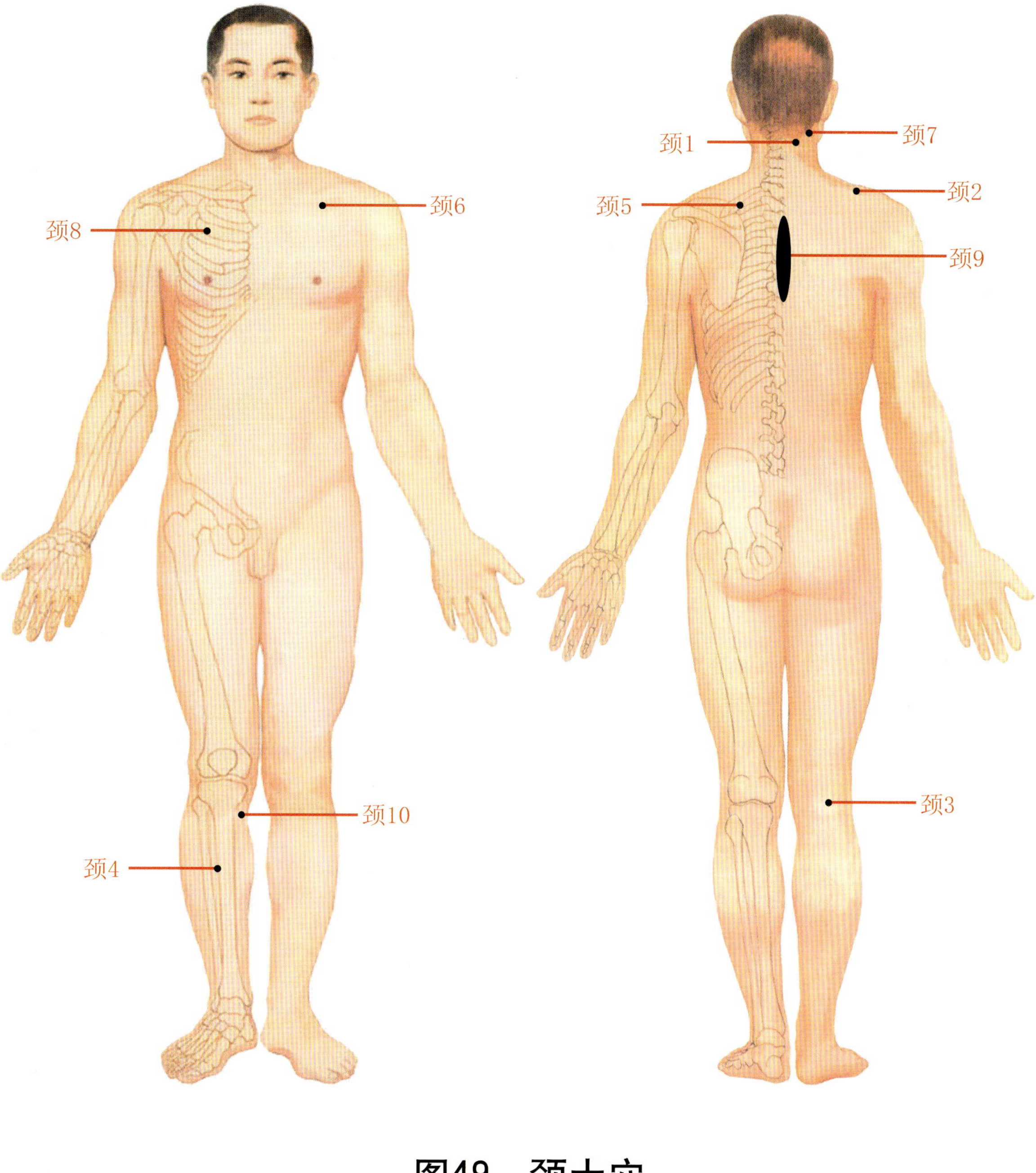

图49　颈十穴

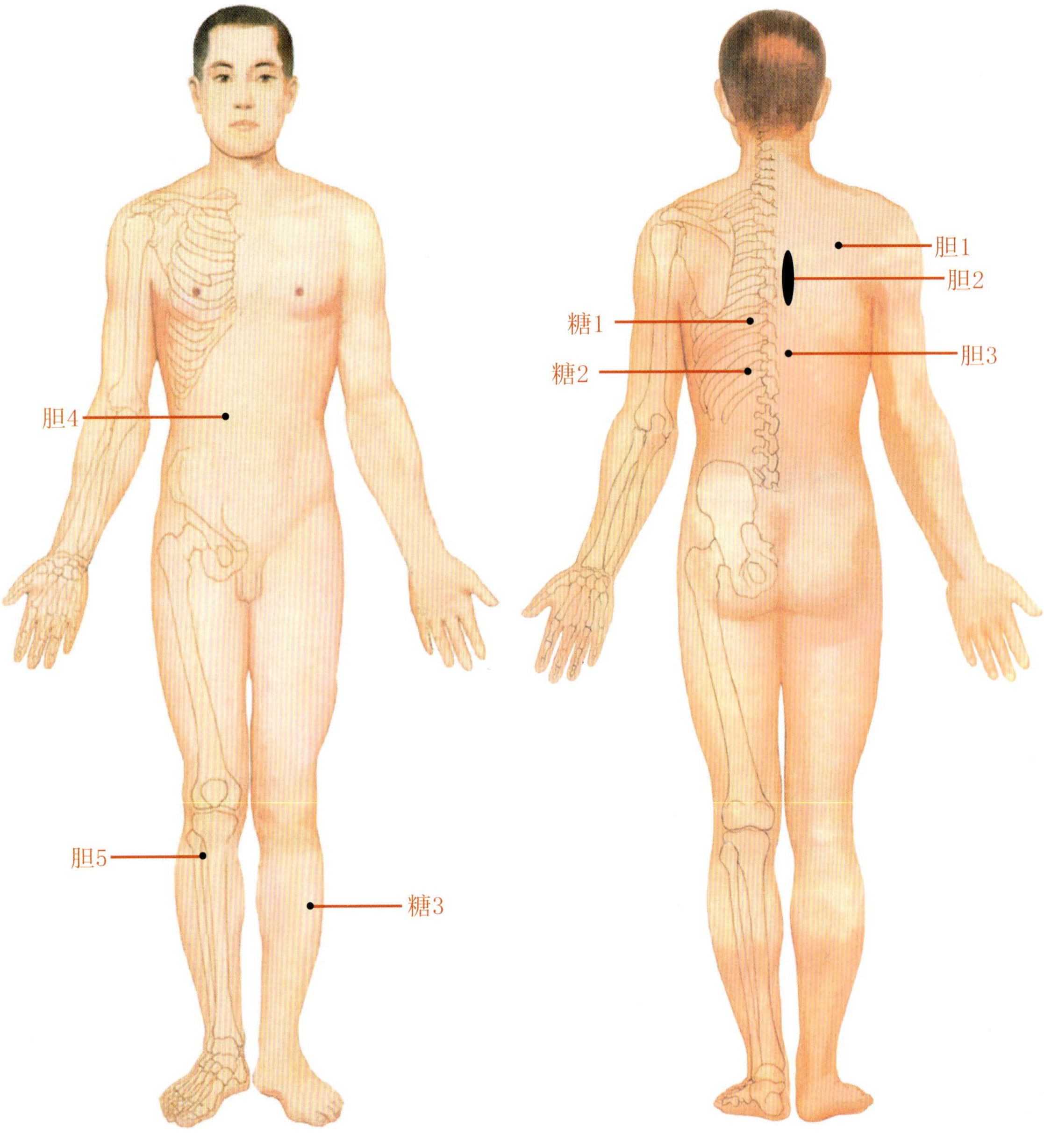

图50　胆五穴和糖三穴

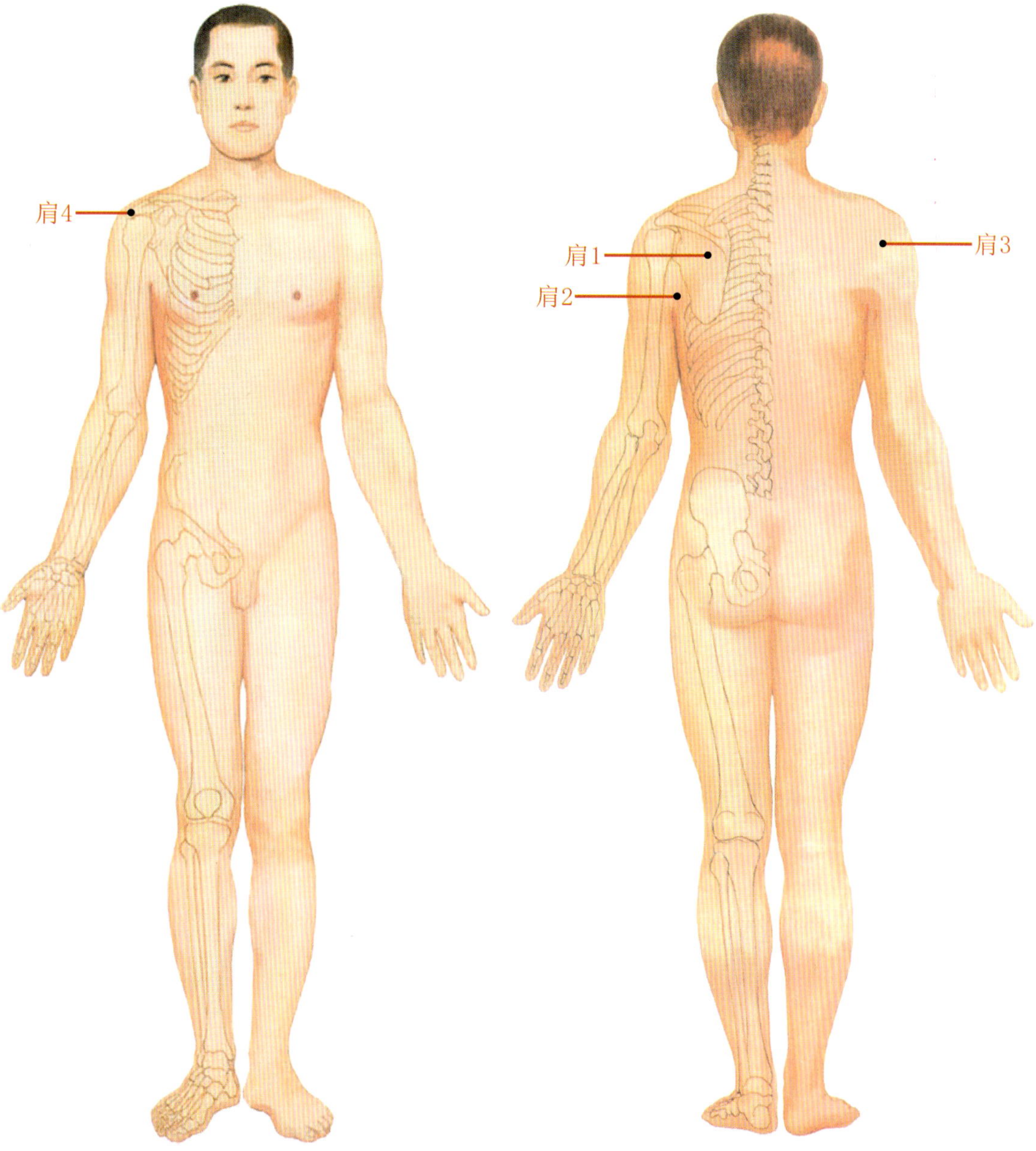

图51　肩四穴

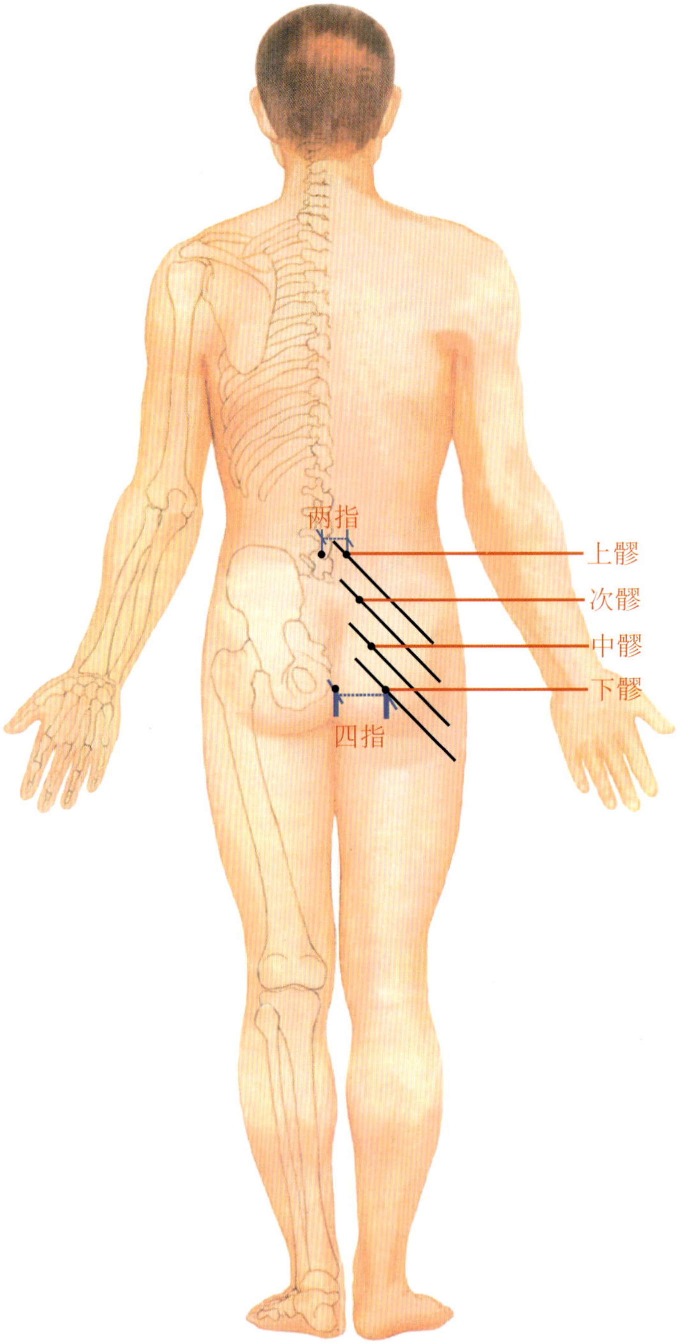

图52　新八髎穴

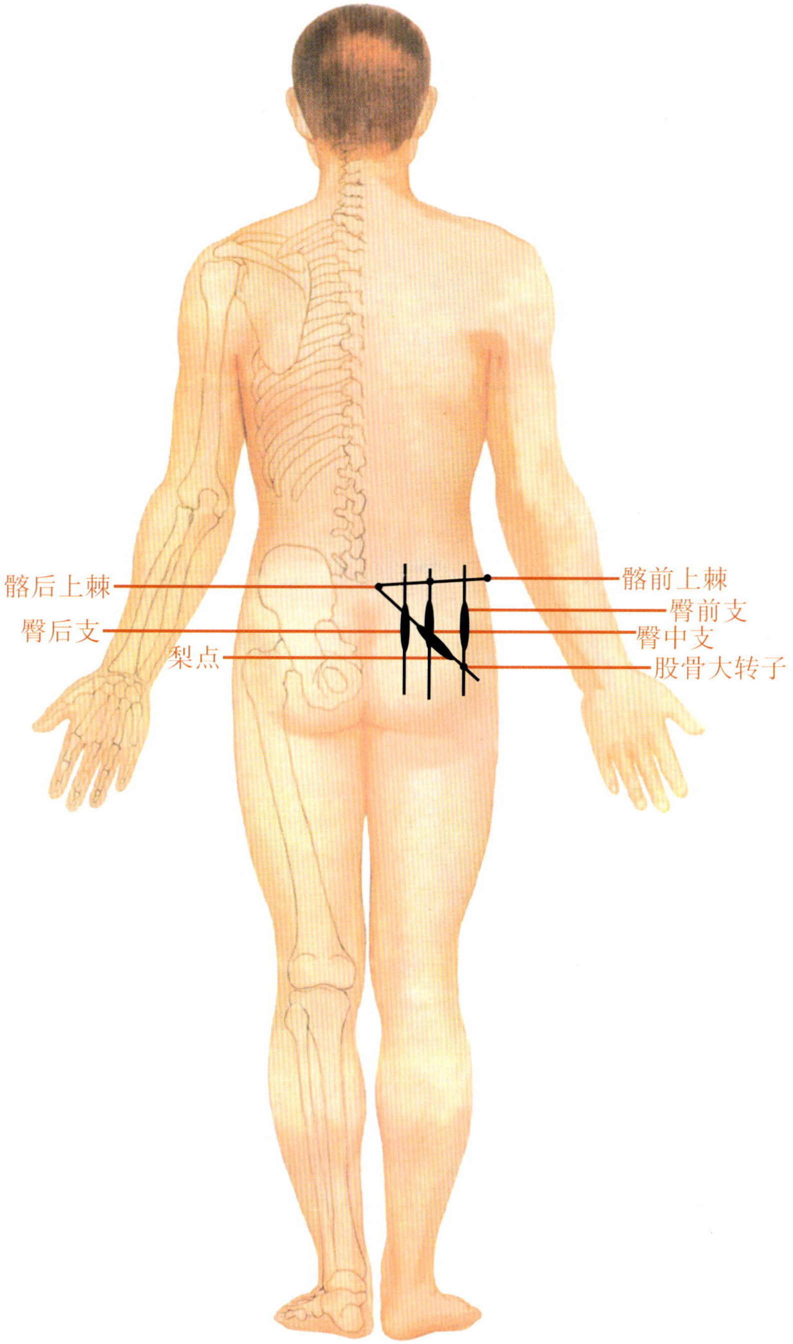

图53 臀上皮穴和梨点穴

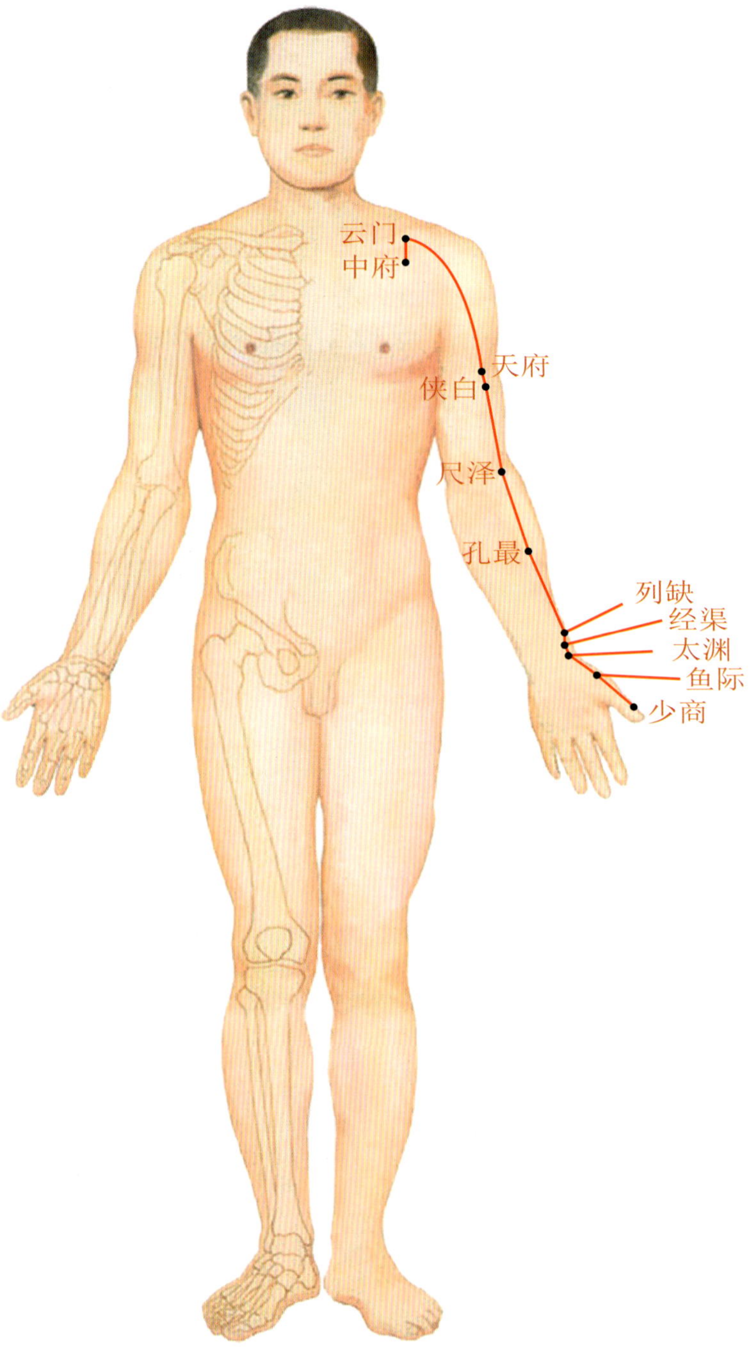

图54　手太阴肺经穴

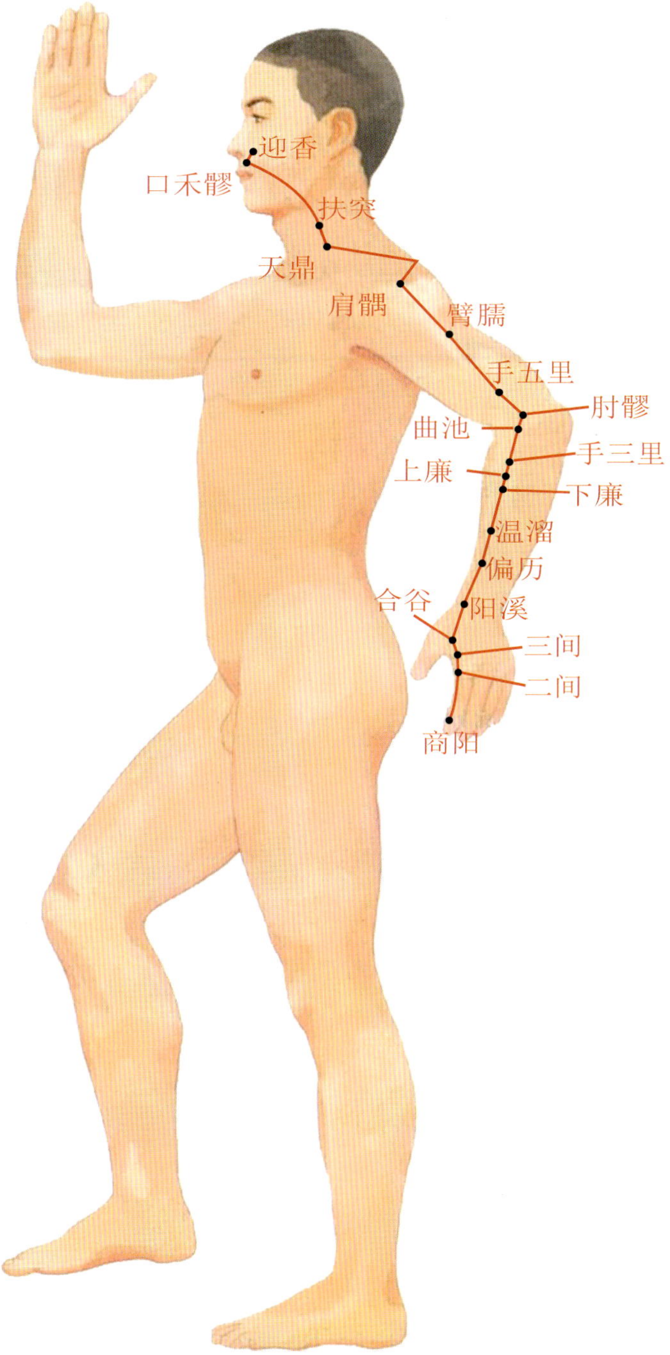

图55　手阳明大肠经穴

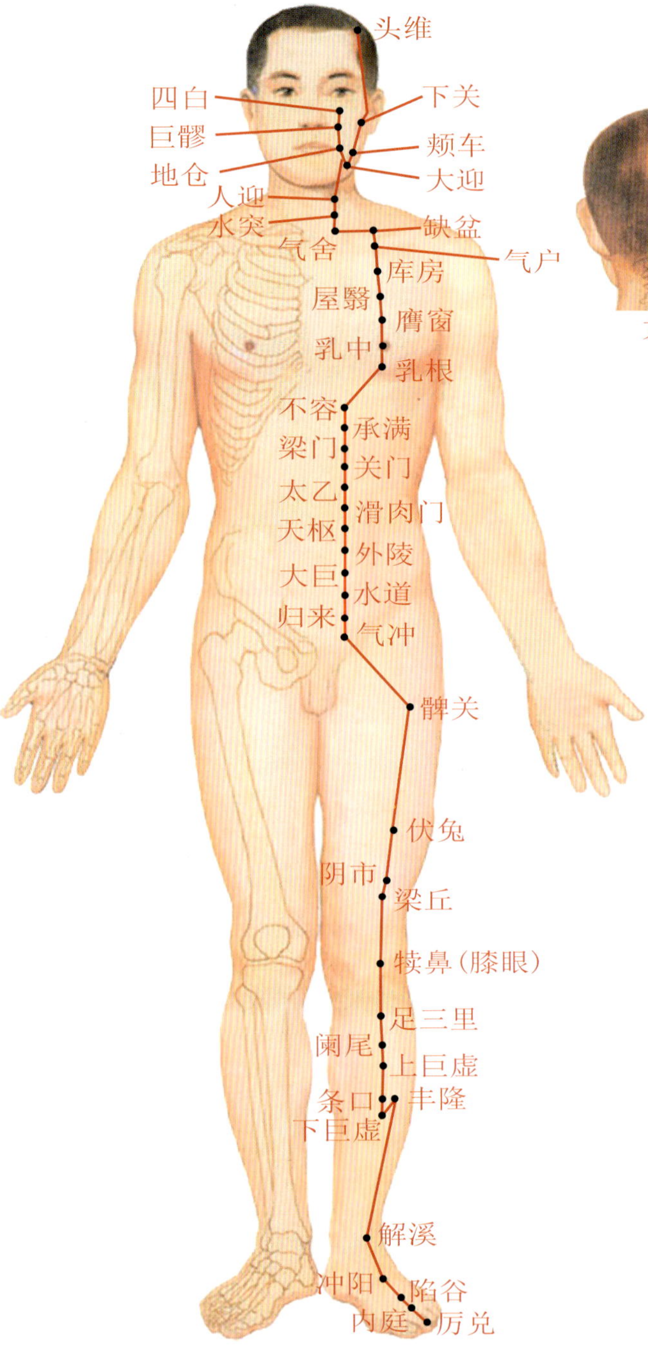
头维
四白
下关
巨髎
颊车
地仓
大迎
人迎
水突
缺盆
气舍
气户
库房
屋翳
膺窗
乳中
乳根
不容
承满
梁门
关门
太乙
滑肉门
天枢
外陵
大巨
水道
归来
气冲
髀关
伏兔
阴市
梁丘
犊鼻（膝眼）
足三里
阑尾
上巨虚
条口
丰隆
下巨虚
解溪
冲阳
陷谷
内庭
厉兑
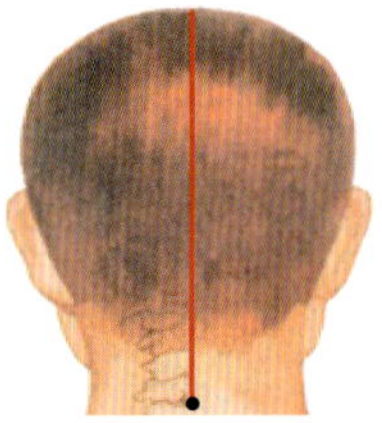
大椎

图56　足阳明胃经穴

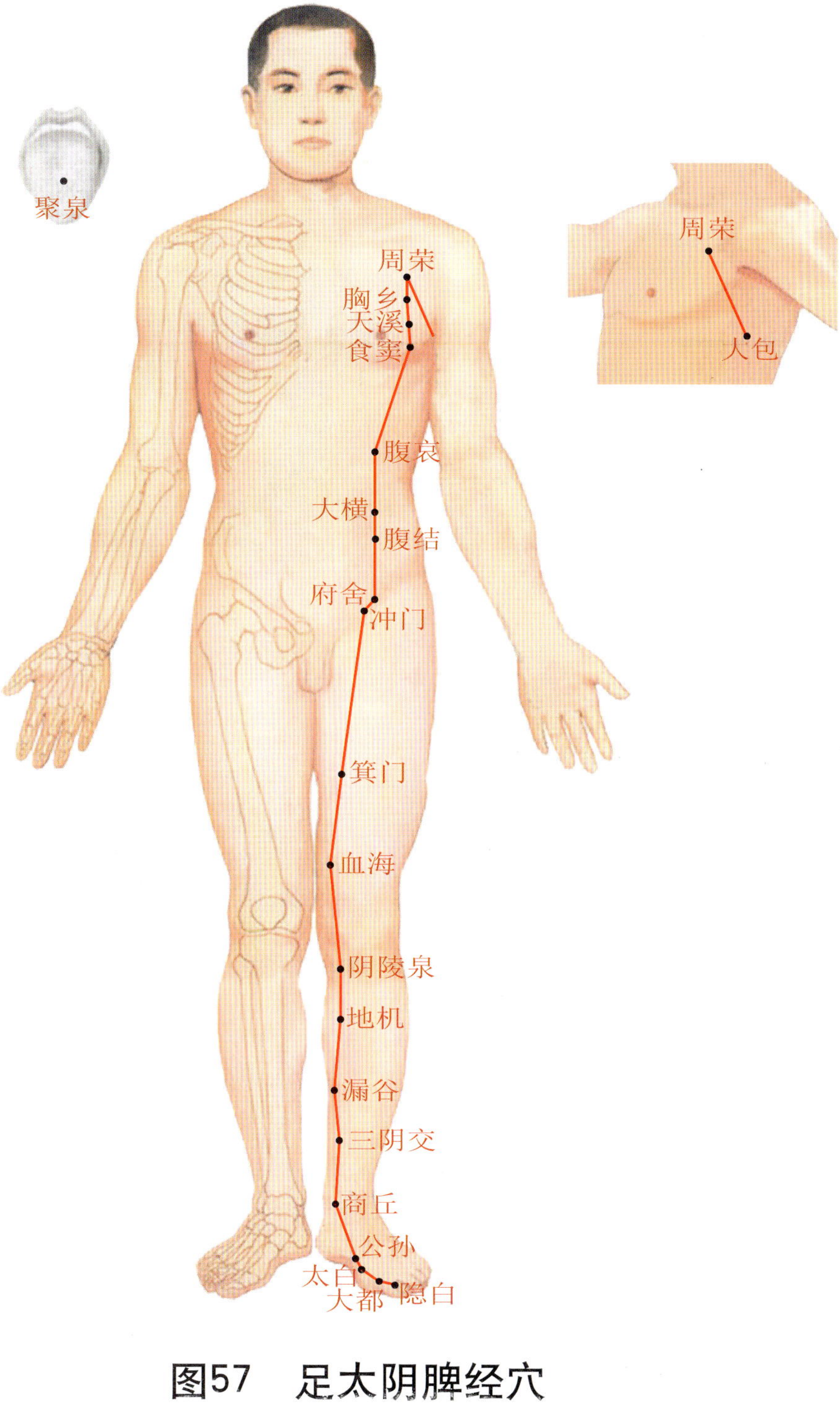

图57　足太阴脾经穴

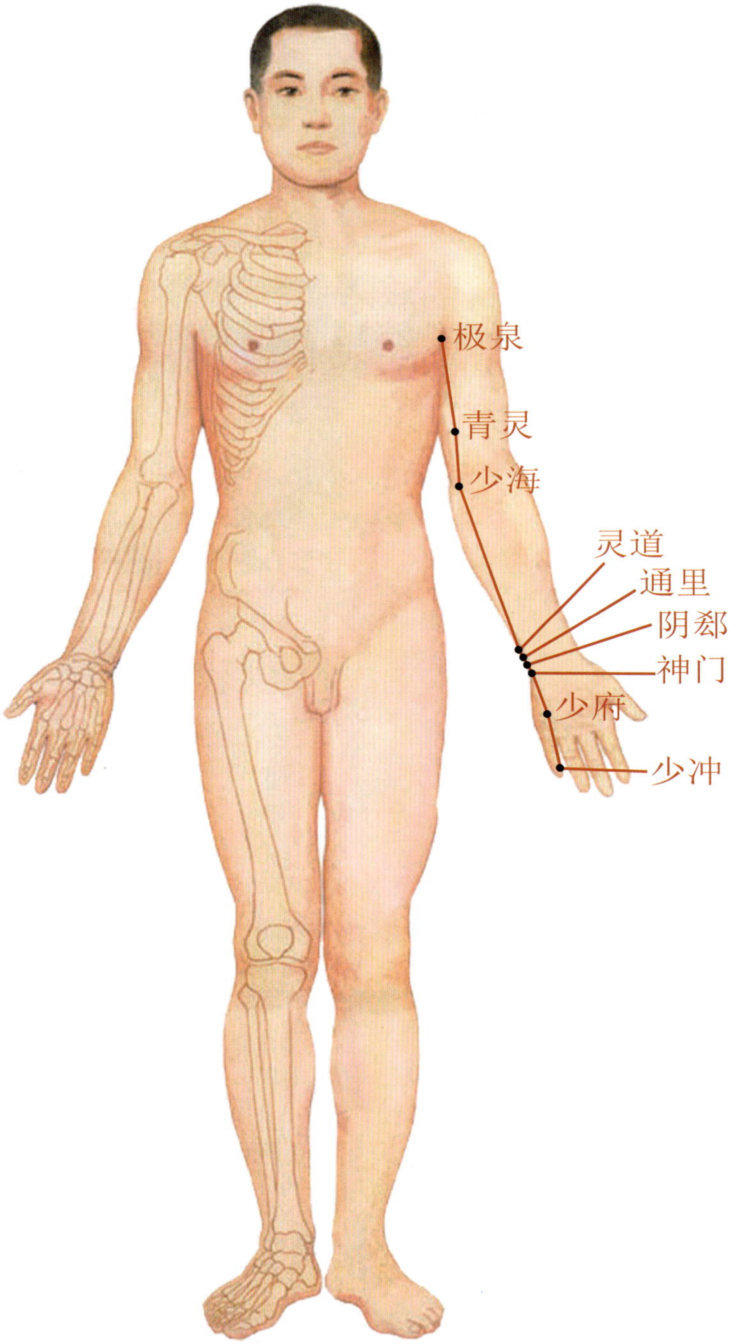

图58　手少阴心经穴

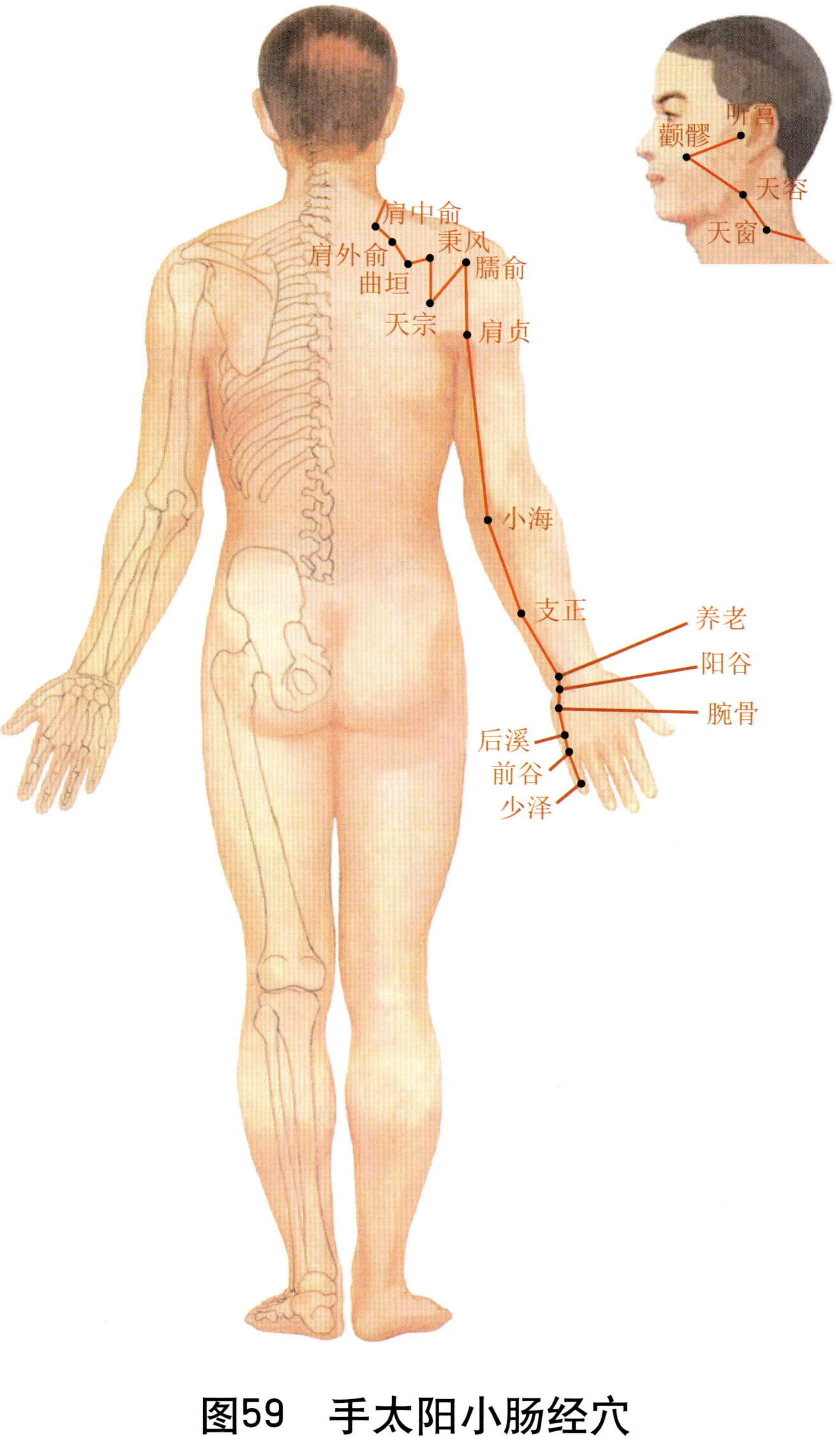

图59　手太阳小肠经穴

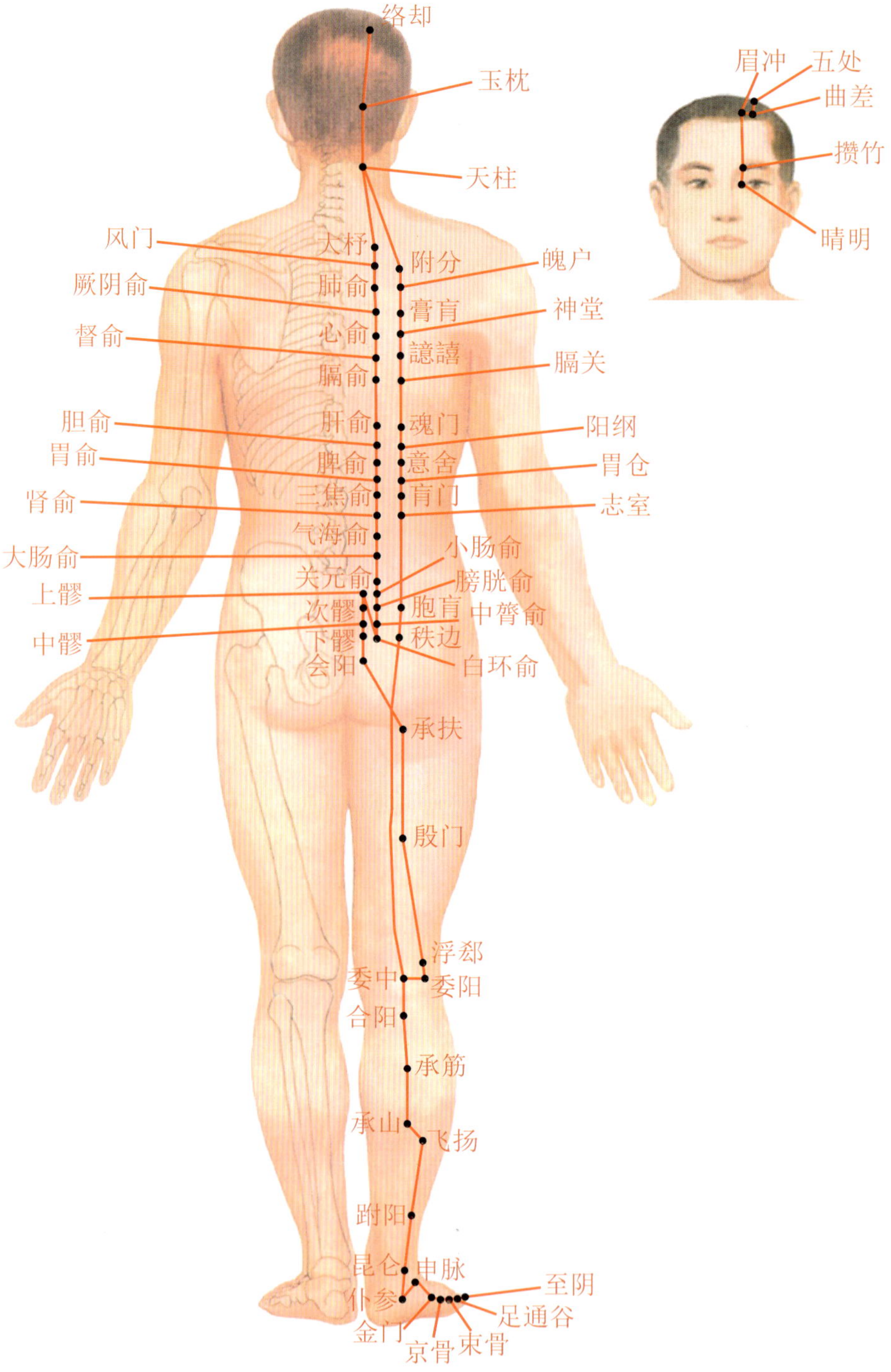
络却
玉枕
天柱
风门
大杼
附分
魄户
厥阴俞
肺俞
膏肓
神堂
督俞
心俞
譩譆
膈关
膈俞
胆俞
肝俞
魂门
阳纲
胃俞
脾俞
意舍
胃仓
肾俞
三焦俞
肓门
志室
气海俞
大肠俞
小肠俞
关元俞
膀胱俞
上髎
次髎
胞肓
中膂俞
中髎
下髎
秩边
会阳
白环俞
承扶
殷门
浮郄
委中
委阳
合阳
承筋
承山
飞扬
跗阳
昆仑
申脉
仆参
至阴
足通谷
金门
京骨
束骨
眉冲
五处
曲差
攒竹
睛明

图60　足太阳膀胱经穴

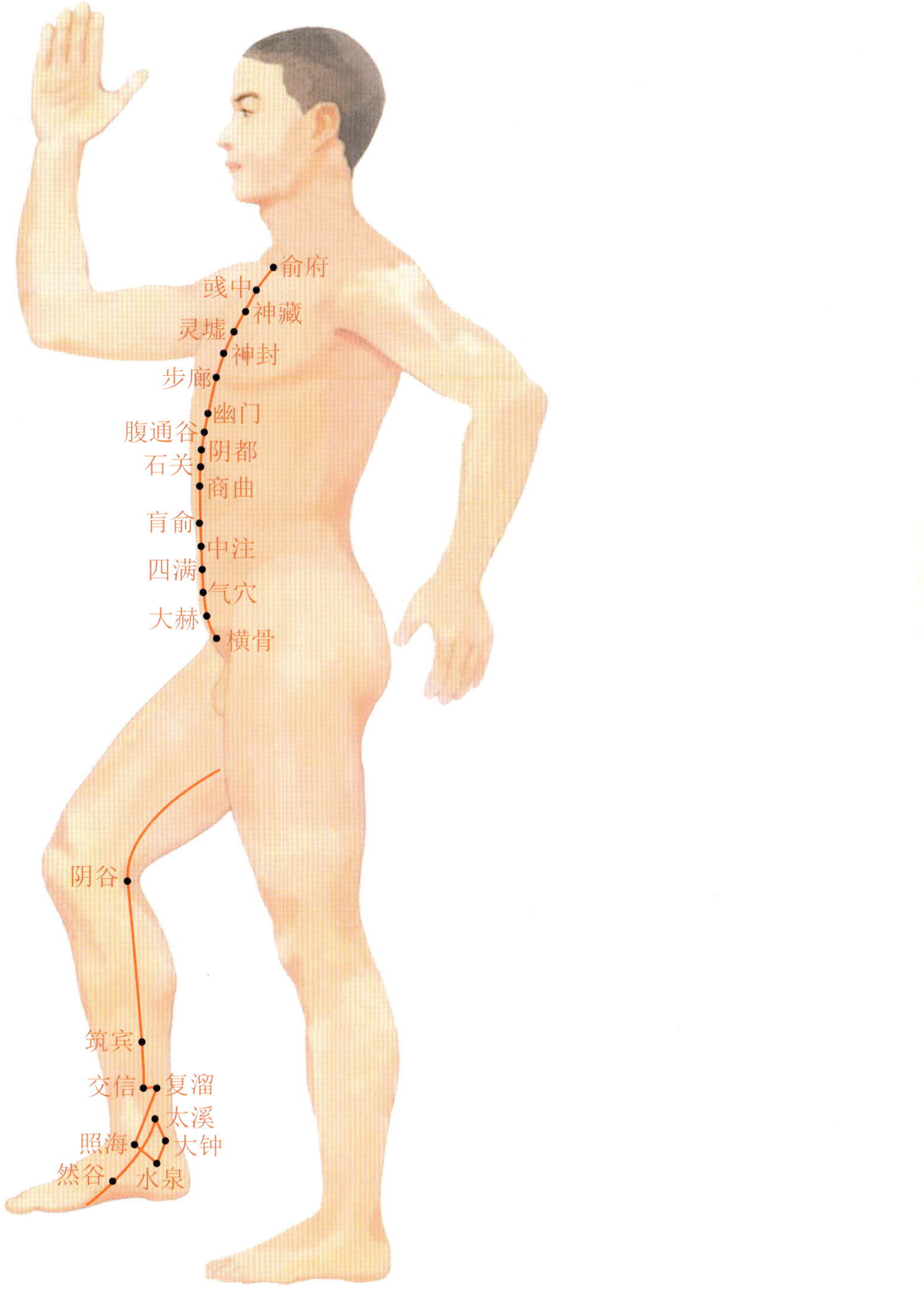
俞府
彧中
神藏
灵墟
神封
步廊
幽门
腹通谷
阴都
石关
商曲
肓俞
中注
四满
气穴
大赫
横骨
阴谷
筑宾
交信
复溜
太溪
照海
大钟
然谷
水泉

图61　足少阴肾经穴

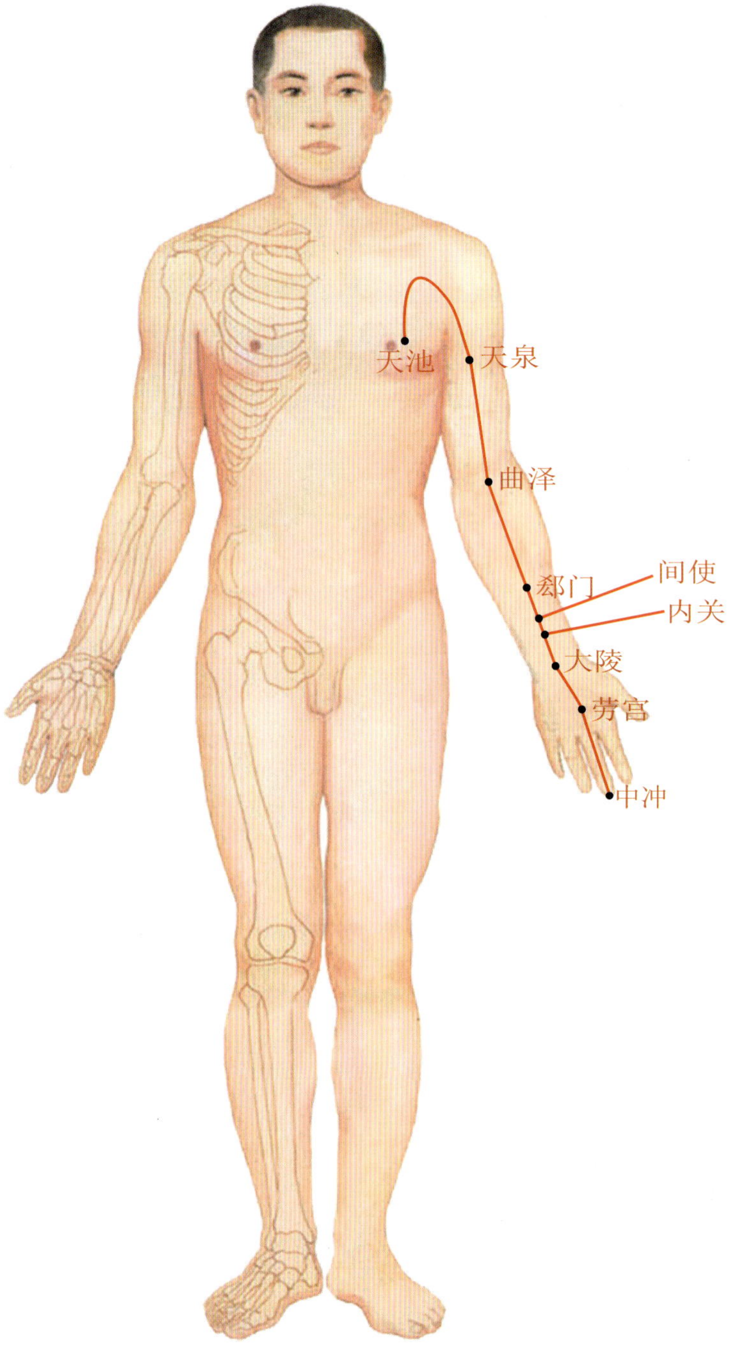

图62　手厥阴心包经穴

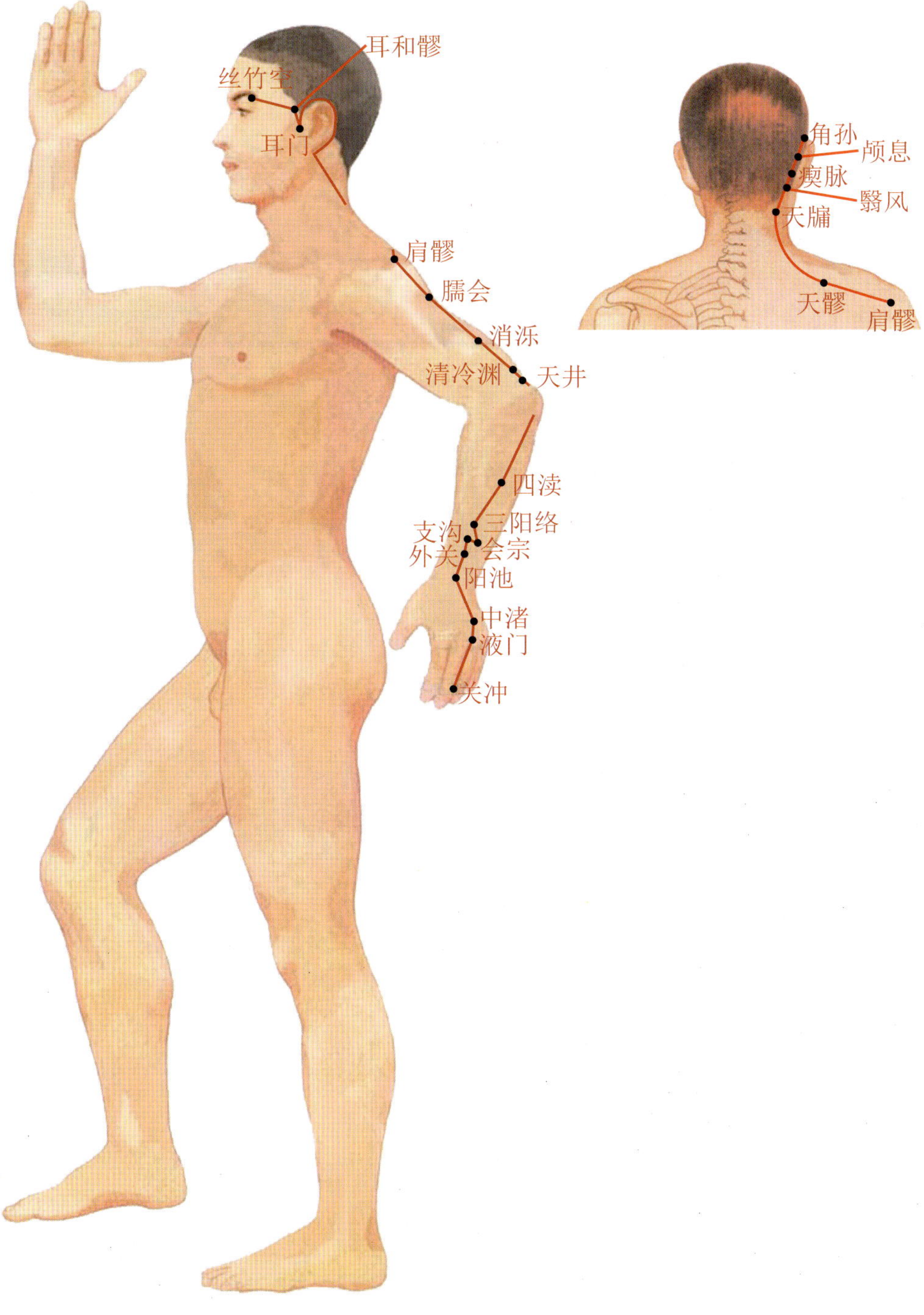
耳和髎
丝竹空
耳门
肩髎
臑会
消泺
清冷渊
天井
四渎
三阳络
支沟
会宗
外关
阳池
中渚
液门
关冲
角孙
颅息
瘈脉
翳风
天牖
天髎
肩髎

图63　手少阳三焦经穴

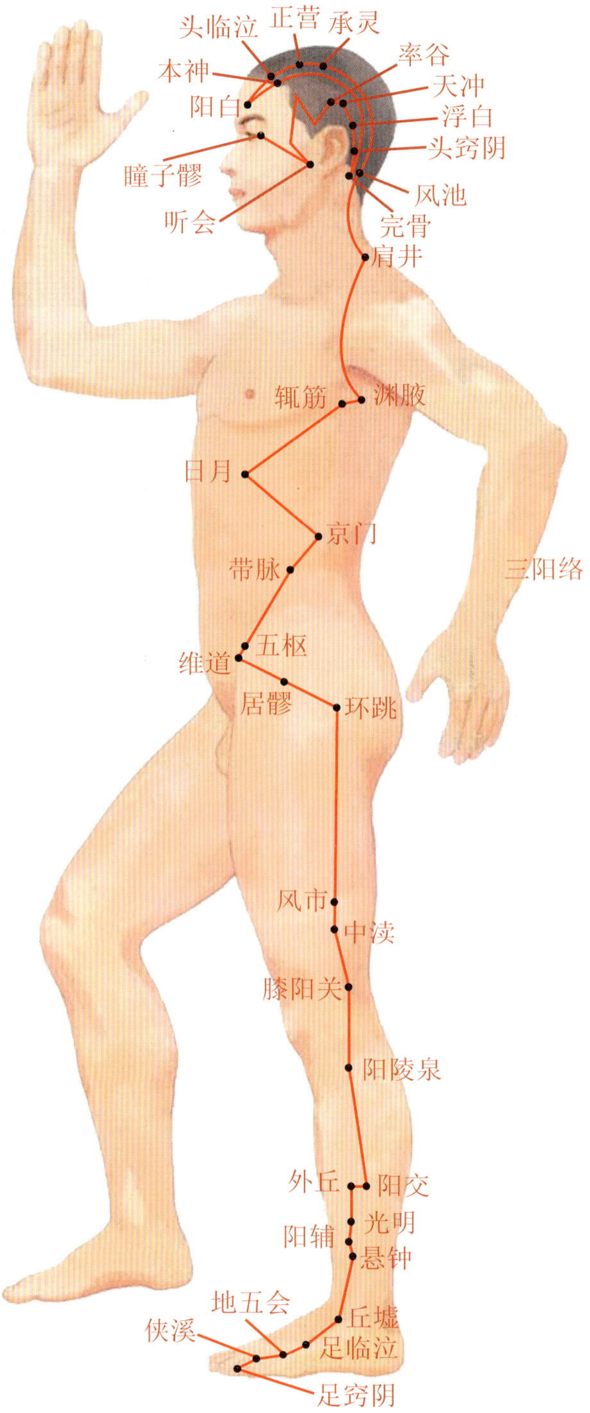

头临泣
正营
承灵
率谷
本神
天冲
阳白
浮白
头窍阴
瞳子髎
风池
听会
完骨
肩井
辄筋
渊腋
日月
京门
带脉
三阳络
五枢
维道
居髎
环跳
风市
中渎
膝阳关
阳陵泉
外丘
阳交
光明
阳辅
悬钟
地五会
丘墟
侠溪
足临泣
足窍阴

图64 足少阳胆经穴

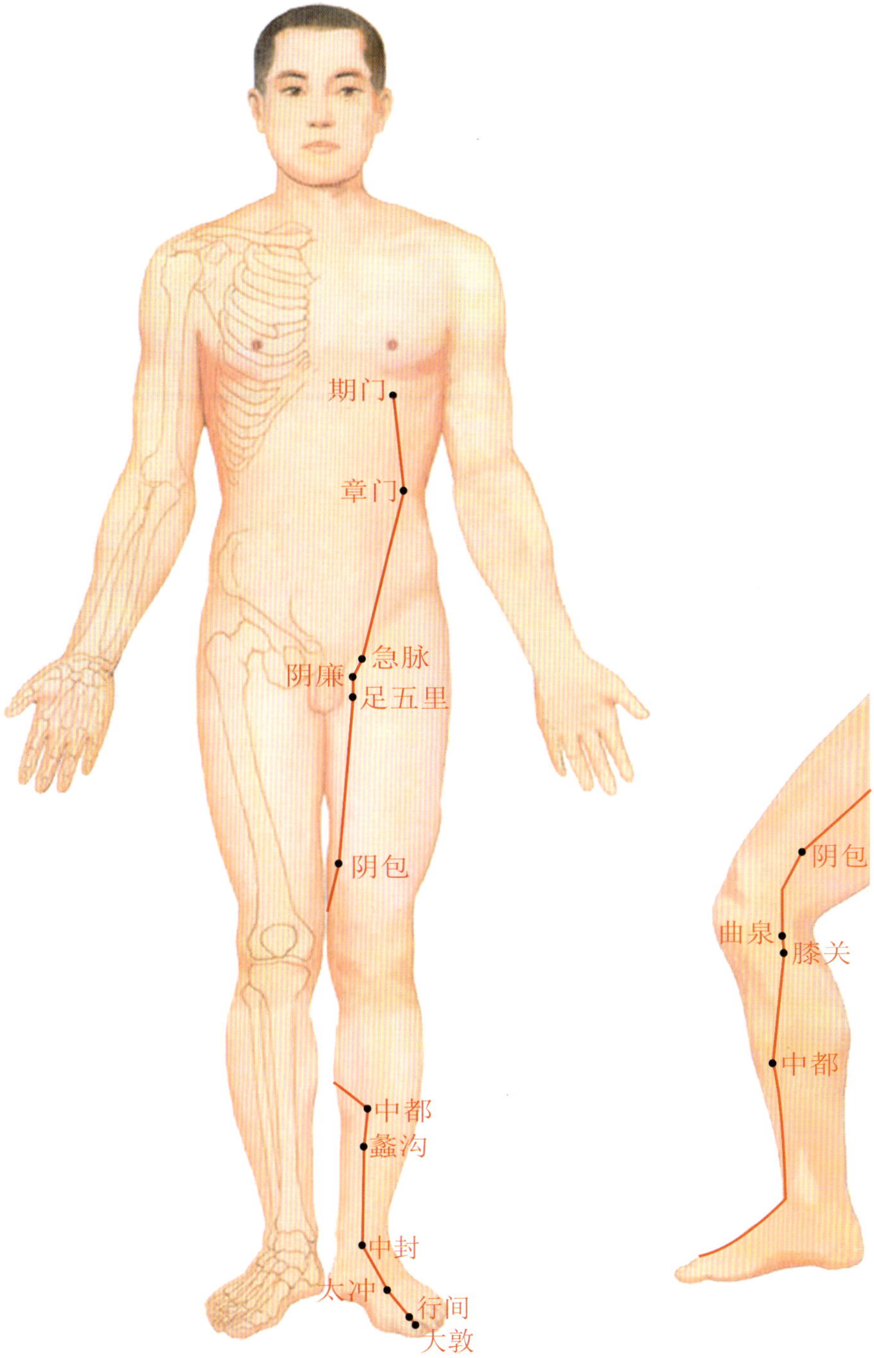

图65　足厥阴肝经穴

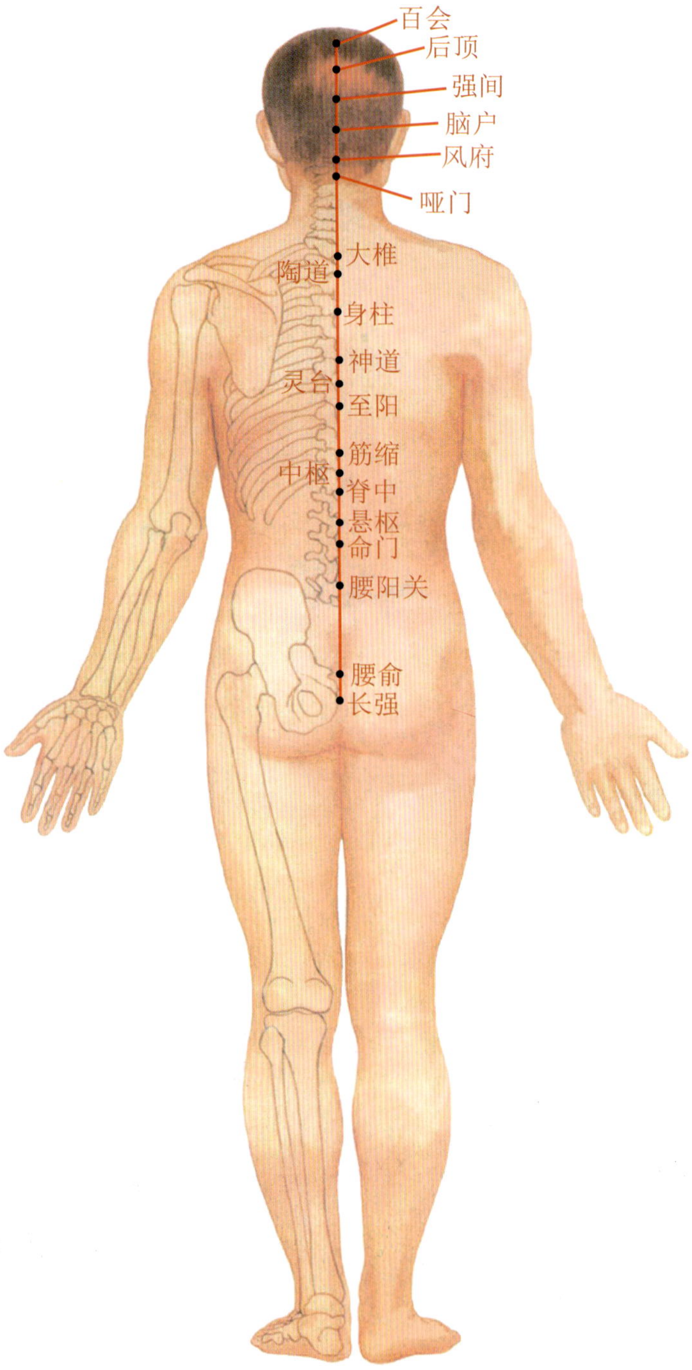

图66　督脉经穴

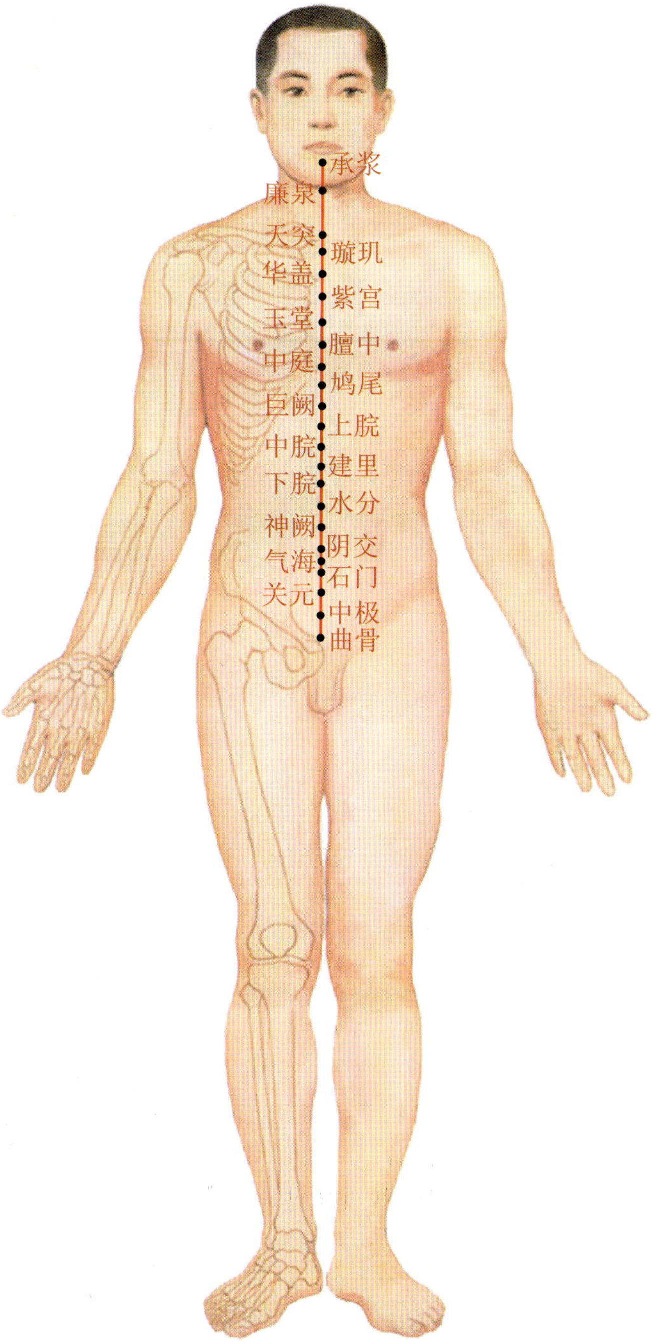

图67　任脉经穴

第七节　特殊信息压痛点

特殊信息压痛点（反阿是穴）主要是根据信息点（穴位）控制神经（经络），神经（经络）控制肌肉，肌肉控制关节理论。在临床上。我们发现人体哪个部位疼痛不适，顺着这个部位肌肉走行，在肌肉起点、止点、肌腹部位能找到压痛点（开关），而在这个开关上经手法治疗后，原病灶的疼痛马上就消失了。我们总结的是一些容易受损伤的肌肉，所发现的压痛点（开关），希望为临床治疗指点迷津。

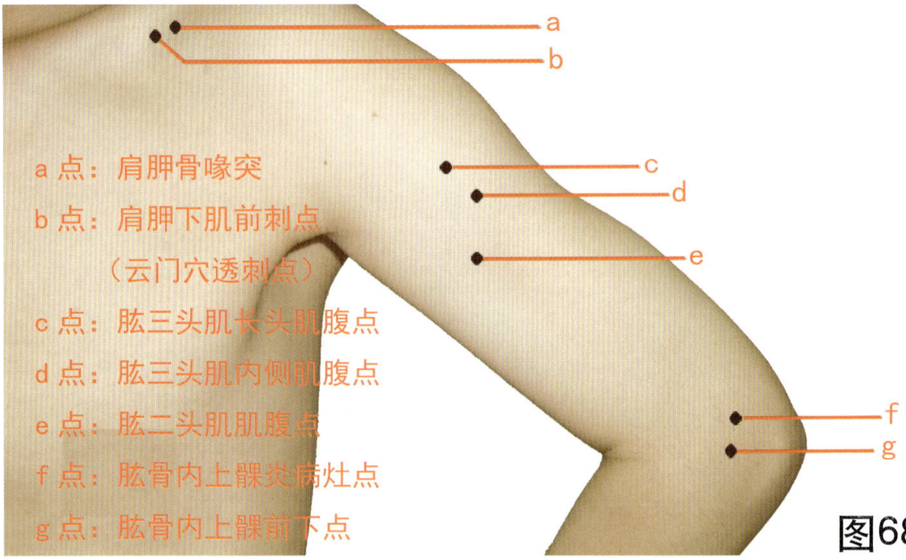

图68

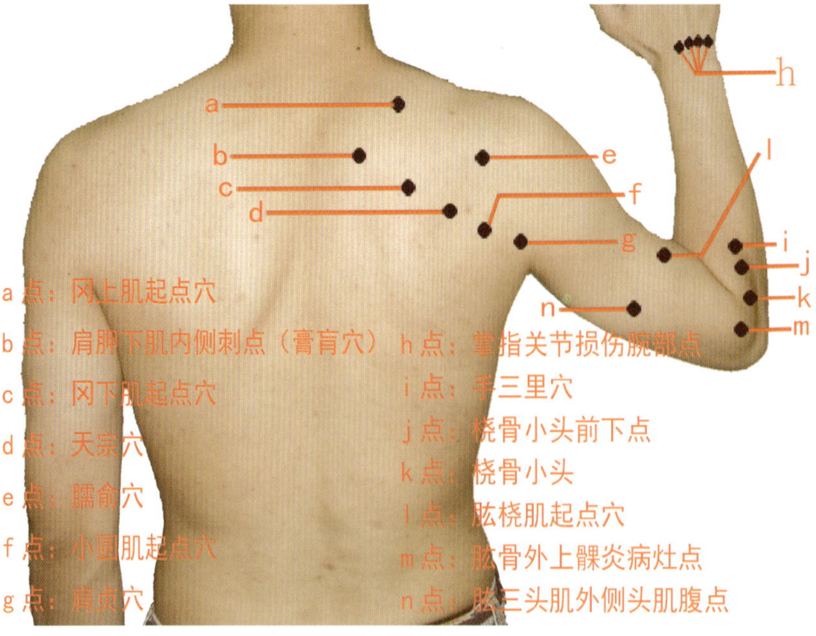

图69

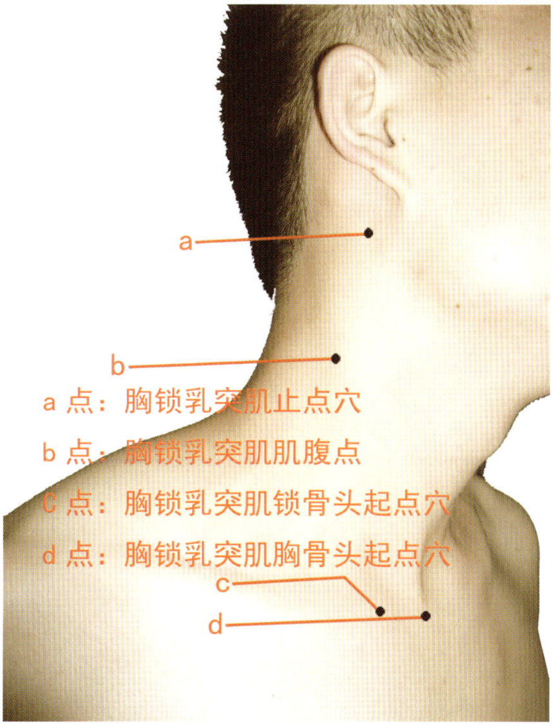

图70

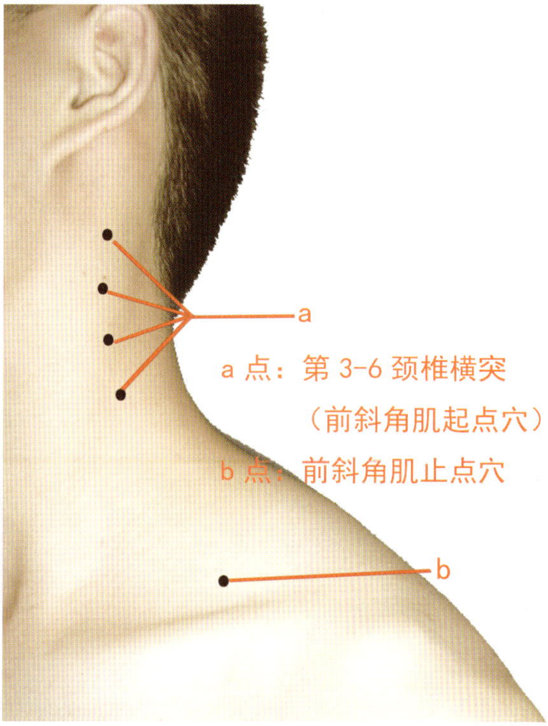

图71

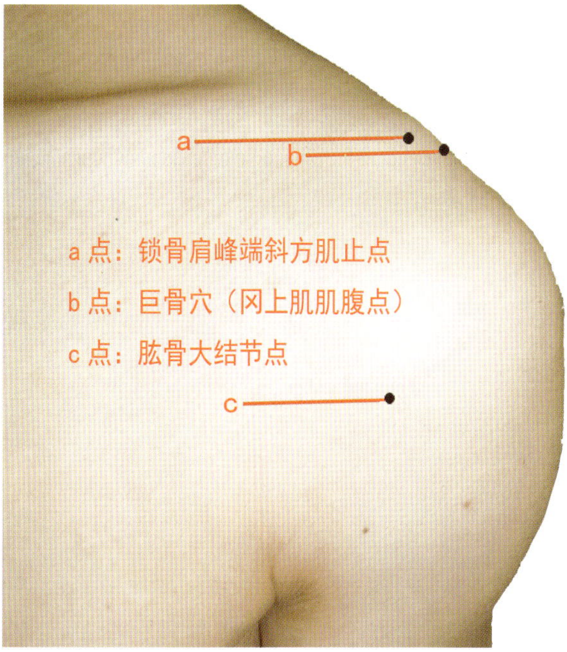

图72

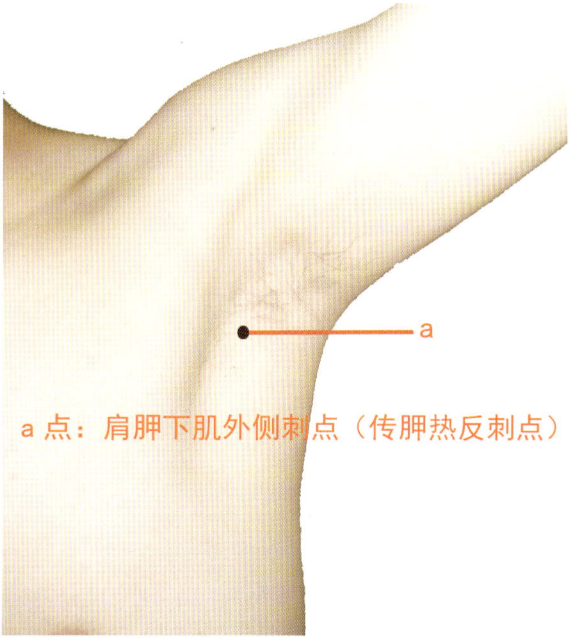

图73

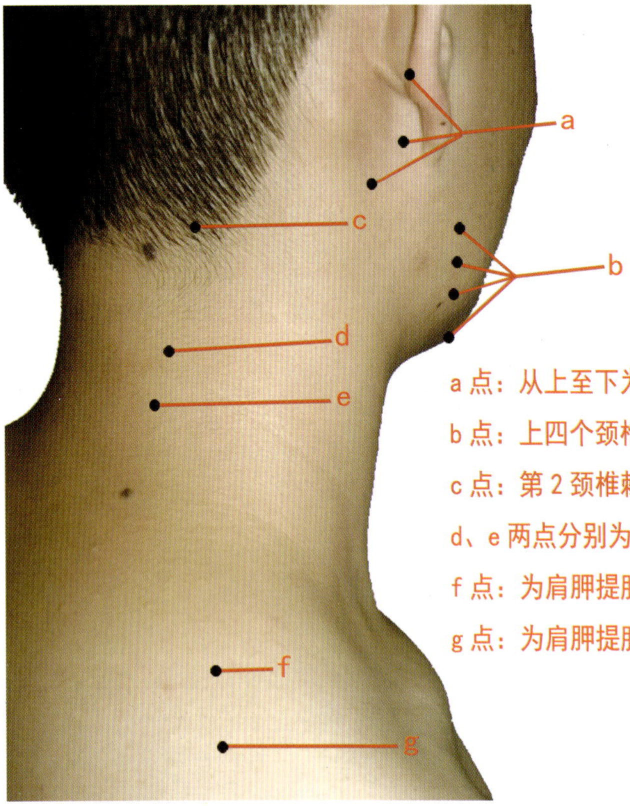

a 点：从上至下为乳突后下点和第 2.3 颈椎横突点

b 点：上四个颈椎横突点（肩胛提肌起点）

c 点：第 2 颈椎棘突外缘点

d、e 两点分别为第 6.7 颈椎外缘点

f 点：为肩胛提肌肌腹点

g 点：为肩胛提肌止点穴

图74

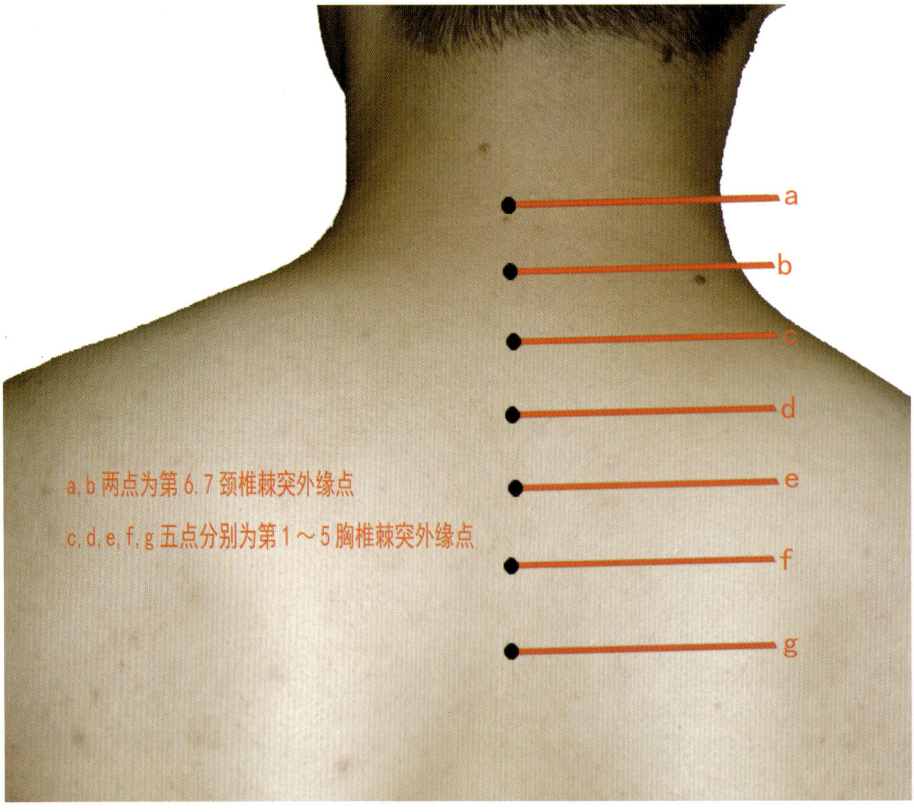

图75

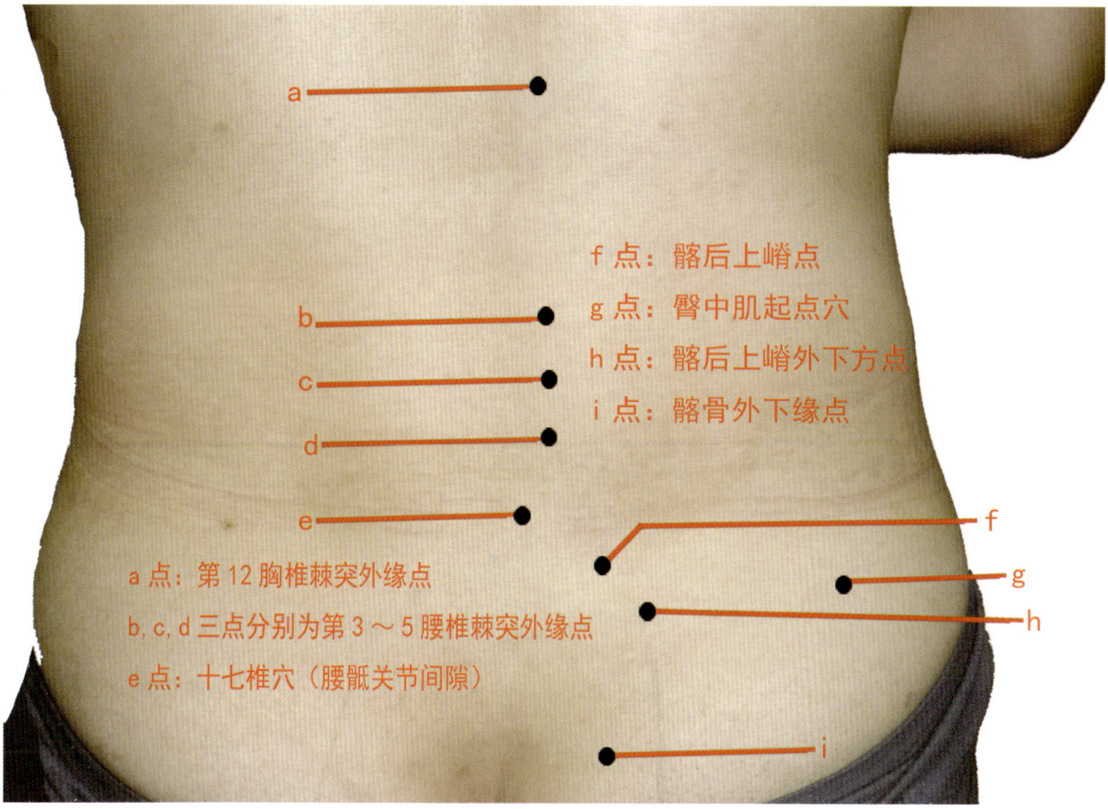
f 点：髂后上嵴点
g 点：臀中肌起点穴
h 点：髂后上嵴外下方点
i 点：髂骨外下缘点
a 点：第 12 胸椎棘突外缘点
b、c、d 三点分别为第 3 ～ 5 腰椎棘突外缘点
e 点：十七椎穴（腰骶关节间隙）
a
b
c
d
e
f
g
h
i

图76

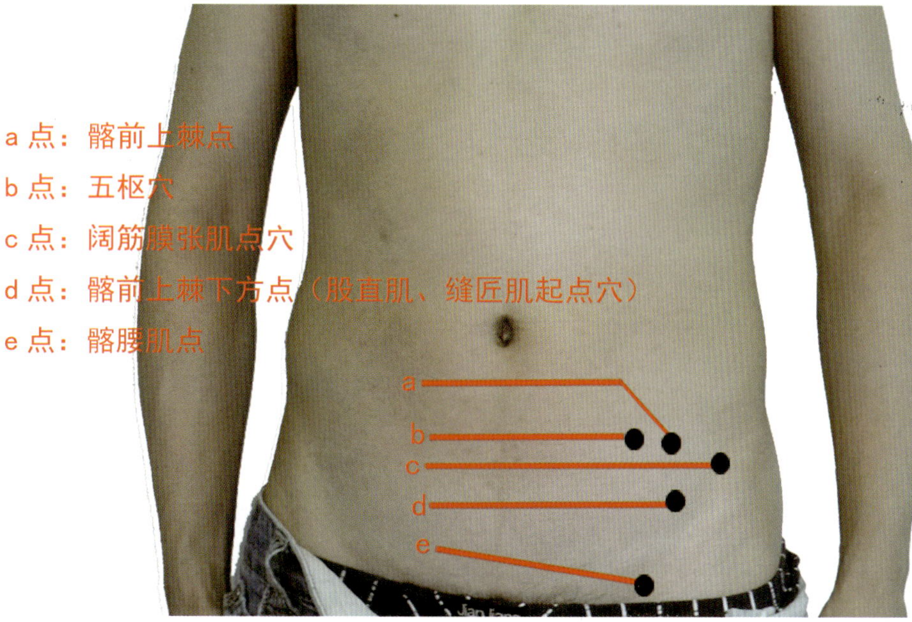
a 点：髂前上棘点
b 点：五枢穴
c 点：阔筋膜张肌点穴
d 点：髂前上棘下方点（股直肌、缝匠肌起点穴）
e 点：髂腰肌点
a
b
c
d
e

图77

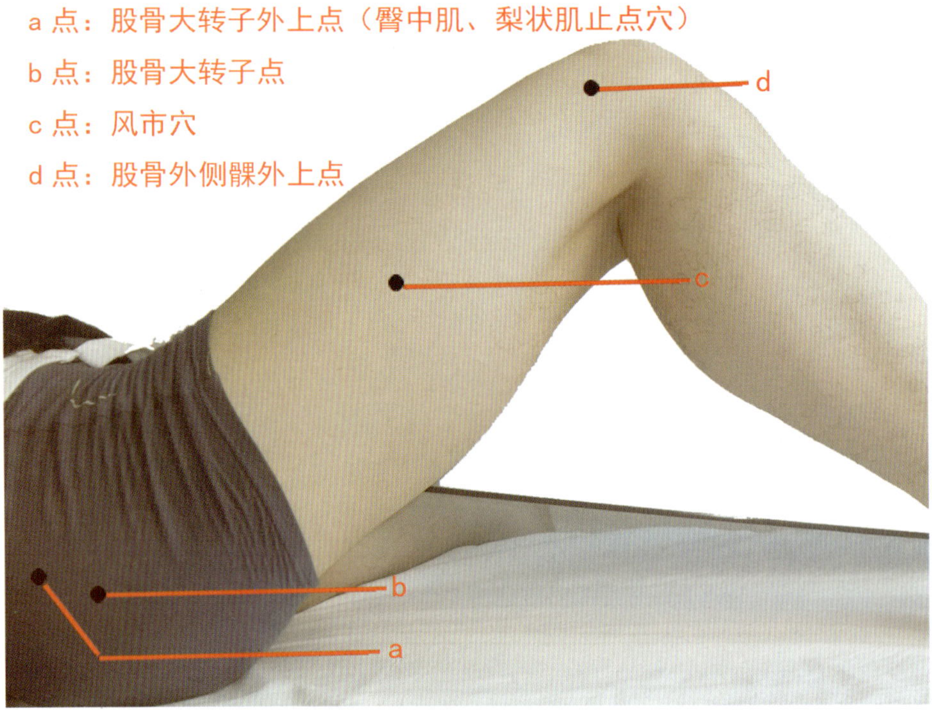
a 点：股骨大转子外上点（臀中肌、梨状肌止点穴）
b 点：股骨大转子点
c 点：风市穴
d 点：股骨外侧髁外上点
d
c
b
a
图78

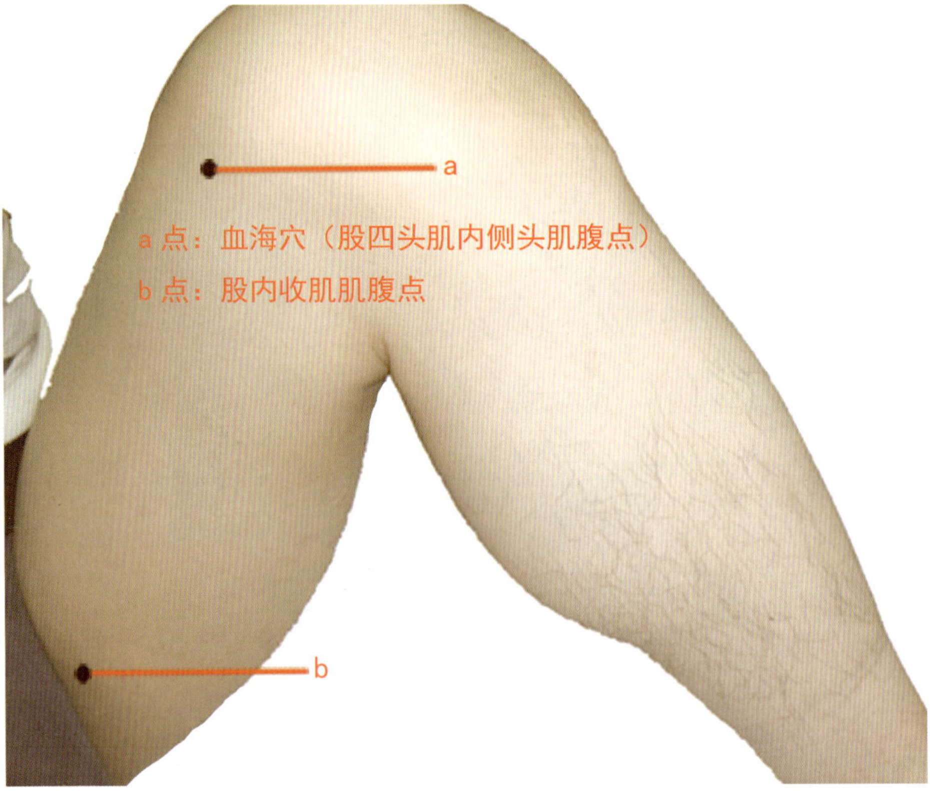
a
a 点：血海穴（股四头肌内侧头肌腹点）
b 点：股内收肌肌腹点
b
图79

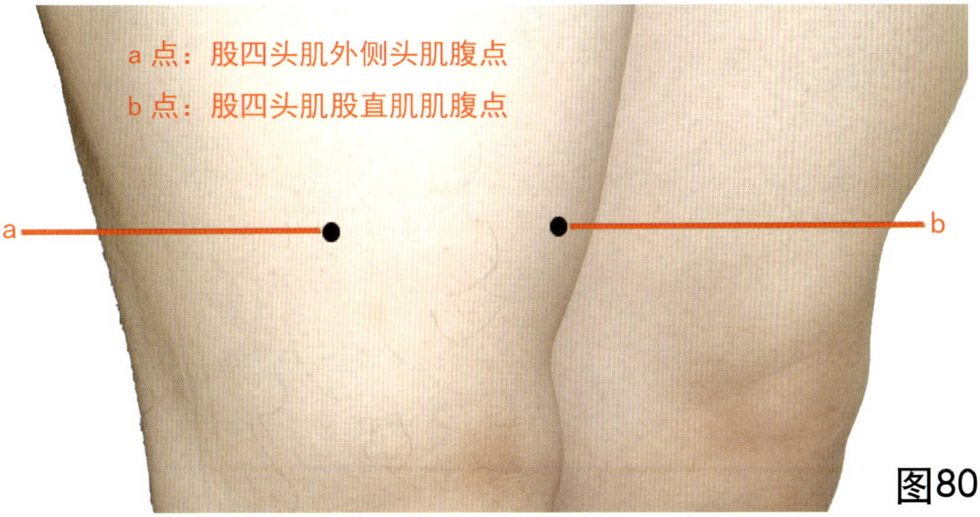

图80

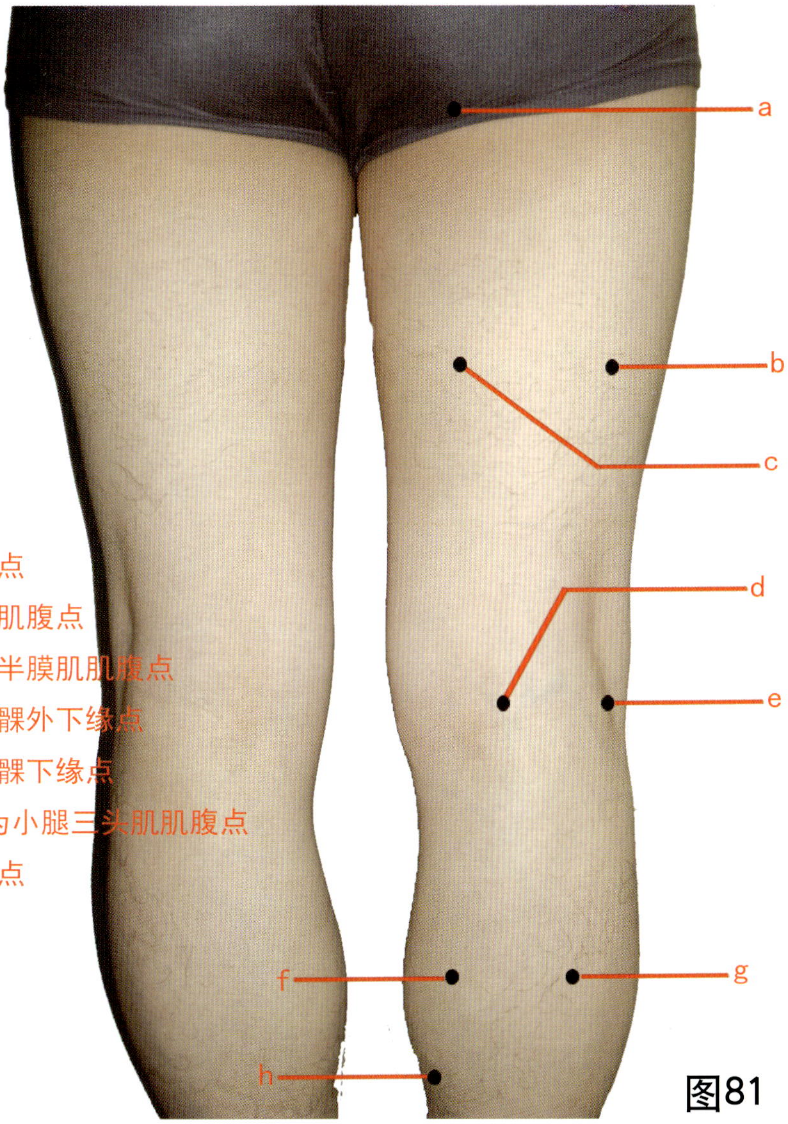

a点：坐骨结节点

b点：股二头肌肌腹点

c点：半腱肌、半膜肌肌腹点

d点：胫骨内侧髁外下缘点

e点：胫骨外侧髁下缘点

f、g点：两点为小腿三头肌肌腹点

h点：小腿内后点

图81

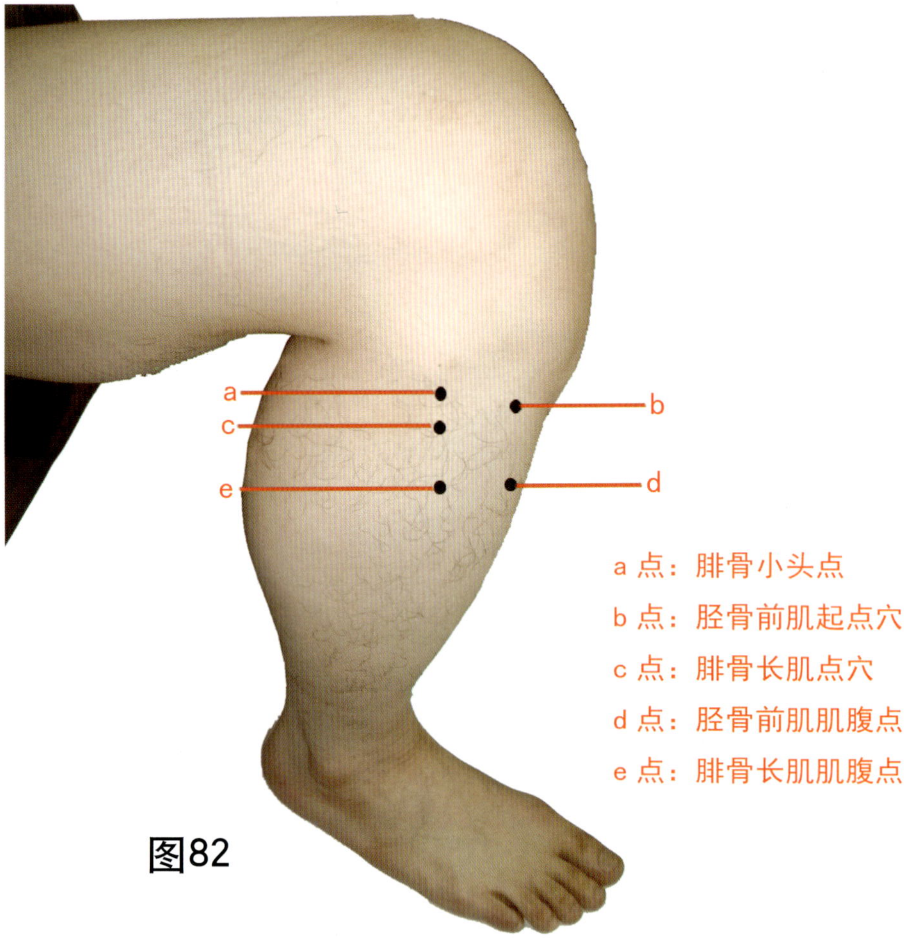
a
b
c
d
e
a 点：腓骨小头点
b 点：胫骨前肌起点穴
c 点：腓骨长肌点穴
d 点：胫骨前肌肌腹点
e 点：腓骨长肌肌腹点

图82

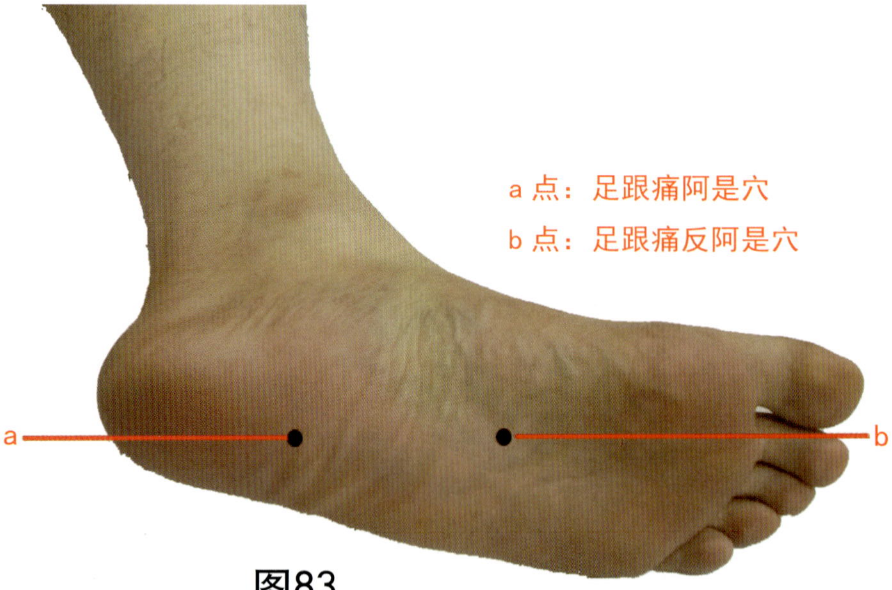
a 点：足跟痛阿是穴
b 点：足跟痛反阿是穴
a
b

图83

第八节　治疗工具的特色

一、梅花磁针的特色

梅花磁针技术突破了旧式单一的“钕铁硼磁性合金类”磁疗产品的种种局限，由数个磁珠和磁块以特殊极性并置的方式排列构成。明显拓宽了磁力线的穿透深度和广度，也将传统的单向静态磁场变成多极动态磁场。其高强度永磁铁在穴位局部产生多极立体动态磁场，穿透力高，具有镇痛、镇静、消炎、消肿、疏通经络、改善血液循环的作用。使用方法简单，直接使用医用胶布贴敷在阿是穴及病灶处。

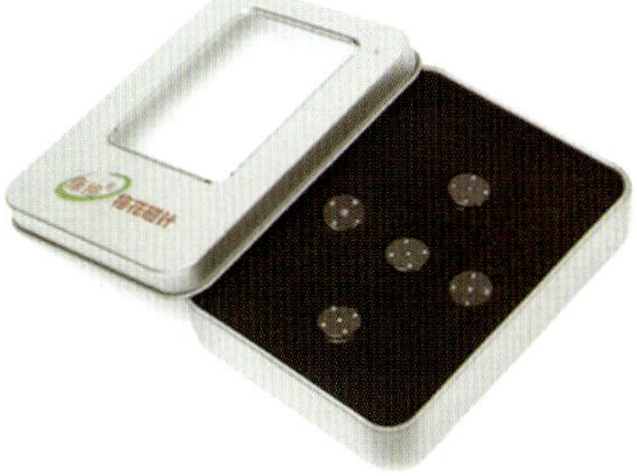

图39　梅花磁针

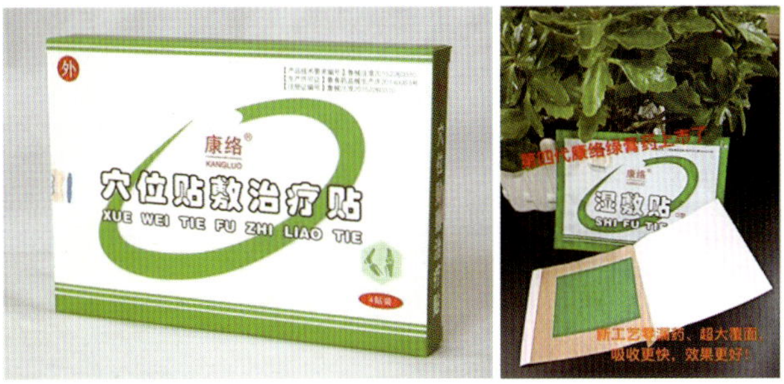

图40　康络贴

二、康络穴位药贴的特色

康络绿药贴内含60多种精心提纯的名贵中草药。“超大敷面”的设计，“超滤精提”的技术，使专用穴位贴药效比传统膏药高出30倍，不仅明显提高了疗效，而且因其独有的缓释透皮吸收技术，能够控制中草药的特殊成份的释放，获得安全，持久的均衡的疗效。根据临床不同病症专用系列药贴共分七种，功效不同。真正纯绿色疗法，中医外治疗法，简便灵验，不吃药，不打针，没有任何创伤，国家政策支持。

表16　康络贴

型号	功　效	主　治
解毒贴	清热泻火、解毒（凉药）	热病
风湿贴	疏风散寒化湿（热药）	痹证
活血贴	活血化瘀止痛（扩管）	心脑及周围血管病，血瘀体质
脾胃贴	健脾和胃，理气止痛	脾胃病
肝胆贴	疏肝利胆，清利湿热	肝胆及相关疾病，湿热体质，气郁体质
呼吸贴	化痰止咳，平喘	呼吸系统疾病
补肾贴	温补脾肾，平补气血阴阳（温药）	虚证（滋补药），阳气虚体质

使用方法：清洁皮肤，将穴位贴揭开，将白酒、醋等渗透剂均匀涂抹在贴剂表面，贴敷于患处，轻压周边胶布贴实，每次贴敷2～3天，两次贴敷间隔6小时。可以哪里不舒服就贴哪里。

1. 该药贴为抗过敏药贴，临床上患者使用，可以根据个体差异，灵活调整单次贴敷时间。夏天为了便于洗澡，可以每天贴敷3～4小时就可以，也可以晚上贴敷，白天取下来，不可以长时间贴敷。冬天贴敷时间可以适当长一点，2～3天取下来休息1至2天再次贴敷。

2. 药贴使用过程中最好保持湿润状态，这样利于药物快速吸收。可以往药贴上注入温水，白酒，生姜汁等。一次不要注入太多，湿润不流汤。贴敷时对准患处、穴位处，然后轻压四周胶布即可。

3. 如果想要效果更好，有以下几种办法：①可以贴敷前适当点揉穴位几分钟；②可以使用康络罐调理15分钟；③用电吹风吹几分钟。热水袋热敷也可以；④用艾灸灸10分钟；⑤配合贴敷梅花磁针。

贴膏药的几种反应：

1. 热——说明身体有火邪。

2. 凉——说明你身体寒气好重。

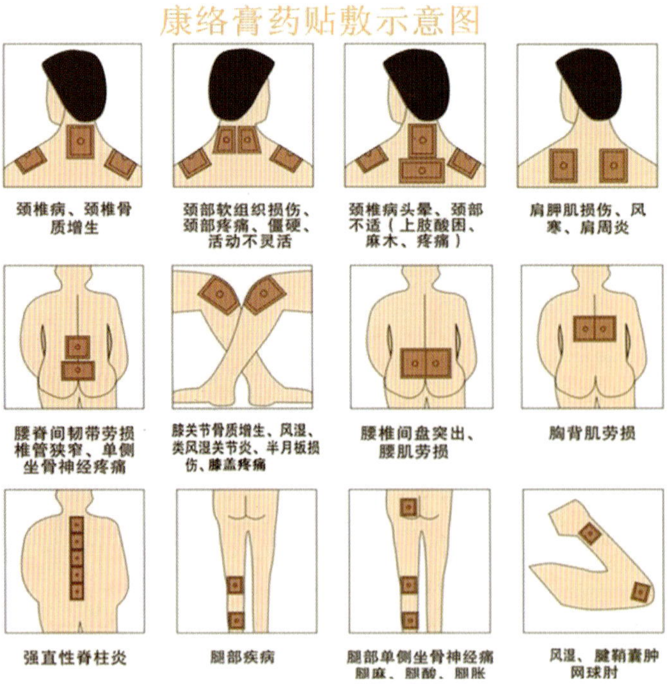

图41

3. 痒——说明你身体风邪重或血燥热。

4. 出水——说明你身体湿气太重。

5. 好麻——说明你身体气不通。

6. 好酸——说明身体血不通。

7. 好痛——说明筋脉不通，血管瘀堵。

8. 没感觉——说明你身体寒气入骨，需要多做几次。

9. 灸花（水疱）——①有效反应；②说明身体湿气重；③说明筋脉瘀堵，湿毒排不出。

三、康络药灸

康络药灸系列产品所采用原材料取自医圣（张仲景）故里药材之都-南阳，中国南北气候交接带，最适合野生艾草生长的伏牛山“天然药库”。每年端午前在深山中手工挑选生命力旺盛的野生艾草，进行天然陈放，使艾草的阳气达到最佳效果。本品均选用7年艾草，并添加多种名贵中草药精华，经过负压无尘提取工艺（专利技术）精制而成。

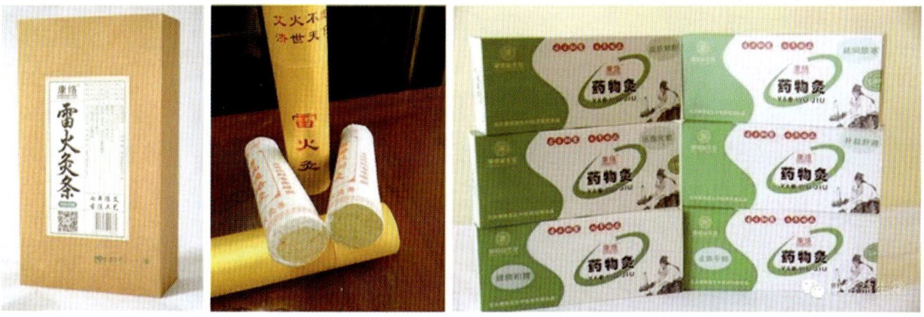

图42

1、青年，中年男女：办公室白领工作压力大，久坐血液循环不畅，并且长期面对电脑的辐射，男女艾灸对缓解自我情绪压力有很大的益处，艾草性温，纯阳之性，走人体十二经络，艾灸可以**补元扶阳，增加体内阳气**. 对身体的康复有极好的效果。

2、男女学生：学生正值青春发育期，内分泌旺盛，由于家长、老师等给予的压力以及升学或就业压力大，**艾灸有很好的安神**效果。

3、老年人：老年人由于行动不便，容易患坐骨神经痛、关节痛、风湿、腰膝酸软等症，**艾灸可以温阳散寒，补气壮阳、除湿健脾**，对以上疾病有很好的防治效果。

图43

四、康络罐的特色

本产品根据中医火罐疗法、负压、祛风除湿、舒筋活络、结合现代科技精心研制、并采用无毒环保硅胶材料及纳米科技制作而成。是中老年人、白领阶层解除疲劳、舒筋活络、祛风除湿、恢复体力的好助手；是颈椎病、腰椎病、膝关节疾病、肩周炎等骨关节疾病患者的福音。

临床使用和家庭保健简单安全，不必用火点燃及借助其他工具、可随意吸附身体的各个部位，临床使用可以根据不同的疾病吸附不同地方，关节肌肉随意吸附，配上不同的动作，效果会更好。

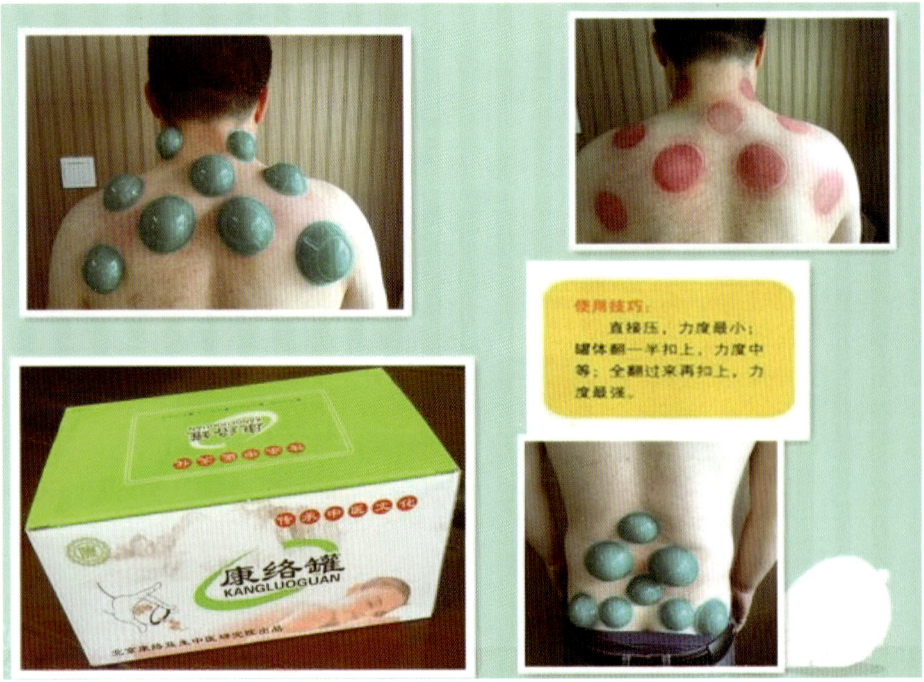

图44

五、康络系列本草精油的特色

现代的芳香疗法始于1937年，现代芳香疗法利用纯天然植物精质油的芳香之气和治愈能力，以特殊的按摩手法，经由嗅觉器官和皮肤的吸收管道，到达神经系统和血液循环，以帮助人身心获得舒解，并达到皮肤保养，改善身体健康的功效。

现代的科技更好的将植物中有利的精华成分萃取出来，使其疗效拥有一株植物的七十倍之多，而经过萃取的精质油，分子细小，其被吸入和吸收的能力更是一般化妆品的好几倍。因此具有迅速且显著的疗效。芳香疗法的特殊按摩手法，包含了淋巴引流、神经肌肉按摩法，以及穴位指压三种手法，是结合了“精、气、神”三者合一的健康平衡之道，其效用有激发人体潜在的生命活力(平衡疗法)。

康络本草精油临床使用和家庭保健配合手法疏通，可以起到事半功倍效果。

康络本草精油	主要成分	功　　能
排毒瘦身本草精油	葡萄籽油；姜根油；葡萄柚果皮油；迷迭香叶油；柠檬果皮油；橙果皮油；	充分分解脂肪，促进血液和淋巴循环，将多余的脂肪，水分，毒素等废物代谢出体外。
固本扶阳本草精油	川芎油、艾叶油、霍霍巴籽油、迷迭香叶油、圆叶当归根油、红花籽油、薄荷油	促进肾和膀胱的气血循环，调节内分泌，调理失眠，健忘、腰痛。
妇科养护本草精油	葡萄籽油、人参籽油、姜根油、欧刺柏果油	调节卵巢和子宫功能、舒肝解郁、平衡人体荷尔蒙的分泌，改善更年期现象，适用于月经不调、腹部寒凉，面部灰暗。
乳腺调理本草精油	柠檬果皮油；玫瑰花油；香叶天竺葵花油；葡萄籽油	促进胸部血液循环、打通乳腺和淋巴经络、消肿止痛，强化纤维细胞弹性，收紧松驰乳房，保持女性曲线美。
活血通络本草精油	红花籽油；葡萄籽油；沙冬青提取物；欧百里香油；樟脑；没药油；迷迭香叶油；乳香油；松节油；薄荷叶油；	行气活血、改善亚健康症状，补充脏腑能量，激活五脏六腑的功能，代谢毒素，调整体虚实症，增强身体抵抗力达到阴阳平衡。

图45

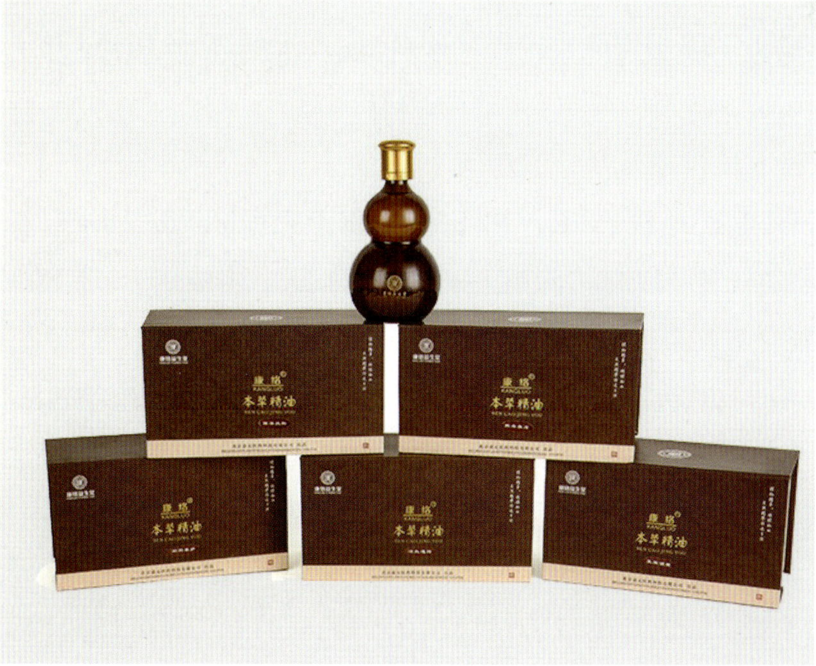

图46

第九节　常用部分偏方

以下偏方验方是经临床使用验证，有很好效果。患者朋友使用时应在医生指导下使用。

1. 风寒感冒　用葱白20g，鲜姜10g捣泥，用保鲜膜包双劳宫（手心）1小时即可，同时用姜10g，葱白10g，红糖5g，泡水喝，以休息前服用出微汗者为佳。

2. 干咳嗽　服用黄氏响声丸，同时用鲜竹叶煮水当水饮3日即可。

3. 嘶哑症　用1斤鲜竹叶煮6个鲜鸡蛋，将其汤当茶饮数日即可。

4. 带状疱疹　雄黄粉50g用利多卡因20ml、蛋清适量调敷患部，用保鲜膜保护，干后去掉洗净。

5. 鼻出血　服白茅根水当茶饮，出血时点压印堂上一横指处1分钟。

6. 小儿遗尿　升华硫50g，粳米面50g，用蛋清调敷肚脐，1天1次。

7. 肾及泌尿道结石　金钱草50g，海金沙50g，竹叶1把。以上三药合煎煮一暖瓶水为一天量，另加琥珀粉10g，分3次冲服。

8. 泌尿道感染　淡竹叶1斤，煎水1000ml服用，此为一天量。

9. 慢性肾炎　鲜土豆1斤，洗净榨汁，早晚服，无需加热。

10. 痛风　鲜芹菜500g，菠萝200g，榨汁服用，2次/天。

11. 慢性肠炎　馒头烤成炭，地榆炭各30g，水煎分2次服用/天。

12. 脱发

方1：用洁尔阴洗液洗头，1次/天

方2：苦参60g，地肤子30g，川连30g，水煎煮成500ml洗头用，适量。

13. 颈椎病　葛根70g，天麻12g，白芍15g，桂枝10g，羌活10g，威灵仙12g，白芷10g，刺蒺藜12g，钩藤30g，路路通10g，水煎服，1日分2次服。

14. 腰椎病　川断18g，杜仲15g，怀牛膝12g，狗脊12g，独活10g，海马冲6g，土鳖虫10g，元胡18g，川芎15g，威灵仙10g，水煎，1剂/天，分2次服。

15. 膝关节病　威灵仙15g，怀牛膝15g，汉防己12g，当归15g，桂枝10g，川芎12g，透骨草15g，伸筋草15g，生苡仁20g，炙草12g，水煎服，一日2次。

16. 慢性鼻炎　辛夷花12g，蝉衣10g，白芷10g，薄荷10g（后下），荆芥10g，防风6g，天虫10g，炙草12g。1剂水服/天，分2次服。

17. 头疼　天麻30g，白芷10g，乳鸽1只去毛洗净，将药包紧塞入其腹中封好，放入锅中煲汤服用，1只/天，分多次服，可连服一周。

18. 除口臭　用鸡骨草丸，3粒/次，3次/天。

19. 扁桃体炎　射干20g，怀牛膝50g，水煎当茶饮。日饮多次即愈。

20. 除咽喉鱼刺　威灵仙30g，怀牛膝30g，用水500ml，醋500ml，共煎成500ml,慢含咽即可。

21. 顽固性失眠　钩藤20g，夜交藤50g，远志10g，九节菖蒲10g。1剂水煎2次，混合后睡前1小时服用。

22. 顽固性便秘

方1：本人手指粗细葱白5cm长一根，每天便前涂上蜂蜜插入肛门安静5分钟即便。

方2：牛奶半斤，蜂蜜50g，黑芝麻熟粉50g，共煮，每早服用。

23. 慢性胃炎及溃疡

方1：黄连10g，金钱草18g，煨木香6g，吴茱萸6g，制香附12g，草蔻6g，鸡骨草15g，炒山栀12g，制甘草12g，鸡内金6g（焙干，研面冲服）鸡蛋壳6g（焙干，研面冲服），水煎服。

方2：白芨6g，三七8g（研面冲服），一日量，分早晚服。

24. 慢性胆囊炎

方1，鸡骨草丸2～4粒。3次/日。

方2：金钱草30g，川芎10g，川楝子12g，川连12g，炒山栀12g，田基黄12g，熟川军6g。1剂水煎服，每天多次服用。

25. 胆结石　金钱草50g，海金沙50g，鸡内金30g。纱布包煎，共煎煮3次，为一正常暖瓶，为一日量，分多次服用。

26. 耳鸣耳聋　路路通20g，苍耳子12g，葛根30g，川芎12g。水煎服，1剂/天，分2次服用/天。

27. 厌食　鸡内金（焙焦）20g，白蔻6g，砂仁6g，胡连12g，地榆炭10g，九香虫12g，共为细面，每次1～3岁1g/次。4～6岁2g/次。7～10岁3g/次。11～15岁4g/次。成人（16岁以上）5g/次，日服2次。

28. 高血压　钩藤40g，夜交藤40g，怀牛膝18g，泽泻15g。1剂水煎服，早晚分2次服用。

29. 糖尿病　鲜苦瓜100g，鲜芹菜200g。一次量，榨汁，餐前服用。

30. 出虚汗方　五味子30g，五倍子30g。浮小麦30g。每天1剂。如大汗淋漓用甘草15g，浮小麦20g，大枣10个；汗黄用竹叶15g，麦冬20g，熬水喝。盗汗用桑叶50g煮水喝。

31. 胃病反酸方　红皮鸡蛋皮数个，磨碎，每次一小勺冲服，1日2次。

32. 皮肤疣（包括扁平疣，传染性软疣，湿疣等）　用薏苡仁30g，板蓝根20g，熬粥。

33. 产后缺乳方　鲫鱼汤加王不留行30g，路路通30g，共煮，每天1次。

34. 阴道炎　宫颈炎方　蛇床子30g，地肤子30g，黄连30g，明矾30g，枯矾30g，冰片30g。共研粉末，做成指头长的圆沙袋，送入阴道深处，每天1袋，连用7～10天。

35. 化痰方　白矾粉30g，粳米面30g，用蛋清调匀后糊足心，肚脐。痰很快化掉。

36. 神经症，精神病方　胆星60g，石菖蒲60g，朱砂60g，川黄连60g，远志30g。研成粉末状，用蛋清或姜汁调成糊状，糊涌泉、神阙。本方可于抑郁症、精神分裂症、小儿多动症，如肝火大，将远志换成生山栀，小儿多动症用蛋清调，不用生姜。

37. 红眼病　黄柏30g，菊花15g，煮水先熏后喝。

38. 喉咙痛　用薄荷15g，薏苡仁50g，熬粥喝。

中篇　临床部分

第一章　脊椎病因治疗学

第一节　总论

脊椎病因治疗学是研究脊椎遭受损害后，造成脊髓、周围神经、血管及内脏神经损害所引起的一系列病证，采用治脊疗法治疗的一门新兴学科。是指颈、胸、腰椎的骨、关节、椎间盘及椎周软组织遭受损伤或退行性改变在一定诱因条件下，发生脊椎关节错位、椎间盘突出、韧带钙化或骨质增生，直接或间接地对神经根、椎动（静）脉、脊髓、交感神经等产生刺激或压迫，而引起临床多种综合征。且常由此发展而致自主神经功能紊乱，从而引起支配的脏器出现病证。它不包括脊椎骨折、脱位、结核、肿瘤、类风湿或嗜伊红细胞肉芽肿等疾病。

脊椎病因学的提出也与学习和运用中国医学中多种外治法受到启发有关，中医的经络学说中的督脉和足太阳膀胱经，均循行于脊背部位。历代医学家认为督脉为阳脉之海，足太阳膀胱经中五脏六腑均有腧穴注于背部，因此许多治疗内脏疾病的民间疗法，都常规性地背部治疗。

我们发现许多被诊断为神经官能症、偏头痛、风湿痛或关节痛，原因不明的胸闷、心悸、失眠、多梦、颈性眩晕，以及顽固呃逆均与颈椎综合征有关。胸椎综合征的范畴更为广泛。交感神经低级中枢在胸髓侧角，其节前纤维通过椎间孔，故胸椎综合征随损害节段不同，对相应交感神经损害而出现自主神经功能紊乱各具不同的性质，引起内脏病证完全符合交感神经所支配的脏器。例如T2～5错位。可引起频发性早搏（室性、房性或多源性）；胃、十二指肠溃疡，常见于T5～9有错位。腰椎综合征除能引起众所周知的腰腿痛外，还可导致肠痉挛、肠麻痹、习惯性便秘、肠功能紊乱、排尿障碍及痛经等。

例如，许多被诊断为神经官能症、头痛、眩晕、高血压、原因不明的胸闷、心悸、失眠、顽固性呃逆等与颈椎综合征有关，胸椎错位则可引起冠心病，心律失常，胃、十二指肠溃疡，糖尿病等。

腰椎综合征可引起肠痉挛、肠麻痹、习惯性便秘、排尿障碍及痛经等。当然，并非所有内脏病都是脊椎引起，但脊椎病却是不可忽视的病因之一，特别是许多病因不明，屡治不愈的内脏病患者更应引起注意。

交感神经的低级中枢在脊髓侧角，交感神经的节前纤维随同脊神经前根通过椎间孔，而达内脏神经节。其节后纤维直接分布到内脏。

交感神经的功能是与副交感神经相拮抗互相调节、平衡以维持器官的正常功能。

脊椎错位造成椎间孔变小而压迫或刺激交感神经时，则出现很多器官、内脏症状。

颈、胸交感神经节有心支而支配心脏，交感神经节前纤维受压，功能低下后，副交感神经相对兴奋，冠状动脉发生挛性收缩，可出现心绞痛发作。

右侧交感神经纤维大部分终于窦房结，而左侧纤维大部分终于房室结和房室束，如果压迫偏于一侧，会导致心脏异搏点出现而发生心律失常。

第二节　脊椎综合征病因

脊椎综合征的病因较为复杂，常见的原因分为基础病因及发病诱因，现分述如下。

一、基础病因

（一）椎间盘退行性改变导致的脊柱失稳

当某个椎间盘发生退行性改变后，其椎间隙逐步变窄，使椎周软组织相对松弛，在一定诱因作用下，发生椎体滑脱或椎间关节错位，而后对神经根、椎间血管、交感神经和脊髓造成压迫、刺激而致病。

（二）颈肩腰背部软组织慢性劳损导致的脊柱失稳

脊柱是人体负重和运动的轴心，连接脊椎的软组织——韧带、关节囊、筋膜、椎间盘及肌肉的慢性劳损后造成局部组织松弛或硬变（纤维化、钙化），使椎间关节运动范围失控而在一定诱因作用下，发生椎间关节错位、关节滑膜嵌顿而致病。

引起椎周软组织慢性劳损的常见原因有：

1. 长期低头工作或长期在某一特定姿势下做重体力劳动，如坑道作业，而又不重视定时适当的做肌力平衡运动锻炼者。

2. 姿势不良，如歪头写字、姿势性驼背、睡高枕等。

3. 剧烈运动前没有做适当的预备运动，如单双杠、球类比赛等。

4. 反复轻度扭挫伤：如拳、抬、挑、搬重物时，或手持重物向外抛掷时，用力不当或用力过于持久。

5. 自幼缺乏体力劳动锻炼或因疾病所致的体质虔弱，气血亏虚的人，突然作过重的挑、抬、锄、掷等劳动。或持久作过伸、过屈头颈、腰背的工作。

6. 头颈、腰背部受撞击，或软组织急性扭挫伤后，以致气滞血瘀，组织撕裂后水肿、血肿，如未彻底治疗，可发展为纤维性变，以致肌肉、韧带、关节囊等发生粘连，出现伤侧（椎旁）软组织痉挛状态。

（三）椎间盘突出

多有急性外伤史。腰段脊椎负重大，较好发。颈椎因有钩突的保护作用，胸椎椎间盘较小且有胸廓的限制运动，故较少发生。

（四）脊椎骨质增生

突入椎间孔、椎管或横突孔，直接压迫神经根、椎动静脉、交感神经或脊髓而致病。

（五）韧带肥厚或钙化

肥厚、钙化的组织直接侵入对其邻近的脊髓、神经根、椎动静脉及交感神经造成压迫而致病。

（六）先天性畸形

先天性椎体融合、颈肋及椎管狭窄等。由于融合和颈肋局部活动度减少，增加其上或下部椎间负担而易发生劳损，故脊椎病好发于畸形椎体的上或下一椎间部位。先天性椎管狭窄者，其椎管、椎间孔及横突孔等骨性孔道比正常人狭小，故代偿功能较差，对原可不致病的轻度脊椎错位、骨质增生或韧带肥厚钙化之患者，则可发病，患病后症状往往比一般病人重。

（七）颈部及咽喉部炎症感染

炎症使关节囊及其周围韧带充血松弛，也可发生骨质脱钙，使颈椎的稳定性受到损害，在一定诱因条件下，即发生错位。

二、发病诱因

（一）轻微扭挫伤

对正常人不会造成损害，然而对脊椎失稳者，即可使其发生椎间关节错位，或骨质增生处对椎间软组织损伤而引起无菌性炎症而发病。

（二）过度疲劳

正常人因工作或生活过度疲劳，只要休息一段时间，即能恢复。对脊椎退变或失稳者，难以坚持正常工作，稍为过劳即可发病。

（三）睡眠姿势不良

睡眠姿势不良是生活中导致脊柱慢性劳损的原因之一。对于脊椎退变或失稳者，睡姿不良极易在熟睡中引起错位而发病。例如偏睡一侧、俯卧、扭腰、枕过高枕或过低枕等均属不良睡姿，常见的落枕引起颈椎病发作。

（四）工作及生活中不良姿势

例如办公或上课时桌椅高度不适宜，单肩扛重物、驼背，激烈运动前不做预备运动，某些特殊体位的重力劳动等。

（五）感受寒冷

当脊椎退变及失稳后，由于局部受凉后肌肉收缩不协调，易诱发致病。

（六）其他疾病

例如脊椎病者患感冒后常可导致脊椎病的发作。

（七）内分泌失调

由于内分泌失调病人常并发自主神经功能紊乱，可使全脊椎失稳加剧。常见更年期妇女易患脊椎综合征。妇女经前期紧张性头痛常为$C_{2、3}$椎小关节错位引起。

第三节　病理

脊椎综合征的病理与病因有密切关系，与脊椎退化性改变有关，与外伤劳损有关，也与先天性畸形有关。现分述于下。

一、椎间盘变性及突出

构成椎间盘的软骨板、纤维环及髓核由20～30岁开始发生变性，若受急性创伤或慢性劳损，则可加速变性。其变性的结果：

（一）软骨板

逐渐变薄，甚至被髓核逐渐侵蚀造成缺损，使软骨板失去由椎体向椎间盘内渗透组织营养液的半渗透膜的作用，更加促进纤维环及髓核的变性。

（二）髓核

含水量逐渐减少，其中纤维网和黏液样组织基质渐渐被纤维组织及软骨细胞所代替，而成为弹性下降的纤维软骨实体。因此，椎间盘的高度降低，椎间隙狭窄，如发生椎间盘突出则椎间隙更加明显狭窄。

（三）纤维环

纤维环变性比软骨板与髓核为早，常人20岁以后即停止发育，开始变性。纤维交错的纤维环虽然较壮实，但因持久运动互相摩擦后，导致纤维变粗，透明性病变，从而使纤维弹性减弱，在一定诱因条件下（急性外伤或慢性劳损）纤维环发生破裂，髓核即可向破裂处突出。因后纵韧后外侧较薄弱，故椎间盘突出以向后上侧突出者居多。突出的椎间盘初期为较软的纤维组织，以后可逐渐钙化及骨化。

椎间盘突出后可对神经根、椎动脉、交感神经、甚至对脊髓造成压迫或刺激症状。

二、关节突关节的改变及脊椎错位

由于椎间盘的退变椎间隙变窄，关节突的关节囊及其周围韧带均松弛，椎间孔的纵径势必缩短，如遭受外伤或椎周软组织劳损，即可发生脊椎错位，椎间孔横径（前后径）及椎管的矢状径均缩短。根据我们作尸体解剖所见，椎间孔横径缩小1/3时，神经根即受到刺激，如缩小到1/2时，神经根则受到压迫。椎管矢状径变小如已有椎管狭窄或椎体后缘有骨质增生的骨嵴时，则可对脊髓产生压迫。

三、椎周软组织改变

（一）黄韧带肥厚

黄韧带可能由于长期被过度牵扯（低头工作、睡高枕、长期弯腰工作等），或因脊椎失稳活动度加大，使黄韧带负担增大，久之则增生肥厚，甚至钙化、骨化，从而压迫神经根出现症状：也可能在脊椎后伸时，肥厚的黄韧带发生皱褶突入椎管内而压迫脊髓。

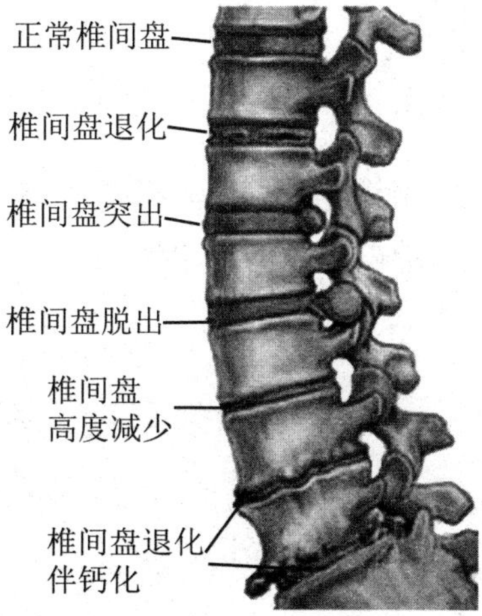

图84　椎间盘常见病变

（二）前、后纵韧带改变

前后纵韧带可能遭受急性外伤，也可能由于脊椎失稳长期过度活动而受损伤，发生出血、水肿、机化而钙化、骨化，对脊髓或神经要产生压迫。

（三）项韧带钙化

在颈椎失稳后，项韧带（颈椎部的棘上韧带）过度活动而肥厚，继而钙化、骨化。项韧带钙化的部位多见于$C_{3\sim6}$之间的夹肌、半棘肌与小菱形肌附着点处，可见头颈及上肢运动易损伤此段项韧带，韧带钙化的部位与颈椎病发病的部位相一致。

（四）椎旁有关肌肉改变

椎旁肌肉可遭受急性扭挫伤或慢性劳损，多见于肌腱与骨附着处发生撕脱性损伤，或肌纤维局限性撕裂，慢性劳损的局部组织呈纤维性变，或机化粘连，造成脊椎两侧肌力失衡。若脊椎已处于失稳状态，则极易发生错位而出现相应神经支配的肌肉痉挛。

四、骨质增生（骨刺、骨唇、骨嵴）

脊椎失稳后，活动度增大，在关节突关节、钩椎关节或、和椎体边缘的韧带、骨膜遭受牵扯、损伤，发生出血、机化而后骨化成为骨质增生。骨质增生的好发部位在颈椎、腰椎，这与活动度较大有关，胸椎则较少。骨质增生随年龄的增长而增多，但不一定致病，只有骨刺突入椎管、椎间孔或横突孔时才可压迫脊髓、神经根或椎动脉而出现症状。

五、神经根改变

神经根可受椎间盘、病变椎间孔或骨刺压迫。椎间盘向后外侧突出虽未侵入椎间孔，但仍可压迫脊膜囊内神经根。如单独压迫后根则出现麻木感而无运动障碍；反之，如压迫前根，则有运动障碍而无麻木感。当然如在前后根汇合处受压，则患者既有运动障碍又有感觉障碍。神经根受压后根袖可发生纤维化增生肥厚，神经纤维轻则有神经炎症改变，重则发生瓦勒氏变性。

六、椎动脉改变

椎动脉可因颈椎错位或钩突关节增生的骨刺压迫，而出现受挤压或扭曲，这可从椎动脉造影中得到证实。椎动脉受压后可产生血循障碍，一侧椎动脉受压尚不致出现脑动脉缺血症状；若一侧已有病变，而做向健侧转头使健侧椎动脉也受压迫后，则可出现症状。枕寰关节及寰枢关节错位，常加大椎动脉第三段的扭屈，极易引起双侧椎动脉供血不全而发生眩晕或晕厥。

七、脊髓受到骨性直接压迫或因脊髓前动脉受压而致血运障碍

在早期为功能障碍性可逆转，如受压时日较久，未能获得治疗，则可发生脊髓变性、软化，甚至空洞形成，成为难以恢复的损害。

八、交感神经改变

交感神经的低级中枢在脊髓侧角，交感神经的节前纤维是有髓鞘纤维随同本节脊神经前通过椎间孔，而达内脏神经节。其节后纤维循三个途径分布：随脊神经分布；缠在血管上随血管走行分布；直接分布到内脏。交感神经的功能是与副交感神经相拮抗，互相调节、平衡以维持器官的正常功能。

如因脊椎错位、椎间盘突出，韧带钙化或骨刺等造成压迫或牵扯而损害交感神经时，可引起自主神经功能紊乱，则出现很多器官、内脏症状。如颈椎病可以引起头、眼、耳、鼻、喉部症状，因椎动脉供应脑干和枕叶视中枢的血循环。颈上交感神经节发出的节后纤维分布于眼部及颈动脉，调节眼循环和瞳孔扩大肌、眼睑肌。颈上交感神经节是位于$C_{1\sim3}$横突前方，当上位颈椎错位后，横突亦随之偏移，即可牵扯、刺激颈上交感神经节时，即可引起眼部或其他五官器官出现症状。三叉神经脊髓束在中亦可因枕寰关节错位而受到刺激，引起眼周神经痛或前额痛。颈动脉的损害可导致眼循环障碍而造成视网膜病损。

颈交感神经节有心支而支配心脏，颈交感神经节又来源于第1、2胸交感神经节的白交通支。根据我们观察功能性心律紊乱者，由于上位颈椎错位时可出现窦性心动过速、心悸；$C_{4\sim6}$错位时常可出现心动过缓；心房纤颤者多为$C_7\sim T_2$有错位；室性、房性早搏及房室传导阻滞者，常见于$T_{3\sim5}$错位。有人报告刺激C_7神经根，受试者感到胸部与腑下疼痛，$C_{7、8}$神经根受刺激时，可引起胸大肌痉挛。从生理解剖方面是右侧交感神经纤维大部分终于窦房结，而左侧纤维大部终于房室结和房室束。交感神经节前纤维受压，功能低下后，副交感神经则相对兴奋，冠状动脉发生痉挛性收缩，则可出现心绞痛发作。如果脊椎发生旋转式错位，这种骨性刺激偏于某侧，将会导致心脏异搏点出现而发生心律失常。

关于有胸闷、胸痛及心律失常同时存在的问题，是由于椎间关节错位，椎间孔变窄刺激神经根所致。从脊髓发出的肋间神经只有一级神经元，骨关节一旦复位，神经根刺激去除后，肋间肌痉挛即可解除，胸闷、胸痛即可消失。心律失常

有时恢复较慢，是因为交感神经节前纤维在通过椎间孔时受到刺激或压迫而致损害，其节前纤维属B类有髓鞘纤维，其纤维细传导速度慢，潜伏期长，损害严重时可引起脱髓鞘改变；同时交感神经从脊髓侧角至心脏为二级神经元，介质分泌的恢复亦需较长的时间。因此，交感神经功能恢复要比周围神经慢些。

腰骶支神经根如受到刺激或压迫亦出现该神经分布区的运动、感觉障碍；如引起自主神经功能紊乱，则可出现胃肠道功能紊乱、排尿障碍改变。内脏本身的病变（如异常运动、通过障碍、循环障碍或炎症）亦可通过同一脊髓节段出入的神经传导到体表部出现腰腿痛，例如慢性前列腺炎可出现下腰痛，卵巢、子宫、输卵管疾病亦可引起腰痛，肾脏病变有腰痛，有些消化系统疾病也可牵涉到上腰段或背部疼痛，如十二指肠溃疡、胰腺的炎症或肿瘤等。故在进行诊断工作中应注意鉴别诊断，方可有的放矢地进行治疗。

第四节　诊断与应用

脊椎综合征的诊断，随着对发病机制深入探讨而有所提高。脊椎的失稳成为脊椎综合征病情容易反复发作、损害渐次加重的特征。全身的神经沿椎管上行下达地传导。交感神经低级中枢在胸段脊髓侧角，发出的节前纤维经椎间孔达各交感神经节，交换神经元后分布于各内脏和器官。颅脑的血氧供应由椎动脉和颈内动脉输送。由此可见，脊椎综合征是多组十分复杂的临床综合征。脊椎综合征的共有诊断要点分述如下。

一、脊椎综合征的诊断要点及三步定位诊断法

诊断要点：

1. 具有临床症状中的一项或多项表现者；

2. 发病脊椎节段（颈、胸、腰、骶）的活动范围有一定障碍者；

3. 脊椎触诊检查，有椎关节错位体征者；

4. 与发病脊椎有关韧带、肌肉附着点，触及硬结、剥离、摩擦音等病理阳性反应物者；

5. X线照片诊断，符合脊椎综合征诊断者；

6. 各项辅助诊断，有一项以上支持脊椎综合征诊断者；

7. 排除骨折、脱位、肿瘤、结核、嗜伊红细胞肉芽肿及各专科器质性疾病

者；

8.化验室检查正常范围者。

三步定位诊断：

1.第一步　神经定位诊断。询问病情时，根据其疼痛、麻木的部位（无麻痛症状者，根据主要症状器官部位），按神经定位诊断分析脊神经根损害部位，初步定出发病的脊椎或关节。

2.第二步　触诊，体检定位诊断。根据患者进行脊椎触诊结果，包括发现其横、棘突及关节突偏歪、椎旁压痛、病理阳性反应物（硬结、摩擦音、弹拨声音、肌萎缩或代偿性肥大等）的部位，或各项试验、神经系检查结果结合第一步定位诊断，进行第二次定位诊断，进一步确定发病的脊椎、关节及分型。

3.第三步　X线颈椎照片定位诊断。

(1)仔细观察侧位片各椎间关系的变化：脊轴变异情况，椎体后缘联线变异情况，寰椎错位时会出现的仰位、倾位、仰旋、倾旋和侧旋等改变，各椎间关节形态或位移等，都属椎间关节错位表现。各椎间盘变性、椎体关节骨质增生、各韧带钙化的部位、程度等，与第一、二步定位诊断结合分析，作出最后定位诊断结论。

(2)排除骨折、脱位、结核、肿瘤、嗜伊红细胞肉芽肿、化脓性炎症等病证。

二、病史、症状及体征

1.病史与症状

询问病史及自觉症状，是诊断脊椎综合征的首要资料。

询问病史时，要着重了解下列内容：性别、年龄、职业；中老年患者，本症发病多因脊椎退行性变；青少年患者，本症发病多与外伤或先天因素有关。职业是慢性劳损的因素。要询问起病是突然发作还是逐渐发生，详细询问外伤史，包括青少年时期的外伤史，少年患者应了解其分娩时有无产伤的可能。因外伤史在第一次接诊时易于忽略，头、颈、背、腰部外伤后常常不是马上出现症状，尤以慢性劳损更是如此。重视外伤史的询问，对治疗方案的制订有特别重要意义。

要询问清楚出现症状的时间与各部位各种症状出现先后的过程。疼痛的性质，是酸痛、麻痛、钝痛、烧灼性痛或放射性痛，是持续性痛或间隙性痛，体位改变时对疼痛的影响，加重、减轻或不变。疼痛的具体部位应了解准确，在头、颈、胸、背、腰臀、四肢的哪一侧范围内。感觉有无改变，麻木感、针刺感、肿胀感、冷厥感或灼热感，感觉有无减退或消失。有无运动障碍。头、肩臂、腰背或下肢运动障碍到什么程度。

有无自发的肌肉跳动，肌肉有无萎缩或代偿性肥大。上肢出现持物落地（失落）现象，下肢僵硬，踩棉花感，是否发生截瘫、偏瘫、单瘫或交叉瘫及面瘫等情况。

诊断本应着重了解内脏及器官功能障碍的情况。根据交感神经损害的节段将引起其支配的脏器功能发生紊乱，故询问病情时，除了解周围神经损害的情况外，应同时了解该节段交感神经所支配的内脏及器官有无病损症状；例如有无胸闷气短、哮喘、干咳、心悸发作、心律失常或心绞痛发作或无不明原因的血压波动（过高或过低），心动过速或过缓。无明显器质性病变的视力模糊、闪眼流泪、复视、瞳孔散大、眼睑无力下垂、眼窝内抽痛、视野内冒金星或眼睑持续跳动等症状，或发生非耳内病变的耳鸣、体力下降或咽喉刺痛、吞咽困难、恶心呕吐和呃逆等（$C_{1\sim7}$）。有无上腹（肝区或胃脘区）疼痛，反酸嗳气，腹胀肠鸣，大便稀溏或便秘等症状（$T_{5\sim9}$）。有无尿频、尿痛、早泄、阳痿或痛经等症状（$T_{10}\sim L_2$）。在颈段还要注意椎动脉受损害引起的脑部供血不足导致的脑神经损害，例如头昏眩晕发作，突发性猝倒，严重的可引起脑萎缩、变性病变。

总之，神经定位诊断，应包括脊髓节段的周围神经和交感神经损害的临床表现。

2.体征

临床检查是诊断本征的重要环节，受累的神经根、椎动脉、交感神经或脊髓所支配的部位可出现运动障碍、感觉异常、压痛、反射改变等一些阳性体征。若有自主神经功能紊乱即可引起所支配的脏器的体征。结合临床症状、X线照片所见，必要时加用辅助诊断的检查方法，并与有关类似的疾病加以鉴别才能得出比较正确的诊断。

临床检查要注意到有时神经根的分布，并不是完全严格按照正常解剖位置分布，例如C4的一条纤维从脊髓分出后在椎管内下行与C5的纤维在一起，故在C5的椎间孔内的C4神经根受刺激，则可出现C4神经根受累的症状。又例如由于周围神经的分布有重叠现象，皮肤感觉区也受此重叠的影响。再加上交感神经的反射刺激，就增加了对神经根受累的正确位置判定的困难。故一定要做好三步定位诊断，必要时还应加用其他辅助诊断的一些检查方法，方可确诊。

三、诊断

常见的脊椎错位型式：左右旋转式错位、侧弯侧摆式错位、前后滑脱式错位、倾仰式错位、混合式错位。

四、治疗

治疗原则是去除骨性压迫对神经血管损害，消除无菌性炎症（神经根水肿）、止痛；治疗脊椎失稳。

（一）常规治疗　口服消炎止痛药物，热疗(其他理疗)，脱水疗法，手术。

（二）奇经治疗　1. 手法纠正改善椎关节错位、退变、增生。

2. 专用穴位敷贴疗法和梅花磁针在特殊穴位使用。

3. 穴位艾灸。

4. 系统食疗方案。

5. 偏方验方治疗。

（三）注意事项　1. 用奇经康络保健枕、用硬床、纠正不良姿势。

2. 防止外伤、防受凉、勿过度疲劳预防复发病因。

第五节　鉴别诊断

脊椎综合征是临床常见病、多发病，症状十分复杂。同时还有多种脊椎疾病与本征有类似症状，而其中有不少是牵引、正骨推拿禁忌证。因此，作好鉴别诊断极为重要。

一、脊椎肿瘤、脊髓肿瘤

脊椎骨肿瘤发生骨质破坏，发展到一定程度后可对脊髓、神经根等造成压迫症状。脊髓肿瘤不论是髓内或髓外肿瘤均可造成压迫症状。本症多随肿瘤的发展而逐渐加重，不似脊椎综合征有时轻时重的改变。恶性肿瘤者血沉增快、贫血、全身情况可能日渐下降。脊椎肿瘤作X线照片可见有骨质破坏，也可出现椎体病理性骨折，但椎间隙多能存在，以此可与脊椎结核相鉴别。

脊髓肿瘤分为髓内肿瘤及髓外（硬膜内）肿瘤，其症状及体征不同，现将其鉴别重点叙述如下。

1. 后根痛　髓外肿瘤多见，髓内肿瘤罕见。

2. 感觉障碍（痛、温觉障碍）　在髓内肿瘤时，感觉障碍在病灶水平开始自上而下发展，如肿瘤位于颈髓上段，则感觉障碍的发展顺次为颈、胸、腰、骶。在病程后期，骶尾部份出现感觉障碍。且多伴上肢双侧对称性的，而在髓外肿瘤时，感觉障碍自病灶对侧的骶尾部开始，自下向上的发展，如肿瘤位于上颈段，其发展次序为骶、腰、胸、颈。这两种感觉障碍的发展方式截然不同。

3. 脊髓外肿瘤，尤其在脊髓外侧者，常出现脊髓半边损害综合征，而脊髓内肿瘤则不出现这种综合征。

4. 膀胱和直肠括约肌障碍　在脊髓内肿瘤常早期出现，而髓外肿瘤出现较晚，在骶髓部除外。

5. 髓内肿瘤时，常出现病变处节段性肌萎缩，这是因为前角细胞损伤之故。而髓外肿瘤多不出现。

6. 脊髓腔梗阻情况　在髓外肿瘤多见，腰穿之后，症状加重，化验脑脊液蛋白增多；而髓内肿瘤少见，腰穿之后，症状变化不大，蛋白量变化不多。

7. 作脊髓碘油造影、碘水造影、CT检查对诊断极有帮助。

二、脊椎结核

病人常有肺结核或淋巴结核病史，脊椎结核是通过血路感染之继发性病变。起病多为慢性进行性病程。常有低热、盗汗、食欲不振、消瘦、贫血。血沉加快。脊椎运动障碍，椎旁肌肉痉挛，局部压痛。X线照片可见有骨质破坏，有时有空洞形成，尤其在椎体边缘破坏明显，椎间隙狭窄，常发生椎体压缩后棘突向后突起，常合并有寒性脓肿形成，在颈椎好发成咽后壁脓肿、在胸椎旁脓肿、在腰椎为腰大肌脓肿。

三、先天性畸形

脊椎的先天性畸形种类较多，有些病例也可有脊神经根或脊髓受压症状，出现肢体疼痛、无力或感觉异常。先天性畸形在颈椎可有枕寰融合、扁平颅底、椎体融合、半椎体、脊椎裂、颈肋等；胸椎可发生先天性脊柱侧弯，常由半椎体、楔形椎体或椎弓发育不良等畸形所造成；腰椎以腰椎骶化、骶椎腰化、隐性脊柱裂等较常见。这些先天畸形有些可造成症状，有些无症状，诊断除依靠临床症状，检查时可发现颈短、脊柱侧弯、局部压痛等体征外，X线照片为诊断先天性畸形最为可靠的依据，可一目了然地看到畸形的存在。但与脊椎综合征作鉴别诊断时，仍应坚持三步定位诊断法：即临床症状所表现的范围；检查所见的压痛部位是否与X线片所见的畸形部位相一致。如为一致，则不是由先天性畸形所致病，因为有不少先天性畸形并不引起症状，如腰椎陷性脊椎裂、完全性腰椎骶化和骶椎腰化，多不引起症状。不完全者因只一侧横突与骶椎或髂骨形成假关节，由于活动时脊柱运动不对称，假关节部可形成创伤性关节炎而常疼，也常合并有椎间盘突出症，故在诊断时应作仔细检查鉴别。

四、骨嗜伊红细胞肉芽肿

骨嗜伊红细胞肉芽肿是一种病因不明的骨质有破坏、局部有棕黄色或灰黄色的肉芽肿存在的疾病。肉芽有一定韧性而不似坏死组织那样脆弱。穿破骨皮质后可侵入软组织。

本症在骨组织上致病可以单发也可以多发，脊椎亦是其好发部位。主要症状为局部疼痛、脊柱运动障碍，由于骨质破坏后可发生病理骨折，可产生脊髓、脊神经根受压的症状。本症作X线照片检查时可见有椎体骨质破坏呈前后一致的压缩，椎间隙仍保持正常。血象检查有白细胞及嗜酸细胞增多的现象。本症之诊断主要靠病理检查，镜下可见有大量良性的组织细胞和成熟的嗜酸性粒细胞，夹杂有不同程度的出血和坏死病灶。

五、脊髓蛛网膜炎

脊髓蛛网膜在某些病因的作用下，发生一种炎症反应，以蛛网膜的增厚、粘连和囊肿形成为主要特征。实质上它是一种病理诊断，而损害的部位又分为颈、胸、腰、骶段，以颈胸脊髓段为多见。临床表现非常复杂，近年来神经外科临床诊断逐渐丰富，实施手术病例的日渐增加和特殊检查技术的改进，对本病的认识亦逐渐有所提高。

引起脊髓蛛网膜炎的原因很多，常见的有：①感染：全身感染如流感、伤寒、结核、淋病、梅毒、败血症等；局限性炎症如盆腔感染、副鼻窦炎、中耳炎等；颅内感染如结核性脑膜炎、真菌性脑膜炎、化脓性脑膜炎、病毒性脑膜炎等，以结核为多见。②外伤：脊椎战伤、车辆创伤、手术创伤等。③鞘内注射药物：抗生素、麻醉剂、造影剂如水溶碘和碘苯脂引起蛛网膜炎的机会没有差别。④血液流入蛛网膜下腔（蛛网膜下腔出血等）。⑤脊髓肿瘤、多发性硬化、脊髓空洞症等并发蛛网膜炎。⑥原因不明：有的可能由于非特异性病毒感染所致。

脊髓蛛网膜炎主要是慢性炎症，可分为四型：①单纯增厚型：脊髓蛛网膜单纯增厚未与邻近组织发生明显粘连；②粘连型：脊髓蛛网膜不仅增厚，且与邻近组织发生明显粘连，影响脑脊液循环通路；③囊肿型：在炎症粘连的基础上囊肿形成；④混合型：镜下所见：脊髓蛛网膜增厚，有慢性炎细胞浸润，小血管壁增厚，管腔狭窄甚至闭塞造成脊髓缺血及软化，神经节细胞坏变和胶质细胞增生等。

本病较常见，发病可急性、亚急性，也可慢性经过，有时可以缓解。开始时由于脊髓蛛网膜粘连的程度不同，波及范围大小不一，往往临床上可以表现出症状的多样化。例如粘连轻微时，则临床上多显示神经根激惹现象，根痛及麻木等异常。常常涉及数根，若粘连增至脑脊液有阻塞时，出现脊髓受压症状，呈现不同程度的瘫痪与知觉功能丧失。同时腰椎穿刺，颈压试验即使在同一病例亦可有通畅或完全阻塞，或时而阻塞或时而通畅的特殊现象。此点在与脊髓肿瘤的鉴别上有着重要意义。另外，在晚期病例由于脊髓蛛网膜粘连的不断增长，势必造成脊髓受压，血液循环供应不足，从而继发脊髓的退行性变，甚至坏死。故临床上出现脊髓节段损害。

病变最常受累及脊髓胸段，其次颈段，腰骶段比较少见。病变在C4以上时发生四肢痉挛性瘫痪；病变在颈膨大处时可发生四肢瘫痪，上肢呈周围性瘫痪，下肢呈中枢性瘫痪；病变在胸段时发生两下肢中枢性瘫痪。Ellington氏报道颈段占29%，胸段占59%，腰骶段占12%。同时伴有感觉障碍和括约肌功能障碍，若囊肿压迫脊髓的侧面，病灶在C4以上侧而损害，临床表现，同侧中枢性偏瘫，伴有深感觉障碍，对侧出现痛、温觉障碍；病灶在颈膨大段的侧面损害，出现偏瘫，上肢呈周围性瘫痪，下肢呈中枢性瘫痪，伴有深感觉障碍，对侧呈痛、温觉障碍；病灶在胸段的侧面损害，称为Brown Squared氏综合征：表现为同侧中枢性瘫痪及深部感觉障碍，对侧出现痛觉及温觉障碍。病灶在马尾神经根广泛粘连，临床表现为进行性的坐骨神经痛，可因病变位于一侧或二侧而出现不同的症状，有较明显的下肢肌萎缩、肌无力，腱反射降低或消失及感觉缺失，括约肌功能障碍。由于粘连广泛不规则，囊肿形成大小不一，压迫脊髓部位和受压的程度不同，而临床症状较复杂，体征较弥散，常表现为多个病灶的特点。

本病早期已多有椎管腔不完全性或完全性阻塞，脑脊液蛋白增加，细胞数增多或正常，也常表现蛋白细胞分离症，部分病例脑脊液呈淡黄色，有自行凝固的倾向。如糖和氯化物降低，提示病因可能为结核。

诊断要点为详细询问病史及其有关的诱因，尤其是感染及外伤病史，急性或亚急性起病，一般病程较长，可转为慢性过程，常有缓解及再发，多在感冒、受凉、劳累后加重；如为囊肿性，可有缓解期；弥漫性粘连性脊髓蛛网膜炎，往往不只侵犯一个神经根，症状可为散在性或节段性；腰椎穿刺可见部分或全部堵塞；蛛网膜下腔狭窄，造影剂分布不规则和局限。

第二章　颈病综合征

颈椎病又称颈椎综合征，是颈椎骨关节炎、增生性颈椎炎、颈神经根综合征、颈椎间盘脱出症的总称，是一种以退行性病理改变为基础的疾患。表现为颈椎间盘退变本身及其继发性的一系列病理改变，如椎节失稳、松动；髓核突出或脱出；骨刺形成；韧带肥厚和继发的椎管狭窄等，刺激或压迫了邻近的神经根、脊髓、椎动脉及颈部交感神经等组织，并引起各种各样症状和体征的综合征(包括骨头和软组织两个方面病变）。

一、病因

1. 劳损。长期使头颈部处于单一姿势位置，如长时间低头工作，易发生颈椎病。

2. 头颈部外伤。50%脊髓型颈椎病与颈部外伤有关。一些病人因颈椎骨质增生、颈椎间盘膨出、椎管内软组织病变等使颈椎管处于狭窄临界状态中，颈部外伤常诱发症状的产生。

3. 不良姿势。如躺在床上看电视、看书、高枕、坐位睡觉等；卧车上睡觉，睡着时肌肉保护作用差，刹车时易出现颈部损伤。

4. 慢性感染。主要是咽喉炎，其次为龋齿、牙周炎、中耳炎等。

5. 风寒湿因素。外界环境的风寒湿因素可以降低机体对疼痛的耐受力，可使肌肉痉挛、小血管收缩、淋巴回流减慢、软组织血循环障碍，继之产生无菌性炎症。

6. 颈椎结构的发育不良。先天性椎管、颈椎退变等是一些颈椎病病因基础。

二、临床分型

该病大致可分为八型，分别是颈型、神经根型、脊髓型、椎动脉型、交感神经型、食道型,产伤型和混合型。

1. 颈型　由于头颈部长期处于单一姿势，造成颈部肌肉、韧带和关节劳损所致。患者主要表现为颈部易疲劳，颈部发紧、僵直,疼痛，活动不灵活,不能长久看书和写字等症状。(软组织损伤)

2. 神经根型　常感到头、颈、肩、臂和手部放射性疼痛、麻木，且麻木多出现在手指和前臂，疼痛向上臂、前臂和手指放射，手指有麻木过敏、异样感，手

指活动不灵、仰头、咳嗽、喷嚏可加重疼痛。(神经根受压)

3. 椎动脉型　不同程度的体位性眩晕，还伴有恶心、呕吐、复视、耳鸣、耳聋、失眠、猝倒等症状。每当患者头部向后仰、低头看书、突然转头、反复左右转头时，发生眩晕。猝倒是这种病的特有的症状，往往在颈部转动时，突然发生四肢麻木、软弱无力而跌倒，但患者神志清楚，多能自己起来。(血管受压，短暂性脑缺血发作)

4. 交感神经型　交感神经兴奋症状 ①头部症状：头痛或偏头痛、头沉、头昏、枕部痛或颈后痛；但头部活动时这些症状并不加重。②面部症状：眼裂增大、视物模糊、瞳孔散大、眼窝胀痛、眼目干涩、眼冒金星等症状。③心脏病症状：心跳加快、心律紊乱、心前区疼痛和血压升高。④周围血管症状：因为血管痉挛，肢体发凉怕冷，局部温度偏低，或肢体遇冷时有刺痒感，或出现红肿、疼痛加重现象。还可见颈部、颜部和肢体麻木症状，但痛觉减退并非按神经节段分布。⑤出汗障碍：表现为多汗。这种现象可局限于一个肢体、头部、颈部、双手、双足、四肢远端或半侧身体；交感神经抑制症状,交感神经抑制也是迷走神经或副交感神经兴奋。症状是头昏眼花、眼睑下垂、流泪鼻塞、心动过缓；血压偏低、胃肠蠕动增加等。

5. 食道型　颈部及咽喉部炎症感染；炎症使关节囊及周围韧带充血松弛，也可发生骨质脱钙，使颈椎的稳定性受到损害，在一定诱因条件下，即发生错位；咽部与颈椎为同一平面颈椎的失稳刺激周围的神经、毛细血管、淋巴管从而导致咽部病变。临床主要表现咽部不适,干燥,异物感。

6. 脊髓型　是一种比较严重的颈椎病，这一型的颈椎病又可分为中央型、椎体束型及横贯型。①中央型病变：病人多感整个上肢麻胀、无力。病人手部小肌肉常受累，这种脊髓型颈椎病症状表现为手部动作迟钝以至持筷、系扣、写字等动作感到困难，因而临床上病人手指精细运动功能障碍为此型病变的特征。多数病人自觉无名指及小指麻木。②椎体束型：病人自觉下肢麻木、无力，可出现下肢踏棉感。重症病人自觉下肢发紧，行走困难，易摔倒。③横贯型：病人多见有前胸部以下的麻木感。前胸部胸2～7平面以下常呈现痛温觉减弱或消失，重病人可出现膀胱、直肠功能障碍。多数情况下，患者上肢症状出现的比较早。

7. 产伤型　临床主要见于儿童多动症、癫痫、聋哑、脑瘫病例中。

8.混合型　凡有两种类型以上的患者，统称为混合型颈椎病。

三、诊断

颈十穴部分或全部阳性，结合临床症状即可诊断。必要时行X光平片、CT、MRI等检查。

四、治疗

（一）常规治疗

消炎止痛类口服药，扩张血管药，牵引，按摩，理疗，手术。

（二）奇经治疗（具体治疗穴位详见377页图附1）

1.用康络活血专用药贴和梅花磁针在颈1～10穴阳性穴位和涌泉、神阙等穴位进行手法治疗和穴位贴敷。

2.口服螯合钙、氨糖葛钙，强筋健骨。

3.验方　葛根70g，天麻12g，白芍15g，桂枝10g，羌活10g，威灵仙12g，白芷10g，刺蒺藜12g，双勾30g，路路通10g。水煎服，1日分2次服。

4.应用奇经康络保健枕，在睡眠中理疗颈椎。

5.艾灸风池、大椎、大抒等穴，每穴15分钟。

6.特殊运动罐疗法，每次15分钟。

7.坚持佩戴颈康链养护颈椎。

附：奇经手法治疗具体步骤如下

第一步　放松肩背部肌肉（俯卧位）

1.揉肩，拿肩。点压颈2、颈5(向脊柱方向点压)。

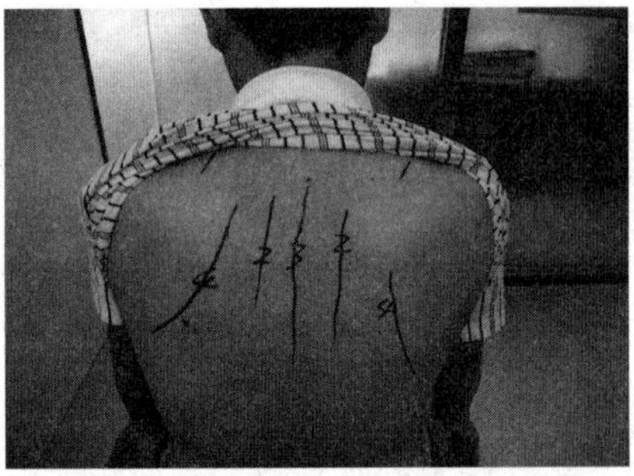

图85　肩背部治疗步骤

2.向外侧弹拨背部膀胱经。

3.点压棘突(颈9)。

4.沿肩胛骨内侧弹拨放松。

第二步　放松枕额部肌肉（俯卧位）

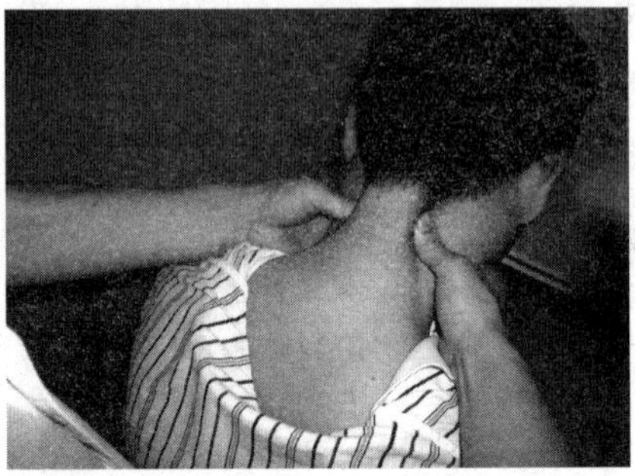

图86　点压颈7穴

1.放松点揉乳点处及枕额部肌群。

2.放松肩前部及上肢。(颈6，颈8)

第三步　放松点压颈部（坐位）

1. 沿颈7往下放松（弹拨），先左后右。

2. 沿颈1往下放松（弹拨），先左后右。

3. 点按颈7向耳尖方向用力（可同时或单侧进行）。

4. 颈1点按向额头方向用力，先左后右。

5. 放松颈部。

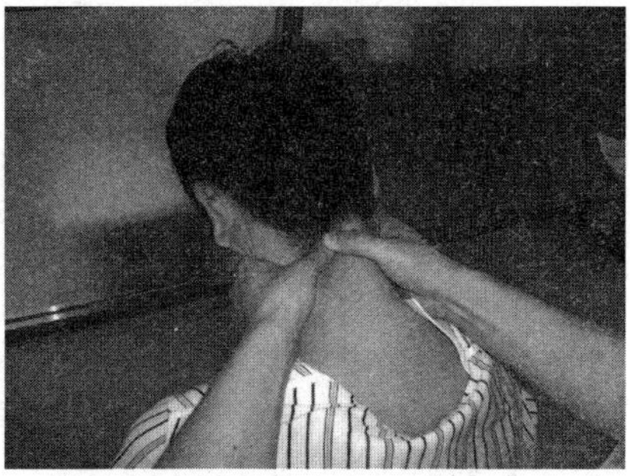

图87　颈1穴点压一侧法

第四步　放松肩前肌肉（仰卧位），尤其注意放松点压颈6，颈8和任脉。

1. 颈6穴　上下方向，站在患者对面。

2. 颈8穴　左右方向，用力要轻。

第五步　颈椎其他穴位治疗

1. 颈4穴　垂直方向用力。

2. 颈3穴　垂直方向用力。

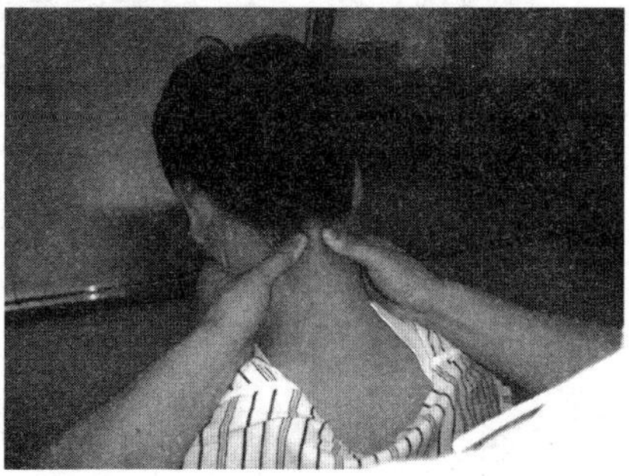

图88　颈1穴点压双侧法

3. 颈10穴　先左后右，以点按、揉为主。

五、饮食调理

颈椎病患者应以富含钙、蛋白质、维生素B族、维生素C和维生素E的饮食为主。其中钙是骨的主要成分，以牛奶、鱼、猪尾骨、黄豆、黑豆等含量为多。蛋白质也是形成韧带、骨骼、肌肉所不可缺少的营养素。维生素B、维生素E则可缓解疼痛，解除疲劳。多喝骨头汤，多吃豆制品、乳制品以补充钙。另外，如颈椎病属湿热阻滞经络者，应多吃些葛根、苦瓜、丝瓜等清热解毒通络的果菜；如属寒湿阻滞经络者，应多吃些狗肉、羊肉等温经散寒之食物；如属血虚气滞者，应多进食公鸡、鲤鱼、黑豆等食物。

附：颈椎病人如何选好枕头？

由于颈椎及颈部软组织慢性损伤或退变引起脊柱内外力学平衡失调，压迫或刺激颈部血管、神经和脊髓引起头、颈、肩臂、上肢、背中部、胸部疼痛及其他症状，甚至合并肢体功能障碍等一组临床综合征。病证轻者头痛、头晕、恶心呕吐、颈肩疼痛、上肢麻木、无力、耳鸣、视物模糊、胸闷心慌等，重者还可导致肢体瘫痪、大小便障碍，甚至危及生命。颈椎病不包括急性外伤所致的颈椎骨折脱位、骨肿瘤等。引发和加重颈椎病的因素较多，而睡眠时频繁使用的枕头却是重要原因之一。

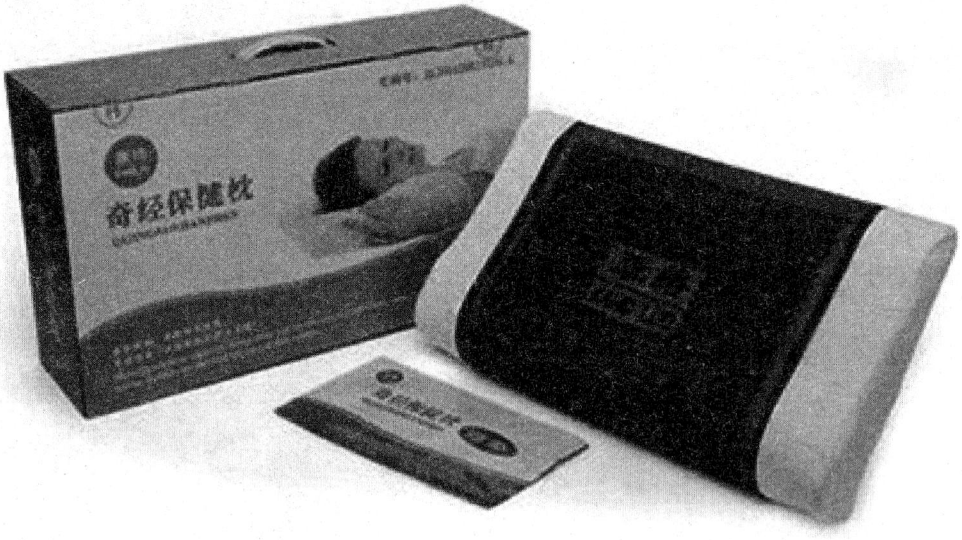

图89 康络枕

对一般人来说，每天至少有1/4～1/3时间是在睡眠中度过，因此，如果枕头使用不当或不用枕头，容易引起或加剧颈椎病。反之，如果注意和调整颈椎在睡眠中的姿势，亦可有预防和治疗作用。

睡眠时枕头是维持头颈正常位置即生理曲度的重要工具，这种生理曲线既是颈椎外在肌群平衡的保证，又是保持颈椎管内生理结构状态不可缺少的条件。如果枕头选择和使用不当，不仅破坏了维持颈椎正常弧度的外在平衡，而且也直接影响颈椎管内容积的大小和局部组织的生理结构。因此，枕头的高低必须引起高度重视。

俗话说“高枕无忧”，其实并非如此。正常情况下颈椎的生理曲线是前凸状，仰卧位时，如果枕头过低，头颈过度后仰，使前凸曲度加大，不仅椎体前方的肌肉与韧带容易因张力过大而出现疲劳，而且可引起慢性损伤。与此同时，椎管后方组织可向前突入椎管，增加椎管内压力；头颈过度后仰还使椎管被拉长，椎管内脊髓和神经根相对变短，在其他因素作用下容易出现症状。如果枕头过高，头颈过度前屈，使椎体后方的肌肉与韧带容易劳损，引发或加重颈椎病。

由此可见，无论是健康人，还是已有颈椎病的人，都要注意保持颈椎前凸的生理体位，以防引起或加速颈椎的退变。理想的对颈椎病具有保护效果的枕芯应该是热压缩海绵枕芯做成的奇经康络保健枕。因为这样的枕头首先外形符合人体整体正常生理曲线，使得睡眠时无论仰卧、侧卧，颈椎部位、呼吸道恢复平时正常生理曲线，同时它的支撑力和软硬度因为采用了高温下热压缩特制海绵，所以是各种枕头中最合适的，最符合人体工体学原理，并结合钕铁硼磁矿石和黑胆石形成的磁疗作用，中药枕芯药疗效果，以及竹炭粉营造有氧环境，五位一体，更有利于改善颈椎不适，有效促进血液循环，消除颈部疲劳及酸痛，减少睡眠时不必要的翻身次数。

对以运动障碍为主，拍片显示颈椎间盘突出和（或）椎体后缘骨质增生，可能构成对脊髓直接压迫者，枕头可稍低，但不可使头颈过度后仰；对以四肢麻痛等感觉障碍为主，怀疑有椎管后方韧带压迫脊髓者，枕头可稍高；对发育性颈椎管狭窄伴椎体后缘骨质增生者，枕头以生理位为佳；强直性脊柱炎早期应保持在中立位。

第三章　颈椎管狭窄

构成颈椎管各解剖结构因发育性或退变因素造成骨性或纤维性退变引起一个或多个平面管腔狭窄，导致脊髓血液循环障碍、脊髓及神经根压迫症者为颈椎管狭窄症。

在临床上，腰椎管狭窄最常见，其次为颈椎管狭窄，胸椎管狭窄最少见。椎管狭窄首先见于1900年Sachs和Fraenkel描述采用两节椎板切除术治疗腰椎管狭窄的报道，颈椎管狭窄是后来逐渐认识到的概念。Arnold等于1976年将椎管狭窄分为先天性和后天性两类。先天性椎管狭窄系患者出生前或生后椎弓发育障碍造成的椎管狭窄，以仅限于椎弓发育障碍的发育性椎管狭窄最常见，亦称特发性椎管狭窄。后天性椎管狭窄的主要病因是脊柱退行性改变。颈椎管狭窄症多见于中老年人，好发部位为下颈椎，以颈4～6节段最多见，发病缓慢。

一、病因

根据病因将颈椎管狭窄症分为四类

1.发育性颈椎管狭窄；

2.退变性颈椎管狭窄；

3.医源性颈椎管狭窄；

4.其他病变和创伤所致的继发性颈椎管狭窄，如颈椎病、颈椎间盘突出症、后纵韧带骨化症、颈椎结核、肿瘤和创伤等所致的颈椎管狭窄。

二、临床表现

1.感觉障碍　主要表现为四肢麻木，过敏或疼痛，大多数患者具有上述症状，且为始发症状，主要是脊髓丘脑束及其他感觉神经纤维束受累所致，四肢可同时发病，也可以一侧肢体先出现症状，但大多数患者感觉障碍先从上肢开始，尤以手臂部多发，躯干部症状有第二肋或第四肋以下感觉障碍，胸、腹或骨盆区发紧，谓之“束带感”，严重者可出现呼吸困难。

2.运动障碍　多在感觉障碍之后出现，表现为椎体束征，为四肢无力，僵硬不灵活，大多数从下肢无力，沉重，脚落地似踩棉花感开始，重者站立行走不稳，易跪地，需扶墙或双拐行走，随着症状的逐渐加重出现四肢瘫痪。

3.大小便障碍　一般出现较晚，早期为大小便无力，以尿频、尿急及便秘多见，晚期可出现尿潴留、大小便失禁。

三、体征

颈部症状不多，颈椎活动受限不明显，颈棘突或其旁肌肉可有轻压痛，躯干及四肢常有感觉障碍，但不很规则，躯干可以两侧不在一个平面，也可能有一段区域的感觉减退，而腰以下正常，浅反射如腹壁反射，提睾反射多减弱或消失，深感觉如位置觉，振动觉仍存在，肛门反射常存在，腱反射多明显活跃或亢进，Hoffmann征单侧或双侧阳性，这是颈6以上脊髓受压的重要体征，下肢肌肉痉挛侧可出现Babinski征阳性，髌、踝阵挛阳性，四肢肌肉萎缩，肌力减退，肌张力增高，肌萎缩出现较早，且范围较广泛，尤其是发育性颈椎管狭窄的患者，因病变基础为多节段之故，因而颈脊髓一旦受累，往往为多节段，但其平面一般不会超过椎管狭窄最高节段的神经支配区。

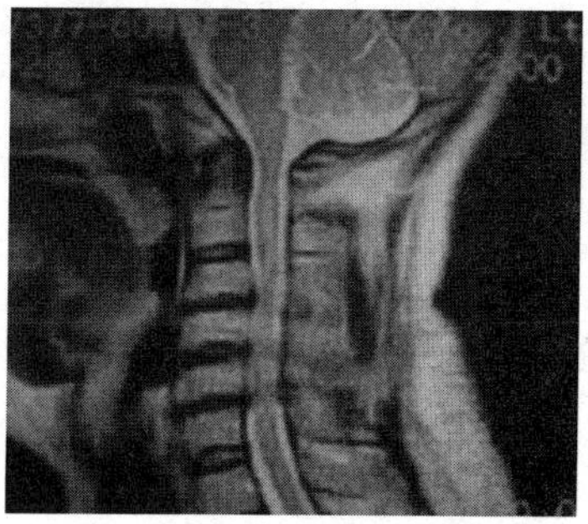

图90　颈椎椎管狭窄核磁

四、诊断方法

解剖学和影像学上的颈椎管狭窄，并非一定属于临床上的颈椎管狭窄，只有当其狭窄的管腔与其内容不相适应，并表现出相应的临床症状时，方可诊断为颈椎管狭窄。研究表明，发育性颈椎管狭窄患者之所以出现临床症状，通常的原因是合并有颈椎间盘退变。颈椎管狭窄症可合并各种颈椎伤病，故颈椎管狭窄无论是发育性还是退变性的，都可能是与一种和几种颈椎伤病共存的病理变化。当具有这种病理解剖基础的患者出现临床症状时，常由某一其他病因所诱发。如果病因是颈椎间盘退变和继发性椎间关节退变而压迫颈脊髓或神经根出现临床症状，则为颈椎病。也即颈椎病是同退变性颈椎管狭窄或（和）发育性颈椎管狭窄共存的。发育性或退变性颈椎管狭窄都可能同慢性颈椎间盘突出症共存。应明确：

（1）骨性或纤维性增生引起一个或多个平面的管腔狭窄可确定为颈椎管狭窄。

（2）只有当狭窄的颈椎管腔与其内容物不相适应、并表现出相应的临床症状时，方可诊断为颈椎管狭窄症。

（3）椎间孔狭窄亦属于椎管狭窄的范畴，临床表现以根性症状为主。

（4）颈椎管狭窄和颈椎病并存时，诊断上应同时列出。对颈椎管狭窄症的诊断主要依据临床症状、查体和影像学检查，通常不难。

1.病史　患者多为中老年，发病慢，逐渐出现四肢麻木、无力、行走不稳等脊髓受压症状。往往从下肢开始，双脚有踩棉花的感觉、躯干部“束带感”。

2.体征　查体见患者有痉挛步态，行走缓慢，四肢及躯干感觉减退或消失，肌力减退，肌张力增高，四肢腱反射亢进，Hoffmann征阳性，重者出现髌、踝阵挛及Babinski征阳性。

五、病理改变

1.发育性颈椎管狭窄　在早期或在未受到外来致伤因素的情况下，可不出现症状，但随着脊柱的退行性改变（如骨刺、突出的椎间盘、节段不稳等）；或是头颈部的一次外伤后均可使椎管进一步狭窄，引起脊髓受压的一系列临床表现。由于椎管狭窄时，其储备间隙减少或消失，脊髓在椎管内更加贴近椎管前后壁，这样即使在正常的颈椎伸屈活动中，亦可能有刺激、挤压而致脊髓病损。当遇某些继发性因素，如外伤、节段不稳，髓核突出或脱出等，特别是头颈部受到突然的外力时可能引起椎间关节较大的相对位移，椎间盘突出或破裂，黄韧带向椎管内皱褶以及脊髓矢径的变化。这些瞬间的变化必然导致椎管矢状径的改变，发育性椎管狭窄的储备间隙本来极少，脊髓或神经根不能耐受这种微小的内径变化而引起损伤。20世纪70年代以来，认为发育性椎管狭窄是脊髓型颈椎病的重要发病因素。临床资料表明，脊髓型颈椎病中发育性颈椎管狭窄者占60%～70%。

2.退变性颈椎管狭窄　该病是颈椎管狭窄中最常见的类型。人到中年以后，颈椎逐渐发生退变。退变发生的时间和程度与个体差异、职业、劳动强度、创伤等有密切关系。颈椎位于相对固定的胸椎与头颅之间，活动较多。所以中年以后易发生颈椎劳损。首先是颈椎间盘的退变，其次是韧带、关节囊及骨退变增生。椎间盘退行性改变，引起椎间隙不稳，椎体后缘骨质增生，椎板增厚、小关节增生肥大、黄韧带肥厚，造成脊髓前方突出混合物压迫脊髓，肥厚的黄韧带在颈后伸时发生褶折，从后方刺激、压迫脊髓。如此导致椎管内的有效容积减少，使椎管内缓冲间隙大大减少甚至消失，引起相应节段颈脊髓受压。此时如遭遇外伤，则破坏椎管内骨性或纤维结构，迅速出现颈脊髓受压的表现，因退行性改变的椎间盘更易受损而破裂。

3.医源性颈椎管狭窄　该症是因手术而引起。主要因①手术创伤及出血瘢痕组织形成，与硬膜囊粘连并造成脊髓压迫；②椎板切除过多或范围过大，未行骨性融合导致颈椎不稳，引起继发性创伤性和纤维结构增生性改变；③颈椎前路减压植骨术后，骨块突入椎管内；④椎管成形术失败，如绞链断裂等。

4.其他病变和创伤　如颈椎病、颈椎间盘突出症、颈椎后纵韧带骨化症（OPLL）、颈椎肿瘤、结核和创伤等。但这类疾病是独立性疾病，颈椎管狭窄只是其病理表现的一部分，故不宜诊断为颈椎管狭窄症。

六、辅助检查

1.X线平片检查　颈椎发育性椎管狭窄主要表现为颈椎管矢状径减少，因此，在标准侧位片行椎管矢状径测量是确立诊断的准确而简便的方法，椎管矢状径为椎体后缘至棘突基底线的最短距离，凡矢状径绝对值小于12mm，属发育性颈椎管狭窄，绝对值小于10mm者，属于绝对狭窄，用比率法表示更为准确，因椎管与椎体的正中矢状面在同一解剖平面，其放大率相同，可排除放大率的影响，正常椎管/椎体比率为1：1，当比率小于0.82：1时提示椎管狭窄，当比率小于0.75：1时可确诊，此时可出现下关节突背侧皮质缘接近棘突基底线的情况。

退行性颈椎管狭窄一般表现为，颈椎生理曲度减小或消失，甚至出现曲度反张，椎间盘退变引起的椎间隙变窄，椎体后缘骨质局限或广泛性增生，椎弓根变厚及内聚等，若合并后纵韧带骨化则表现为椎体后缘的骨化影，呈分层或密度不均匀者，与椎体间常有一透亮线，这是因韧带的深层未骨化所致，如果合并黄韧带骨化，在侧位片上表现为椎间孔区的骨赘，自上关节面伸向前下方，或自下关节面伸向前上方，脊椎关节病时表现为椎体边缘硬化及骨赘形成，而后侧方的骨赘可伸入椎间孔压迫神经根，小关节退行性变表现为关节突增生肥大，关节面硬化，边缘骨赘，关节间隙狭窄及关节半脱位等。

2.CT扫描检查　CT可清晰显示颈椎管形态及狭窄程度，能够清楚地显示骨性椎管，但对软性椎管显示欠佳，CTM(CT加脊髓造影)可清楚显示骨性椎管、硬膜囊和病变的相互关系，以及对颈椎管横断面的各种不同组织和结构的面积及其之间的比值进行测算，发育性颈椎管狭窄突出表现为，椎弓短小，椎板下陷致矢状径缩短，椎管各径线均小于正常，椎管呈扁三角形，硬膜囊及脊髓呈新月形，脊髓矢状径小于正常，颈椎管正中矢状径小于10mm为绝对狭窄，退变性颈椎管狭窄，CT显示椎体后缘有不规则致密的骨赘，并突入椎管，黄韧带肥厚，内褶或钙化，脊髓萎缩则表现为脊髓缩小而蛛网膜下腔相对增宽，脊髓囊性变于CTM检查时可显影，囊腔多位于椎间盘水平，后纵韧带骨化表现为椎体后缘骨块，其密度同致密骨，形态各异，骨块与椎体后缘之间可见完全的或不完全的缝隙，黄韧带骨化多两侧对称，明显骨化可造成脊髓受压，其厚度多超过5mm，呈对称的山丘状，骨化的密度常略低于致密骨，骨块与椎板间可有一透亮缝隙，黄韧带的关节囊部骨化可向外延伸致椎间孔狭窄。

3.MRI检查　MRI可准确显示颈椎管狭窄的部位及程度，并能纵向直接显示硬膜囊及脊髓的受压情况，尤其当椎管严重狭窄致蛛网膜下腔完全梗阻时，能清楚显示梗阻病变头、尾侧的位置，但是MRI对椎管的正常及病理骨性结构显示不如CT，因骨皮质，纤维环，韧带和硬膜均为低信号或无信号，骨赘，韧带钙化或骨化等也为低信号或无信号，因此，在显示椎管退行性病变及脊髓与神经根的关系上不如常规X线平片及CT扫描，主要表现为T1加权像显示脊髓的压迫移位，还可直接显示脊髓有无变性萎缩及囊性变，T2加权像能较好地显示硬膜囊的受压状况。

4.脊髓造影检查　作为诊断椎管内占位性病变和椎管形态变化及其与脊髓相互关系，能早期发现椎管内病变，确定病变部位，范围及大小，发现多发病变，对某些疾病尚能作出定性诊断。

七、治疗

1.常规治疗　对轻型病例可采用理疗及对症处理。多数患者非手术疗法往往症状获得缓解。对脊髓损害发展较快、症状较重者应尽快行手术治疗。手术方法按照入路不同可分为：前路手术、前外侧路手术、后路手术。

2.奇经治疗　可以参考颈病综合征。

第四章　颈源性(相关性)疾病

在“病从颈生，治病从颈”的理论指导下，我们发现以下一些疾病和颈椎有密切关系，它们通过常规治疗效果不明显或无效时，而通过治疗颈椎以后，取得满意效果。

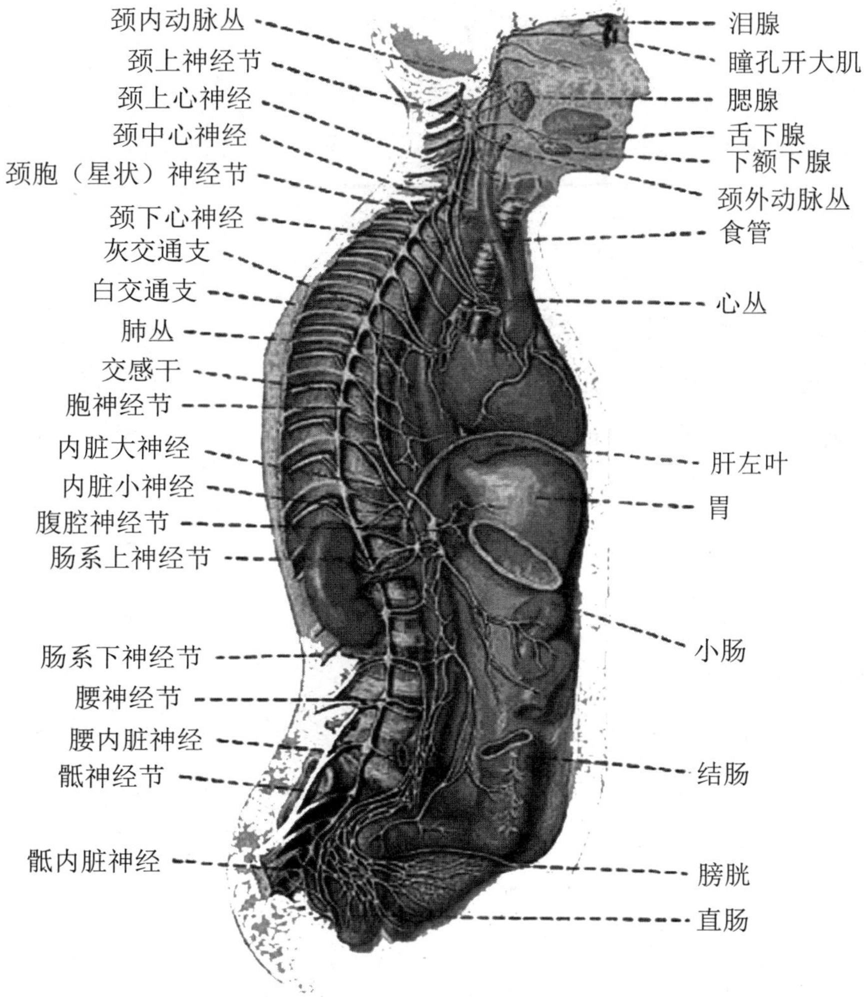

图91　颈是百病之源

1.颈源性高血压

因椎-基底动脉供血失常，颈部交感神经受到刺激导致功能紊乱，除颈椎病一般症状外，还有高血压。此类症状按高血压治疗多不见效，而颈椎病症状被控制后，血压即随之下降。

2.颈源性脑血管疾病

全国每年近100万脑血管病人中，26%是因颈椎病而诱发。这是由于椎-基底动脉受压，造成脑供血不足，长期维持这种状态，就会出现头晕、手足麻木、走路不稳，甚至发生脑血栓、脑梗死。有些病人可因此导致偏瘫。如及时治疗颈椎病，就不会恶化为中风偏瘫等严重后果。

3. 颈源性心绞痛

如果你患“心绞痛”，一般药物治疗无效，应想到是否为颈椎病所致。这是因支配横膈及心包的颈椎神经根受到损伤，或心脏交感神经受到刺激所致。病人可出现心前区疼痛，按压颈椎附近的压痛区可诱发疼痛，当头部处于某种特定的位置和姿势时可使症状加重，改变位置后则减轻，按颈椎病治疗就能收到明显的效果。

4. 颈源性胃炎

由于交感神经受到刺激或损伤，导致机能亢进，通过大脑皮层和丘脑反射性的引起胃肠交感神经机能兴奋，出现幽门括约肌过度紧张，舒缩无力，以致胃、十二指肠逆蠕动，促使胆汁返流而损伤刺激胃黏膜，从而引起胃部的急性或慢性炎症。

5. 颈源性抽动症

病人头向一侧偏斜且频频抽动不止，按颈椎病治疗，可获得明显疗效。

6. 颈源性吞咽困难

此类病证是由于下段颈椎椎体骨质增生速度过快，骨垒存在压迫紧贴前方的食管，发生炎症、水肿而引起狭窄之故，临床上极易误诊为食管疾病。

7. 过敏性鼻炎，颈源性头痛，三叉神经痛，视力及听力障碍等

具体分述见以下章节。

第一节　过敏性鼻炎

鼻腔黏膜是整个身体黏膜系统重要组成之一，是非常精细、敏感和活跃的防御器官。这种特点使其对内外各种物理、化学刺激产生正常反应，以维持上呼吸道内外环境的平衡。这类反应包括血管的舒缩（鼻塞）、腺体的分泌（流清水涕）和喷嚏反射等。“过敏性鼻炎”则是指鼻腔黏膜对某些刺激过度敏感而产生超出正常范围的过强反应。医学上称之为鼻黏膜高反应性鼻病。刺激因素有免疫性（变应原）、非免疫性（神经性、体液性、物理性）之分，根据刺激因子的性

质和发病机制，过敏性鼻炎可表现为多种形式，其中最常见的是变态反应性鼻炎和血管运动性鼻炎。因而，过敏性鼻炎实际上是一组疾病的总称。

一、病因病机

奇经疗法治疗过敏性鼻炎的作用机制

过敏性鼻炎的症状易变，主要是遇到某些刺激因素，症状突然发生，鼻痒、打喷嚏、大量流涕或鼻塞，病程长或重症患者可出现嗅觉障碍或伴头痛、流泪、畏光、眼胀不适、耳鸣、听力减退、咽喉痒痛或声嘶，或偏头痛、哮喘、寻麻疹等疾病。体征可见鼻黏膜苍白、水肿、分泌物多，用血管收缩剂，黏膜水肿可迅速消退，咽及眼部黏膜多充血。发作停止，鼻黏膜可恢复完全正常状态。

从解剖生理学认识，鼻部血管舒缩功能由自主神经支配，通常采用交感神经兴奋剂（麻黄素或肾上腺素）或用副交感神经抑制剂（阿托品类药物）作为局部用药。然而实际治疗效果不理想（有暂时疗效，不能根治）。副交感神经来自面神经分支咽浅大神经；交感神经来自颈内动脉上交感神经咽支的咽深神经，两者合成翼管神经至蝶腭神经节，节后分为鼻后上神经分布于中鼻甲上鼻腔外侧后部、后筛窦、蝶翼；鼻顶及鼻中隔；腭神经穿翼腭管分布于中鼻道、下鼻甲及下鼻道。颈上交感神经节是颈部最大的交感神经节，长约15～55mm，上极达颅底，由深筋膜附于$C_{1\sim4}$（$C_{2、3}$为主）横突前方，与横突间仅隔有颈长肌及筋膜。颈内动脉从起于头上节的上端，是颈上节的最大分支，随动脉走行而同时分布于各器官。迷走神经头部分支与颈上交感节有交通支，位于颈上节与颈静脉神经节之间。另一交通支与$C_{1、2}$神经所发生一小支至结状神经节，再经血管的神经包括传入神经和传出神经；传出神经有血管收缩和舒张纤维，收缩纤维属交感神经，舒张纤维包括交感神经和副交感神经；传入纤维是脑、脊神经节发出的纤维，混合于脑、脊神经或自主神经的分支中、随之到达血管。

当上位颈椎（$C_{1\sim4}$）由于急性损伤或慢性劳损发生横突前错位或侧摆式错位时，极易推、拉牵张或因深筋膜的紧张而压迫伤及颈上交感节或颅底的软组织，引起交感神经纤维或副交感神经纤维的刺激或压迫而出现物理刺激性的神经兴奋或抑制，使所支配的器官机能发生障碍。若这种物理性刺激未能及时消除，关节错位的创伤将引起创伤性炎症而成为无菌性炎症水肿，此时神经受继发性炎症影响将持续较长时间的功能失调。尤以过敏性鼻炎多见。当其颈椎失稳治愈后，过敏性鼻炎亦随之而愈。此类患者常于低头或仰头工作时出现流涕、打喷嚏症状而诱发，由于体位改变使神经受刺激或解除刺激，故症状可突然发生亦能突然中止。若神经纤维受颈椎错位压迫时间较久，其支配的器官成为“去神经敏感性”而过敏反应加重，只要解除神经受骨性压迫的颈椎错位，神经功能将可渐次恢复正常而使过敏现象自愈。

二、临床表现

本病可发生于任何年龄包括幼婴时期，大多数患者于20岁前出现，是一个常见病，国内外文献报道，多达10%的儿童和20%的少年罹患常年性鼻炎，其中大多为变态反应性。约75%的哮喘儿童也有本病，由于鼻堵患者不得不用口呼吸，因此从口腔直接吸入的变应源较多，从而使哮喘加重。变应性鼻炎在发病上没有性别差异。其发病与遗传因素、环境因素和变应源的暴露有关。

喷嚏、鼻痒、流涕和鼻堵是最常见的四大症状。喷嚏以清晨和睡醒最严重，较大儿童每次在5个以上。鼻堵严重时张口呼吸，由于夜里鼻涕流向鼻咽部引发反复咳嗽就清嗓。鼻堵常随体位变动而改变，如左侧卧则左鼻堵而右鼻通，右侧卧则右鼻堵而左鼻通.鼻痒是鼻炎的特征性表现，可见小儿不断用手指或手掌擦鼻前部，该动作称“变态反应性仪容”。有少儿童因鼻痒常做歪口、耸鼻、按住鼻子尖及捏着鼻子等奇异动作。较大儿童自诉嗅觉丧失。鼻涕清水样，亦可因鼻堵或继发感染而变稠。儿童还可见眼眶下有灰蓝色环形暗影和皱折，称“变态反应性着色”或“Dennie-Mergan眶下皱折”，这是由于眼眶周围水肿和静脉瘀积所致，也是特应性儿童眼鼻过敏的一个特征性表现，合并眼症状包括眼痒多见于动物变应源和季节性花粉所致者，患儿常有变态反应家族史。

鼻腔内部检查显示鼻甲水肿，常呈苍白或紫色，上盖有一薄层水样黏液。严重病例肿胀的鼻甲可完全堵塞鼻通道。

1.表现症状

①眼睛发红发痒及流泪。

②鼻痒，鼻涕多，多为清水涕，感染时为脓涕。

③鼻腔不通气，耳闷。

④打喷嚏（通常是突然和剧烈的）。

⑤眼眶下黑眼圈（经常揉眼所致）。

⑥经口呼吸。

⑦嗅觉下降或者消失。

⑧头昏，头痛。

⑨儿童可由于揉鼻子出现过敏性敬礼症。

⑩表皮破裂。

三、诊断

主要依靠病史、症状和免疫学检查，详细的现病史对过敏性鼻炎的诊断、鉴别诊断、判断严重程度和治疗预期效果的评价是非常重要的。

1.具有典型的过敏症的病史（包括过敏性疾病家族史、本人婴幼儿湿疹或哮喘病史）和典型的临床症状。

2.过敏性鼻炎症状的主要表现为鼻痒、喷嚏频频、流清鼻涕、鼻塞等症状，这些症状可自行或经治疗后消失。但临床医生应该注意这些症状并不一定都是过敏性的，过敏性鼻炎患者往往伴有过敏性结膜炎的症状如眼痒、流泪等。

3.特异性诊断性检查

ARIA指出了过敏性疾病的特异性体外和体内检查方法主要是检测游离的及与细胞结合的IgE抗体。

四、治疗

（一）常规治疗　抗组胺药和激素。

（二）奇经治疗（具体治疗穴位详见378页图附2）

1.用康络活血及呼吸专用药贴和梅花磁针在颈十穴、迎香、鼻通、印堂、列缺、合谷等穴位进行手法治疗及穴位贴敷。

2.专用药灸灸大椎、肺俞、印堂、足三里等穴。

3.口服灵芝孢子粉软胶囊或虫草胶囊3～4粒，每日2～3次，以此来提高抵抗力。

4.应用奇经康络保健枕.

（三）奇经验方

辛夷花12g，蝉衣10g，白芷10g，薄荷10g（后下），荆芥10g，防风6g，天虫10g，炙草12g。水煎服，1剂/天，分2次服。

五、饮食调理

1. 多吃含维生素C及维生素A的食物：菠菜、大白菜、小白菜、白萝卜等。

2. 生姜、蒜、韭菜、香菜等暖性食物。

3. 糯米、山药、大枣、莲子、薏苡仁、红糖和桂圆等。

六、注意事项

1. 鼻过敏者须避开过敏原，如花粉、家中尘螨、毛毯或动物皮屑等。

2. 平时少食用冰凉食品或较寒性食物。如冷饮、冰激凌、可乐、冰凉水果、苦瓜等。

3. 在空调环境时间不宜过长，电扇不宜直吹。

4. 偏冷天气时，早晨起床后，可用手按摩迎香穴至发热，再喝杯温开水，外出注意防寒保暖。

5. 用温水清洗鼻腔。

第二节　颈源性头痛

由于颈椎骨性病变及软组织损伤引起的头痛，称为颈源性头痛或简称颈性头痛。这是国际医学界古老的新课题。颈性头痛发病率很高，临床表现为头痛，头颈向一侧倾斜，头颈僵直及转颈受限，半身发凉，尤以下肢为主，头痛伴有面或胸背多汗、眩晕及头昏，部分患者头痛与眩晕交替发作。

一、病因病机

头痛的病因十分复杂，颅内组织具有疼痛敏感的，如硬脑膜、动脉、静脉及部分脑神经（三叉神经、舌咽神经及迷走神经等）。脊椎病亦是头痛的重要病因之一，以往未能引起重视，尤其是因为许多年轻人，由于颈椎尚无骨质增生而被排除颈椎病，故必须强调颈椎小关节功能紊乱是引起头痛发作的临床常见病因。应首先通过各项物理诊断及化验室诊断，排除颅内器质性病变及脊椎器质性病变，血管神经性头痛具有时好时发、时轻时重的特点，与器质性病变的持续性、进行性加重可加以区别。按脊椎病因分析头痛的发病原因所致的头痛是：

1. 以前额、眶区或前头痛为主者　常为枕寰关节或1～4颈椎多关节错位引起。用双拇指触诊寰椎横突可对比出其偏移方向，X线侧位片可见其出现五种错位形态中的一种，张口位可见寰齿间距左右不对称。若多关节错位则症状可出现更广泛区域的头痛。前额及眶区属三叉神经支配，三叉神经感觉核是脊髓后角的直接延续，尤以脊髓束位于第2颈髓以上，故枕寰关节错位时，可因脊膜的牵引而刺激到三叉神经脊髓束。三叉神经比颈神经更具敏感性，故每当颈椎关节错位时，即引起头痛发作，若错位部位及方向固定，则疼痛发作的部位及性质不变。此种头痛患者多发生于枕寰关节有劳损或体质较弱的人，女多于男。若同时损害颈上交感神经节及椎动脉第三段时，则可并发头昏、眩晕、失眠及眼部症状。

2.以一侧或双侧头痛或以枕部麻痛为主者　常为C2、3或C3、4椎间小关节侧摆式或旋转式错位。颈神经也由1～4颈神经组成，除纯运动神经的枕下神经外，大部分均含感觉纤维，耳大神经及枕小神经分布于耳区皮肤及枕部，枕大神经及第三枕神经分布于深部颈肌穿过夹肌及斜方肌腱而达上项线的枕部皮肤。故2～4颈椎小关节错位可引起颅外性头痛。按颈椎综合征的三步定位诊断法，不难确诊。此类患者临床上多诊断为神经性头痛，亦有不少属神经衰弱患者。若第C2、3横突前移错位时，损害颈上交感神经节时，多伴发自主神经功能紊乱的复杂症状。

3.以血管性头痛为主，跳痛或灼痛性质，可检查斜角肌，沿紧张的斜角肌向上扪至横突附着处，即为错位关节的所在，压痛明显，必须纠正椎体的侧摆、旋转或滑脱式错位，才能迅速消除此类头痛。由于颈椎钩椎关节错位，极易刺激交感神经而引起剧烈头痛。交感神经的颈上节、颈中节或颈下节（星状神经节）紧附于颈椎横突的前方，尤其钩椎关节错位，容易损害窦椎神经，该神经含交感神经纤维，故易引起交感神经兴奋或抑制，而使头、脑及上肢血管舒缩功能障碍而出现灼性神经痛或血管性头痛（跳痛）。若椎间关节错位损害椎动脉或颈动脉窦，将同时出现头昏、眩晕、血压升高或降低的症状。

二、奇经治疗（具体治疗穴位详见379页图附3）

1.用康络活血专用药贴和梅花磁针在颈十穴，太阳、太冲、内关、神阙、曲池、涌泉等穴位进行手法治疗及穴位贴敷。

2.口服亚麻酸胶囊，营养脑神经。

3.用奇经康络保健枕，矫正颈椎小关节错位和维持正常生理曲线。

三、奇经验方

天麻30g，白芷10g，乳鸽1只去毛洗净，将药包紧塞入其腹中封好，放入锅中煲汤服用，1只/天，分多次服，可连服一周。

第三节　三叉神经痛

三叉神经痛是面部三叉神经支配区内反复发作的阵发性短暂而剧烈的疼痛(包括前额、头皮、眼、鼻、唇、脸颊、上颌、下颌在内的面部神经痛)，是神经痛中最常见、疼痛最剧烈而又不易治愈的疾病。分原发和继发两种。

一、病因病机

外伤所致颈椎解剖位置变化，颈椎单个或多个椎体移位，久之出现骨质增生等退行性变均会刺激、牵拉及压迫椎动脉。椎-基底动脉主要分支之一的小脑后下动脉供应三叉神经脊束和脊束核等结构的血液；颈后交感神经是从星状神经节上缘发出，走向同侧椎动脉，随椎动脉在颈椎横突孔内上升，在椎动脉管壁构成致密的神经丛，随椎动脉进入颅内，构成延髓各动脉支、桥脑各动脉支等椎-基底动脉系诸分支的各血管壁神经丛。颈椎的病理改变会刺激、压迫颈后交感神经，使其功能紊乱，引起有关血管痉挛，减少有关血管的供血，因此，颈椎病无论是动脉被牵拉或压迫，或是交感神经受刺激、压迫，最后均可导致三叉神经脊束和脊束核缺血，发生缺血性三叉神经痛。

二、临床表现

面部三叉神经一支或几支分布区内突发的闪电样针刺，刀割、撕裂或烧灼样剧痛为主要特征。以三叉神经第二、第三支发生率最高。疼痛以面颊、口角、鼻翼或舌部最显。在上唇外侧、鼻翼、颊部、舌等处稍加触动即可诱发，故称“扳机点”。本病发作前无先兆，历时数秒～2分钟。突发突止，间歇期正常。一般神经系统查无阳性体征。

三、诊断

1.性别与年龄　年龄多在40岁以上，以中、老年人为多。女性多于男性，约为3：2。

2.疼痛部位　右侧多于左侧，疼痛由面部、口腔或下颌的某一点开始扩散到三叉神经某一支或多支，以第二支、第三支发病最为常见，第一支者少见。其疼痛范围绝对不超越面部中线，亦不超过三叉神经分布区域。偶尔有双侧三叉神经痛者，占3%。

3.疼痛性质　如刀割、针刺、撕裂、烧灼或电击样剧烈难忍的疼痛，甚至痛不欲生。

4. 疼痛的规律　三叉神经痛的发作常无预兆，而疼痛发作一般有规律。每次疼痛发作时间由仅持续数秒到1～2分钟骤然停止。初期起病时发作次数较少，间歇期亦长，数分钟、数小时不等，随病情发展，发作逐渐频繁，间歇期逐渐缩短，疼痛亦逐渐加重而剧烈。夜晚疼痛发作减少。间歇期无任何不适。

5. 诱发因素　说话、吃饭、洗脸、剃须、刷牙以及风吹等均可诱发疼痛发作，以致病人精神萎靡不振，行动谨小慎微，甚至不敢洗脸、刷牙、进食，说话也小心，惟恐引起发作。

6. 扳机点　扳机点亦称“触发点”，常位于上唇、鼻翼、齿龈、口角、舌、眉等处。轻触或刺激扳机点可激发疼痛发作。

7. 表情和颜面部变化　发作时常突然停止说话、进食等活动，疼痛侧面部可呈现痉挛，即“痛性痉挛”，皱眉咬牙、张口掩目，或用手掌用力揉搓颜面以致局部皮肤粗糙、增厚、眉毛脱落、结膜充血、流泪及流涎。表情呈精神紧张、焦虑状态。

8. 神经系统检查　无异常体征，少数有面部感觉减退。此类病人应进一步询问病史，尤其询问既往是否有高血压病史，进行全面的神经系统检查，必要时包括腰穿、颅底和内听道摄片、颅脑CT、MRI等检查，以助与继发性三叉神经痛鉴别。

四、治疗

（一）常规治疗

口服卡马西平和苯妥英钠，伽玛刀、微创热凝射频治疗

（二）奇经治疗（具体治疗穴位详见380页图附4）

1. 用康络活血专用药贴和梅花磁针在颈十穴、太阳、四白、上下关、地仓、颊车等穴位进行手法治疗及穴位贴敷。

2. 艾灸面部穴位　先健侧，后患侧。

3. 口服亚麻酸、螯合钙。

4. 用奇经康络保健枕。

五、注意事项

1. 利用疼痛发作后的间歇期，清洁颜面、口腔，保持个人卫生，避免其他疾

病发生。

2. 用温水洗脸和刷牙、避免冷水刺激。

3. 注意气候变化，避免风吹和寒冷气候对颜面部的刺激。外出时戴口罩或头巾。

4. 戒烟、酒，吃质软、易嚼食物，少吃辛辣食物，避免化学刺激诱发疼痛。

5. 尽可能避免诱发疼痛的机械动作。

6. 保持乐观情绪，避免急躁、焦虑等情绪诱发疼痛。

第四节　神经衰弱

神经衰弱是指排除各种躯体疾病和其他类型神经症的一种神经症。神经衰弱症多因患者长期受有精神创伤或突然受到某种精神刺激而造成的一种神经官能性疾病。主要症状为失眠、心悸、记忆力减退、注意力不集中、头昏痛、易烦躁、食欲不振等。症状复杂多变，是青壮年人一种常见多发病。

一、病因病机

奇经疗法治疗神经衰弱的作用机制：

以往对神经衰弱发病机制的认识，过于强调了大脑皮层功能失调，长期采用对症药物治疗，有些患者疗效常不够满意。不少患者否认有过度疲劳、用脑过度及精神不愉快等致病因素。我们经临床诊治神经衰弱药物治疗无明显疗效的患者，发现多有颈椎、胸椎关节错位现象，经用奇经疗法治疗，均能取得迅速改善和治愈的疗效。由于神经衰弱临床表现各有不同，其发病的脊椎节段均与交感神经节段相符合，主要有以下几个重点部位。

1. 颈椎错位　$C_{1\sim3}$错位，损害颈上交感神经节，常出现日间头昏、脑胀，精神疲惫，面色苍白，易瞌睡，但卧床又难入睡，头脑清醒无睡意。此多因C1～3错位，枕头不合适而于卧位时牵引颈上交感神经节而兴奋所致。我们为1例15年顽固失眠患者诊治，1次推拿手法纠正上位颈椎，当晚便能安睡至天明。

2. 颈胸交界处关节错位　错位后损害星状神经节，常见多汗、胸闷气短、上肢无力、手部怕冷，时有心悸、多梦易醒等症状。奇经疗法纠正其错位后，可使睡眠加深，自主神经功能紊乱症状消除。

3. 胸椎错位　$T_{5\sim8}$小关节错位者，多表现为睡眠不安，夜间常突然醒来，多梦，胃肠不适，恶心嗳气，饱胀感，常出现肝脾区刺痛或隐痛，疑患肝病，但内科检查消化系无器质性病变。按治脊疗法诊治，纠正错位关节病情即可缓解。

$T_{9\sim12}$关节错位者，常出现全身倦怠无力，伴腰背胀痛或全身定位疼痛，或时有胃肠痉挛发生，腹胀或消化不良，若损害及肾上腺皮质功能将出现衰弱症状。总之，按交感神经支配进行定位诊断，不难查出致病的脊椎节段。有症状多变者，要注意其多关节错位的存在，这种病情常见于脊椎失稳者，在不同姿势劳动时诱发不同部位的脊椎关节错位，即出现不同的症状。更年期的患者症状多与此有密切关系。因此我们认为神经官能症以往认为病因不明，主要是忽略了神经系统的低级中枢的检查，在排除内脏器质性病变后，即冠以神经官能症，采用调节自主神经功能的药物治疗，以致病情迁延难愈，使不少患者为此丧失劳动力。

二、检查

为了消除这些观念及排除可能的器质性病变，需做心电图、脑电图、脑电地形图、经颅多普勒、CT头颅扫描等检查。

三、临床表现

神经衰弱的临床表现缺乏特异性，一般认为有以下基本症状。

衰弱症状：精神疲乏、反应迟钝、注意力分散、记忆衰退、学习或工作效率低下。

兴奋症状：精神亢奋、联想频繁、难以自制、感觉过敏。

情绪症状：易烦躁、易激惹，心情紧张，不能松弛。

躯体症状：紧张性头痛、紧张性肌肉酸痛。

失眠症状：入睡困难、多梦、易醒、醒后不解乏等。

四、诊断

如果具备上述症状中的3项，症状持续至少3个月，妨碍工作、学习、生活和社交，就要高度怀疑是神经衰弱了。

五、治疗

（一）常规治疗

1.抗焦虑药物　常用苯二氮卓类如安定、利眠宁、舒乐安定，可帮助患者改善焦虑、紧张和睡眠障碍。

2.镇静催眠药物　睡眠障碍明显者，如三唑仑、硝西泮、艾司唑仑，或氯硝西泮。

3. β受体阻滞剂　交感神经功能亢进，如紧张、心悸、震颤、多汗等症状明显者，可试用心得安。

4. 三环类药物　焦虑和抑郁情绪混合存在，且有早醒者，可选用多塞平(多虑平)或阿米替林。

（二）奇经治疗（具体治疗穴位详见381页图附5）

1. 用康络活血专用药贴和梅花磁针在颈十穴、神阙、神门、安眠、神阙、涌泉等穴位进行手法治疗及穴位贴敷。

2. 艾灸神门、大椎、神阙、内关等穴。

3. 口服亚麻酸、螯合钙。

4. 应用奇经康络保健枕。

（三）奇经验方

1. 胆星60g，石菖蒲60g，朱砂60g，川黄连60g，远志30g。研成粉末状，用蛋清或姜汁调成粉状，糊涌泉、神阙。本方可于抑郁症、精神分裂症、小儿多动症，如肝火大，将远志换成生山栀，小儿多动症用蛋清调，不用生姜。

2. 钩藤20g，夜交藤50g，远志10g，九节菖蒲10g。1剂水煎2次，混合后睡前1小时服用。对于失眠效果比较好。

（四）饮食调理

芹菜枣仁汤：鲜芹菜90g，酸枣仁8g，加适量水共煮为汤，弃去芹菜和酸枣仁渣饮汤。此为一日量，分中午饭后和晚上临睡前两次分服。这款药膳有平肝清热、养心安神的功效，适用于虚烦不眠、神经衰弱引起的失眠健忘、血压高时头晕目眩等病证。

六、注意事项

1. 注意保护颈椎。

2. 长期服用安眠药的患者，睡眠正常后可逐渐减少服药量，等到全部停安眠药后，可只贴涌泉穴、神阙穴继续巩固半年。

3. 顽固性失眠患者肚脐贴药的药贴上可加少量朱砂水。

4. 太极拳、气功、按摩、健身走、慢跑、打乒乓球等都会有助于缓解神经衰弱。

第五节 癫痫

癫痫是一种脑部疾患，其特点是持续存在能产生癫痫发作的脑部持久性改变，并出现相应的神经生物学、认知、心理学以及社会学等方面的后果。诊断癫痫至少需要一次癫痫发作。是由多种原因引起的慢性脑功能障碍综合征，是人脑神经细胞群异常放电所引起的发作性、突然性、反复性、短暂性脑神经系统功能紊乱。根据大脑异常放电的部位和扩散的范围不同，其临床发作表现症状各异。临床上可有短暂的运动、感觉、意识、行为、自主神经系统等不同障碍，或兼而有之。脑电图呈痫样放电和实验室检查异样。癫痫具有发作性、复发性和自然缓解性的特点，是一种慢性、反复发作性的脑功能失常性疾患。

一、分类

现代医学认为发生癫痫的原因可以分为两类：原发性（功能性）癫痫和继发性（症状性）癫痫。

（一）原发性癫痫

又称真性或特发性或隐性癫痫。其真正的原因不明。虽经现代各种诊查手段检查仍不能明确。

（二）继发性癫痫

又称症状性癫痫。指能找到病因的癫痫。见下述常见病因。

根据发作情况主要可分为大发作、小发作、精神运动性发作、局限性发作和复杂部分性发作。

1. 大发作，又称全身性发作，半数有先兆，如头昏、精神错乱、上腹部不适、视听和嗅觉障碍。发作时(痉挛发作期)，有些病人先发出尖锐叫声，后有意识丧失而跌倒，全身肌肉强直、呼吸停顿，头眼可偏向一侧，数秒钟后有痉挛性抽搐，抽搐逐渐加重，历时数十秒钟，痉挛期呼吸恢复，口吐白沫(如舌被咬破出现血沫)。部分病人有大小便失禁、抽搐后全身松弛或进入昏睡(昏睡期)，此后意识逐渐恢复。

2. 小发作，可短暂(5～10秒)意识障碍或丧失，而无全身痉挛现象。每日可有多次发作，有时可有节律性眨眼、低头、两眼直视、上肢抽动。

3. 精神运动性发作（又称复杂部分性发作），可表现为发作突然，意识模糊，有不规则及不协调动作(如吮吸、咀嚼、寻找、叫喊、奔跑、挣扎等)。病人的举动无动机、无目标、盲目而有冲动性，发作持续数小时，有时长达数天。病人对发作经过毫无记忆。

4.局限性发作，一般见于大脑皮层有器质性损害的病人表现为一侧口角、手指或足趾的发作性抽动或感觉异常，可扩散至身体一侧。当发作累及身体两侧，则可表现为大发作。

二、病机

若临床排除症状性癫痫，可根据癫痫的发作部位按神经定位诊断法进行脊椎全面和重点部位的详细检查。目前观察到的全身性癫痫发作，多与头颈交界处的损害有密切关系，枕寰关节因产伤、幼儿跌伤或先天性枕寰关节半脱位有关，单侧上肢局限性癫痫发作与中下段颈椎钩椎关节错位而损害交感神经有关，胃肠痉挛性发作多见T5～10损害有关。总之，癫痫发作症状的部位，可作为定位诊断的依据，脑性（全身性）的从脑缺血原因检查除椎动脉供血属颈椎骨关节错位直接刺激压迫引起外，更要注意因颈交感神经受颈椎错位刺激引起颈动脉痉挛或因枕寰关节错位引起颅底筋膜紧张而刺激各颅底动静脉孔道对血管的刺激，引起颅内血管痉挛而致脑功能紊乱。躯体其他部位的局限性癫痫可按内脏神经或脊神经定位诊断为依据，检查可疑的有关节段的脊椎，若有错位体征者，进行X线摄片或CT检查，按照奇经疗法的治疗方案进行诊治，常能获得根治的效果。

三、检查

1.EEG、BEAM、Holter（脑电图、脑电地形图、动态脑电图监测）　可见明确病理波、棘波、尖波、棘一慢波或尖一慢波。

2.如为继发性癫痫应进一步行头颅CT、头颅MRI、MRA、DSA等检查可发现相应的病灶。

3.癫痫与生化　癫痫与人体内各种化学物质有密切的关系，神经生物化学在分子水平上对阐明癫痫的发病机制有重要作用。

四、诊断 根据病史症状结合检查

五、治疗

（一）常规治疗

巴比妥、苯妥英钠、卡马西平、丙戊酸钠和脑起搏器治疗

（二）奇经治疗（具体治疗穴位详见382页图附6）

1. 用康络活血及补肾专用药贴和梅花磁针在颈十穴、心俞、肝俞、脾俞、神门、大椎、丰隆、神阙、涌泉等穴位进行手法治疗及穴位贴敷。

2. 艾灸百会、神门、内关、神阙。

3. 口服亚麻酸、螯合钙。

4. 应用奇经康络保健枕。

六、注意事项

1. 在治疗过程中原服用的药物要在医生的指导下逐渐减量。

2. 治疗早期家属应注意监护，可能早期出现症状加重。

3. 让患者保持情绪稳定，注意休息。

第六节　耳鸣、耳聋

耳鸣是指病人自觉耳内鸣响，如闻蝉声，或如潮声。耳聋是指不同程度的听觉减退，甚至消失。耳鸣可伴有耳聋，耳聋亦可由耳鸣发展而来。二者临床表现和伴发症状虽有不同，但在病因病机上却有许多相似之处，均与肾有密切的关系。相当于西医外耳道炎；鼓膜穿孔；中耳炎、中耳硬化；流行性感冒、猩红热、脑膜炎；脑肿瘤、听神经瘤等。

一、病因病机

颈源性耳鸣、耳聋是颈椎的急、慢性损伤和继而引起的退行性变，引起颈椎内外平衡失调，尤易发生在颈椎解剖位置改变时，可刺激或压迫颈交感神经或椎动脉，交感神经的鼓室丛受到刺激后可产生耳鸣、耳聋，椎-基底动脉的供血不足，尤其是迷路动脉反射性痉挛，导致内耳血循环障碍也可引起耳鸣、耳聋，耳鸣、耳聋的产生往往与颈部的活动有关，颈椎病发生或复发时，可产生耳鸣、耳聋，当颈椎病经治疗缓解后，耳鸣、耳聋即随之消失。

二、分类

由于耳鸣、耳聋不是一个独立的疾病，造成耳鸣、耳聋的病因很复杂，医学界尚在讨论中，因此耳鸣、耳聋的分类很难统一。

（一）耳鸣常用的分类方法

1. 耳鸣根据病变部位分类　外耳、中耳、内耳、听神经、脑干或中枢听觉通路、全身系统性疾患、局部血管或肌肉，即血管性耳鸣与肌源性耳鸣。

2.按病因分类　机械性、中毒性、感染性、变态反应。

3.根据响度分类，可分为七个等级：

0级：无耳鸣；

1级：耳鸣响度轻微，若有若无；

2级：耳鸣响度轻微，但肯定听得到；

3级：中等响度；

4级：耳鸣较响；

5级：耳鸣很响，有吵闹感；

6级：耳鸣极响，相当于患者体验过的最响噪声，如飞机起飞时的噪声。

（二）耳聋分类（按病变部位及性质）

1.传导性聋　外耳、中耳传音机构发生病变，音波传入内耳发生障碍，例如，耵聍栓塞、中耳炎等所致的耳聋。

2.感音神经性聋　指耳蜗螺旋器病变不能将音波变为神经兴奋或神经及其中枢途径发生障碍不能将神经兴奋传入；或大脑皮质中枢病变不能分辨语言，统称感音神经性聋。如梅尼埃病、耳药物中毒、迷路炎、噪声损伤、听神经瘤等。

3.混合性聋　传音和感音机构同时有病变存在。如长期慢性化脓性中耳炎、耳硬化症晚期、爆震性聋等。

三、治疗

（一）奇经治疗（具体治疗穴位详见383页图附7）

1.用康络活血专用药贴和梅花磁针在颈十穴、耳门、翳风、听会、风市、神阙、涌泉等穴位进行手法治疗及穴位贴敷。

2.艾灸大椎、肾俞、翳风、风池。

3.口服亚麻酸、螯合钙。

4.奇经康络保健枕。

5.可适当服用六味地黄丸、耳聋左慈丸。

6.多刺激耳朵周围穴位。

（二）奇经验方

路路通20g，苍耳子12g，葛根30g，川芎12g。水煎服，1剂/天，分2次服用。

四、饮食调理

1. 可以经常喝木耳瘦肉汤，就是取瘦猪肉100g，黑木耳30g，生姜3片，加入水要适量，用文火炖煮半个小时。可以补肾纳气。补而不滞，并且还有降低血黏度的作用。对耳聋并伴有高血脂的患者更为适用。患者可以经常服用。

2. 可以经常喝紫菜萝卜汤，取胡萝卜两根，紫菜10g，花生油2汤勺。首先要放入花生油烧热，放入切成片的胡萝卜炒制，加入水适量，用火炖煮10分钟左右，出汤前放入紫菜，可以加入适量的盐、鸡精。紫菜萝卜汤富含维生素，长期食用，可以改善听力。

第七节　复发性口腔溃疡

复发性口腔溃疡(RAU)是口腔黏膜疾病中常见的溃疡性损害疾病，发作时疼痛剧烈，灼痛难忍。中医学认为本病是由于情志不遂，素体虚弱，外感六淫之邪致使肝失条达、脾失健运、肝郁气滞，郁热化火、虚火上炎熏蒸于口而患病，长期的反复发作将直接影响患者整个机体的免疫功能，引起代谢紊乱，出现口臭、慢性咽炎、便秘、头痛、头晕、恶心、乏力、精力不集中、失眠、烦躁、发热、淋巴结肿大等全身症状，严重影响患者的工作、生活，甚至造成恶变或癌变

复发性口腔溃疡是指具有周期复发性特点的口腔黏膜局部性溃疡性损害。临床表现为溃疡多数为圆形或卵圆形，周围黏膜充血形成红晕，表面覆盖淡黄色纤维素假膜，中心凹下，疼痛显著，好发于口腔黏膜角化程度较差的地方，如唇内侧、舌尖、舌腹、颊黏膜等。

一、病因

虽然至今仍不能完全明确复发性口腔溃疡的确切病因，但多数学者认为RAU的发生是多种因素综合作用的结果。免疫、遗传和环境可能是RAU发病的“三联因素”，即遗传背景与适当的环境因素(包括精神神经体质、心理行为状态、生活工作和社会环境等)可引发异常的免疫反应而出现RAU特征性病损。也有人提出“二联因素”论，即外源性因素(病毒和细菌)和内源性诱导因素(激素的变化、精神心理因素、营养缺乏、系统性疾病及免疫功能紊乱)相互作用而致病。

二、临床表现及分类

反复发作的圆形或椭圆形溃疡，具“黄、红、凹、痛”特征，即损害表面覆有黄色或灰白色假膜；周边有约1mm 的充血红晕带；中央凹陷，基底柔软；灼痛明显。发作周期约数天或数月，具有不治而愈的自限性。临床分类有多种，曾有人将白塞氏病列入其中。近年来认识到后者的发病原因、基本病理变化以及转归、预后均有其特征性，因而认为白塞氏病不应划归为RAU。目前公认的分类为3种类型：轻型、重型及疱疹样溃疡。

1.轻型　约占RAU患者的80%，多数患者初发病时均为此型。溃疡好发于唇、舌、颊、软腭等无角化或角化较差的黏膜，附着龈及硬腭等角化黏膜很少发病。RAU初起为局灶性黏膜充血水肿，呈粟粒状红点，灼痛明显，继而形成浅表溃疡，圆形或椭圆形，直径<5mm。约5天左右溃疡开始愈合，此时溃疡面有肉芽组织形成、创面缩小、红肿消退、疼痛减轻。约7～10天溃疡愈合，不留瘢痕。

溃疡一般为3～5个，散在分布。溃疡复发的间隙期从半月至数月不等，有的患者会出现此起彼伏、迁延不愈的情况。有些患者有较规则的发病周期如月经前后，或常在劳累之后发病。一般无明显全身症状与体征。

2.重型　亦称复发性坏死性黏膜腺周炎或腺周口疮。溃疡大而深，愈合后可形成瘢痕或组织缺损，故也称复发性瘢痕性口疮。该型约占8%左右。好发于青春期。

溃疡大而深，似“弹坑”状，可深达黏膜下层腺体及腺周组织，直径可大于1cm，溃疡周围组织红肿微隆起，基底微硬，表面有灰黄色假膜或灰白色坏死组织。

溃疡持续时间较长，可达1～2个月或更长。通常是1～2个溃疡，但在愈合过程中又可出现1个或数个小溃疡。疼痛剧烈，愈后可留瘢痕。初始好发于口角，其后有向口腔后部移行趋势。发生于口腔后部如舌腭弓、软硬腭交界处时可造成组织缺损，影响言语及吞咽。可伴全身不适、局部淋巴结肿痛。溃疡可在先前愈合处再次复发。

3. 疱疹样溃疡　亦称口炎型口疮，约占RAU患者的10%左右。好发于成年女性，好发部位及病程与轻型相似，但溃疡直径较小，约2mm，溃疡数目多，可达十几个或几十个，散在分布，似“满天星”。邻近溃疡可融合成片，黏膜充血发红，疼痛最重，唾液分泌增加。可伴有头痛、低热及全身不适、局部淋巴结肿痛等症状。

三、诊断

主要依据病史特点(复发性、周期性、自限性)及临床特征(黄、红、凹、痛)。没有特异性的实验室诊断依据及病理检查依据，因此不必做实验室检查及活检。但多数学者主张常规应做血常规检查，以便及时发现因营养不良或血液疾病或潜在的消化道疾病。对大而深、病程长的溃疡，应警惕癌性溃疡的可能，必要时做活检明确诊断。

四、治疗

治疗目前仍无根治的特效方法。治疗原则是消除病因、增强体质、对症治疗，以减少复发次数，延长间隙期，减轻疼痛，促进愈合。治疗主张全身和局部、中医和西医、生理和心理相结合。

（一）常规治疗

1. 局部物理治疗　包括激光、低频超声、化学侵蚀如硝酸银、物理屏障如氰基丙烯酸盐黏合剂。

2. 局部止痛剂　苄达明含漱液或喷雾剂、局部麻醉凝胶。

3. 局部抗菌药物　氯己定含漱液、金霉素药膏。

4. 其他局部抗炎制剂

（二）奇经治疗（具体治疗穴位详见384页图附8）

1. 用康络活血专用药贴和梅花磁针在颈十穴、命门、大椎、足三里、脾俞等穴位进行手法治疗及穴位贴敷。

2. 口服灵芝孢子粉软胶囊。

3. 艾灸足三里、神阙、关元、大椎，提升免疫力。

五、注意事项

1. 少食或不食辛辣或刺激性食物。

2. 治愈后加强体育锻炼，提高机体对疾病的抵抗力。

3. 多吃一些新鲜蔬菜水果和富含维生素的食物。

4. 注意生活起居有规律，戒烟酒，避免过度劳累和紧张。

5. 保持心情舒畅和口腔卫生，及时去除大块牙石，去除不良修复体等。

6. 对复发性口腔溃疡早发现、早治疗。

第八节　颈性视力障碍

颈椎、颈髓及椎周疾病引起的视力障碍称颈源性视力障碍，简称颈性视力障碍。此症较多见，极易被漏诊或误诊，促使医学界提高了对该病的认识，但仍缺乏系统研究。主要包括：白内障、青光眼、近视、视力模糊、视疲劳等。

一、病因病机

奇经疗法治疗眼部病证的作用机制：

椎动、静脉穿行于各颈椎的横突孔内，椎动脉供应脑干和枕叶视中枢的血循环。颈上交感神经节发出的节后纤维分布于眼部和颈动脉，调节眼循环和瞳孔扩大肌、眼睑肌。大多数病例均有上位颈椎错位，而且有头昏等椎动脉损害症状，部分病人有自主神经功能紊乱症状。颈上交感神经节是位于颈椎1-3横突的前方，当上位颈椎错位后，横突亦随之偏移，即可牵扯、刺激颈上交感神经节，故能引起眼部或五官各部的症状。三叉神经脊髓束在颈髓中亦可因枕环关节错位而受到刺激，引起眼周神经痛或前额痛。椎动脉供血不全是视中枢或脑神经损害的主要原因。颈动脉的损害可导致眼循环障碍而造成视网膜病损。

二、临床表现

阵发性短暂失明；阵发性复视；阵发视力减弱、视雾、眼闪彩、视野缺损、飞蚊症多伴有颈性头昏头晕，占本症状80%～95%，其特征是与颈椎疾病症状同步，眼底检查少数有非特异性动脉变细外，无其他特异表现。这是颈性视力障碍最多见的，也是最易漏诊的。早发性可逆性花眼十分多见，经治疗颈椎病花眼减轻，甚至完全恢复正常。颈椎病的其他应有症状体征，在颈性视力障碍中几乎100%存在。这也是诊断颈性视力障碍的必备条件。

白内障是眼睛内晶状体发生混浊由透明变成不透明，阻碍光线进入眼内，从而影响视力。初期混浊对视力影响不大，而后渐加重，明显影响视力甚至失明。

正常眼球是有一定压力的，当眼内压力超过眼球所能耐受的最高水平时，造成视神经损害，视野缺损及视力下降等视功能的损伤，我们就称之为青光眼。目前常用的方法是根据前房角形态和发病年龄将青光眼分为开角型青光眼、闭角型青光眼、先天性青光眼。根据导致眼压升高的病因，每一种青光眼又分为原发性和继发性。那些发病原因尚不明确的青光眼称原发性青光眼，可分为原发性开角型青光眼、可疑青光眼与高眼压症、正常眼压（低眼压）青光眼、原发性闭角型青光眼（伴瞳孔阻滞、无瞳孔阻滞）、原发性先天性青光眼、伴先天异常的发育性青光眼。眼在不使用调节作用的状态下，平行光线经过眼的屈光系统在视网膜前形成焦点，然后到视网膜上呈分散而又模糊的光圈，这种屈光状态称为近视眼。

三、奇经治疗（具体治疗穴位详见385页图附9）

1.用康络活血专用药贴和梅花磁针在颈十穴、太阳、光明、承泣、睛明、翳风、合谷等穴位进行手法治疗及穴位敷贴。

2.口服亚麻酸。

3.应用奇经康络保健枕。

4.用康络解毒、活血及肝胆专用药贴药粉混合敷眼。

5.眼睛局部用核桃灸。

第九节　支气管哮喘

支气管哮喘是由多种细胞特别是肥大细胞、嗜酸性粒细胞和T淋巴细胞参与的慢性气道炎症；在易感者中此种炎症可引起反复发作的喘息、气促、胸闷和咳嗽等症状，多在夜间或凌晨发生；此类症状常伴有广泛而多变的呼气流速受限，但可部分地自然缓解或经治疗缓解；此种症状还伴有气道对多种刺激因子反应性增高。它是一种经常发作的气道慢性炎症性疾病。如花粉、油漆、皮毛、牛奶、蛋等，均可诱发此病。俗称“吼病”或“哮喘病”。临床表现为支气管痉挛、气喘、呼吸困难、有泡沫痰、喉中有哮鸣音。中医概括分之：喘促气急、口干面红、多见实证。病久肺弱、体虚自汗、呼吸窘迫，多见虚证。

一、病因病机

奇经疗法治疗哮喘的作用机制：

对成人哮喘患者作临床诊治观察，多见C4～T4之间发生关节错位，亦符合与交感神经节段及经络学说的定喘穴至肺俞之间发生脊椎及其周围软组织劳损有关。

从生理病理上分析，一个自主效应器官被去除神经后，将对化学物质的敏感性越来越增加，称为去神经敏感性。肺和支气管的交感神经由T2～6胸髓侧角发出，经椎间孔至星状神经节及上胸椎旁交感神经节，交换神经元后经肺叶而达支气管。交感神经兴奋时，支气管扩张，当交感神经节前纤维因关节错位、椎间孔变形变窄，造成骨性压迫，致使神经受损害而功能低下时，支气管将出现过敏现象。

二、临床表现

与哮喘相关的症状有咳嗽、喘息、呼吸困难、胸闷、咳痰等。典型的表现是发作性伴有哮鸣音的呼气性呼吸困难。严重者可被迫采取坐位或呈端坐呼吸，干咳或咯大量白色泡沫痰，甚至出现发绀等。哮喘症状可在数分钟内发作，经数小时至数天，用支气管扩张药后缓解或自行缓解。早期或轻症的患者多数以发作性咳嗽和胸闷为主要表现。这些表现缺乏特征性。

哮喘的发病特征是：

(1)发作性：当遇到诱发因素时呈发作性加重。

(2)时间节律性：常在夜间及凌晨发作或加重。

(3)季节性：常在秋冬季节发作或加重。

(4)可逆性：平喘药通常能够缓解症状，可有明显的缓解期。

认识这些特征，有利于哮喘的诊断与鉴别诊断。

三、检查化验

1. 血液常规检查。

可有嗜酸粒细胞增高。如并发感染可有白细胞总数增高，中性粒细胞比例增高。

2. 痰液检查。

如合并呼吸道细菌感染，痰涂片、细菌培养及药物敏感试验有助于病原菌诊断及指导治疗。

3. 呼吸功能检查。

4. 血气分析。

5. 胸部X线检查。

6. 特异过敏原的补体试验。

7. 皮肤敏感试验。

四、诊断

1. 反复发作的喘息，多数呈突然发作。部分患者发作前有上呼吸道感染前驱史，或在运动后发作，可有变应原接触史或理化因素刺激，或有一定好发季节或时间特点，往往有个人或家庭过敏史。

2. 发作期间患者喘息、气短、胸闷明显，或阵发性咳嗽，肺部出现哮鸣音。

使用支气管扩张剂后症状、体征减轻或缓解。

3.哮喘持续>24小时，呼吸困难严重，低氧血症，心功能不全，称“哮喘持续状态”，属危重急症，可因呼吸衰竭而死亡。

4.白细胞数正常或增高，嗜酸性粒细胞增加。痰涂片可见嗜酸性粒细胞增多。部分血清IgE增多。发作期间X线检查可见肺气肿及肺纹理增深。

5.通过肺俞穴、气户穴加上颈十穴，再结合临床症状和必要的体格检查即可诊断。

五、治疗

（一）常规治疗　可以选择应用激素、β_2-受体激动剂、茶碱、白三烯受体拮抗剂、抗IgE治疗、变应原特异性免疫疗法等。

（二）奇经治疗（具体治疗穴位详见386页图附10）。

1.用康络呼吸专用药贴和梅花磁针在颈十穴、肺俞穴、云门、气户、天突、膻中、 肾俞、定喘、神阙、涌泉等穴位进行手法治疗及穴位贴敷。

2.口服灵芝孢子粉软胶囊。

3.艾灸肺俞、肾俞、神阙、足三里等穴。

六、饮食调理

1.支气管哮喘患者的饮食宜清淡，少刺激，不宜过饱、过咸、过甜，忌生冷、酒、辛辣等刺激性食物。

2.过敏性体质者宜少食异性蛋白类食物，一旦发现某种食物确实可诱发患者支气管哮喘发病，应避免进食，宜多食植物性大豆蛋白，如豆类及豆制品等。

3.饮食要保证各种营养素的充足和平衡，特别应增加抗氧化营养素如β-胡萝卜素、维生素C、维生素E及微量元素硒等的摄入。抗氧化营养素可以清除氧自由基，减少氧自由基对组织的损伤。微量元素硒的方法预防哮喘，可见到患者发作次数减少，通气量增加。β-胡萝卜素、维生素C、维生素E在新鲜蔬菜及水果中含量丰富，微量元素硒在海带、海蜇、大蒜中含量较丰富。

4.防止呼吸道感染，调节免疫功能亦很重要，应注意季节性保暖，婴儿应以母乳为主，母乳中含分泌型免疫蛋白抗体，能增加呼吸道的抵抗力。

5.经常吃食用菌类能调节免疫功能，如香菇、蘑菇含香菇多糖、蘑菇多糖，可以增强人体抵抗力，减少支气管哮喘的发作。

6. 饮食方面应做到一忌鱼虾海腥，二忌盐，三忌烟酒等。

第十节　肩周炎

肩周炎又称“冻结肩”、“五十肩”、“漏肩风”，为肩关节滑囊、肌腱、韧带所产生的一种退行性无菌性炎症。病理变化为纤维组织广泛增生及关节囊增厚粘连。此病多发生在40岁以上中老年人。主要表现为肩部疼痛，夜间为甚，活动时加重，肩峰周围有广泛性压痛，以肩髃、肩髎、天宗、肩井等穴位明显，肩关节外展和内外旋活动均受限制。初期肌肉痉挛，继而发生肩关节周围粘连，几乎所有动作都受限制，甚至不能梳头、穿衣。病程可维持数周以至一年以上。肩部肌肉显著萎缩，尤以三角肌为明显。

本病属于祖国医学“痹证”范畴。多因露肩贪凉，风寒湿邪乘虚侵入，郁滞关节所致；或肩痛日久，局部气血长期闭阻，肩部筋脉失养挛缩，致使关节僵硬，肘臂不能活动。

一、病因病机

奇经疗法治疗肩周炎的作用机理：

一般认为可继发于肱二头肌腱炎、冈上肌肌腱炎及肩峰下滑囊炎，亦有认为与感染灶、内分泌有关。我们对病情迁延不愈的部分患者，进行了临床研究，认为是由颈胸椎错位引起的。

根据临床观察有如下特点：

1. 凡无外伤史者，其发病年龄在40岁以上的中老年人（故称五十肩），与脊椎退行性变发病年龄相一致。

2. 多数患者无特殊诱因而出现一侧或双侧肩周某一或多处剧痛，疼痛位置多固定不变，夜间常加重或伴放射至前臂或手部疼痛，起床活动可能自行减轻。受累肌肉多见三角肌、肱二头肌、冈上肌、大小菱形肌、大小圆肌、背阔肌及肩袖部滑囊，压痛点多在肌腱与骨附着处或支配该肌的神经敏感点上，触诊可扪及索状物且压痛明显，此组肌群均属C5～8神经支配。放射痛范围亦与C5～8前支支配范围相符。

3. 早期为痛性关节活动受限，后期多为关节长期失用而致肌腱挛缩，或发生关节滑囊炎致粘连而致关节活动受限。经半年至1年部分能自愈或部分残留关节活动范围变小，或可发生另侧肩周炎过程，亦有多年不愈者。

二、鉴别诊断

颈椎病引起的颈肩痛(假性)与肩周炎(真性)的鉴别

在颈椎病病人中，尤其是神经根型病人，当病理变化发生在颈5以下，可产生一侧或双侧颈、肩部疼痛不适，肩周炎症状严重的病人，疼痛也可放射到同侧上臂、前臂及颈、枕部。因此，颈椎病和肩周炎的疼痛症状均有可能表现在颈、肩部位。而颈椎病和肩周炎又都属于中老年人的常见病和多发病，在好发年龄上也相仿。故对于颈椎病和肩周炎在诊断上应加以鉴别。颈椎病和肩周炎主要是通过病史询问、临床症状、体格检查及 X 线片等方面来鉴别区分的。

（1）从病史上看，颈椎病起病时通常是以颈枕部的不适为主，可能有颈部外伤和反复落枕史，肩周炎起病一般以肩部疼痛症状为主，病因可为肩部外伤或受凉等原因或病因不明。

（2）从临床症状上看，颈椎病的颈肩部疼痛不适，如果是神经根性的，往往有触电样感觉，呈放射状；同时伴有手指麻木、肢冷等受压神经根支配区皮肤感觉的异常改变。肩周炎的疼痛基本上局限于肩部，疼痛呈钝痛或刀割样痛，一般以夜间明显。

（3）从体征上看，颈椎病引起的颈肩部疼痛，一般在局部没有压痛点，有颈部疼痛和活动障碍，但肩部功能活动尚好，尤其是能够做肩关节的外展、放置动作。肩周炎往往在肩部有明确的肌腱、关节囊等处的压痛点，肩关节功能运动有明显的受限表现，而颈部活动不受障碍，臂丛牵拉等试验在颈椎病通常为阳性，肩周炎病人则为阴性。

（4）从X线片上看，颈椎病病人在颈椎X线片上可有生理曲度的变化，骨质增生及椎间孔变小等征象。肩周炎病人则除了可能有颈椎部老年性退行性变的表现之外，一般无明显改变。应该指出，因为两者均为老年性疾病，故可同时存在。此外，颈椎病或颈椎间盘突出症。由于颈脊神经根受到刺激或压迫，引起肩臂痛和肌肉痉挛，从而产生肩关节活动受限，肩周软组织粘连，也可导致肩周炎，有人称其为“颈肩综合征”。因此，在诊断上，医生应更注意两者的鉴别，以便将颈椎病和肩周炎两者很好地区分开来。

三、奇经治疗（具体治疗穴位详见387页图附11）

1. 用康络活血及风湿专用药贴和梅花磁针在颈十穴、肩四穴进行手法治疗及穴位贴敷。

2. 口服螯合钙。

3. 保护好颈椎，坚持应用奇经康络保健枕。

四、注意事项

1. 疼痛患者多精神紧张、烦躁，故患者宜安心静养，积极治疗。

2. 在疼痛处每日1～2次作局部按摩、热敷，以助行气活血，通络止痛。

3. 宜食清淡富于营养饮食。注意症状消失后，继续用贴敷法多巩固一个时期。

第十一节　高血压

高血压是一种以动脉血压持续升高为主要表现的慢性疾病，常引起心、脑、肾等重要器官的病变并出现相应的后果。

按照世界卫生组织(WHO)建议使用的血压标准是：凡正常成人收缩压应小于或等于140mmHg、舒张压小于或等于90mmHg；亦即收缩压在141～159mmHg之间，舒张压在91～94mmHg之间，为临界高血压。诊断高血压时，必须多次测量血压，至少有连续两次舒张压的平均值在90mmHg或以上才能确诊为高血压。仅一次血压升高者尚不能确诊，但需随访观察。颈椎、颈髓疾病是高血压的重要原因之一。近年来发现颈椎病患者伴有高血压、心律失常，经对颈椎病的治疗后，发现高血压、心律失常不治而愈。这一重大的发现确认了颈椎病是脑缺血性疾病的原因之一，是血压异常（高血压、低血压、血压不稳）、心律失常（包括部分冠心病）的重要原因之一。

一、病因病机

1. 颈上交感神经节附着于C1～3或C2～4横突的前方，当C1～4关节错位使横突发生位移时，或因错位损伤而引起无菌性炎症时，均能引起交感节后纤维兴奋性改变，而引致脑血管发生痉挛，若此种刺激持续存在，将继发性影响脑血管舒缩中枢的功能而发展为全身性小动脉痉挛使血压持续升高。

2. 颈动脉窦位于C6横突前方，中下段（C4～6）颈椎错位时，若横突前方的肌肉紧张或因横突骨性位移的直接刺激或因钩椎关节错位而引起斜角肌及筋膜紧张而牵张刺激颈动脉窦使血压发生波动，常见血压突然升高，而有时反降低于正常值；患者多伴有头昏或眩晕，颈部僵痛感，或肩背部沉重不适；若颈胸椎多关节错位时，则伴发胸闷气短或心律不齐。

二、分类和标准

从医学上来说，高血压分为原发性和继发性两大类。高血压是常见的心血管疾病，以体循环动脉血压持续性增高为主要表现的临床综合征。继发性高血压是继发于肾、内分泌和神经系统疾病的高血压，多为暂时的，在原发的疾病治疗好了以后，高血压就会慢慢消失。肾性高血压，主要是由于肾脏实质性病变和肾动脉病变引起的血压升高，在症状性高血压中称为肾性高血压。其发病机理与病理特点：一是肾实质病的病理特点表现为肾小球玻璃样变性、间质组织和结缔组织增生、肾小管萎缩、肾细小动脉狭窄，造成了肾脏既有实质性损害，也有血液供应不足。二是肾动脉壁的中层黏液性肌纤维增生，形成多数小动脉瘤，使肾小动脉内壁呈串珠样突出，造成肾动脉呈节段性狭窄。三是非特异性大动脉炎，引起肾脏血流灌注不足

按WHO的标准，人体正常血压为收缩压≥140mmHg和（或）舒张压≥90mmHg，即可诊断为高血压。收缩压在140～159mmHg和（或）舒张压在90～99mmHg之间为轻度高血压。正常人的收缩压随年龄增加而升高，故高血压病的发病率也随着年龄的上升而升高。

高血压主要根据血压水平、病因和脑、心、肾等重要器官损害程度进行分类和分期的。

表17　高血压分类

类　别	收缩压（mmHg）	舒张压（mmHg）
理想血压	＜120	＜80
正常血压	120～129	80～84
正常高值	130～139	85～89
高血压	≥140	≥90
1级高血压（“轻度”）	140～159	90～99
2级高血压（“中度”）	160～179	100～109
3级高血压（“重度”）	≥180	≥110
单纯收缩期 高血压	≥160	＜90

注：若收缩压与舒张压分属不同级别时，则以较高的分级为准。

（1）Ⅰ期高血压：高血压患者临床上无脑、心、肾等重要器官损害的表现。

（2）Ⅱ期高血压：高血压患者出现下列一项者——左心室肥厚或劳损，视网膜动脉出现狭窄，蛋白尿或血肌酐水平升高。

（3）Ⅲ期高血压：高血压患者出现下列一项者——左心衰竭，肾功能衰竭，脑血管意外，视网膜出血、渗出、合并或不合并视乳头水肿

三、临床表现

临床上早期部分患者无自觉症状而在体检时发现血压升高，但多数患者出现头痛、头晕、失眠、记忆力减退，或全身乏力、倦怠、心悸、胸闷、耳鸣、眼花、性情急躁等症状，血压持续或波动升高。

随着病情的发展，特别是出现并发症时，症状逐渐增多并明显，如手指麻木和僵硬、多走路时出现下肢疼痛，或出现颈背部肌肉酸痛紧张感。当出现心慌、气促、胸闷、心前区疼痛时表明心脏已受累，出现夜间尿频、多尿、尿液清淡时表明肾脏受累、肾小动脉发生硬化。

四、诊断

颈1～10穴部分可有压痛，根据血压持续高于正常值，结合临床症状排除症状性高血压即可作出诊断。

五、治疗

（一）常规治疗

1. 利尿降压剂　氢氯噻嗪、环戊甲噻嗪、速尿等。

2. 中枢神经和交感神经抑制剂　利血平、降压灵、盐酸可乐定。

3. 肾上腺素能受体阻滞剂　β阻滞剂如心得安、氨酰心安和美多心安等；α阻滞剂如苯苄胺；α+β阻滞剂如柳氨苄心安。

4. 血管紧张素转换酶抑制剂　如卡托普利、依那普利等。

5. 钙离子拮抗剂如硝苯地平、氨氯地平等。

6. 血管扩张剂如肼苯哒嗪、长压定、哌唑嗪、呱氰啶等。

7. 神经节和节后交感神经抑制剂如呱乙啶、酒石酸五甲呱啶等。

8. 5-羟色胺受体拮抗剂如酮色林等。

9. 复方制剂如复方利血平片、复方罗布麻片。

（二）奇经治疗（具体治疗穴位详见388页图附12）

1.用康络解毒及活血专用药贴和梅花磁针在颈十穴、曲池、内关、外关、降压沟、太冲、降压点、桥弓穴等穴位进行手法治疗及穴位贴敷。

2.口服亚麻酸。

3.枕上奇经康络保健枕。

（三）奇经验方

钩藤40g，夜交藤40g，怀牛膝18g，泽泻15g。一剂水煎服，早晚分2次服用。

六、饮食调理

1.少吃盐。

2.补钾。黄豆、番茄酱、菠菜、比目鱼和小扁豆等富含钾的食物可降低血压。

3.补镁。

4.不要小瞧马铃薯。即便是一个小马铃薯，也含有大量的钾，其中的地骨皮胺更可使血压降低，西红柿中也含有少量的地骨皮胺。

5.多吃芹菜。芹菜可以使血管平滑肌放松、血管扩张，进而调节血压。

6.多吃鱼。鲑鱼、金枪鱼、鲱鱼、鲭鱼、比目鱼等含有丰富的有助于降低血压的ω-3脂肪酸，即DHA和EPA。

7.多吃菠菜。菠菜、豆类、芦笋等富含叶酸的食物可降低患高血压的风险。

8.每天一块黑巧克力。每天一块黑巧克力不仅可以放松心情，还可以降低血压，有利心脏健康。

9.限酒。

10.多喝绿茶、菊花茶、山楂茶、荷叶茶、槐花茶、葛根茶、莲子心茶、决明子茶、玉米须茶可以帮助降血压.

第十二节　冠心病

冠心病是冠状动脉粥样硬化性心脏病的简称，也称缺血性心脏病。早期无症状，中晚期冠状动脉管腔狭窄超过50%～70%时，致使心肌供血不足，甚至完全堵塞，出现明显的临床症状，包括心绞痛、心律失常、急性心肌梗死、心力衰竭和心脏骤停（猝死）等。冠心病是冠状动脉粥样硬化，它是一种慢性的动脉疾病，它主要侵害中小动脉，因血管内膜增厚、变硬、管腔狭窄，导致血管局部供血不足或中断，或者局部发生血栓而引起心肌梗死、脑血栓、远端肢体缺血、坏死及发生猝死。

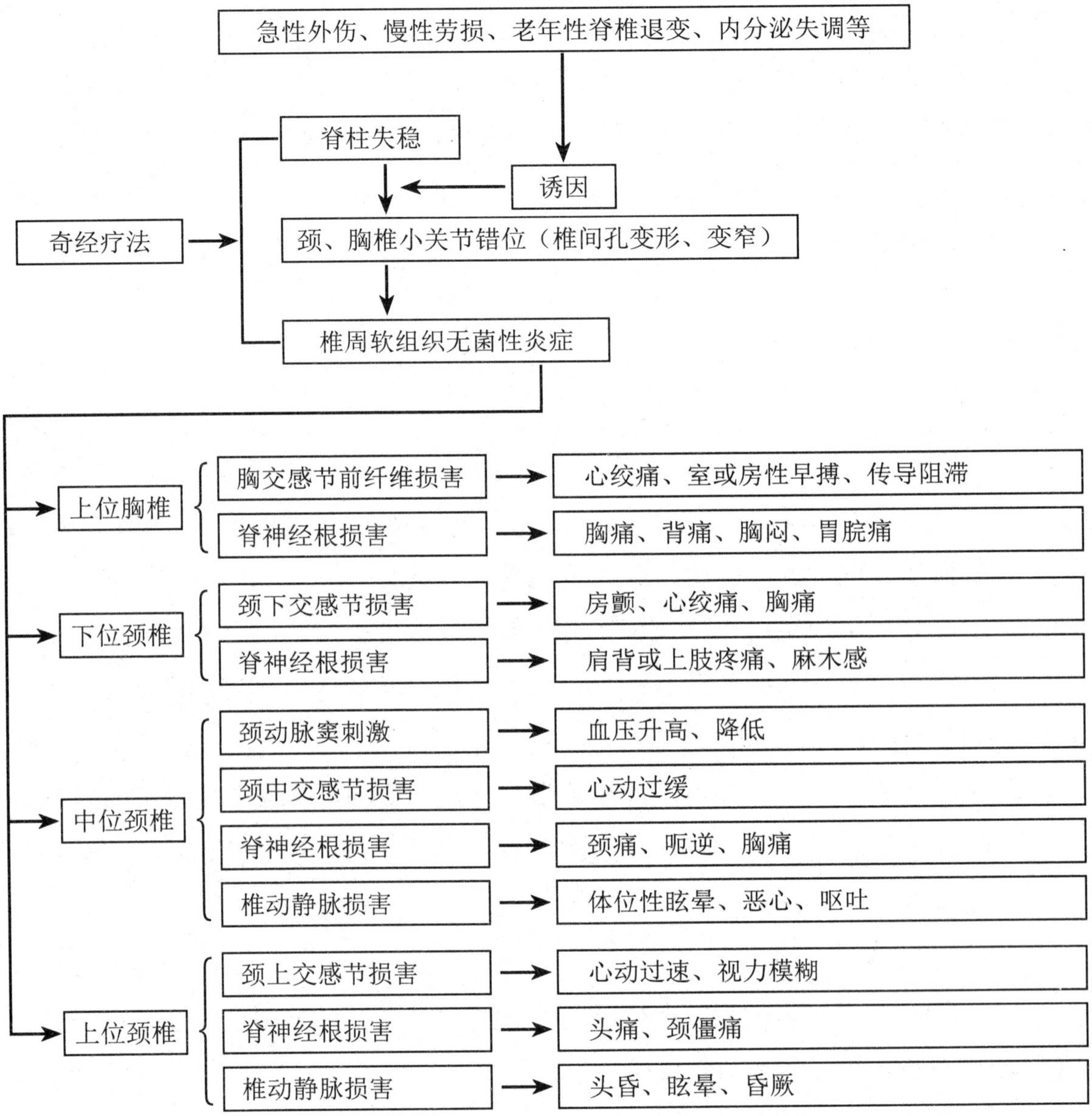

图92　奇经疗法治疗心律失常和冠心病示意图

一、病因病机

冠心病是由于胆固醇类脂质沉积在冠状动脉内膜壁下，内皮细胞、平滑肌细胞结缔组织增生，及血小板凝集形成粥样硬化斑块，引起管腔狭窄或闭塞，或者由冠状动脉内膜平滑肌强烈收缩引起冠状动脉痉挛，导致心肌缺血性改变。血胆固醇过高、高血压、酗酒、吸烟、肥胖、体重、家族遗传、缺乏体力活动、性格和精神因素等是发生本病的主要危险因素。

1.从生理解剖方面来认识，右侧交感神经纤维大部分终于窦房结，而左侧纤维大部分终于房室结和房室束。交感神经节前纤维受压功能低下后，副交感神经则相对兴奋时，冠状动脉发生痉挛性收缩亦可引起心绞痛发作。如果椎间发生旋转式错位，这种骨性刺激偏于某侧，将会导致心脏异搏点出现而发生心律失常。

颈椎错位能造成颈交感神经节的功能紊乱，颈上、中、下心支受到刺激而兴奋；$T_{1\sim5}$椎间关节错位，可因椎间孔变形变窄而直接压迫或刺激交感神经节前纤维而造成损害。由此可见，脊椎错位是自主神经功能紊乱的病因之一，颈椎及上胸椎错位（前后滑脱式）能导致心律失常和血管痉挛而引起心绞痛。对已有冠心病冠状动脉粥样硬化者，脊椎病发作时，对冠心病起到激发作用。

2.从肝胆方面来认识，由于支配胆道和心脏的部分神经在脊髓的特殊结构，当胆道疾病发作时，刺激迷走神经，其兴奋增高，冠状动脉收缩，血流量减少，心肌缺血、缺氧，而出现心绞痛、心肌梗死、心律失常等一系列心脏疾病，即胆心综合征。

中医认为心与肝胆的关系主要表现在维持血液运行和调节情志方面，心主血，主神志，肝藏血，主疏泄，心主行血功能正常则有肝有所藏，肝的藏血充盈则心有所主。另中医的心悸、怔忡、胸痹均有心惊胆怯之证，故心与肝胆相互影响。

二、分类

1.无症状性心肌缺血型　又叫无痛性心肌缺血或隐匿性心肌缺血，指确有心肌缺血的客观证据（心电活动、左室功能、心肌血流灌注及心肌代谢等异常），但缺乏胸痛或与心肌缺血相关的主观症状。

2.心绞痛型　是指由冠状动脉供血不足，心肌急剧、暂时缺血与缺氧所引起的以发作性胸痛或胸部不适为主要表现的一组临床综合征。

3.心肌梗死型　是指冠状动脉出现粥样硬化斑块或在此基础上血栓形成，导致冠状动脉的血流急剧减少或中断，使相应的心肌出现严重而持久地急性缺血，最终导致心肌的缺血性坏死，属冠心病的严重类型。

4.缺血性心肌病型　是指由于长期心肌缺血导致心肌局限性或弥漫性纤维

化，从而产生心脏收缩和（或）舒张功能受损，引起心脏扩大或僵硬、充血性心力衰竭、心律失常等一系列临床表现的临床综合征。

5. 猝死型　目前认为，该病患者心脏骤停的发生是在冠状动脉粥样硬化的基础上，发生冠状动脉痉挛或微循环栓塞导致心肌急性缺血，造成局部电生理紊乱，引起暂时的严重心律失常所致。

三、临床表现

冠心病的临床表现有心绞痛、心肌梗死、心律失常、心力衰竭等，心绞痛的典型表现为痛的部位在胸骨后中部可向左肩背、左上臂放射。其不典型者则可痛在胸骨下部、上腹部、左胸部等处，痛的性质以压迫感、沉重感、紧束感、窒息感、烧灼感为主。而以胸闷最为常见，严重时可出现疲乏、疲倦、乏力、呼吸困难、气促、头晕、心悸、心慌、心跳、胸痛、大汗淋漓、面色青紫、昏厥、抽搐等。

四、诊断检查

1. 心电图　心电图是冠心病诊断中最早、最常用和最基本的诊断方法。与其他诊断方法相比，心电图使用方便，易于普及，当患者病情变化时便可及时捕捉其变化情况，并能连续动态观察和进行各种负荷试验，以提高其诊断敏感性。无论是心绞痛或心肌梗死，都有其典型的心电图变化，特别是对心律失常的诊断更有其临床价值，当然也存在着一定的局限性。

2. 心电图负荷试验　主要包括运动负荷试验和药物试验(如潘生丁、异丙肾试验等)。

3. 动态心电图　是一种可以长时间连续记录并分析心脏在活动和安静状态下心电图变化的方法。

4. 核素心肌显像　根据病史、心电图检查不能排除心绞痛时可做此项检查。核素心肌显像可以显示缺血区、明确缺血的部位和范围大小。结合运动试验再显像，则可提高检出率。

5. 冠状动脉造影　是目前冠心病诊断的“金标准”。可以明确冠状动脉有无狭窄、狭窄的部位、程度、范围等，并可据此指导进一步治疗所应采取的措施。

6. 超声和血管内超声　心脏超声可以对心脏形态、室壁运动以及左心室功能进行检查，是目前最常用的检查手段之一。

7. 心肌酶学检查　是急性心肌梗死的诊断和鉴别诊断的重要手段之一。

五、治疗

（一）奇经治疗 （具体治疗穴位详见389页图附13）

对冠心病的诊断治疗奇经疗法在临床上主要分两方面，一从颈椎论治，一个从胆论治，即颈心综合征和胆心综合征。颈心综合征引起的症状多是阵发性的，心电图多无改变，多伴有颈椎病的症状，侧重于功能性冠心病；胆心综合征引起的症状多是持续性的，与饮食和情绪有关系，并伴有消化道的其他症状，侧重于器质性冠心病。

1.用康络活血专用药贴和梅花磁针在至阳、左心俞、膻中、内关、外关、曲泽、伏兔、涌泉，颈心的加颈十穴（用活血通络药贴），胆心的加胆五穴（用肝胆药贴）进行手法治疗及穴位贴敷。

2.口服亚麻酸、辅酶Q10。

（二）奇经验方

三七粉、沉香粉、血竭粉(2∶1∶1和匀)，温开水送服，每次2g，每日2～3次。

六、注意事项

1.保持乐观态度，改变不良生活方式，不劳累，不熬夜，保持充足的睡眠，每天散步，适当活动，减少复发。

2.注意心理调节，遇事心平气和，宽以待人。

3.饮食上要注意，少吃油腻东西，少酗酒，少吸烟。

4.治疗期间原口服药物要在医生指导下逐渐减量。

5.装有心脏起搏器及金属支架的患者，一般只用奇经药贴，如果需要用磁针，应避开躯干的穴位，可选四肢穴位，不影响奇经药贴使用。

6.严重心衰患者禁用奇经疗法

第十三节　心律失常

心脏内的激动起源或者激动传导不正常，引起整个或部分心脏的活动变得过快、过慢或不规则，或者各部分的激动顺序发生紊乱，引起心脏跳动的速率或节律发生改变，就叫心律失常。

窦性心动过速(窦速)除心悸、不安外，无其他症状，体征则从心率增快在每分钟心率100～140次/分之间；窦性心动过缓(窦缓)，心室率每分钟多为45～60次，也可低于40次，当心室率过慢时，常有疲乏、头晕、心悸、气促、胸闷、胸痛、心力衰竭和低血压等；窦性心律不齐，可有头晕、心悸等；窦性停搏时间较长可有昏厥；早搏病人常有心脏“突、突”地跳出胸腔的心慌感或心脏停跳的感觉，脉搏则有间断的缺如，脉搏次数少于心跳；阵发性心动过速是阵发性发作，突然发作，突然消失，可反复发作，发作时心跳每分钟可达150～220次，可有心悸，心前区不适、眩晕，发作时间可持续数分钟至数小时，甚至数天；心房颤动可有心跳不规则、脉搏快慢强弱不一，次数少于心跳；房室传导阻滞可有心跳脱漏、心率变慢或心跳暂停，甚至每分钟心跳仅有20～40次，出现昏厥、抽搐。

一、病因病机

奇经疗法治疗心律失常的作用机制：

心律失常除心脏器质性疾病引起外，不少患者是由自主神经功能紊乱所致。中、上颈椎关节错位，和椎旁软组织无菌性炎症，使位于横突前侧的颈上、颈中交感神经节受到刺激而兴奋，通过其颈上心支和颈中心支可引起心动过速或心动过缓。$T_{1\sim5}$关节错位时能导致心、肺功能障碍。

交感神经节后纤维是椎旁（或椎前）神经节细胞发出的轴突，此类纤维为无髓鞘纤维，发出后，一部分与脊神经结合而随神经分布，支配周围血管运动、竖毛肌与汗腺；一部分与血管同行而分布于内脏。

颈上交感节后纤维，进入颈动脉支，支配头面部器官及脑血管。

1.第1～5胸交感节内侧支分布至主动脉。

2.第2～4胸节发出经肺至支气管（扩张纤维）。

3.第2～5胸节及颈上、中、下节组成心支位于心基底部，供给心肌，分为心深支和心浅支。深支分为左右二部，左侧心支进入左心部，右侧心支进入右心部。深支分支至左、右冠状动脉与肺前支。浅支分支至右冠状动脉支及左肺前支。颈部3个交感节之心支主要传导心跳加速行动。

奇经疗法适用于原因不明（或为自主神经功能紊乱引起的）的心律失常和冠心病非急性期的心律失常。心律失常的病因复杂，但目前确诊并不困难，据我们观察脊椎病因主要是引起自主神经功能紊乱而造成异搏点的兴奋或心肌功能的改变。据临床观察，$C_{2、3}$椎间节混合式错位（颈上交感节受损）易发生阵发性室上性心动过速；$C_{5\sim7}$椎关节钩椎关节错位（颈中交感节及颈动脉窦受损）易引起心动过缓；$T_{3\sim5}$椎左右旋转式或合并前后滑脱式错位（胸交感节前纤维受损），易出现期前收缩（房性或室性）；C_7～T_3椎关节错位（星状神经节及T_1～$_3$交感节前纤维受损），易发生心房颤动。

可能是神经功能性的，主要是自主神经系统对心律的影响，如交感神经的兴奋，迷走神经张力减低或过高，但更多的病因是由于各种心脏病、心肌炎、大量失血、休克、药物中毒、电解质紊乱以及内分泌疾病等引起的心肌损害，使心肌缺血以及供给传导系统营养的血管发生病变而产生的。

二、诊断

心律失常性质的确诊大多要靠心电图，但相当一部分病人可根据病史和体征作出初步诊断。详细追问发作时心率、节律（规则与否、漏搏感等），发作起止与持续时间。发作时有无低血压、昏厥或近乎昏厥、抽搐、心绞痛或心力衰竭等表现，以及既往发作的诱因、频率和治疗经过，有助于判断心律失常的性质。

三、治疗

（一）常规治疗

缓慢心律失常一般选用增强心肌自律性和加速传导的药物，如拟交感神经药（异丙肾上腺素）、迷走神经抑制药物（阿托品）或碱化剂（碳酸氢钠）。治疗快速心律失常则选用减慢传导和延长不应期的药物，如迷走神经兴奋剂（新斯的明、洋地黄制剂）、拟交感神经药间接兴奋迷走神经（甲氧明、苯福林）或抗心律失常药物。

（二）奇经治疗（具体治疗穴位详见389页图附13）

参考冠心病

（三）奇经验方

将万年青加水150ml，煎至50ml，滤出汁。反复两次。将二汁混合，加入红糖，1日内分3次服完。每日1剂，连用1周。

四、注意事项

突发心动过速时，千万不要过分紧张，因为紧张情绪往往会使症状加重。你不妨试用以下几种方法来缓解症状。

1.呼吸憋气法

嘱深吸气后憋住气，直至不能坚持屏气为止，然后用力作呼气动作。

2. 刺激咽喉法

用手指或压舌板刺激咽喉部，引起恶心、呕吐，可起到终止发作的作用。

3. 压迫眼球法

闭眼向下看，用手指在眼眶下压迫眼球上部，先压右眼。同时搭脉搏数心率，一旦心动过速停止，立即停止压迫，切勿用力过大。

4. 压迫颈动脉窦法

患者处于平卧位，家属帮助压迫一侧颈动脉窦(在甲状腺软骨水平，颈动脉搏动处压向颈椎)，每次10～20秒，无效时换另一侧。压迫时动作宜轻巧，不宜用力过猛，同时应摸脉搏以监测心率。

5. 潜水反射法

可强烈兴奋迷走神经，对小婴儿更有效。方法是用5℃左右的冰水浸湿毛巾或冰水袋敷整个面部，每次10～15秒，一次无效时可每隔3～5分钟再试1次。

第十四节　脑中风后遗症

脑中风后遗症是指在脑中风发病一年后，如果还存在半身不遂或者语言障碍或口眼歪斜等症状，就叫做脑中风后遗症，该时期也叫做脑中风后遗症期，与恢复期相比，恢复速度及程度较慢。脑中风后遗症主要有偏瘫（半身不遂）、半侧肢体障碍、肢体麻木、偏盲、失语。或者交叉性瘫痪、交叉性感觉障碍、外眼肌麻痹、眼球震颤、语言障碍、记忆力下降、口眼歪斜、吞咽困难、呛食呛水、共济失调、头晕头痛等。出现以上症状的根本原因在于脑血管内部出现血黏度高、血脂高、血压高、血糖高、血小板聚集等血液病变，和动脉粥样硬化斑块形成等血管病变，由两种病变共同作用结果形成的血栓堵塞脑动脉所致，导致脑局部的血流中断和脑组织缺血缺氧坏死。如果影响到由脑神经控制的运动神经系统，就会出现偏瘫、肢体障碍等相应的后遗症；如果影响到脑神经控制的语言中枢神经，就会导致语言障碍甚至失语等相应神经系统症状。本病包括脑溢血、脑血栓形成、脑栓塞等脑血管意外疾病。

一、病因病机

脑中风发生的病因病机比较复杂，但无外虚、火、风、痰、气、血六端，其中以肝肾阴虚为其根本。此六端在一定条件下，互相影响，相互作用而突然发病。脑中风起病凶险，死亡率高，且往往伴有严重的半身不遂、语言不利、口眼歪斜等严重后遗症。

血管壁的病变是中风最主要的病因，其原因有高血压所致的脑部小动脉硬化、脑部大和中动脉的粥样硬化斑块形成、血管的先天发育异常和遗传性疾病（如动脉瘤、动静脉畸形以及各级血管的发育不全、狭窄、扩张等）、各种感染和非感染性动静脉炎、中毒及全身性疾病导致的血管壁病变（如血液病、糖尿病、结缔组织病等）。心脏病如风湿性心瓣膜病、先天性心脏病、细菌性心内膜炎、心房纤颤等，引起的心内栓子脱落也是心源性脑栓塞的主要病因。

促发中风发生的因素有血流动力学的改变和血液成分的异常，如高血压或低血压、心功能不全、心律失常、血液浓缩、血黏度增高、血小板减少或功能异常、凝血或纤溶系统功能障碍等。

二、分类

脑中风依其病理变化与临床症状可以分为四种类型：①脑出血；②脑血栓；③脑栓塞；④蛛网膜下腔出血。

1.脑出血　大多数在50岁以上发病，既往常有高血压史，多在精神激动或体力劳动中发病，病情进展迅速，出现典型的症状和体征，诊断不难。CT扫描可以确定诊断。

2.脑血栓　脑血栓发病前常有动脉硬化、糖尿病、高血压、脑动脉炎和脱水等病史。多在安静状态下起病，起病相对缓慢呈进行性发展，1～3天病情达到高峰，全脑症状较轻，多无明显头痛、呕吐、意识障碍，无脑膜刺激征，脑脊液清亮，CT检查显示低密度病灶，脑血管造影可显示病变动脉狭窄或闭塞。

3.脑栓塞　脑栓塞起病急骤，但在发病前有栓子来源的原发病，多见于风心病、亚急性心内膜炎、急性心肌梗死、心房纤颤等病史。

4.蛛网膜下腔出血　突然起病，剧烈头痛，喷射性呕吐，脑膜刺激征阳性。脑脊液压力增高，为血性脑脊液。

三、临床表现与体征

脑中风病临床最主要的表现，是神志障碍和运动、感觉以及语言障碍。经过一段时间的治疗，除神志清醒外，其余症状依然会不同程度地存在。这些症状，称为后遗症。后遗症的轻重，因病人的体质和并发症而异。脑中风常见的后遗症如下：

1. 麻木

患侧肢体，尤其是肢体的末端，如手指或脚趾或偏瘫侧的面颊部皮肤有蚁爬感觉，或有针刺感，或表现为刺激反应迟钝。麻木常与天气变化有关，天气急剧转变、潮湿闷热，或下雨前后，天气寒冷等情况下，麻木感觉尤其明显。

2. 嘴歪眼斜

一侧眼袋以下的面肌瘫痪。表现为鼻唇沟变浅，口角下垂，露齿。鼓颊和吹哨时，口角歪向健侧，流口水，说话时更为明显。

3. 中枢性瘫痪

中枢性瘫痪，又称上运动神经元性瘫痪，或称痉挛性瘫痪、硬瘫。是由于大脑皮层运动区锥体细胞及其发出的神经纤维——锥体束受损而产生。由于上运动神经元受损，失去了对下运动神经元的抑制调控作用，使脊髓的反射功能“释放”，产生随意运动减弱或消失，临床上主要表现为肌张力增高，腱反射亢进，出现病理反射，呈痉挛性瘫痪。

4. 周围性瘫痪

周围性瘫痪，又称下运动神经元性瘫痪，或称弛缓性瘫痪、软瘫。是因脊髓前角细胞及脑干运动神经核，及其发出的神经纤维——脊髓前根、脊神经、颅神经受损害产生的瘫痪。由于下运动神经元受损，使其所支配的肌肉得不到应有的冲动兴奋，临床上表现为肌张力降低，反射减弱或消失，伴肌肉萎缩，但无病理反射。

四、诊断

根据症状、体征和相关影像检查即可明确诊断。

五、治疗

改善脑中风后遗症症状、降低高复发率的有效方法，应在科学饮食和主、被动恢复锻炼的同时，通过可靠的药物治疗，对脑中风诱因动脉粥样硬化斑块形成、血液黏度高等基础病变进行有效治疗，防止动脉硬化血栓再次形成；改善脑组织供血供氧量，为脑组织创造一个良好的内环境，恢复脑神经系统，使由其控制的运动、语言神经系统体征得到改善。从根本上改善脑中风语言不利、肢体障碍等症状，并且有效防止病证复发进展。

（一）常规治疗

抗血小板聚集类如阿司匹林、氯吡格雷；钙离子拮抗剂如尼莫地平

（二）奇经治疗（具体治疗穴位详见390页图附14）

1.用康络活血专用药贴和梅花磁针在颈十穴、曲池、内关、臂上皮、风市、足三里、上巨虚、阳陵泉、涌泉等穴位进行手法治疗及穴位贴敷。

2.口服亚麻酸、螯合钙等。

六、预防保健

常见的脑中风疾病主要的症状表现就是身体某些部分或思考能力暂时或永久失去功能，如肢体瘫痪、语言障碍、嘴歪、眼斜、晕眩、呕吐、步伐不稳及大小便失禁等，严重者可能意识昏迷，甚至死亡。预防脑中风的主要措施如下。

1.妥善照顾。如冬天保暖、预防便秘、接受诊疗(高血压、糖尿病、心脏病患者应接受治疗与控制，以防脑中风的发生)。

2.生活正常。均衡饮食：少盐、少糖、少油、定时定量、多吃蔬菜及补充水分、少吃动物性油脂与动物内脏；情绪稳定；减少饮酒，拒绝吸烟；规律运动：适度运动可以促进血液循环，减少血管阻塞机会。

3.注意前兆。脑中风的前兆，例如：突如其来的肢体虚弱或麻木、语言或运用文字有困难、剧烈头痛、失去平衡、眩晕或视力出现问题。当发觉这些异状时，必须立即就诊。

4.定期健康检查。

5.脑中风急救的黄金时间——决战3小时。突发中风的病患，一定要珍惜宝贵的3小时，及时送医接受治疗，才能使伤害减到最低。

七、注意事项

1.脑中风后遗症治疗时应注意治疗颈椎病，同时兼顾原发病的治疗，如治疗高血压、糖尿病、高脂血症。

2.脑出血急性期原则上不用治疗，发病半个月至一个月后应用比较安全。

3.偏瘫、行走不便患者应注意检查有无臂上皮神经综合征，如有，应同时治疗。

4.个人康复锻炼很重要。

第五章　臀上皮神经相关疾病

第一节　臀上皮神经综合征

臀上皮神经为第1～3腰神经后支之外侧支，在股骨大转子与第3腰椎间连线交于髂嵴处平行穿出深筋膜，分布于臀部皮肤，一般不易摸到。臀上皮神经容易在劳动中因久弯腰、躯干左右旋转时受到损伤，造成严重的腰臀部疼痛，产生一系列症状，即可诊为臀上皮神经综合征。多是因用力或姿势不当弯腰等动作时损伤臀上皮神经导致其充血、水肿或出血所致，慢性损伤导致神经出槽和髓鞘的变态反应也可引起臀上皮神经痛。祖国医学多将该病归属于痹证。痹者，闭也，气血闭阻不通也。劳作姿势不当，经络、筋经受损，血离脉络，气滞血瘀，若复感风寒湿邪，痹阻于经络，客于筋经，气机不通，不通则痛，则发为本病。

一、应用解剖

臀上皮神经起源于胸12至腰3脊神经后外侧支的皮支，臀上皮神经从起始到终止，大部分行走于软组织中，其行走过程分4段6个固定点。

第一段　从椎间孔发出后穿过骨纤维孔，称为“出孔点”，再沿肋骨或横突的背面和上面行走，称为“骨表段”；在横突上被纤维束固定称为“横突点”，这段行程较短，由里向外。

第二段　走行于骶棘肌内，称为“肌内段”，向下向外走行，并与第一段形成约110°的钝角，将进入骶棘肌处称为“入肌点”

第三段　腰背筋膜浅层深面，称为“筋膜下段”向下向内走行，与第二段构成约95°钝角，其走出骶棘肌的部位称为“出肌点”。

第四段　为走出深筋膜并穿行于皮下浅筋膜层，称为“皮下段”，此点为“出筋膜点”，皮下段要跨越髂嵴进入臀部，此处称为“入臀点”。

其分布于臀部上外侧以至股骨大转子区皮肤。其在出孔入肌点、出肌点、出筋膜点及入臀点容易受损伤和压迫，临床上以入臀点最常见，其他点损伤常伴有腰部软组织损伤。

二、临床表现

患者多为体力劳动者，男性多于女性。主要症状为臀部突然出现针刺或撕裂样弥漫性疼痛，或为酸痛，疼痛有时向大腿后外侧放射，一般不过膝关节。腰部前屈、旋转时，以及起立、下蹲时均可加重疼痛。在髂嵴中部入臀点有明显的压痛，向大腿后外侧放射，一般不过膝关节。病程长者可触及梭形硬条索，亦有压痛放射痛。有时症状累及窦椎神经，引起背痛和坐骨神经痛。多有腰臀闪扭史，表现为腰臀部弥散性疼痛，尤其是髂骨嵴中点，可呈刺痛，疼痛或撕裂样疼痛，有下肢牵扯痛，但多不过膝、弯腰受限，起坐困难，由端坐位改直立位时，感觉腰部用不上力，多不能直接站起或坐下。

检查在髂嵴中点直下3～4cm皮下可能触及一滚动高起的条索样物，解压时，病人痛、麻、胀难忍，臀上部、臀上皮神经分布区触痛明显，直腿抬高试验检查时，有时对侧下肢直腿抬高受限，但无神经根性体征。

三、诊断

1.臀上皮神经在出孔点和横突点，特别是入臀点均发生转折及有骨纤维性管固定，所以在用力或姿势不当的弯腰等动作时易遭致损伤，亦可因劳损或无菌性炎症致管腔变窄而压迫神经，从而呈现疼痛等一系列症状。

2.临床所见多为单侧急性发作，可突然发生腰臀部剧烈疼痛，患者弯腰穿鞋、上床及翻身等都很困难，性质可为针刺、撕裂或酸困样痛，且可有腘窝以上的大腿后外侧放射。

3.检查时嘱患者俯卧，放松腰臀部肌肉，在髂嵴中部的入臀点常可发现典型的臀上皮神经压痛点，且有放射痛，有时尚可触及条索样筋束或筋结，用力按压或弹拨时亦有明显的疼痛及放射痛，同时应检查出孔点等其他固定点处有无压痛。

4.如果臀上皮神经症状始于出孔点，可引起背痛和坐骨神经痛，应与椎间盘突出症鉴别。

四、鉴别诊断

根据患者工作的性质和可能出现的腰肌扭伤史，以及比较典型的症状和体征，即可确定诊断。但仍应与腰椎间盘突出症等相鉴别。后者有腰椎扭伤史，相应节段椎旁有压痛并向下放射，直腿抬高试验呈阳性。前者疼痛放射至下肢，最低不过膝后，而后者可放射至足部，且前者无腱反射的异常和运动功能的障碍。见表18。

五、奇经治疗（具体治疗穴位详见391页图附15）

表18　臀上皮神经综合征与梨状肌综合征鉴别诊断

项目	臀上皮神经综合征	梨状肌综合征
疼痛部位	腰臀膝，痛多不过膝	腰腿、痛过膝、放射至小腿外侧
运动的影响	睡眠、骑车时加重，行走减轻	行走后加重，有跛行
受累肌群	臀肌、大腿肌群萎缩，大腿变细	梨状肌、小腿肌群萎缩、小腿变细
反应点位置	位于髂前上棘与髂后上棘连线中点，可触及条索状物压痛明显	位于环跳穴内斜上二横指梨状肌走行位置上，双拇指可触高起的成条索或束状肌束
治疗选穴	臀上皮神经点、风市	梨状肌反应点、阳陵泉

1.用康络活血及风湿专用药贴和梅花磁针在臀上皮神经压痛点、风市、梨点、阳陵泉、委中、涌泉等穴位进行手法治疗及穴位贴敷。腰肌劳损及增生可选择腰部痛点、肾俞。膝关节疾病可选择膝阳关、曲泉、血海、阳陵泉、阴陵泉及下肢内外侧肌群压痛处。踝关节疾病可选择太溪、昆仑、局部痛点、上巨虚处痛点。

2.手法治疗应注意先放松臀上皮、梨点及下肢的内外侧肌群，并寻找阳性反应点；对臀上皮、梨点和阳性的反应点进行重点的点压，以达到酸麻胀为度；在病灶局部可单贴磁针进行治疗。

3.口服螯合钙、氨糖制剂调理。

六、注意事项

1.注意避风寒及闪挫伤。

2.如腰肌劳损、膝关节疾病（膝关节增生、膝关节滑囊炎、半月板损伤）、踝关节扭伤、足跟痛等的治疗均参照臀上皮神经综合征来治疗。

3.臀上皮神经主治范围腰腿痛(包括腰椎、膝关节、踝关节病)；肾脏疾病；腹腔、盆腔脏器疾病；顽固性脊椎疾病。

第二节　膝关节骨性关节炎

骨性关节炎是一种慢性关节疾病，它的主要改变是关节软骨面的退行性变和继发性的骨质增生。主要表现是关节疼痛和活动不灵活，X线表现关节间隙变窄，软骨下骨质致密，骨小梁断裂，有硬化和囊性变。关节边缘有唇样增生。后期骨端变形，关节面凹凸不平。关节内软骨剥落，骨质碎裂进入关节，形成关节内游离体。骨性关节炎又叫退行性关节炎，实际并非炎症，主要为退行性变，属关节提前老化，特别是关节软骨的老化。骨性关节炎代表着关节的衰老，故称之为老年性关节炎。广义的骨关节炎还包括其他一些无菌性关节炎疾患。

一、膝关节的构造

膝关节的主要结构包括股骨、胫骨及髌骨之关节面，为人体最大且构造最复杂，损伤机会亦较多的关节。膝关节之所以能活动自如又不会发生脱位，主要就是前后十字韧带、内侧韧带、外侧韧带、关节囊及附着于关节附近的肌腱提供了关节稳定性。此外，关节中间内外侧各有一块重要的半月板除了吸收部分关节承受的负重外，还可以增加关节的稳定性。关节长骨两端为关节处，有软骨覆盖，正常关节软骨为自然界能找到的摩擦系数最低的物质，加上关节囊所分泌的润滑液，保证关节灵活运动而且不磨损。关节是有关节囊所包围，囊内有滑液膜，能分泌和吸收关节液；关节液的作用除了润滑关节外还可提供关节软骨所需要的养分，以及可以形成液膜吸收关节之撞击力量。

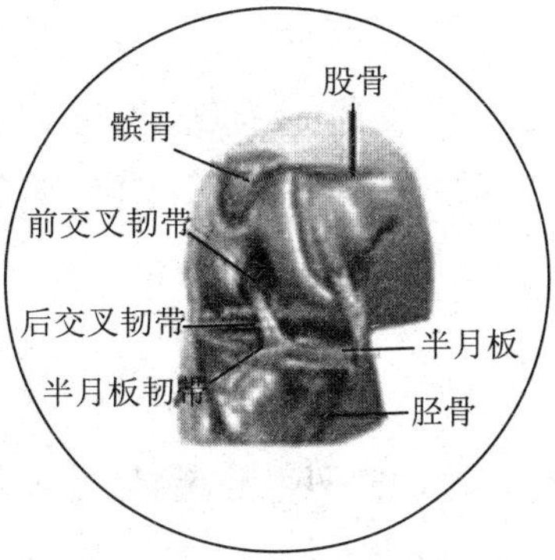

图93　膝关节构造图

二、病因

1. 慢性劳损　长期姿势不良，负重用力，体重过重，导致膝关节软组织损伤。

2. 肥胖　体重的增加和膝骨性关节炎的发病成正比。肥胖亦病情加重的因素。肥胖者的体重下降则可以减少膝骨关节炎的发病。

3. 骨密度　当软骨下骨小梁变薄、变僵硬时，其承受压力的耐受性就减少，因此，在骨质疏松者出现骨性关节炎的概率就增多。

4. 外伤和力的承受　经常的膝关节损伤，如骨折、软骨、韧带的损伤。异常状态下的关节，如在髌骨切除术后环节处于不稳定状态时，当关节承受肌力不平衡并加上局部压力，就会出现软骨的退行性变。

5. 遗传因素　不同种族的关节受累情况是各不相同的，如髋关节、腕掌关节的骨性关节炎在白种人多见，有色人种及国人中少见，性别亦有影响，本病在女性较多见。

三、临床表现

1. 发病缓慢，多见于中老年肥胖女性，往往有劳累史。

2. 膝关节活动时疼痛加重，其特点是初起疼痛为阵发性，后为持续性，劳累及夜间更甚，上下楼梯疼痛明显。

3. 膝关节活动受限，甚则跛行。极少数患者可出现膝关节积液。

4. 关节活动时可有弹响、摩擦音，部分患者关节肿胀，日久可见关节畸形。

5. 膝关节痛是本病患者就医常见的主诉。其早期症状为上下楼梯时的疼痛，尤其是下楼时为甚，呈单侧或双侧交替出现，是出现关节肿大，多因骨性肥大造成，也可关节腔积液。出现滑膜肥厚的很少见。严重者出现膝内翻畸形。

四、诊断

1. 反复劳损或创伤史。

2. 膝关节疼痛和发僵，早晨起床时较明显，活动后减轻，活动多时又加重，休息后症状缓解。

3. 后期疼痛持续，关节活动明显受限，股四头肌萎缩，关节积液，甚至出现畸形和关节内游离体。

4. 膝关节屈伸活动时可扪及摩擦音。

5. 膝关节正、侧位X照片，显示髌骨、股骨髁、胫骨平台关节缘呈唇样骨质增生，胫骨髁间隆突变尖，关节间隙变窄，软骨下骨质致密，有时可见关节内游离体。

五、治疗

（一）常规治疗

口服消炎止痛药物，理疗，封闭。

（二）奇经治疗（具体治疗穴位详见392页图附16）

1. 用康络风湿专用药贴和梅花磁针在臀上皮神经压痛点、风市、梨点、阳陵泉、委中、血海、曲泉、梁丘、涌泉等穴位进行手法治疗及穴位贴敷。重点点压臀上皮神经压痛点，大腿内外侧紧张痉挛肌肉，股骨起止点处。

2. 口服螯合钙、氨糖制剂，软骨硬骨同时修复。

3. 专用骨病艾灸，内外膝眼、阳陵泉等穴。

4. 康络运动罐，每次15分钟。

（三）奇经验方

威灵仙15g，怀牛膝15g，汉防己12g，当归15g，桂枝10g，川芎12g，透骨草15g，伸筋草15g，生苡仁20g，炙草12g。

六、饮食调理

可多食钙物质多的食品补钙。应以食补为基础，要注意营养的平衡，多食奶制品（如鲜奶、酸奶、奶酪）、豆制品（如豆浆、豆粉、豆腐、腐竹等）、蔬菜（如胡萝卜、小白菜、小油菜）及紫菜、海带、虾、鱼等海鲜类。

七、注意事项

1. 避免长时间站立及长距离行走。因为它们会增加关节承受力及加速关节退变。

2. 及时和妥善治疗关节外伤、感染、代谢异常、骨质疏松等原发病。

3. 同时应多见阳光。

4. 坚持适量体育锻炼，防止骨质疏松。有规律的运动能够通过加强肌肉、肌腱和韧带的支持作用而有助于保护关节，预防骨关节病的发生。

5. 注意关节保暖。关节受凉常诱发本病的发生，所以注意保暖对于这一点很重要。

6. 在站起和坐下时，注意先把膝关节轻微适当地反复屈曲几下，然后站起或坐下，有利于保护膝关节。

7. 在超市购物时，尽量不要用手去提购物袋（篮），会加重膝关节负重，推荐使用购物车。

第三节　梨状肌损伤综合征

梨状肌位于臀部深层，起于第2、3、4骶椎的前面，经过坐骨大孔进入臀部，止于股骨大转子尖。该肌把坐骨大孔分成梨状肌上孔及梨状肌下孔。臀部的血管和神经大部分都经过这上下两孔进入或穿出骨盆，坐骨神经总干也大多从梨状肌下孔出盆腔。

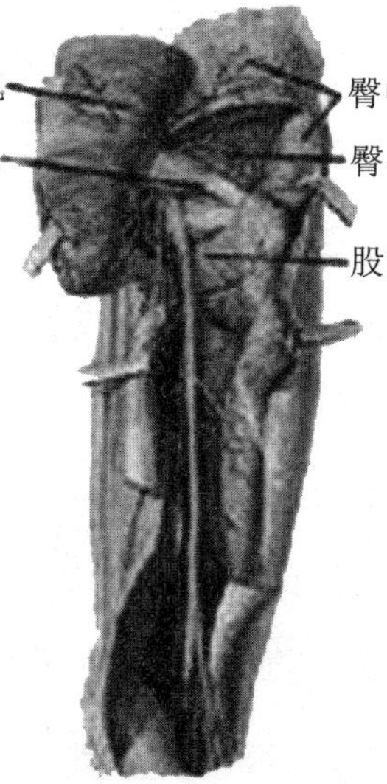

图94　臀部及大腿后面的肌肉

由梨状肌损伤引起，以骶髂关节区疼痛，坐骨切迹和梨状肌痛较重，放射到大腿后外侧，引起行走困难、跛行为主要表现的综合征。

梨状肌综合征是引起急慢性坐骨神经痛的

常见疾病。一般认为，腓总神经高位分支，自梨状肌肌束间穿出。或坐骨神经从梨状肌肌腹中穿出。当梨状肌受到损伤，发生充血、水肿、痉挛、粘连和挛缩时，该肌间隙或该肌上、下孔变狭窄，挤压其间穿出的神经、血管，而出现的一系列的临床症状和体征。

一、病因

梨状肌是臀部的深部肌肉，从骶椎前面开始，穿出坐骨大孔，而将其分成梨状肌上孔与下孔，止于股骨大转子。梨状肌主要是协同其他肌肉完成大的外旋动作。坐骨神经走行恰好经梨状肌下孔穿出骨盆到臀部。可见梨状肌和坐骨神经的解剖关系非常密切，梨状肌若受损伤或梨状肌与坐骨神经解剖发生变异就可能使坐骨神经受到挤压而发生各种症状。梨状肌是导致梨状肌综合征的主要原因，大部分患者都有外伤史，如闪、扭、跨越、站立、肩扛重物下蹲、负重行走及受凉等。某些动作如下肢外展、外旋或蹲位变直位时使梨状肌拉长、牵拉而损伤梨状肌。梨状肌损伤后，局部充血水肿或痉挛，反复损伤导致梨状肌肥厚，可直接压迫坐骨神经而出现梨状肌综合征。

其次，梨状肌与坐骨神经的解剖关系发生变异，也可导致坐骨神经受压迫或刺激而产生梨状肌综合征。此外，由于部分妇科疾患如盆腔卵巢或附件炎症以及骶髂关节发生炎症时也有可能波及梨状肌，影响通过梨状肌下孔的坐骨神经而发生相应的症状。因此对于此病的女性患者还需了解有无妇科炎症疾患。

二、临床表现

疼痛是梨状肌综合征的主要表现。疼痛以臀部为主，并可向下肢放射，严重时不能行走或行走一段距离后疼痛剧烈，需休息片刻后才能继续行走。患者可感觉疼痛位置较深，放散时主要向同侧下肢的后面或后外侧，有的还会伴有小腿外侧麻木、会阴部不适等。疼痛严重的可诉说臀部呈现“刀割样”或“灼烧样”的疼痛，双腿屈曲困难，双膝跪卧，夜间睡眠困难。大小便、咳嗽、打喷嚏等因为能增加腹压而使患侧肢体的窜痛感加重。

三、诊断

梨状肌综合征主要的临床表现如上面所说：臀部疼痛且向同侧下肢的后面或后外侧放射；大小便、咳嗽、喷嚏可增加疼痛。除此之外，梨状肌综合征的诊断还需要一些检查体征的支持：患侧臀部压痛明显，尤以梨状肌部位为甚，可伴萎缩，触诊可触及弥漫性钝厚，成条索状或梨状肌束，局部变硬等。

直腿抬高在60°以前出现疼痛为试验阳性，因为梨状肌被拉长至紧张状态，使损伤的梨状肌对坐骨神经的压迫刺激更加严重，所以疼痛明显，但超过60°以后，梨状肌不再被继续拉长，疼痛反而减轻。另外，除了直腿抬高试验外，还要做梨状肌紧张试验。通常梨状肌综合征时梨状肌紧张试验也为阳性。

四、鉴别诊断

梨状肌综合征的主要表现为臀部疼痛并向患侧放射，即坐骨神经压迫症状。在临床中造成坐骨神经压迫症状的疾病有多种，因此确诊梨状肌综合征时需要除外其他疾病造成的坐骨神经疼痛。主要有坐骨神经炎和根性坐骨神经痛。坐骨神经炎起病较急，疼痛沿坐骨神经的通路由臀部经大腿后部、腘窝向小腿外侧放散至远端，其疼痛为持续性钝痛，并可发作性加剧或呈烧灼样刺痛，站立时疼痛减轻。根性坐骨神经痛多由于椎间盘突出症、脊柱骨关节炎、脊柱骨肿瘤及黄韧带增厚等椎管内及脊柱的病变造成。发病较缓慢，有慢性腰背疼痛病史，坐位时较行走疼痛明显，卧位疼痛缓解或消失，症状可反复发作，小腿外侧、足背的皮肤感觉减退或消失，足及趾背屈时屈肌力减弱，踝反射减弱或消失，这类病变可做X光片检查以协助诊断。此外，梨状肌综合征还应该和其他造成干性坐骨神经痛的疾病相鉴别，如臀部脓肿、坐骨神经鞘膜瘤等病。

五、治疗

（一）常规治疗

非手术疗法治疗梨状肌综合征包括手法、局部封闭、肌注、理疗、中草药、针灸等。局部封闭对缓解疼痛有一定作用，常用25%葡萄糖水18ml加入2%普鲁卡因2ml进行局部注射，每3天1次，每2～3次为一疗程。也可用2%普鲁卡因6ml加强的松龙25ml进行局部封闭，每周2次，每3～5次为一疗程。肌注胎盘组织液，可治疗坐骨神经盆腔出口处的组织粘连，每日1次，每次2ml，30次为1疗程。

（二）奇经治疗（具体治疗穴位详见393页图附17）

1. 手法是治疗梨状肌综合征的主要方法，可以明显改善症状，缓解病人的痛苦。采用手法治疗时，首先要选准部位。患者可取俯卧位，双下肢后伸，使腰臀部肌肉放松，术者自髂后上棘到股骨大粗隆作一连线，连线中点直下2cm处即为坐骨神经出梨状肌下孔之部位，其两侧即为梨状肌。手法治疗围绕此部位进行，常能取得很好效果。

2. 用康络风湿专用药贴和梅花磁针在梨点、臀前、臀中、臀后、涌泉、阳陵泉、肾俞、风市、委中、秩边等穴位进行手法治疗及穴位贴敷。

3. 口服螯合钙、氨糖葡钙，软骨和硬骨一起调理。

六、注意事项

梨状肌综合征往往合并臀上皮神经综合征，所以在检查和治疗过程中应注意臀上皮神经穴位，但是臀上皮神经综合征不一定合并梨状肌综合征。

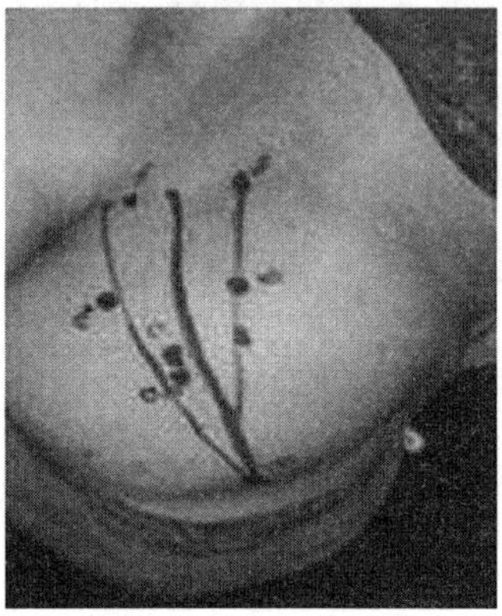

图95 梨状肌综合症治疗图

第四节　腰椎间盘突出症

腰椎间盘突出症指始发于椎间盘的损伤、破裂、突出或退行性病变的基础上，产生椎间盘和相应椎间关节及其附属组织一系列的病理变化，引起腰痛伴下肢放射性疼痛的临床综合征。本病应属祖国医学“腰痛”、“痹证”、“痿证”的范畴。腰椎间盘正常时，椎间盘无退变，所有椎间盘组织均在椎间盘内。

一、分类

临床分为以下几类:

- 腰椎间盘突出症
  - 膨出型
    - 中央型膨出
    - 边缘型膨出
    - 后外侧型膨出
  - 突出型
    - 中央型突出
    - 后外侧型突出
  - 脱出型
    - 椎管内硬膜外脱出
    - 脊髓内脱出
    - 极外侧脱出
    - 脊髓后方脱出

图96　腰椎间盘突出症分类

1. 椎间盘膨出　椎间盘纤维环环状均匀性超出椎间隙范围，椎间盘组织没有呈局限性突出。

2. 腰椎间盘突出　椎间盘组织局限性移位超过椎间隙。移位椎间盘组织尚与原椎间盘组织相连，其基底连续部直径大于超出椎间隙的移位椎间盘部分。

3.腰椎间盘脱出　移位椎间盘组织的直径大于基底连续部，并移向于椎间隙之外。脱出的椎间盘组织块大于破裂的椎间盘间隙，并通过此裂隙位于椎管内。

该病好发于25～50岁青壮年，广泛存在于各行各业中，以劳动强度较大的或长期处于坐位工作的人员多见，病因为外伤、负重、震动、不良体位、脊柱畸形等导致椎间盘退行性变，诱发腰椎间盘突出。临床上常以L4～5、L5～S1椎间盘突出最为常见。突出的腰椎间盘刺激神经根及其周围硬膜囊、静脉丛等导致组织缺血、缺氧而发生无菌性炎症，反射或水肿，粘连而出现腰痛、下肢放射痛、下肢感觉及运动功能减弱。

二、病因

腰椎间盘突出的发病原因，有内因也有外因，内因主是腰椎退行性改变；外因则有外伤、劳损或过劳、受寒受湿等。

1.椎间盘的退行性改变

椎间盘缺乏血液供给，修复能量较弱，日常生活中椎间盘受到各方面的挤压，牵拉和扭转作用，易使椎间盘髓核、纤维环、软骨板逐渐老化，导致纤维环易于破裂，而致椎间盘突出。

2.长期震动

汽车和拖拉机驾驶员在驾驶过程中，长期处于坐位及颠簸状态时，腰椎间盘承受的压力过大，可导致椎间盘退变和突出。同时震动亦影响椎间盘营养，对微血管的影响均可加速椎间盘突出。

3.过度负荷

当腰部负荷过重，长期从事弯腰工作，如煤矿工人或建筑工人，需长期弯腰取重物，腰椎间盘负重超过100kP/cm^{3}以上时，即导致椎间盘纤维环破裂。

4.外伤

由于腰椎排列呈生理前凸，椎间盘前厚后薄，当患者在腰部损伤、跌伤、闪腰等时，椎间盘髓核向后移动，而致椎间盘向后突出。

5.腰穿

早在1935年就有发现腰穿后椎间隙变窄及椎间盘突出的报道。

6.其他

（1）年龄：椎间盘突出的发病率20～40岁占64.46%，40岁以上的占

34.92%，平均年龄为40.8岁。

（2）身高：超过正常平均高度的男女。

（3）遗传：这也是病因学的考虑方面。

（4）妊娠：妊娠期间整个韧带系统处于松弛状态，后纵韧带在松弛退变的基础上易患椎间盘膨出，多次妊娠发病率增高。

（5）吸烟：吸烟对血流的改变多有报道。

（6）糖尿病：常致动脉硬化加剧，易引起血循环障碍。可以出现一定程度的功能下降，甚至某些人还可以出现相应的老年疾病和相应症状。

随着年龄的增长，骨关节由于运动磨损不可避免地会出现退行性改变，这是一种正常的老化表现。年龄增加意味着“磨损”的增加，这就像人老了脸上会长皱纹、头发会变白、眼睛会变老花一样，在腰椎的老化表现就是前面提到的椎间盘的退变，以及以后出现的腰椎骨刺等表现。这是一种自然的生理性老化现象，符合人体正常的新陈代谢规律。

三、临床表现

1. 腰痛

半数以上患者先腰痛后腿痛，腰背痛为椎间盘突出刺激外层纤维环和后纵韧带中的窦椎神经纤维所致。该神经由2/3交感神经和1/3躯体神经组成，持续数天到数年不等，部位在下腰背部和腰骶部，表现为起病缓慢的腰背区局限或广泛的钝痛，活动时加重，休息后可减轻。

2. 坐骨神经痛

大多数突出部位在$L_{4\sim5}$和$L_5\sim S_1$椎间隙，故患者多有坐骨神经痛，部位由腰骶部、臀后部、大腿后外侧，到小腿外侧和足跟、足背部，是神经性放射痛。患者常被迫屈髋屈膝位以减轻疼痛症状，因此站立位较坐位时严重。

多数患者不能长距离步行，但骑车远行无困难，当咳嗽、排便等腹压增加时，则诱发和加重坐骨神经痛。病史较长者有少数患者因交感神经受刺激引起牵涉痛可产生腹股沟区痛。

3. 下腹部痛和大腿前侧痛

在高位椎间盘突出症，$L_{2\sim4}$神经根受累时，出现神经根支配区的下腹部，腹股沟区或大腿前内侧疼痛。

4. 麻木

当椎间盘突出刺激本体感觉和触觉纤维，引起肢体麻木感而不出现下肢疼痛，麻木感觉区按受累神经区域分布。

5. 间歇性跛行

患者随行走距离增多可引起腰背痛和不适，同时感患肢疼痛和麻木加重，出现症状的早晚可因行走距离不等，当取蹲位或坐位休息短暂时间后，症状减轻，再行走后症状再出现。此系椎间盘组织压迫神经根和椎管容积减小，使神经根充血、水肿炎症反应所致。当行走时椎管内受阻的椎静脉丛扩张，加重了对神经根的压迫引起缺氧症状。

6. 马尾综合征

见于中央型椎间盘突出症，患者可有左右侧交替出现的坐骨神经痛和会阴区麻木感。有些患者在重体力劳动后或在机械牵引和推拿手法复位后，出现剧烈腰骶区疼痛，双侧大腿后侧疼痛，会阴区麻木，排尿、排便无力或不能控制，出现严重的马尾神经受损症状，以后疼痛消失出现双下肢不全瘫痪，括约肌功能障碍，男性性功能障碍，女性因尿潴留而假性尿失禁等。

7. 肌肉瘫痪

神经根受压严重时，使神经麻痹肌肉瘫痪。

8. 患肢发凉

因患肢疼痛反射地引起交感性血管收缩，或因为刺激了椎旁的交感神经纤

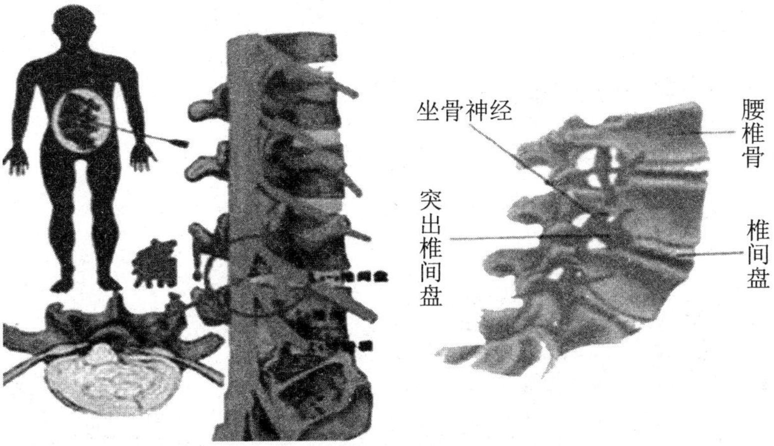

图97　腰椎间盘突出病理图

维，引起坐骨神经痛，小腿及足趾皮温减低，尤以足趾为著。

四、实验室检查

1. 腰椎X线片　一般需摄正位和侧位片。正位片可见到椎间隙狭窄、钩椎关节骨质增生，椎弓根增粗。侧位片可发现腰椎生理前凸消失，椎体前后缘形成骨唇，椎间隙狭窄和椎管狭窄。

2. 腰椎CT　可清晰显示椎体前、后缘的骨赘，硬脊膜囊、脊髓、神经根的受压部位和程度，测得椎管前后径和横径，还能了解椎间孔和横突孔有无狭小，椎板有无肥厚。

3. 腰椎MRI　可清晰显示椎间盘组织后突，压迫硬脊膜囊和脊髓的情况，以及有无静脉回流受阻、受压局部脊髓内有无囊性变等情况。

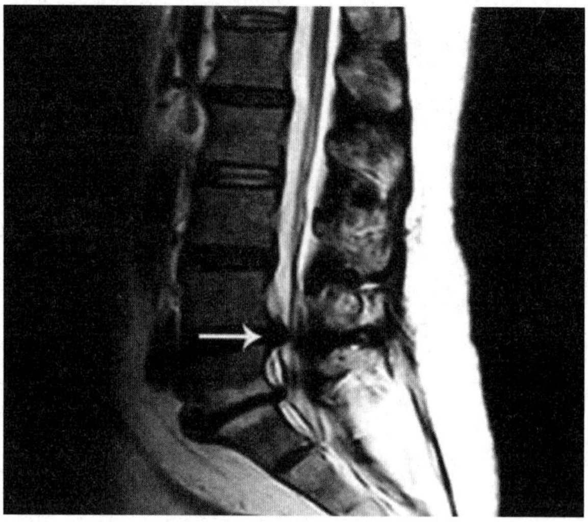

图98　腰椎间盘突出核磁

五、诊断

1. 疼痛好发于下腰，且向下肢放射。

2. 腰椎间盘突出症、急性腰扭伤发作期。

3. 有局限性压痛点。

4. 直腿抬高试验和直腿抬高加强试验阳性。

5. 皮肤感觉、肌力和腱反射的改变。

6. 脊柱姿态的改变。

7. X线腰椎正侧位片提示脊柱侧凸或腰椎生理性前凸消失。

8. CT提示有椎间盘突出。

其中前4项为基本根据，第8项为确诊根据。

六、鉴别诊断

1. 腰椎后关节紊乱　相邻椎体的上下关节突构成腰椎后关节，为滑膜关节，有神经分布。当后关节上、下关节突的关系不正常时，急性期可因滑膜嵌顿产生疼痛，慢性病例可产生后关节创伤性关节炎，出现腰痛。此种疼痛多发生于棘突旁1.5cm处，可有向同侧臀部或大腿后的放射痛，易与腰椎间盘突出症相混。该病的放射痛一般不超过膝关节，且不伴有感觉、肌力减退及反射消失等神经根受损之体征。对鉴别困难的病例，可在病变的小关节突附近注射2%普鲁卡因5ml，如症状消失，则可排除腰椎间盘突出症。

2.腰椎管狭窄症　间歇性跛行是最突出的症状，患者自诉步行一段距离后，下肢酸困、麻木、无力，必须蹲下休息后方能继续行走。骑自行车可无症状。患者主诉多而体征少，也是重要特点。少数患者有根性神经损伤的表现。严重的中央型狭窄可出现大小便失禁，脊髓碘油造影和CT扫描等特殊检查可进一步确诊。

3.腰椎结核　早期局限性腰椎结核可刺激邻近的神经根，造成腰痛及下肢放射痛。腰椎结核有结核病的全身反应，腰痛较剧，X线片上可见椎体或椎弓根的破坏。CT扫描对X线片不能显示的椎体早期局限性结核病灶有独特作用。

4.椎体转移瘤　疼痛加剧，夜间加重，患者体质衰弱，可查到原发肿瘤。X线平片可见椎体溶骨性破坏。

5.脊膜瘤及马尾神经瘤　为慢性进行性疾患，无间歇好转或自愈现象，常有大小便失禁。脑脊液蛋白增高，奎氏试验显示梗阻。脊髓造影检查可明确诊断。

七、治疗

（一）常规治疗和奇经治疗（具体治疗穴位详见393页图附17）

1.手法重点放松点压臀上皮、梨点、风市、阳陵泉、委中、承山等穴；腰背部阿是穴；腹部阿是穴。重点穴位贴敷康络风湿药贴。

2.骨病专用艾灸腰阳关、命门、双肾俞。

3.日常坚持佩带腰康带进行理疗。

4.特色康络运动罐疗法。

5.口服螯合钙及氨糖葛钙，进行软骨硬骨修复。

（二）奇经偏方

川断18g，杜仲15g，怀牛膝12g，狗脊12g，独活10g，海马6g，土鳖虫10g，元胡18g，川芎15g，威灵仙10g，水煎1剂/天 分2次服。

八、注意事项

1.睡硬板床。睡硬板床可以减少椎间盘承受的压力。

2.保持良好的生活习惯，注意腰间保暖，尽量不要受寒。避免着凉和贪食生冷之物，不要长时间在空调下，这样对腰部不太好！加强腰背部的保护。

3. 不要做弯腰又用力的动作（如拖地板……）注意劳动姿势，避免长久弯腰和过度负重，以免加速椎间盘的病变。

4. 锻炼时压腿弯腰的幅度不要太大，否则不但达不到预期目的，还会造成椎间盘突出。

5. 急性发作期尽量卧床休息，疼痛期缓解后也要注意适当休息，不要过于劳累，以免加重疼痛 。

6. 平时的饮食上，多吃一些含钙量高的食物，如牛奶、奶制品，虾皮、海带、芝麻酱、豆制品也含有丰富的钙，经常吃也有利于钙的补充，注意营养结构。

7. 平时应加强腰背肌锻炼，加强腰椎稳定性。

附：推荐一套简单易学的腰背肌锻炼操

（1）仰卧，两腿伸直轮流抬起，动作轻松稍快，以不引起疼痛为度，连做8～10次。

（2）仰卧、屈膝、大腿贴腹，两手抱膝、腰背贴床，使腰肌和下背部肌肉放松，然后分开两手，两腿伸直，连做3～5次。

（3）仰卧起坐，若起坐动作困难，可用两手扶床协助，坐起后身体不可前屈，连做3～5次。

第五节　腰椎管狭窄症

腰椎管狭窄症是指因原发或继发因素造成椎管结构异常，椎管腔内变窄，出现以间歇性跛行为主要特征的腰腿痛。

一、病因

1. 发育性腰椎管狭窄　这种椎管狭窄是由先天性发育异常所致。

2. 退变性腰椎管狭窄　主要是由于脊柱发生退行性病变所引起。

3. 脊柱滑脱性腰椎管狭窄　由于腰椎峡部不连或退变而发生脊椎滑脱时，因上、下椎管前后移位，使椎管进一步变窄，同时脊椎滑脱，可促进退行性变，更加重椎管狭窄。

4. 外伤性椎管狭窄　脊柱受外伤时，特别是外伤较重引起脊柱骨折或脱位时常引起椎管狭窄。

5.医源性椎管狭窄　除因为手术操作失误外，多由于脊柱融合术后引起棘间韧带和黄韧带肥厚或植骨部椎板增厚，尤其是后路椎板减压后再于局部行植骨融合术，其结果使椎管变窄压迫马尾或神经根，引起腰椎管狭窄症。

6.腰椎部的各种炎症　包括特异性或非特异性炎症，椎管内或管壁上的新生物等均可引起椎管狭窄。各种畸形如老年性驼背、脊柱侧弯、强直性脊柱炎、氟骨症、Paget氏病及椎节松动均可引起椎管狭窄症。

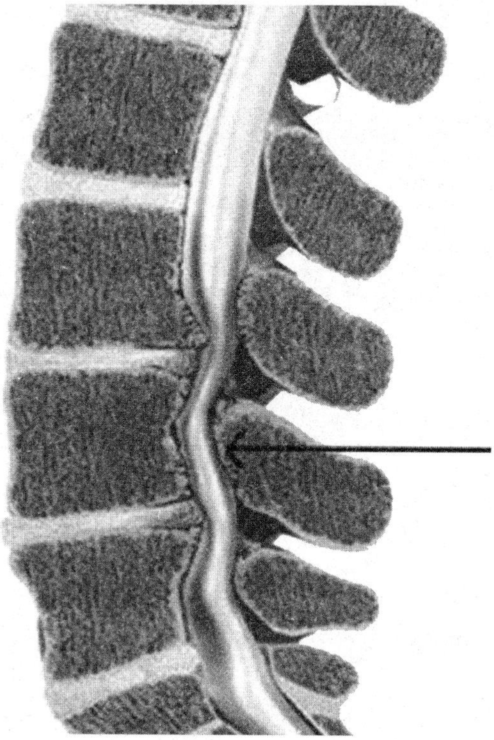

图99　腰椎管狭窄示意图

从中医学角度来看，先天肾气不足、肾气虚衰，以及劳累伤肾为发病的内在因素。若反复遭受外伤，慢性劳损，以及风寒湿邪的侵袭为其发病的外在因素。其病理机制是肾虚不固，风寒湿邪阻络，气滞血瘀，营卫不得宣通，以致腰腿痹阻疼痛。

二、临床表现

本病好发于40岁以上中年男性，起病缓慢。主要临床表现为腰腿痛及间歇性跛行，可在外伤后出现症状或加重症状。

1.腰腿痛

发育性腰椎管狭窄病人多数有腰痛及腹股沟和股部的疼痛，而继发性腰椎管狭窄者几乎皆有反复发作的下腰疼痛，并且往往伴有单侧或双侧的大腿外侧、后侧部的放射性疼痛、感觉异常。常在行走或站立时症状加重，下蹲或平卧时症状减轻或消失。

2.下腰痛

下腰痛的特点是前屈腰部时不受任何影响，而后伸时疼痛加重，这是因为腰椎过伸时椎间隙前部增宽，后部变窄，使椎间盘及纤维环向椎管腔内突出；同时黄韧带也随着松弛增厚，形成褶皱，使椎间孔变窄小，阻止椎管容积进一步减小变窄，压迫或刺激神经根与马尾神经而出现疼痛。

3. 间歇性跛行

间歇性跛行是腰椎管狭窄症的另一主要症状，多见于中央型椎管狭窄或重症病人。有人观察过105例腰椎骨狭窄症中就有98例出现间歇性跛行，以多椎段的腰椎管狭窄多见，并呈进行性发展。具体表现为病人步行约一二百米后，或站立约数分钟或十多分钟即感到一侧或两侧小腿和足部出现疼痛、麻木、酸胀和无力，以致不能继续行走，必须蹲下或弯腰休息片刻后方可再走。但走不久又出现疼痛，这种走走停停的现象即是间歇性跛行。间歇性跛行对本病的诊断具有重要意义。

有人曾将本病的间歇性跛行分为位置性跛行和缺血性跛行两类。

（1）位置性跛行

占多数。步行或较久站立后出现间歇性跛行。蹲下或弯腰后症状缓解，所以这类病人常弯腰行走。另外伸腰、仰卧、俯卧均可加重疼痛，侧卧屈膝可缓解疼痛。此类间歇性跛行主要是由黄韧带向椎管腔内隆突压迫马尾神经所致。

（2）缺血性跛行

占少数。在行走或活动下肢后出现肌肉痉挛性疼痛，在停止活动后疼痛即可消失。这种痉挛性疼痛多发生在小腿的外侧肌群。

总之，腰椎管狭窄症之所以出现间歇性跛行，多数学者认为是站立或行走活动增加了神经根对血液供应的需要，而腰椎前凸的增大常使椎管进一步狭窄，减少了血液的供应，并影响了静脉的回流，最终加剧了神经根的缺血状态，所以出现神经源性间歇性跛行。它与血管源性间歇性跛行的不同处在于下肢周围血液循环始终正常，足背动脉搏动良好，而且常伴有下摆痛症状。

4. 大小便障碍

少数病例可伴有大小便障碍。

5. 神经体征

腰椎管狭窄症因椎管腔的减小是缓慢发生的，神经组织可逐渐适应其狭窄的

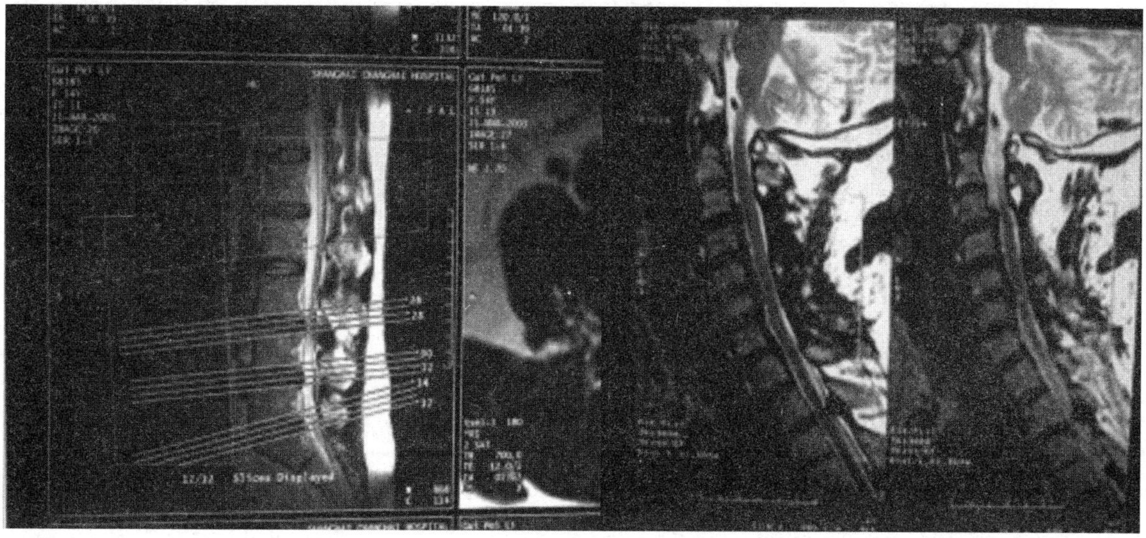

图100　腰椎管狭窄核磁

改变，所以多数病人仅有轻微的体征。如令病人疾步快走后可见有趾屈肌无力，踝反射减低或消失，下肢小腿外侧和足部的根性分布痛觉减低，直腿抬高试验少数为阳性。发育性腰椎管狭窄者多数腰椎前凸消失，少数有侧弯，脊柱活动除后伸受限外多无其他异常。

6. 狭窄症

多见于腰椎5骶椎1之间，偶尔发生于腰椎4、5和腰椎3、4之间。凡是组成神经根管的每一结构发生异常改变，如椎间隙的狭窄、关节突关节先天性肥大、黄韧带增厚等均可引起神经根管狭窄症。其临床表现主要为下腰痛，约半数病人伴有一侧或两侧的臀部放射性疼痛或感觉异常。少数病人在行走后小腿疼痛加重，腰部压痛明显，直腿抬高试验皆为阳性。

三、诊断

1. 腰椎椎管狭窄症常见于中年以上者，男多于女。

2. 患者主要症状是长期反复的腰腿痛和间歇性跛行。

3. 疼痛性质为酸痛或灼痛，有的可放射到大腿外侧或前方等处，多为双侧，可左、右腿交替出现症状。

4. 当站立和行走时，出现腰腿痛或麻木无力，疼痛和跛行逐渐加重，甚至不能继续行走，休息后症状好转，骑自行车无妨碍。

5.病情严重者，可引起尿急或排尿困难。部分患者可出现下肢肌肉萎缩，以胫前肌及伸肌最明显。

6.肢体痛觉减退，膝或跟腱反射迟钝，直腿抬高试验阳性。

7.拍摄腰椎正、侧、斜位X线片，有助于诊断，常在L4～5，L5～S1之间可见椎间隙狭窄、骨质增生、椎体滑脱、腰骶角增大、小关节突肥大等改变。椎管内造影、CT、MRI检查，可帮助明确诊断。

四、治疗（具体治疗穴位详见393页图附17）

参考腰椎间盘突出。

五、注意事项

加强背伸肌、腹肌的肌力锻炼，使腰椎的稳定性增加，从而推迟腰椎关节退变演变的速度。打太极拳对本病有较好的作用。

附：腰椎管侧隐窝狭窄症

临床中有些病例，手术前诊为腰椎间盘突出症，术中并无突出的椎间盘，或只有小的突起，主要病变为椎管侧方狭窄压迫神经根，特称为侧隐窝狭窄症，以区别于椎管狭窄。

侧隐窝指椎管向侧方延伸的狭窄间隙，主要发生在三叶形椎管，以下位两个腰椎处最为典型。一般认为侧隐窝前后径小于3mm以下者为狭窄，5mm以上者为正常，在此之间者为相对狭窄。

那么，侧隐窝为什么会狭窄呢?先天因素可造成侧隐窝狭窄，三叶形椎管侧隐窝深，前后径小，从发育上就存在着狭窄症的因素。另一个促成狭窄的重要因素是退变。椎间盘退变纤维环膨出钙化，椎体后上缘增生，从前方向后突入侧隐窝；椎间盘狭窄后，下位椎骨的上关节突上移；峡部增生，黄韧带肥厚钙化，自后方突入侧隐窝；退变的椎体前或后滑脱，均可促成侧隐窝狭窄。

一、临床表现

本病多发生在中年以上，男多于女，这可能是男性负重大，下腰椎管呈三叶草形较多，神经根周围保留间隙小，易出现压迫症状的缘故。

患者一般有较长的腰痛及腰腿痛病史，腿痛常比椎间盘突出者重，劳累或外伤可诱发疼痛，或使症状明显加重。神经性间歇性跛行为进行性，跛行距离自数百步减至数十步，蹲位或坐下休息后缓解。下肢疼痛沿腰或骶神经支配区放射。

侧隐窝狭窄症是神经根受到相邻结构的机械性压迫。牵引只适于压迫不重者。治疗以彻底解除神经根压迫为原则，对手术技术要精益求精，避免不必要的扩大减压，以免影响脊柱节段间的稳定性。

二、诊断

临床表现结合影像检查可明确诊断。

三、治疗

参考腰椎间盘突出。

第六章　胆相关疾病

一、胆囊解剖知识

1.胆囊位于肝右叶下面的胆囊窝内，为倒置的梨形囊性器官，长8～10cm，宽3～5cm。胆囊管长2～4cm，直径0.2～0.4cm。

2.胆囊是呈梨形的囊性器官，分为囊底、体、颈、管四部分。底稍突出于肝下缘，其体表投影相当于右锁骨中线或右腹直肌外缘与右肋弓的交界点处；体部位于底与颈之间，伸缩性较大；颈部弯曲且细，位置较深，其起始部膨大，胆囊结石多见于此处。胆囊容量为40～60ml，可储存和浓缩胆汁。

3.胆囊的左邻右舍是，上方为肝，下方为十二指肠和横结肠，左为幽门，右为结肠右曲，前为腹前壁。

4.胆囊的血液供应由肝总动脉、肝固有动脉、右肝动脉、胆囊动脉、胆囊前动脉、胆囊后动脉组成。

5.胆道系统由肝内和肝外两部分构成。肝内部分：左右肝管自肝门出肝脏之后，汇成一条肝总管下行，与胆囊管汇合，共同形成胆总管。胆总管与胰管汇合形成瓦特壶腹，开口于十二指肠乳头。胆道系统如同一条河，由多个小溪逐渐形成大河，而胆囊则如同一个湖或一个水库。它们把肝脏产生的胆汁输送到十二指肠。胆囊为储存并浓缩胆汁的器官，也就是把水储存起来，根据需要开闸放水。

第一节　胆囊炎

慢性胆囊炎系胆囊慢性病变，大多数合并胆囊结石，少数为非胆石性慢性胆囊炎。本病大多为慢性起病，亦可由急性胆囊炎反复发作而来。临床上可无特殊症状。慢性胆囊炎是以各种原因导致胆囊部位反复发生慢性炎症为主的一种病证。临床主要症状表现为上腹或右季肋部隐痛，胀痛或右腰背部不适，可有餐后上腹饱胀、嗳气、打呃、消化不良等，多在进油腻食物后症状明显。胆囊结石是引起慢性胆囊炎的主要原因，胆囊结石致胆囊管梗阻引起急性胆囊炎反复小发作而形成慢性胆囊炎。

胆石症是指胆道系统（胆管、胆囊）内自发性结石形成的疾病，在我国发病率为7%。其临床表现取决于结石是否引起胆道梗阻及梗阻的部位、程度和是否合并感染。主要是阵发性右上腹绞痛，有的有黄疸及消化不良的表现。胆石症在中医属于“胁痛”、“黄疸”。

一、病因

现代医学认为本病多发生于胆石症的基础上，且常为急性胆囊炎的后遗症。其病因主要是细菌感染和胆固醇代谢失常。

1. 感染性胆囊炎　是最常见的一种。胆囊病变较轻者，仅有胆囊壁增厚，重者可以显著肥厚、萎缩，囊腔缩小以至功能丧失。

2. 梗阻性胆囊炎　当胆囊管阻塞(结石等)时，胆汁潴留，胆色素被吸收，引起胆汁成分改变，刺激胆囊发生炎症。

3. 代谢性胆囊炎　由于胆固醇的代谢发生紊乱，而致胆固醇沉积于胆囊的内壁上，引起慢性炎症。

二、临床表现

慢性胆囊炎症状、体征不典型。多数表现为胆源性消化不良，厌油腻食物，上腹部闷胀，嗳气，胃部灼热等，与溃疡病或慢性阑尾炎近似。胆囊区可有轻度压痛或叩击痛。若胆囊积水，常能扪及圆形、光滑的囊性肿块。

三、诊断

1. 病史

反复发作性上腹部疼痛，多发生在右上腹或中上腹部，并向右肩胛下区放射。腹痛常发生于餐后，但亦可于饮食无关，疼痛常呈持续性。可伴有反射性恶心，少有呕吐及发热、黄疸等症状。可伴有反酸、嗳气等消化不良症状，并于进油腻食物后加重。在急性发作或结石嵌顿在胆管时可有急性胆囊炎或胆绞痛的典型症状。问诊时应询问既往有无反复发作胆绞痛的病史、起病急缓、疼痛的部位、性质特点、放射方向、时间及伴随症状。

2. 体检

右上腹部压痛，急性发作时同急性胆囊炎的表现。部分病人可无阳性体征。

3. 实验室检查

急性发作时与急性胆囊炎的实验室检查相同，无急性发作时可无异常改变。

4. B超检查

可探知胆囊的大小、壁厚薄、有无结石等。口服胆囊造影检查可观察胆囊收缩功能是否存在、胆囊内有无结石等。

四、治疗

（一）常规治疗

内科保守治疗。嘱病人平时低脂饮食、可口服消炎利胆片6片，每日3次或30%～50%硫酸镁10ml，每日3次，另外可口服一些溶石或排石的中药治疗；外科治疗。

（二）奇经治疗（具体治疗穴位详见394页图附18）

1. 用康络肝胆专用药贴和梅花磁针在胆五穴、神阙、中脘、胃俞穴、涌泉、太冲等穴位手法治疗及穴位贴敷。

2. 肝胆药灸肝俞、胆俞、胆5穴。

（三）奇经偏方

1. 结石可以每日金钱草一两，海金沙一两熬水喝，如有炎症加鸡内金15g。

2. 金钱草20g，茵陈、佛手各15g，栀子10g，甘草3g，水煎服，每日1剂，可长服；也可以每月服药3周，停1周，连续2～3月后停药观察。

3. 鸡骨草丸2～4粒。每日3次。

4. 金钱草30g，川芎10g，川楝子12g，川连12g，炒山栀12g，田基黄12g，熟川军6g。每日1剂，水煎服，每天多次服用。

五、饮食调理

1. 宜多食各种新鲜水果、蔬菜，进低脂肪、低胆固醇食品如：香菇、木耳、芹菜、豆芽、海带、藕、鱼肉、兔肉、鸡肉、鲜豆类等。

2. 宜多食干豆类及其制品。

3. 宜选用植物油，不用动物油。

4. 少吃辣椒、生蒜等刺激性食物或辛辣食品。

5. 宜用煮、蒸、烩、炒、拌、氽、炖的烹调方法，不用油煎、炸、烤、熏的烹调方法。

6. 山楂10g，杭菊花10g，决明子15g，煎汤代茶饮或饮用绿茶。

六、注意事项

1. 适当地参加一些体育锻炼，增强体质，避免过度劳累及经常熬夜。

2. 保持一种平和的心态，避免烦躁易怒。

3. 改善饮食结构，控制胆固醇含量高的食物，勿饮酒、吸烟。

4. 胆结石的治疗可在病位前后加用磁针，以提高疗效。

5. 经常敲打胆经。

第二节　消化性溃疡

研究表明，胃炎和消化道溃疡与胆道疾病关系密切，胆汁反流到十二指肠及胃造成黏膜的炎症或溃疡。胆囊在致病因素下发生病理变化，通过周围管道韧带神经等影响到邻近脏器及组织而出现一系列消化系统症状与体征的总称叫胆胃综合征。主要包括：胆结石、胆囊炎、慢性胃炎、胃溃疡、十二指肠溃疡等。

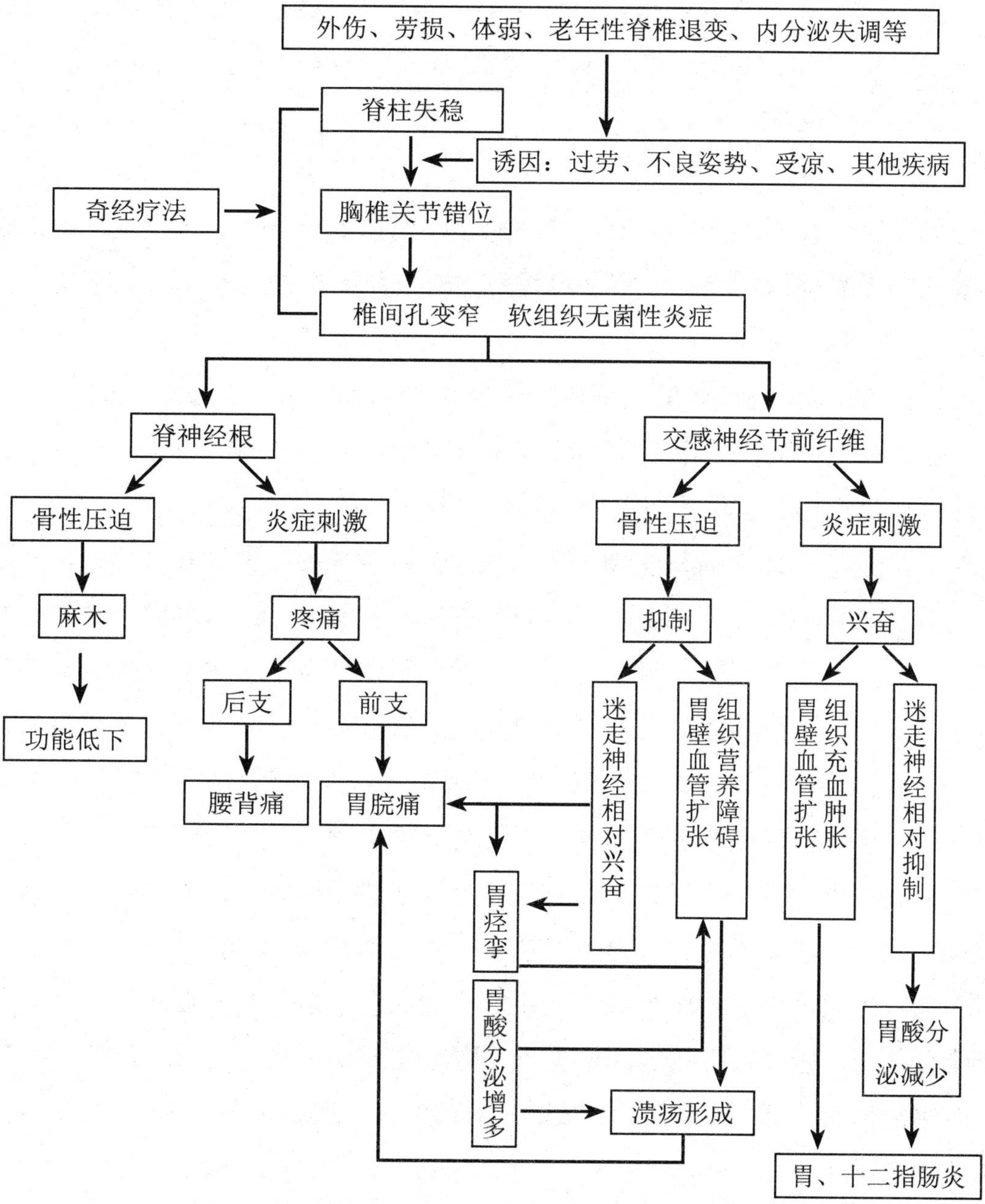

图101　奇经疗法治疗消化性溃疡示意图

一、病因病机

消化性溃疡是指仅见于胃肠道与胃液接触部位的慢性溃疡。其形成发展与胃液中的胃酸和胃蛋白酶的消化作用有关。消化性溃疡主要发生于胃和十二指肠，故称胃、十二指肠溃疡。消化性溃疡的病因是复杂的，目前发病学说亦较多，但仍未十分明了，多认为与精神、饮食和体质有关。是由第5～8交感神经胸节支配，其纤维经内脏大神经至腹腔神经节。

中医认为，肝胆互为表里，肝对脾胃具有疏泻作用，如忧思恼怒，气郁伤肝，肝气失其条达，横逆犯胃，导致气机阻塞，发为本病。

二、临床表现

（一）疼痛特点

1.长期性　由于溃疡发生后可自行愈合，但每于愈合后又好复发，故常有上腹疼痛长期反复发作的特点。整个病程平均6～7年，有的可长达一二十年，甚至更长。

2.周期性　上腹疼痛呈反复周期性发作，乃为此种溃疡的特征之一，尤以十二指肠溃疡更为突出。中上腹疼痛发作可持续几天、几周或更长，继以较长时间的缓解。全年都可发作，但以春、秋季节发作者多见。

3.节律性　溃疡疼痛与饮食之间的关系具有明显的相关性和节律性。在一天中，凌晨3点至早餐的一段时间，胃酸分泌最低，故在此时间内很少发生疼痛。十二指肠溃疡的疼痛好在两餐之间发生，持续不减直至下餐进食或服抑酸药物后缓解。一部分十二指肠溃疡病人，由于夜间的胃酸较高，尤其在睡前曾进餐者，可发生半夜疼痛。胃溃疡疼痛的发生较不规则，常在餐后1小时内发生，经1～2小时后逐渐缓解，直至下餐进食后再复出现上述节律。

4.疼痛部位　十二指肠溃疡的疼痛多出现于中上腹部，或在脐上方，或在脐上方偏右处；胃溃疡疼痛的位置也多在中上腹，但稍偏高处，或在剑突下和剑突下偏左处。疼痛范围约数厘米直径大小。因为空腔内脏的疼痛在体表上的定位一般不十分确切，所以，疼痛的部位也不一定准确反映溃疡所在解剖位置。

5.疼痛性质　多呈钝痛、灼痛或饥饿样痛，一般较轻而能耐受，持续性剧痛提示溃疡穿透或穿孔。

6.影响因素　疼痛常因精神刺激、过度疲劳、饮食不慎、药物影响、气候变化等因素诱发或加重；可因休息、进食、服制酸药、以手按压疼痛部位、呕吐等方法而减轻或缓解。

（二）其他症状与体征

1. 其他症状　本病除中上腹疼痛外，尚可有唾液分泌增多、烧心、反胃、嗳酸、嗳气、恶心、呕吐等其他胃肠道症状。食欲多保持正常，但偶可因食后疼痛发作而惧食，以致体重减轻。全身症状可有失眠等神经官能症的表现，或有缓脉、多汗等自主神经系统不平衡的症状。

2. 体征　溃疡发作期，中上腹部可有局限性压痛，程度不重，其压痛部位多与溃疡的位置基本相符。

三、诊断

通过胆五穴、脾俞、胃俞，再根据必要的症状、体征和辅助检查即可诊断。

1. 症状

多数消化性溃疡患者具有典型临床表现。症状主要特点是：慢性、周期性、节律性上腹痛，体征不明显。部分患者（约10%～15%）平时缺乏典型临床表现。而以大出血、急性穿孔为其首发症状。少数特殊类型溃疡其临床表现又各有特点。

2. 典型症状

上腹痛、慢性、周期性节律性上腹痛是典型消化性溃疡的主要症状。

其他胃肠道症状及全身症状嗳气、反酸、胸骨后烧灼感、流涎、恶心、呕吐、便秘等可单独或伴疼痛出现。

3. 检查

（1）X线钡餐检查是重要方法之一。特别是钡气双重对比造影及十二指肠低张造影术的应用进一步提高了诊断的准确性。

（2）内镜检查。对消化性溃疡可作出准确诊断及良性恶性溃疡的鉴别诊断。

（3）胃液分析。

（4）粪便隐血检查。溃疡活动期，粪隐血试验阳性，经积极治疗，多在1～2周内转阴。

四、并发症

1. 大量出血　是本病最常见并发症，其发生率约占本病患者的20%～25%，也是上消化道出血的最常见原因。并发于十二指肠溃疡者多见于胃溃疡，而并发于球后溃疡者更为多见。并发出血者，其消化性溃疡病史大多在一年以内，但一次出血后，就易发生第二次或更多次出血。尚有10%～15%的患者可以大量出血为消化性溃疡的首见症状。

2.穿孔 溃疡穿透浆膜层而达游离腹腔即可致急性穿孔。如溃疡穿透与邻近器官、组织粘连，则称为穿透性溃疡或溃疡慢性穿孔。后壁穿孔或穿孔较小而只引起局限性腹膜炎时，称亚急性穿孔

3.幽门梗阻 大多由十二指肠溃疡引起，但也可发生于幽门前及幽门管溃疡。其发生原因通常是由于溃疡活动期，溃疡周围组织的炎性充血、水肿或反射性地引起幽门痉挛。此类幽门梗阻属暂时性，可随溃疡好转而消失；内科治疗有效，故称之功能性或内科性幽门梗阻。反之，由溃疡愈合，瘢痕形成和瘢痕组织收缩或与周围组织粘连而阻塞幽门通道所致者，则属持久性，非经外科手术而不能自动缓解，称之器质性和外科性幽门梗阻。

（四）癌变 胃溃疡癌变至今仍是个争论的问题。一般估计，胃溃疡癌变的发生率不过2%～3%，但十二指肠球部溃疡并不引起癌变。

五、治疗

（一）常规治疗

主要选择黏膜保护剂。如硫糖铝； H2受体拮抗剂如西咪替丁、泰胃美、呋喃硝胺、雷尼替丁、法莫替丁；质子泵抑制剂如奥美拉唑、洛赛克；抗酸剂如含氢氧化铝和硫酸镁的咀嚼片；抗菌治疗如三甲二橼络合铋、四环素或羟氨苄青霉素和甲硝咪唑等；手术治疗。

（二）奇经治疗（具体治疗穴位详见394页图附18）

1.选用康络肝胆及脾胃专用药贴和梅花磁针在胆五穴、神阙、中脘、胃俞穴、涌泉、天枢穴、足三里等穴位进行手法治疗及穴位贴敷。

2.脾胃药灸灸神阙、中脘。

3.口服卫葆胶囊及灵芝孢子粉软胶囊。

（三）奇经偏方

1.鸡蛋壳焙黄研为细末，每次服6g，温水送服，主治胃溃疡。

2.红茶5g，放入茶杯中加沸水冲泡10分钟，调入适量蜂蜜、红糖饮服，每日1～2次，主治胃、十二指肠溃疡。

3. 黄连10g，金钱草18g，煨木香6g，吴茱萸6g，制香附12g，草蔻6g，鸡骨草15g，炒山栀12g，制甘草12g，鸡内金6g（焙干，研面冲服），鸡蛋壳6g（焙干，研面冲服），水煎服，每日1剂。

4. 白芨6g，三七8g，研面冲服。

六、饮食调理

1. 开水冲鸡蛋

做法：鸡蛋1个，打入碗中，用筷子搅匀，用滚烫的开水冲熟后即可食用，每日1剂。

功效：现代医学认为，开水冲鸡蛋质地柔软，容易被胃消化吸收，可大大减轻胃的负担，有利于溃疡病灶愈合。鸡蛋黄中含有卵磷脂，可在胃黏膜表面形成一层薄的疏水层，对胃黏膜有很强的保护作用和抵抗有害因子入侵的防御作用。

2. 鸡蛋三七炖

做法：鸡蛋1个，蜂蜜30ml，三七粉3g。将鸡蛋打入碗中搅拌，加入三七粉拌匀，隔水炖熟再加蜂蜜调匀服食，每日1剂。

功效：三七止血抗炎；蜂蜜补中益气，健脾胃。此方可舒肝理气，和胃健脾，适用于上腹疼痛、呕吐、伴恶心、嗳气等。

第三节　结肠功能紊乱

结肠功能紊乱分为运动性及分泌性两大类。运动性（痉挛性）肠功能紊乱有腹部绞痛发作，排便或排气后可缓解，腹泻或便秘，腹泻时大便可有黏液，无脓血，便秘时呈栗状干粪。分泌性（黏液性）肠功能紊乱亦有便前腹痛、腹胀等不适，大便呈黏冻状，无脓血。肠功能紊乱，大便检验无脓细胞及血液。查体除腹部可扪及肠形或有压痛外，无其他阳性体征。纤维肠镜多可见肠黏膜轻度充血或有激惹现象。应排除肠癌、痢疾、结肠憩室及血吸虫等器质性病变。我们把它归属于胆性腹泻范畴。

一、病因病机

从解剖学看，小肠由第5～10胸交感神经节支配，其纤维亦由内脏大神经至腹腔节、围绕肠系膜上动脉的肠系上支，节后纤维布于肠壁。小肠的副交感神经起于延髓内迷走神经背核。交感神经兴奋时，肠蠕动迟缓可出现便秘，副交感神经兴奋（或交感神经抑制）时，肠蠕动增强。

内脏小神经起于第10～11胸交感节，穿膈而终于腹腔节。内脏最小神经起于第12胸交感节。肠系膜下神经支分布于结肠及直肠。

根据脊椎病因学理论诊治本症，脊椎损害多发生于T9～L2椎间关节，棘突触诊有偏歪，椎旁伴轻度压痛，椎旁软组织、棘上韧带、与患椎有关的最长肌、多裂肌附着点有摩擦音，胸椎X线片可见椎间关节排列紊乱，左右不对称，较重者有侧弯表现。慢性病程长者或中年以上患者有骨质增生。由于关节失稳，在姿势不良，疲劳过度，受寒冷或失眠、烦燥等诱因下致胸错位，因而损害胸交感神经，受刺激使交感神经兴奋或受压迫使交感神经抑制而发病。从生理病理方面分析，一个自主效应器被去除神经后，它将对化学物质的敏感性越来越增加，称为去神经敏感性。椎间节错位，交感神经节前纤维受到严重压迫，神经功能低下，肠壁细胞处于类去神经的过敏状态，对许多正常食物或某些刺激性食物显示过敏现象而致肠功能紊乱（临床表现为副交感神经相对兴奋状态）。奇经疗法去除神经的压迫原，消除无菌性炎症，使肠功能恢复正常，只要脊椎功能稳定，疾病不再复发。

二、诊断

根据不同情况采取X线、内镜检查、胃液分析与粪便化验等手段。必要时应行超声、CT等检查以排除肝、胆、胰等腹腔脏器病变。

1.胃肠道X线检查，显示整个胃肠道的运动加速，结肠袋加深，张力增强，有时因结肠痉挛，降结肠以下呈线样阴影。

2.结肠镜检结肠黏膜无明显异常。

三、治疗

（一）常规治疗

应用饮食疗法、营养支持疗法、镇静安眠、缓痉止痛综合治疗为主

（二）奇经治疗（具体治疗穴位详见395页图附19）

1.选用康络肝胆及补肾专用药贴和梅花磁针在胆五穴、天枢、足三里、大肠俞、左次髎、神阙、涌泉等穴位进行手法治疗及穴位贴敷。

2.固本药灸灸命门、天枢、结肠点、左次髎。

3.口服灵芝孢子粉软胶囊，提升免疫力。

（三）奇经偏方

馒头烤成炭、地榆炭各30g，水煎服，2次/天。

四、注意事项

1. 对于反复发作的病人，应保持心情舒畅、恬静，注意饮食有节，起居有常，避免劳累，预防肠道感染。

2. 少吃油腻，忌食辛辣、生冷食品，戒除烟酒。

3. 加强锻炼身体，提高抵抗力。

第四节　糖尿病

糖尿病是一种血液中的葡萄糖堆积过多的疾病。国外给它的别名叫“沉默的杀手”特别是成人型糖尿病，四十岁以上的中年人染患率特别高，且并发症遍及全身。可以上至头顶下至足底——忧虑、自主神经失调、神经障碍（手脚麻痹、知觉麻痹）、脑血栓、脑梗塞、白内障、蛀牙、口腔炎、支气管炎、皮肤病、心肌梗死、肺炎、肺结核、肝硬化、生育异常、流产、肾功能不健全、尿毒症、阳痿、女性下体发炎、膀胱炎、尿道炎、坏疽、足病变等。在这些并发症中，出现率最高的是视网膜症、肾病和神经障碍，被称为糖尿病的三大并发症。

一旦患上糖尿病，人体的麻烦随其而至。因为免疫功能减弱，容易感染由感冒、肺炎、肺结核所引起的各种感染疾病，而且不易治愈。这些感染性疾病选择性地破坏细胞，使抗癌细胞的防御机能大大减弱，致使癌细胞活跃、聚集，导致引发癌病患。糖尿病分Ⅰ型糖尿病、Ⅱ型糖尿病、妊娠糖尿病及其他特殊类型的糖尿病。在糖尿病患者中，Ⅱ型糖尿病所占的比例约为95%。

一、病因病机

1. 从脊椎治疗糖尿病的作用机制

成年型糖尿病患者，脊椎损害均以T8～10为主，多系统有并发症者，则脊椎损害范围亦大。胰腺的交感神经发自T6～10脊髓侧角，经腹腔支，在脾旁分为胃十二指肠支和胰十二指肠支，支配胰腺血管收缩及抑制分泌；副交感神经来自迷走神经背核，经腹腔支分为脾及胃十二指肠分支，在内脏附近为终末节，支配分泌增加和血管舒张。交感神经在脊椎损害处因椎关节错位，尤以滑脱式错位时骨性压迫而损害及脊髓、周围神经的同时，可致交感节前纤维发生脱髓鞘的炎症病变，引起自主神经功能失调而致胰岛血循环障碍及分泌紊乱。交感神经受刺激而兴奋，除直接引起血管收缩外，还使交感-肾上腺功能亦增强，肾上腺素与去甲肾上腺素分泌增多，使副交感神经功能相对抑制，而致胰岛分泌下降，又使肝糖原分解而血糖升高。血糖的持续升高，是各系统继发性损害的主要原因。

2. 从肝胆方面论述对糖尿病的认识

（1）从解剖因素看，胆、胰管联合于瓦特氏壶腹以上者可超过80%，胆管的径路要通过胰头。因此，壶腹部梗阻性病变时，胆汁可反流入胰腺，胰液亦可进入胆道。胆道与胰腺之间，亦可经由淋巴而相互发病。胆囊炎、胆石症可产生胰腺炎，当胰腺功能不全时，即可继发糖尿病。

胆管和胰管共同开口于瓦特壶腹，胆汁和胰液经过壶腹流入十二指肠，所以胆石从胆管排出时，容易堵塞胰管。也可能在结石阻塞胆总管时，由于胆管内压力增高，胆汁连同细菌一同反流到胰管内，激活胰酶原，特别是激活胰蛋白酶原，使之成为消化作用很强的胰蛋白酶，从而引起胰腺炎。

（2）胆囊的疾病可引起副交感神经兴奋，胃肠平滑肌、胆囊系带包裹胰腺，胰腺的血循环障碍，胰岛素分泌减少。

（3）从中医的角度认识，糖代谢的完成依赖于肝脏正常的疏泄功能，肝主疏泄，调畅气机，肝胆的疾病导致气机运化失常，津液的转化障碍，津液运化失常停流血中引起血糖增高，停流于下焦引起尿糖增高。

二、诊断标准

2010年ADA糖尿病诊断标准

1. 糖化血红蛋白A1c≥6.5%。

2. 空腹血糖FPG≥7.0mmol/L。空腹定义为至少8h内无热量摄入。

3. 口服糖耐量试验时2h血糖≥11.1mmol/L。

表19　糖尿病、糖耐量受损、空腹血糖受损诊断标准（单位：mmol/L）

诊 断	条件	静脉（全血）	毛细血管	静脉（血浆）
糖尿病	空腹	≥6.1	≥ 6.1	≥7.0
	服糖后2h	≥10.0	≥11.1	≥11.1
糖耐量受损	空腹	<6.1	<6.1	<7.0
	服糖后2h	6.7～10.0	7.8～11.1	7.8～11.1
空腹血糖受损	空腹	5.6～6.1	5.6～6.1	6.1～ 7.0
	服糖后2h	<6.7	<7.8	<7.8

4.在伴有典型的高血糖或高血糖危象症状的患者，随机血糖≥11.1mmol/L。

*在无明确高血糖时，应通过重复检测来证实标准1～3。

跟过去相比有两个方面的进步：①增加糖化血红蛋白指标，②弱化了症状指标，更多人纳入糖尿病范畴，得到早期诊治。中国也将采用上述标准。

《中国Ⅱ型糖尿病防治指南》2007版推荐诊断标准（即将废除）

三、糖尿病高危人群诊断标准

1.年龄≥45岁；体重指数（BMI）≥24者；以往有IGT或IFG者；或糖化血红蛋白Alc位于5.7%～6.5%之间 。

2.有糖尿病家族史者。

3.有高密度脂蛋白胆固醇(HDL)低（＜0.9mmol/L）和（或）甘油三酯（＞2.8mmol/L）者。

4.有高血压（成人血压≥140/90mmHg）和（或）心脑血管病变者。

5.年龄≥30岁的妊娠妇女有妊娠糖尿病史者；曾有分娩大婴儿(≥4kg)；有不能解释的滞产者；有多囊卵巢综合征的妇女。

6.常年不参加体力活动。

7.使用如糖皮质激素、利尿剂等。

糖尿病高危人群至少每年2次查胰岛功能（C肽分泌试验），早诊早治。

四、治疗

长期坚持规范治疗是最重要的，包括：控制饮食，坚持适量运动锻炼，合理用药。当前医学专家则提倡高碳水化合物量，降低脂肪比例，控制蛋白质摄入的饮食结构，对改善血糖耐量有较好的效果。在目前医学领域中治疗方法有很多种。

(一)常规治疗

口服药物治疗常用的化学类药物有促胰岛素分泌剂、双胍类、AGI等；胰岛素注射治疗。

（二）奇经治疗（具体治疗穴位详见396页图附20）

1.选用康络肝胆、活血及补肾专用药贴和梅花磁针在糖三穴、胰点。

颈糖加颈十穴，胆糖加胆五穴等穴位进行手法治疗及穴位贴敷。

2.口服体珍宝胶囊，亚麻酸软胶囊。

（三）奇经偏方

1. 翻白草30g，地骨皮50g，熬水喝。配合每天早上空腹喝热水煮黄豆面粥。

2. 鲜苦瓜100g，鲜芹菜200g，一次量，榨汁，餐前服用。

五、饮食调理

1. 避免肥胖，维持理想且合适的体重。

2. 定时定量，每餐饮食按照计划份量进食，不可任意增减。

3. 少吃油煎、炸、油酥及猪皮、鸡皮、鸭皮等含油脂高的食物。

4. 烹调多采用清蒸、水煮、凉拌、涮、烤、烧、炖、卤等方式。不可太咸，食盐摄入量6g以下为宜。

5. 饮食不可太咸，少吃胆固醇含量高的食物，例如腰花、肝、肾等动物内脏类食物。

6. 烹调宜用植物性油脂。

7. 配合长期性且适当的运动、药物、饮食的控制。

8. 经常选用含纤维质高的食物，如未加工的蔬果等。

9. 含淀粉质高的食物及中西式点心均应按计划的份量食用，不可随意吃，以免过量吸取。

10. 少吃精制糖类的食物，如炼乳、蜜饯。不适宜吃精粮；动物内脏、蟹黄、鱼卵、鸡皮、猪皮、猪肠；花生、瓜子、核桃、松子、甘蔗、水果、土豆、芋头、甘薯、藕、淀粉、荸荠等。

11. 多食降血糖的食物如苦瓜、洋葱、麦麸、魔芋、猪胰、南瓜、紫菜、黑木耳、西葫芦、豆芽。

六、体育锻炼

散步和早晨大声唱歌吐纳也是很好的手段。

七、病情监测

每位病人都应有自己的血糖自我监测日记，并养成每天记录的良好习惯，血糖自我监测的日记内容 。

附：急症及急救

一、酮症、酮症酸中毒

1. 机理

由于胰岛素不足，细胞可利用的能量减少，导致体内脂肪分解加快。酮体是脂肪分解后产生的物质，正常时在血液含量很少，几乎不被测出。当脂肪加快分解，血液中酮体大大增加，就叫做酮症。这时血液就会变成酸性，称作酮症酸中毒，严重者发生昏迷。

2. 表现

（1）易在患各种感染时或突然中止糖尿病治疗时发生。

（2）食欲减退、腹痛、恶心、呕吐。

（3）嗜睡、意识模糊、呼吸加深加快，呼气如烂苹果味，最后发生昏迷。

（4）化验检查：血糖很高，血中出现酮体，血液变成酸性。

3. 治疗

酮症的首选药物为胰岛素。目前认为正确的饮食干预有助于预防和解除酮症，强调了谷物保护与胰岛素应用的重要性。

二、低血糖，低血糖昏迷

1. 机理

（1）糖尿病的药物治疗有口服降血糖药或注射胰岛素两种方法。其结果都易使血糖降低。但如果运用不当，使血糖下降过多的话，就会引起低血糖的发生。

（2）如果病人因为各种原因食欲不好，或根本未进食，腹泻、呕吐不止，但还按照平时的水平服用降血糖药或注射胰岛素的话，不但出现低血糖反应，严重者还可引起低血糖昏迷。

2. 识别低血糖症

（1）心慌、冷汗、全身发抖。

（2）异常空腹或饥饿感、恶心。

（3）嗜睡、昏睡、头痛、精神不集中。

3. 识别低血糖昏迷

（1）之前有心慌、冷汗、恶心的感觉，逐渐昏睡，呼之不应。

（2）早晨起床时间，怎么也叫不醒，浑身发凉，可见出冷汗，但没有发现明显的生命体征的不正常。

（3）有糖尿病史，口服降糖药，近几天进食不正常，或腹泻、呕吐、感冒发热，逐渐出现意识障碍、神志恍惚，发展为昏迷。

4. 治疗

预防低血糖最常见的方式是携带糖块。在发生低血糖昏迷时，应立即补充葡萄糖。

第七章　新八髎相关疾病

第一节　前列腺增生

前列腺分内外两层：内层为尿道周围的黏膜和黏膜下腺体；外层为前列腺体。后者构成前列腺的主体，两层之间有纤维膜隔开。前列腺增生主要发生在内层，在膀胱颈至精阜一段后尿道的腺体间质中，现称该部分为移行带镜检可见。腺体间质有轻度增生组织，结构以增生的结缔组织和平滑肌为主，并有增大的腺囊、增生腺管上皮呈乳头状向囊腔内突出，形成间质腺样组织的混合性结节。正常人前列腺大小约在 4cm×3cm×2cm，前列腺液检查：pH 6.3～6.5，红细胞小于5个/HP，白细胞小于10个/HP。

前列腺增生旧称前列腺肥大，是老年男子常见疾病之一，为前列腺的一种良性病变。其发病原因与人体内雄激素与雌激素的平衡失调有关。病变起源于后尿道黏膜下的中叶或侧叶的腺组织、结缔组织及平滑肌组织，形成混合性圆球状结节。以两侧叶和中叶增生为明显，突入膀胱或尿道内，压迫膀胱颈部或尿道，引起下尿路梗阻。病变长期可引起肾积水和肾功能损害。还可并发结石、感染、肿瘤等。本病属于祖国医学“气淋”、“膏淋”等范畴。分实证与虚证。急性期多属实证。年老、病程较久转为慢性后，即属虚证。

一、病因病机

为什么阳痿不治肾？为什么阳痿要治前列腺？为什么性功能减退不能补？研究认为，多数阳痿、性功能减退是由前列腺疾病引起的。前列腺的炎症，引起前列腺肿大，而压迫阴部神经、血管，使阴茎反应能力减低，血液循环受阻，充血不足而不能勃起，导致阳痿；局部的炎性刺激，反馈性抑制荷尔蒙的分泌功能，使性激素分泌减少，从而使性功能减退。其根源在于前列腺炎，而不在于肾虚。所以说，阳痿不治肾，阳痿要治前列腺，性功能减退不能补。

二、临床表现

前列腺增生的症状可以分为两类，一类是因增生前列腺阻塞尿路产生的梗阻性症状；另一类是因尿路梗阻引起的并发症。

1.梗阻症状主要是由于前列腺增生阻塞尿路、压迫膀胱颈所引起，同时也包括了膀胱本身为克服梗阻产生的反应。

（1）尿频是前列腺增生的早期信号，尤其夜尿次数增多更有临床意义。一般来说，夜尿次数的多少往往与前列腺增生的程度平行。原来不起夜的老人出现夜间1～2次的排尿，常常反映早期梗阻的来临，而从每夜2次发展至每夜4～5次甚至更多，说明了病变的发展和加重。

（2）排尿无力、尿线变细和尿滴沥。由于增生前列腺的阻塞，患者排尿要使用更大的力量克服阻力，以至排尿费力；增生前列腺将尿道压瘪致尿线变细；随着病情的发展，还可能出现排尿中断，排尿后滴沥不尽等症状。

（3）血尿。

（4）尿潴留。前列腺增生较重的晚期患者，梗阻严重时可因受凉、饮酒、憋尿时间过长或感染等原因导致尿液无法排出而发生急性尿潴留。

2. 梗阻的并发症主要有感染、肾盂积水、尿毒症等。

青壮年前列腺增生症发病的临床特点

1. 易误诊为慢性前列腺炎。由于发病初期多表现为尿频、尿急、排尿踌躇、排尿费力、尿滴沥等，临床表现与慢性前列腺炎极为相似。再加上年龄的因素，主观上和客观上使患者及医务人员易误诊为前列腺炎。

2. 青壮年前列腺增生症患者易出现头昏、烦躁、焦虑、记忆力及性功能减退等精神神经症状。患者时值青壮年，由于出现排尿困难等一系列症状，严重影响生活和工作，容易出现精神心理障碍，易对自己产生“早衰”印象和“自卑”心理。

3. 夜尿次数增多不明显。夜尿次数增多是良性前列腺增生的一个主要症状。青壮年大多数夜尿次数在2次以内。

4. 青壮年患前列腺增生症后，配合治疗积极主动，要求解除的愿望强烈；另外，又对手术及其可能产生的并发症顾虑重重。

三、检查项目

1. 尿液分析　前列腺增生病人的尿常规检查有时可以正常，现尿路感染时可见红细胞、白细胞、蛋白尿、脓尿和碱性尿。通过检查还可判断有无血尿、尿糖、胆红素。尿涂片镜检并作培养到细菌。在收集尿液时，必须在直肠指检前进行，以免影响检查结果。

2. 血液　血常规及生化检查，对因梗阻引起的感染、尿毒症者十分重要，尿毒症的程度在血红蛋白的降低程度上有所反映。尿路感染时，血白细胞计数及分类对诊断及治疗亦有参考价值。

3. 肾功能测定　前列腺增生病人可根据各自的具体情况进行检查。

4. 血清前列腺特异性抗原（PSA）的测定　以排除前列腺癌的可能。

5. 尿流率检查　从尿流率的变化能间接测知下尿路的功能，对判断病变很有帮助。尿流率检查可了解排尿梗阻程度。

6. 残余尿测定　正常人剩余尿不大于10ml，而前列腺增生患者可出现残余尿量的增多，测定残余尿的多少有助于判断前列腺增生的程度。

7. 锌测定　前列腺增生时，血浆锌含量明显增高。可作为诊断前列腺增生的指标之一。

8. 直肠指诊可发现前列腺增大，中间沟消失或隆起，应注意有无坚硬结节，是否存在前列腺癌。B超可检查前列腺大小、结构是否异常及膀胱有无残余尿等。CT及MRI有助于鉴别前列腺癌。还应与尿道狭窄、神经性膀胱功能障碍鉴别，神经病变在直肠指诊时肛门括约肌松弛，并有其他神经病变症状。

四、诊断

1. 多见于50岁以上的老年男性。早期表现为尿频，夜尿增多，排尿困难，尿流无力。晚期可出现严重的尿频、尿急、排尿困难，甚至点滴不通，小腹胀满，可触及充盈的膀胱。

2. 直肠指诊　前列腺增大，质地较硬，表面光滑，中央沟消失。

3. B型超声波检查　可显示增生的前列腺。膀胱镜、排泄性尿路造影等对诊断本病有帮助。

4. 本病应与淋证、关格、尿道狭窄、前列腺癌、前列腺肉瘤、前列腺结石、神经源性膀胱功能障碍相鉴别。

五、治疗

（一）常规治疗

切除增生的前列腺组织，睾丸切除术。

（二）奇经治疗（具体治疗穴位详见397页图附21）

1. 用康络补肾及活血专用药贴和梅花磁针在臀上皮、前列腺反射区、中髎、涌泉、神阙、三阴交等穴位进行手法治疗及穴位敷贴。

2. 口服　体珍宝胶囊、灵芝孢子粉软胶囊。

3. 固本药灸灸关元、三阴交、右中髎、命门等穴进行施灸。

（三）奇经偏方

艾叶60g，石菖蒲30g，置锅中炒热，温度达60～70℃，用布包起，敷于脐部，时间以自己能忍受为度，然后取下停2～3分钟，再次敷上，直至药物冷却。每天1次，10天为1疗程。

六、饮食调理

1. 尽量避免烟酒，少食辛辣肥腻的食物，少喝咖啡，少吃柑橘等酸性强的食品。

2. 多食用蜂蜜以保持大便通畅，适量食用牛肉、鸡蛋，多吃新鲜水果、蔬菜、粗粮及大豆制品。

3. 种子类食物对患者很有好处，如南瓜子、葵花子等。每日食用，数量不拘。

4. 平常可以煮绿豆粥，放凉后任意食用，对膀胱有热、排尿涩痛者尤为适用。

5. 不要因尿频而减少饮水量，更不能忍尿不排。多饮水可稀释尿液，防止引起泌尿系感染及形成膀胱结石。饮水应以凉开水为佳，切记少饮浓茶。

七、注意事项

1. 患者应保持乐观情绪，消除不必要的思想顾虑和对某些症状误解，增强治愈疾病信心。

2. 注意劳逸结合、充足睡眠，避免过重体力活动。

3. 适当参加体育锻炼，避免久坐不动和长时间骑自行车、摩托车等。

4. 适度进行有保护措施的性生活。

附：前列腺增大与前列腺肥大的关系

对于不同人的前列腺大小是不一定的，有些人进行了造影之后发现在数字上的差异就怀疑是前列腺增生，但是事实并非如此，前列腺增生与前列腺肥大是不同的概念。

但仪器检查所表现的只是前列腺的影像和轮廓，并不能对具体的疾病给出明确的诊断。实际上，许多疾病可以出现前列腺的增大，例如前列腺炎、前列腺囊肿、前列腺癌、前列腺结石等。很多前列腺炎患者的前列腺有一定程度的增大，这与炎症的前列腺充血肿胀和炎症细胞浸润有密切关系，经过有效的药物抗炎、物理治疗及综合治疗后往往可以逐渐恢复前列腺的正常大小，而前列腺增生，俗称前列腺肥大，是一种男性的老化性病变，是前列腺的实质发生异常增殖所致，一般的药物治疗只能改善临床症状，而不容易使前列腺实质明显回缩，病症严重时多数还需要手术切除增生的前列腺实质组织。所以，前列腺增大与前列腺肥大或前列腺增生不是一回事，尤其是对于轻壮年男性的前列腺疾病，绝大多数是前列腺炎症性充血水肿所致，而不考虑前列腺肥大或前列腺增生。同时还要认识到，老年男性的前列腺增大尽管属于增生的机会较高，但也可能是因为炎症造成的充血水肿所致，治疗并改善局部的炎症程度，可以在很大程度上缓解患者的尿路梗阻症状。当然了，对于老年男性的情况就可能比较复杂了，需要仔细鉴别。

第二节　子宫肌瘤

子宫肌瘤称子宫平滑肌瘤，是女性生殖器最常见的一种良性肿瘤。多无症状，少数表现为阴道出血，腹部触及肿物以及压迫症状等。如发生蒂扭转或其他情况时可引起疼痛，以多发性子宫肌瘤常见。与十几年前相比，子宫肌瘤越来越青睐三四十岁的中年女性，特别是未育、性生活失调和性情抑郁这三类女性。

一、病因

子宫肌瘤确切病因不明，可能与体内雌激素水平过高，长期受雌激素刺激有关。由于子宫肌瘤生长较快，当供血不良时，可以发生不同变性。肌瘤愈大，缺血愈严重，则继发变性愈多。中医认为，子宫肌瘤因七情内伤、脏腑功能失调、气滞血瘀而成。现代医学研究表明，肌瘤组织中的雌激素受体量较正常子宫肌组织多。提示子宫肌瘤的发生与长期的雌激素含量过高导致内分泌失调有关。同时激素代谢受高级神经中枢调控，故神经中枢活动对促进本病也可能起很重要的作用。另外，细胞遗传学研究显示，部分肌瘤存在细胞遗传学的异常。

二、临床表现

1.月经改变　为最常见的症状，表现为月经周期缩短、经量增多、经期延长、不规则阴道流血等。

2.腹块　腹部胀大，下腹扪及肿物，伴有下坠感。

3.白带增多　白带增多，有时产生大量脓血性排液及腐肉样组织排出伴臭味。

4.疼痛　一般患者无腹痛，常有下腹坠胀、腰背酸痛等，浆膜下肌瘤蒂扭转时，可出现急性腹痛肌瘤红色变时，腹痛剧烈且伴发热。

5.压迫症状　肌瘤向前或向后生长，可压迫膀胱、尿道或直肠，引起尿频、排尿困难、尿潴留或便秘。当肌瘤向两侧生长，则形成阔韧带肌瘤，其压迫输尿管时，可引起输尿管或肾盂积水；如压迫盆腔血管及淋巴管，可引起下肢水肿。

6.不孕　肌瘤压迫输卵管使之扭曲，或使宫腔变形以致妨碍受精卵着床，导致不孕。

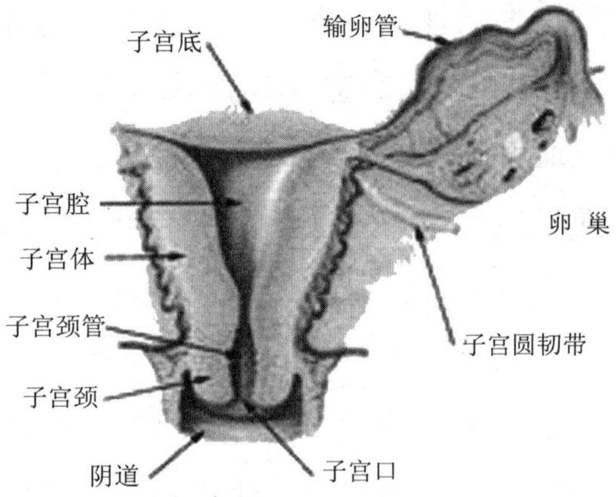

图102　子宫解剖结构

7.继发性贫血　若患者长期月经过多可导致继生贫血，出现全身乏力、面色苍白、气短、心慌等症状。

8.低糖血症　子宫肌瘤伴发低糖血症亦属罕见。主要表现为空腹血糖低，意识丧失以致休克，经葡萄糖注射后症状可以完全消失。肿瘤切除后低血糖症状即完全消失。

三、分类

根据肌瘤所在子宫的不同部位，而分为以下几类。

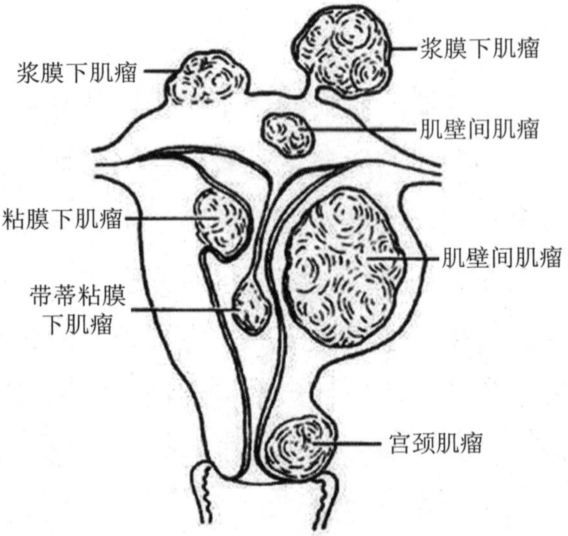

图103　子宫肌瘤分类

1.肌壁间肌瘤　肌瘤位于肌壁内，周围均为肌层所包围，初发病时多为此类肌瘤，故最常见，约占60%～70%。

2.浆膜下肌瘤　肌壁间肌瘤向浆膜而发展，并突出于子宫表面，与浆膜层直接接触，约占20%。如突入阔韧带两叶之间生长，即为阔韧带内肌瘤。

3.黏膜下肌瘤　肌壁间肌瘤向宫腔内生长，突出于子宫腔内，与黏膜层直接接触，约占10%～15%。此瘤可使子宫腔逐渐增大变形，并常有蒂与子宫相连，如蒂长可堵住子宫颈口或脱出于阴道内。

4.子宫颈肌瘤　较少见，肌瘤在子宫颈部位生长，因生长部位低，可嵌顿于盆腔内，产生压迫症状，手术切除困难，易损伤输尿管、膀胱。子宫肌瘤常为多发性，并且以上不同类型肌瘤可同时发生在同一子宫上，称为多发性子宫肌瘤。

四、检查项目

如有典型子宫肌瘤的病史和体征，并经双合诊，对照上述特点，诊断多无困难。

1.超声检查

目前国内B超检查较为普遍。鉴别肌瘤，准确率可达93.1%，它可显示子宫增大，形状不规则；肌瘤数目、部位、大小及肌瘤内是否均匀或液化囊变等；以及周围有否压迫其他脏器等表现。

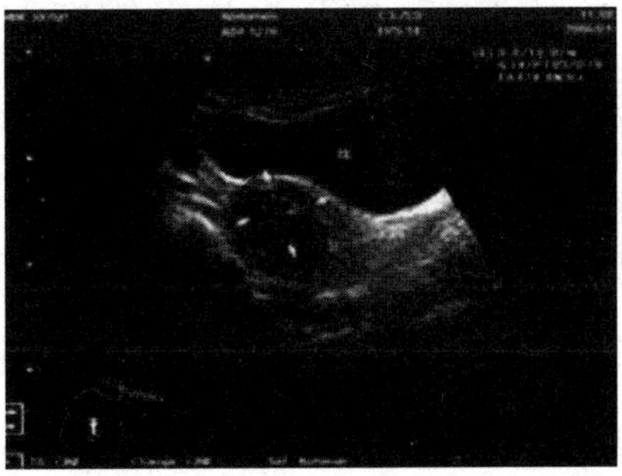

图104　子宫肌瘤B超

2.探测宫腔

3.X光平片

肌瘤钙化时，表现为散在一致斑点，或壳样钙化包膜，或边缘粗糙及波浪状的蜂窝样。

4.诊断性刮宫

5.子宫输卵管造影

理想的子宫造影不但可显示黏膜下肌瘤的数目、大小，且能定位。故对黏膜下肌瘤的早期诊断有很大帮助，而且方法简单。有肌瘤处造影摄片显示宫腔内有充盈残缺　。

6.CT与MRI

一般不需使用此两项检查。CT诊断肌瘤其图像只表达特定层面内的详细内容，图像结构互不重叠。子宫良性肿瘤CT图象是体积增大，结构均匀、密度+40～+60H(正常子宫为+40～+50H)。

MRI诊断肌瘤时，对肌瘤内部有无变性、种类及其程度呈不同信号。肌核无变性或轻度变性，内部信号多均一。反之，明显变性者呈不同信号。

五、诊断

1. 病史　月经过多或不规则出血，下腹部包块史等。

2. 妇科检查　发现子宫不规则增大或均匀性增大，如浆膜下肌瘤在子宫表面可扪及单个或数个结节状突起，质硬；黏膜下肌瘤有时可使宫口开大，并通过宫口触到宫腔内肌瘤的下端；如悬垂于阴道内，可看到瘤体并触摸到其蒂部。

3. 辅助检查　较小的肌瘤，尤其是黏膜下肌瘤，仅靠妇科检查诊断比较困难。B型超声可以较明确显示肌瘤大小及部位；是诊断子宫肌瘤主要手段之一。诊断性刮宫可以感觉到内膜有突起或明显不平。通过以上检查，诊断一般无困难。对肌瘤增长迅速或绝经后仍继续增大，由硬变软者，应考虑有恶变之可能。

六、治疗

如果肌瘤较小，无症状，也无并发症及变性者，一般不需要治疗。尤其是接近绝经年龄者，因绝经后雌激素水平低落，肌瘤即自然萎缩或消失，只需定期（3～6个月）复查即可。如复查发现肌瘤增大或症状明显时，再考虑进一步治疗。

（一）常规治疗

1. 手术治疗(子宫切除术，肌瘤剥除术)。

2. 口服甲基睾丸素、丙酸睾丸酮、孕激素类。

（二）奇经治疗（具体治疗穴位详见398页图附22）

1. 用康络活血及补肾专用药贴和梅花磁针在子宫反射区、子宫点、臀上皮、血海、上髎、涌泉、皮质下(耳穴)、三阴交、肾俞、复溜等穴位进行手法治疗及穴位贴敷。

2. 暖宫药灸灸关元、八髎、三阴交。

（三）奇经偏方

1. 蜣螂1条，威灵仙10g。分别焙干研末，用适量黄酒调敷脐中，膏药盖贴。每日1次，每次约贴1小时，经期停用。

2. 半夏10g，葱白6g。共捣为泥，敷于脐中覆以伤湿膏，每日1换，5天为1疗程。

3. 鸡蛋2个，中药壁虎5只，莪术9g，加水400g共煮，待蛋熟后剥皮再煮，弃药食蛋，每晚服1次。功效：散结止痛，祛风定惊。适宜气滞血瘀型。

4. 口服桂枝茯苓丸。

七、饮食调理

1. 饮食定时定量，不能暴饮暴食。

2. 坚持低脂肪饮食，多吃瘦肉、鸡蛋、绿色蔬菜、水果等。

3. 多吃五谷杂粮如玉米、豆类等。

4. 常吃富有营养的干果类食物，如花生、芝麻、瓜子等。

5. 忌食辛辣、酒类、冰冻等食品。

八、注意事项

1. 月经期慎用活血化瘀药贴。

2. 卵巢囊肿治疗可选择上髎、次髎、卵巢反射区。

3. 如甲状腺囊肿、子宫肌瘤、卵巢囊肿、乳腺增生、腱鞘囊肿等炎性包块均在局部用4号药贴多加磁针治疗。

4. 注意调节情绪，防止大怒大悲、多思多虑，应尽量做到知足常乐，性格开朗、豁达，避免过度劳累。

5. 节制房事，以防损伤肾气，加重病情。更应注重房事卫生、保持外阴清洁，以防止外邪内侵，入里化热，凝滞气血，加重病情。

第三节　痔疮

人体直肠末端黏膜下和肛管皮肤下静脉丛发生扩张和屈曲所形成的柔软静脉团，称为痔，又名痔疮、痔核、痔病、痔疾等。医学所指痔疮包括内痔、外痔、混合痔，是肛门直肠底部及肛门黏膜的静脉丛发生曲张而形成的一个或多个柔软的静脉团的一种慢性疾病。

一、分类

痔疮按其位置分为内痔、外痔和混合痔。

1. 内痔

内痔：表面由黏膜覆盖，位于齿状线上方，由痔内静脉丛形成，常见于左侧正中、右前及右后3处，常有便血及脱垂史。根据2000年中华医学会外科学组《痔诊治暂行标准》，内痔的病理变化和发展程度的不同，临床上常分为四期。

Ⅰ期：无痛苦，主要以便血、分泌物多、痒为主。

Ⅱ期：有便血，痔随排便脱垂，但能自行还纳。

Ⅲ期(又称为晚期)：内痔脱垂于肛门口外，或每次排便脱出肛门口外，不能自行还纳，必须用手托回。

Ⅳ期：内痔脱出肛门无法回纳到肛门的里面。这种是内痔中最严重的病症。

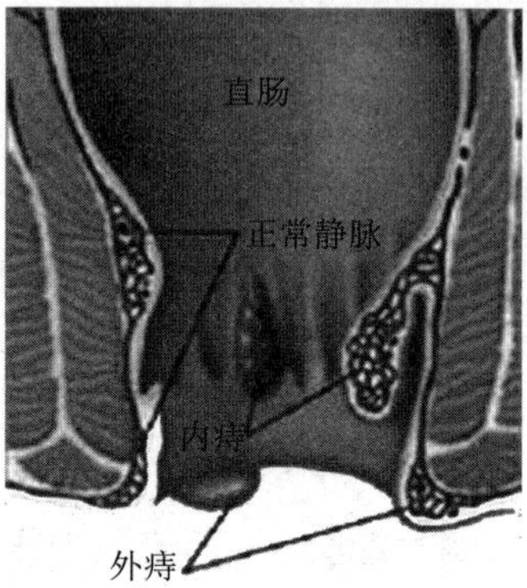

图105 痔疮分类

分类：

（1）血管肿型：内痔表面黏膜粗糙且柔软，色暗红或朱红色，触之易出血，此型以出血为主要症状。

（2）静脉曲张型：内痔表面较坚硬，带光泽，色暗红或青紫，痔体内为曲张的痔静脉和增生的结缔组织。

（3）纤维化型：内痔表面坚硬，富有弹性，痔体表面略有白色纤维组织增生，易脱出，不易出血。

2. 外痔

外痔：表面由皮肤覆盖，位于齿状线下方，由痔外静脉丛形成，常见的有血栓性外痔、结缔组织外痔(皮垂)、静脉曲张性外痔及炎性外痔。

（1）血栓外痔：主要发病特点为起病突然，疼痛剧烈，坠胀不适感明显，偶有全身症状。局部检查可见肛旁隆起肿物，可触及皮下硬而滑的包块，触痛明显。

（2）炎性外痔：常由肛缘皮肤损伤和感染引起，多有肛门疼痛，在排便时疼痛加重，便血，肛门部有少量分泌物。局部检查肛旁隆起的肿物，色红，充血明显，有触痛，有时可伴有全身不适和发热。

（3）静脉曲张型外痔：肛门缘隆起成椭圆形，触之柔软，不痛，在大便用力时可见暗紫色肿块，排便后或休息后体积可缩小，是皮下静脉曲张引起，亦为晚期内痔发展而致。一般只感肿胀不适，排粪时加重，发炎时才有疼痛症状。

（4）结缔组织型外痔或皮赘外痔：系肛门缘皮肤皱襞变大，结缔组织增生、形成许多大小不等、形状不一的皮赘。

3. 混合痔

混合痔：在齿线附近，为皮肤黏膜交界组织覆盖，由痔内静脉和痔外静脉丛之间彼此吻合相通的静脉形成有内痔和外痔两种特性。

混合痔各个时期的症状

早期：主要是大便时出血，血量较多，有时点滴而下，血量有时如泉喷射，没有疼痛或其他不适。

中期：大便后就会有痔核脱出肛门外。

晚期：大便后痔核脱出不能回到肛门内，需要用手推回。严重时咳嗽、用力、工作或劳动时都会脱出肛门外，经常因此分泌物增加。

二、病因

1. 不好的大便习惯　上厕时下蹲位看书看报，造成下蹲和大便时间延长，容易造成肛门盲肠内瘀血而引发疾病。大便时用力过猛。

2. 大便异常　腹泻和大便秘结均是痔疮的重要致病原因。

3. 慢性疾病　如长期营养不好的，体质虚弱，导致肛门括约肌松弛无力。

4. 饮食原因　食品质量的精粗，蔬菜种类的变化与量的增减，蛋白质、脂肪、淀粉、纤维素等含量的多少，水分摄入情形，都能直接影响粪便成分，导致肛门盲肠疾病。

5. 生理原因　结肠、盲肠为运送食品残渣，存留粪便的主要器官，而食品经体内分解吸收后，残渣中常带有大量有害物质，长期滞留在结肠盲肠中，可引发肿瘤。

6. 解剖原因　肛门静脉系和腔静脉系在盲肠下端，有许多静脉丛和吻合支，静脉壁薄弱，对压力的抵抗力减低，盲肠黏膜下组织疏松，有利于静脉扩大曲张变形，容易形成痔。

7. 胚胎发育异常原因　发育过程异常，可在肛门盲肠部发生许多先天性肛肠疾病，如先天性无肛症、先天性盲肠阴道瘘、先天性巨结肠等。

8. 遗传原因。

三、诊断

根据病史和肛门物理检查，肛管直肠指检和肛门镜检，参照痔的分类作出诊断。如不能确诊应进一步检查，以除外结肠、直肠、肛管的良、恶性肿瘤及炎性疾病。

大便时看到流血、滴血或者粪便中带有血液或脓血，多数是由痔疮引起的；肛裂的出血呈鲜红色，伴有肛门剧痛；大便带血，血色暗红或大便色黑暗，那是消化道出血所致；排便时有肿物脱出肛门，伴有肛门潮湿或有黏液，多数是由内痔脱出或直肠黏膜脱出；如果肛门有肿块，疼痛激烈，肿块表面色暗，呈圆形，可能是患了血栓性外痔；肛门肿块伴局部发热疼痛，是肛周脓肿的症状；触诊肛门有条索状物，并有少量脓液自溃口出，是肛瘘的表现。

四、治疗

（一）常规治疗

手术疗法；超低温超高温疗法；结扎、套扎疗法；注射疗法。

（二）奇经治疗（具体治疗穴位详见399页图附23）

1. 用康络活血及补肾专用药贴和梅花磁针在臀上皮、下髎、承山、脐、涌泉等穴位手法治疗及穴位贴敷。

2. 上龈交上面结节可以挑刺。

3. 艾灸长强、下髎。

4. 可以用朴硝、花椒以10：1的比例加开水冲泡熏洗。

5. 用地榆槐角丸、马应龙痔疮膏。

五、饮食调理

1. 取食易于消化、质地较软的食物。

2. 便通畅，宜食用富含纤维素的食物，如新鲜蔬菜、水果、海带等。

3. 具有润肠作用的食物，如梨、香蕉、菠菜、蜂蜜、芝麻油及其他植物油、动物油。

4. 食用质地偏凉的食物，如黄瓜、苦瓜、冬瓜、西瓜、藕、笋、芹菜、菠菜、莴苣、茭白、茄子、丝瓜、蘑菇、鸭蛋、鸭肉等，以免加重疝热而导致便血。

六、运动调理

适当的运动可以减低静脉压，加强心脑血管系统的机能，消除便秘，增强肌肉的力量。这对痔疮的防治很有作用。提肛运动是最简便也是最有效的方法：全身放松，臀部及大腿用力加紧，配合吸气，将肛门向上收提，稍闭一下气，然后呼气，全身放松。这种运动可随时随地进行。

七、注意事项

1. 少食辛辣刺激性食物，少饮酒、吸烟，不要久坐或久立。

2. 保持大便通畅，注意个人卫生，每天要坐浴。

3. 出血比较多，炎症期应注意积极治疗。

下篇　诊断学基础

第一章　症状学

第一节　发热

一、临床表现

（一）发热的临床分度

①低热：37.5℃～38℃；　　②中度热：38.1℃～39℃；

③高热：39.1℃～41℃；　　④超高热：41℃以上。

（二）热型

表20

	体温曲线	常见疾病
1. 稽留热	持续于39～40℃以上，达数日或数周，24小时波动范围不超过1℃。	肺炎链球菌性肺炎、伤寒、斑疹伤寒的发热极期。
2. 弛张热	体温在39℃以上，但波动幅度大，24小时内体温差达2℃以上，最低时一般仍高于正常水平	败血症、风湿热、重症肺结核、化脓性炎症
3. 间歇热	高热期与无热期交替出现，体温波动幅度可达数度，无热期（间歇期）可持续1日至数日，反复发作	疟疾、急性肾盂肾炎
4. 回归热	骤然升至39℃以上，持续数日后又骤然下降至正常水平，高热期与无热期各持续若干日后即有规律地交替一次	回归热、霍奇金病、周期热
5. 波状热	逐渐升高达39℃或以上，数天后逐渐下降至正常水平，数天后再逐渐升高，如此反复多次	布鲁菌病
6. 不规则热	无一定规律	结核病、风湿热、支气管肺炎、渗出性胸膜炎、感染性心内膜炎

第二节　胸痛

1. 胸痛的部位

表21

	部位
带状疱疹	不超过体表正中线
非化脓性肋软骨炎	第1、2肋软骨
心绞痛与急性心肌梗死	胸骨后或心前区
自发性气胸、急性胸膜炎和肺梗死	患侧的腋前线及腋中线附近

2. 胸痛的性质

表22

	性质
带状疱疹	阵发性的灼痛或刺痛
肌痛	酸痛
骨痛	刺痛
食管炎	灼痛或灼热感
心绞痛	压榨样痛，可伴有窒息感
心肌梗死	疼痛更为剧烈并有恐惧、濒死感
干性胸膜炎	尖锐刺痛或撕裂痛，伴呼吸时加重，屏气时消失
肺梗死	突然剧烈刺痛或绞痛，常伴有呼吸困难与发绀

3. 胸痛持续时间

（1）平滑肌痉挛或血管狭窄缺血所致疼痛——阵发性；

（2）心绞痛——发作时间短暂；

（3）心肌梗死——疼痛持续时间长且不易缓解。

4. 胸痛的诱因与缓解因素

（1）心绞痛常因劳累、体力活动或精神紧张而诱发，含服硝酸甘油可迅速缓解，而对心肌梗死的胸痛则无效。

（2）心脏神经症的胸痛在体力活动后反而减轻。

（3）反流性食管炎的胸骨后烧灼痛，在服用抗酸剂后减轻或消失。

第三节　腹痛

一、问诊要点

1. 既往史及年龄

（1）反复发作的节律性上腹痛病史——消化性溃疡；

（2）儿童——肠道蛔虫症及肠套叠；

（3）青壮年——消化性溃疡、阑尾炎；（4）中老年人——恶性肿瘤。

2. 腹痛部位　（见表23）

表23　腹痛部位

疼痛部位	常见疾病
中上腹部	胃、十二指肠疾病、急性胰腺炎
右上腹部	肝脓肿、胆石症、胆囊炎
右下腹部	急性阑尾炎
左下腹部或下腹部	结肠疾病、膀胱炎、盆腔炎、异位妊娠破裂
脐部或脐周	小肠疾病
全腹痛	空腔脏器穿孔后引起弥漫性腹膜炎
弥漫性或不定位性疼痛	结核性腹膜炎、腹膜转移癌、腹膜粘连、结缔组织病
牵涉性腹痛	肺炎、心肌梗死

3. 腹痛的性质与程度

表24　腹痛的性质与程度

腹痛性质和程度	可能的诊断
慢性、周期性、节律性中上腹隐痛或灼痛，突然呈剧烈的刀割样、烧灼样持续性疼痛，可能并发急性穿孔	消化性溃疡
胀痛，于呕吐后减轻或缓解	并发幽门梗阻
绞痛相当剧烈，病人常呻吟不已，辗转不安	胆石症、泌尿道结石及肠梗阻
剑突下钻顶样痛	胆道蛔虫梗阻
进行性锐痛	肝癌
持续性胀痛	慢性肝炎与淤血性肝肿大（如右心衰竭、缩窄性心包炎）
隐痛或绞痛	肠寄生虫病
剧烈绞痛或持续性疼痛	肝、脾破裂，异位妊娠破裂
持续性、广泛性剧烈腹痛伴腹肌紧张或板状腹	急性弥漫性腹膜炎

4. 诱发、加重或缓解腹痛的因素

（1）胆囊炎或胆石症发作前——进食油腻食物史；

（2）急性胰腺炎发作前——暴饮暴食、酗酒史；

（3）服碱性药缓解者——十二指肠溃疡；

（4）肠炎引起的腹痛——排便后减轻，肠梗阻腹痛—呕吐或排气后缓解。

5. 腹痛的伴随症状

图25　腹痛的伴随症状

1. 伴寒战、高热	急性化脓性胆管炎、肝脓肿、腹腔脏器脓肿
2. 伴黄疸	肝、胆、胰腺疾病，急性溶血等
3. 伴血尿	泌尿系统疾病（如尿路结石）
4. 伴休克	急性腹腔内出血、急性胃肠穿孔、急性心肌梗死、中毒性菌痢
5. 伴呕吐、腹胀、停止排便排气	胃肠梗阻
6. 伴腹泻	肠道炎症、吸收不良，亦见于慢性胰腺及肝脏疾病
7. 伴反酸、嗳气	为慢性胃炎或消化性溃疡
8. 伴血便	急性者：急性菌痢、肠套叠、绞窄性肠梗阻、急性出血性坏死性结肠炎、过敏性紫癜 慢性者：慢性菌痢、肠结核、结肠癌 柏油样便——上消化道病变 鲜血便——下消化道病变

第四节　咳嗽与咯痰

一、病因——注意非呼吸系统也可能导致

1. 呼吸道疾病。

2. 胸膜疾病胸膜炎或胸膜受刺激（如自发性气胸、胸腔穿刺）。

3. 心血管疾病如二尖瓣狭窄或其他原因所致的肺瘀血与肺水肿。

4. 中枢神经因素随意性咳嗽起源于大脑皮质，大脑皮质也能在一定程度上抑制咳嗽反射。

二、问诊要点

1. 咳嗽的音色

（1）声音嘶哑——声带炎、喉炎、喉癌，以及肿物压迫喉返神经。

（2）犬吠样——喉头炎症水肿或气管异物。

（3）鸡鸣样吼声——百日咳。

2. 痰的性质与量——痰的性质可分为黏液性、浆液性、脓性、血性等。

（1）急性呼吸道炎症时痰量较少。

（2）支气管扩张、空洞型肺结核、肺脓肿等痰量较多；支气管扩张与肺脓肿患者痰量多时，痰可出现分层现象：上层为泡沫，中层为浆液或浆液脓性，下层为坏死性物质。

（3）大叶性肺炎——铁锈色痰。（4）肺水肿——粉红色泡沫状。

第五节　咯血

1.咯血的量及其性状

表26　咯血的量与性状

	见于
大量咯血	空洞型肺结核、支气管扩张和肺脓肿
中等量以上	二尖瓣狭窄
量较少，或仅为痰中带血	其他原因
粉红色泡沫痰	急性左心衰竭—肺水肿
多次反复少量	支气管肺癌

2.咯血与呕血的鉴别

表27　咯血与呕血的鉴别

	咯血	呕血
病史	肺结核、支气管扩张、肺癌、心脏病等	消化性溃疡、肝硬化等
出血前症状	喉部痒感、胸闷、咳嗽等	上腹不适、恶心、呕吐等
出血方式	咯出	咯出，可为喷射状
出血颜色	鲜红	棕黑色或暗红色，有时鲜红色
血内混有物	泡沫和（或）痰	食物残渣、胃液
黑便	无：（如咽下血液时可有）	有：可在呕血停止后仍持续时日
酸碱反应	碱性	酸性

第六节 呼吸困难

一、临床表现

（一）肺源性呼吸困难

表28　肺源性呼吸困难

	表　现	常见疾病
1.吸气性	三凹征	喉、气管、大支气管的狭窄与梗阻
2.呼气性	伴有广泛哮鸣音	支气管哮喘、喘息型慢性支气管炎、慢性阻塞性肺气肿
3.混合性	吸气与呼气均感费力	重症肺炎、重症肺结核、大面积肺不张、大块肺梗死、大量胸腔积液和气胸

（二）心源性呼吸困难——左心衰引起

3种表现形式：

1.劳累性呼吸困难。

2.端坐呼吸。

3.夜间阵发性呼吸困难——心源性哮喘。

常见于高血压性心脏病、冠状动脉粥样硬化性心脏病、风湿性心瓣膜病、心肌炎等。

（三）中毒性呼吸困难

1. 代谢性酸中毒呼吸深大而规则，称库斯莫尔（Kussmaul）呼吸，亦称酸中毒大呼吸。

2. 药物及毒物吗啡、巴比妥类、有机磷农药等中毒时，致呼吸减慢，也可呈潮式呼吸。

（四）中枢性呼吸困难——慢而深。重症颅脑疾病，呼吸变慢而深。

（五）癔病性呼吸困难

呼吸频速和表浅，常因换气过度而发生呼吸性碱中毒，出现口周、肢体麻木和手足搐搦，经暗示疗法，可使呼吸困难减轻或消失。

小结——几种特殊原因导致的不同呼吸改变

表29

	对呼吸的影响
代酸	深大而规则——（Kussmaul）呼吸
药物及毒物	慢——潮式呼吸
中枢性呼吸困难	慢、深
癔病性	浅、快

四、伴随症状

伴大量咯血见于肺结核、支气管扩张。

第七节　恶心与呕吐

一、病因

1. 反射性呕吐

①胃肠病变——其中胃源性呕吐的特点是常与进食有关，常伴有恶心先兆，呕吐后感觉轻松。

②肝、胆、胰与腹膜病变——有恶心先兆，呕吐后不觉轻松。

2. 中枢性呕吐

颅内高压呕吐的特点是呈喷射状，常无恶心先兆，吐后不感轻松。

小结——几种原因导致呕吐的特征，见表30。

二、问诊要点

1. 呕吐特点

表30

呕吐原因	有无恶心先兆	吐后是否轻松
1.胃源性	有	是
2.肝、胆、胰与腹膜病变	有	不
3.颅内高压	无	不

（1）有恶心先兆，呕吐后感轻松者多见于胃源性呕吐。

（2）喷射状呕吐多见于颅内高压。

（3）无恶心，呕吐不费力，全身状态较好者多见于神经性呕吐。

2.呕吐物性质

表31

	提示疾病
咖啡色	上消化道出血
隔餐或隔日食物，并含腐酵气味	幽门梗阻
含胆汁	十二指肠乳头以下的十二指肠或空肠梗阻
有粪臭	低位肠梗阻
有蛔虫	胆道蛔虫、肠道蛔虫

第八节　呕血与黑便

一、病因

前三位的病因：消化性溃疡、食管与胃底静脉曲张破裂、急性胃黏膜病变。

1.胃及十二指肠疾病

最常见的原因是消化性溃疡。

2.食管疾病——其实质是肝脏疾病（门脉高压）。

3.肝、胆、胰的疾病

二、问诊要点

1.临床表现与出血量的估算

表32

临表或检查结果	估计出血量
大便隐血试验阳性	5ml以上
黑便	60ml以上
呕血	胃内蓄积血量达300ml
头昏、眼花、口干、乏力、皮肤苍白、心悸不安、出冷汗，甚至昏倒	一次达400ml以上
周围循环衰竭	800～1000ml以上

2. 伴随症状

（1）伴慢性、周期性、节律性上腹痛，见于消化性溃疡。

（2）伴蜘蛛痣、肝掌、黄疸、腹壁静脉曲张、腹水、脾肿大，见于肝硬化门静脉高压。

（3）伴皮肤黏膜出血者，见于血液病及急性传染病。

（4）伴右上腹痛、黄疸、寒战高热——急性梗阻性化脓性胆管炎。

第九节　黄疸

一、溶血性黄疸

1. 临床表现

（1）急性溶血：起病急骤，出现寒战、高热、头痛、腰痛、呕吐，严重者出现周围循环衰竭及急性肾功能衰竭。

（2）慢性溶血：贫血、黄疸、脾肿大三大特征。

2. 实验室检查

血清总胆红素增多，以非结合胆红素为主，结合胆红素一般正常。尿胆原增多，尿胆红素阴性。贫血、网织红细胞增多。

二、肝细胞性黄疸

1. 临床表现黄疸呈浅黄至深黄。有乏力、食欲下降、恶心呕吐、出血及肝脾肿大等。

2. 实验室检查血清结合及非结合胆红素均增多。尿中尿胆原通常增多，尿胆红素阳性。大便颜色通常改变不明显。有转氨酶升高等肝功能受损的表观。

三、胆汁淤积性黄疸——梗阻性黄疸

1. 临床表现

黄疸深而色泽暗，甚至呈黄绿色或褐绿色。皮肤瘙痒及心动过缓。可伴有寒战、发热、右上腹痛等胆道梗阻症状。

2. 实验室检查

血清结合胆红素明显增多。尿胆原减少或阴性，尿胆红素阳性。大便颜色变浅。

第十节　抽搐

一、问诊要点

1. 伴随症状

表33

抽搐伴随症状	可能的疾病
不伴意识丧失	破伤风、狂犬病、低钙抽搐、癔症性抽搐
高热	颅内与全身的感染性疾病、小儿高热惊厥
高血压	高血压脑病、高血压脑出血、妊娠高血压综合征、颅内高压
脑膜刺激征	脑膜炎及蛛网膜下腔出血
瞳孔散大、意识丧失、大小便失禁	癫痫大发作
肢体偏瘫	脑血管疾病及颅内占位

二、临床表现

1. 嗜睡　是最轻的意识障碍，表现为持续性的睡眠状态。

2. 昏睡　患者近乎不省人事，处于熟睡状态，不易被唤醒。

3. 昏迷　意识丧失，任何强大的刺激都不能被唤醒。

4. 意识模糊　轻度意识障碍，意识障碍程度较嗜睡重。

5. 谵妄

三、伴随症状

表34

1. 伴发热	先发热后出现意识障碍——严重感染性疾病 先出现意识障碍后出现发热——体温调节中枢功能失常引起发热的疾病
2. 伴呼吸缓慢	吗啡或巴比妥类中毒、颅内高压
3. 伴呼吸深大	尿毒症、糖尿病酮症酸中毒
4. 伴瞳孔散大	酒精中毒、癫痫、低血糖昏迷等
5. 伴瞳孔缩小	海洛因、吗啡、巴比妥类、有机磷中毒
6. 伴高血压	脑出血、高血压脑病、肾炎、颅内高压
7. 伴脑膜刺激征	脑膜炎及蛛网膜下腔出血

第二章　体检诊断

第一节　基本检查法

一、触诊　各种触诊推拿手法适用范围小结

- 触诊
  - 浅部触诊 → 检查体表潜在病变
  - 深部触诊
    - 检查腹腔内脏器和病变
    - 深部滑行触诊 → 腹腔深部包块和脏器的检查
    - 双手触诊 → 肝、脾、肾、子宫和腹腔肿物的检查
    - 深压触诊 → 探测腹部深在病变部位或确定腹腔压痛点
    - 冲击触诊 → 大量腹水而肝脾难以触及时

图106

二、叩诊　重点掌握各种叩诊音提示的病理情况

表35

	生理情况	病理状态
清音	正常肺部的叩诊音	
浊音	肺的边缘所覆盖的心脏或肝脏部分	肺组织含气量减少（如肺炎）
鼓音	胃泡区及腹部	肺空洞、气胸或气腹
过清音		肺气肿
实音	心脏、肝脏	大量胸腔积液或肺实变

三、嗅诊

1. 痰液味　恶臭味：支气管扩张或肺脓肿。

2. 呕吐物味　略带酸味——胃内容物。

（1）浓烈的酸味：幽门梗阻或狭窄。

（2）烂苹果味：胃坏疽。

3. 呼气味

（1）刺激性蒜味：有机磷农药中毒。

（2）烂苹果味：糖尿病酮症酸中毒。

（3）氨味：尿毒症。

（4）腥臭味：肝昏迷。

第二节　全身状态检查

一、体温

1. 口腔温度正常值为36.3～37.2℃。

2. 肛门温度　36.5～37.7℃。

3. 腋下温度　36～37℃。

二、脉搏

1. 脉率

正常值：成人60～100次／分钟。

临床意义

（1）脉率增快——发热、疼痛、贫血、甲亢、心力衰竭、休克、心肌炎等。

（2）脉率减慢——颅内高压、伤寒、病态窦房结综合征、Ⅱ度以上窦房或房室传导阻滞，或服用强心苷、钙拮抗剂、β受体阻滞剂等药时。

（3）脉率少于心率——脉搏短绌，见于房颤、频发早搏等。

2. 节律

（1）房颤和早搏时，脉律不整齐。

（2）房颤时，脉搏节律完全无规律，同时有脉搏强弱不一和脉搏短绌，称为脉搏绝对不齐。

三、血压

表36

类别	收缩压（mmHg）	舒张压（mmHg）
理想血压	＜120	＜80
正常血压	＜130	＜85
正常高限	130～139	85～89
1级高血压	140～159	90～99
亚组：临界高血压	140～149	90～94
2级高血压	160～179	100～109
3级高血压	≥180	≥110
单纯收缩期高血压	≥140	＜90
亚组：临界高血压	140～149	＜90

1. 高血压

（1）绝大多数见于原发性高血压病；

（2）继发性高血压少见（约＜5%），见于肾脏疾病、肾上腺皮质或髓质肿瘤、肢端肥大症、甲亢、颅内高压、妊娠高血压综合征。

2. 低血压血压低于90／60mmHg。

常见于休克、急性心肌梗死、心力衰竭、心包填塞、肾上腺皮质功能减退。

3. 脉压增大和减小

（1）脉压＞40mmHg称为脉压增大——主动脉关闭、动脉导管未闭、动静脉瘘、高热、甲亢、严重贫血、老年主动脉硬化。

（2）脉压＜30mmHg称为脉压减小，见于主动脉狭窄、心力衰竭、低血压休克、心包积液、缩窄性心包炎。

四、面容与表情

表37　面容与表情

	关键词	见于
急性病容	面色潮红	肺炎、疟疾、流脑
慢性病容	面色晦暗	肝硬化、肺结核、恶性肿瘤
甲亢面容	眼球突出，目光闪烁	甲亢
黏液性水肿面容	睑厚面宽，颜面浮肿	甲减
二尖瓣面容	双颊紫红	风心病二狭
伤寒面容	表情淡漠，无欲状态	伤寒
苦笑面容	牙关紧闭，面肌痉挛	破伤风
满月面容	面圆如满月，伴痤疮	库欣综合征
肢端肥大症面容	头颅增大，耳鼻增大，脸面变长	肢端肥大症

五、体位

表38　体位

	见于
仰卧位	急性腹膜炎
俯卧位	脊柱疾病
侧卧位	一侧胸膜炎及大量胸腔积液
坐位（端坐呼吸）	心肺功能不全
辗转体位	胆绞痛、肾绞痛、肠绞痛
角弓反张位	破伤风及小儿脑膜炎

1. 自动体位，见于轻病或疾病早期。

2. 被动体位，见于极度衰弱或意识丧失的患者。

3. 强迫体位。

六、步态

表39　步态

	见于
痉挛性偏瘫步态（划圈样）	急性脑血管疾病后遗症
剪刀步态	双侧锥体束损害及脑性瘫痪
小脑性步态（醉汉样	多发性硬化、小脑肿瘤、脑卒中及某些遗传性小脑疾病
慌张步态	震颤麻痹
蹒跚步态（鸭步）	佝偻病、大骨节病、进行性肌营养不良、先天性双髋关节脱位

第三节　皮肤检查

一、皮肤弹性

1. 减弱　长期消耗性疾病或严重脱水。

2. 增加　发热。

二、皮肤颜色

表40　皮肤颜色

	见于
红	①发热性疾病。 ②阿托品中毒。一氧化碳中毒患者的皮肤、黏膜呈樱桃红色。 ③皮肤持久性发红——库欣综合征及真性红细胞增多症。
白	贫血、寒冷、休克、虚脱；只有肢端苍白者——雷诺病、血栓闭塞性脉管炎。
黄	黄疸——肝细胞性、胆道阻塞性或溶血性。
绀	还原血红蛋白增多——缺氧性疾病（先心病）
色素沉着	1）全身性——肾上腺皮质功能减退，肝硬变、肝癌晚期。 2）皮肤——砷剂、抗癌药。 3）妊娠斑。老年斑。
色素脱失	白癜风、黏膜白斑——化症

三、湿度与出汗

盗汗——肺结核，冷汗——休克与虚脱。

四、皮疹

表41　皮疹

	表现	见于
1. 斑疹	局部皮肤发红，不高出皮肤	麻疹初起、斑疹伤寒、丹毒、风湿性多形性红斑
2. 丘疹	直径小于1cm，除局部颜色改变外还隆起皮面	药物疹、湿疹、猩红热+麻疹
3. 斑丘疹	丘疹周围合并皮肤发红的底盘	药物疹、湿疹、猩红热+风疹
4. 玫瑰疹	鲜红色的圆形斑疹，压之退色，松开时复现	伤寒或副伤寒
5. 荨麻疹（风团块）	边缘清楚的红色或苍白色的瘙痒性皮肤损害	过敏

五、皮下出血

表42　皮下出血

＜2mm	3～5mm	＞5mm	片状出血伴皮肤显著隆起
瘀点	紫癜	瘀斑	血肿

六、蜘蛛痣

常见于慢性肝炎、肝硬化。

慢性肝病患者手掌大、小鱼际处常发红，加压后退色，称为肝掌。

七、皮下结节

• 位于关节附近或长骨骺端的圆形硬质小结——风湿小结。

• 位于皮下肌肉表层的豆状硬韧小结——猪带绦虫囊蚴结节。

八、水肿

• 全身性——肾炎和肾病、心力衰竭（尤其是右心衰竭）、失代偿期肝硬变和营养不良等。

• 局限性——局部炎症、外伤、过敏、血栓形成所致的毛细血管通透性增加，静脉或淋巴回流受阻。

九、皮下气肿

• 捻发感或握雪感。

• 临床见于——肺部外伤或肢体有产气杆菌感染。

第四节　淋巴结检查

一、浅表淋巴结肿大的临床意义

（一）局限性淋巴结肿大

1. 非特异性淋巴结炎

2. 淋巴结结核

3. 转移性淋巴肿结大

左锁骨上窝淋巴结肿大——腹腔脏器癌（胃癌、肝癌、结肠癌等）。

右锁骨上窝——胸腔脏器癌（肺癌、食管癌等）。

颈部——鼻咽癌。　腋下——乳腺癌。

（二）全身淋巴结肿大

常见于传染性单核细胞增多症、淋巴细胞性白血病、淋巴瘤。

第五节　头部检查

一、头颅

1. 大小及形态

（1）小颅

婴幼儿前囟、后囟过早闭合可引起小头畸形，同时伴有智力障碍（痴呆症）。

（2）方颅——小儿佝偻病、先天性梅毒。

（3）巨颅

由于颅内高压，压迫眼球，形成双目下视、巩膜外露的特殊面容，称为落日现象——脑积水。

2. 头颅运动

（1）头部活动受限——颈椎病。

（2）头部不随意颤动——震颤麻痹（帕金森病）。

（3）与颈动脉搏动节律一致的点头运动——严重主动脉关闭不全。

3. 颜面

下颌增大前凸，两颧和眉弓高凸，口唇增厚——肢端肥大症；

侧腮腺肿大致耳垂被托起，颜面增宽——流行性腮腺炎。

二、头部器官

眼

1. 眼睑

表43

	上睑下垂	眼睑闭合不全	眼睑水肿
双侧	重症肌无力、先天性上眼睑下垂	甲亢	多见于肾炎、肝炎、贫血、营养不良、血管神经性水肿。
单侧	能引起动眼神经麻痹的各种疾病，如脑炎、脑脓肿、蛛网膜下腔出血、白喉、外伤	面神经麻痹	

2. 结膜

（1）发红、水肿、充血——结膜炎、角膜炎、沙眼早期。

（2）苍白——贫血。

（3）发黄——黄疸。

（4）有滤泡或乳头——沙眼。

（5）有散在出血点——亚急性感染性心内膜炎。

（6）结膜下片状出血——出血性疾病，高血压、动脉硬化。

（7）球结膜下水肿——脑水肿或输液过多。

3. 巩膜黄染——黄疸。

4. 角膜

凯-费环（角膜色素环）——肝豆状核变性（Wilson）病。

5. 瞳孔

（1）瞳孔大小

缩小（＜2mm）常见于虹膜炎，有机磷农药中毒，毒蕈中毒，吗啡、氯丙嗪、毛果云香碱等药物影响。

扩大（＞5mm）见于外伤、青光眼绝对期、视神经萎缩、完全失明、濒死状态、颈交感神经刺激和阿托品、可卡因等药物影响。

（2）瞳孔大小不等

双侧瞳孔大小不等——脑外伤、脑肿瘤、脑疝及中枢神经梅毒。

（3）对光反射

①直接对光反射，即电筒光直接照射一侧瞳孔立即缩小，移开光线后瞳孔迅速复原。

②间接对光反射，即用手隔开双眼，电筒光照射一侧瞳孔后，另一侧瞳孔也立即缩小，移开光线后瞳孔迅速复原。

瞳孔对光反射迟钝或消失，见于昏迷病人。

6.眼球

（1）眼球突出

双侧——甲亢。

单侧——局部炎症或眶内占位性病变，偶见于颅内病变。

（2）眼球凹陷

双侧——重度脱水，老年人由于眶内脂肪萎缩而有双侧眼球后退。

单侧——Horner综合征和眶尖骨折。

第六节　颈部检查

一、颈部的血管

颈静脉怒张——右心衰竭、缩窄性心包炎、心包积液及上腔静脉受压。

颈动脉搏动（安静状态下明显搏动）——发热、甲亢、高血压、主闭或严重贫血。

二、甲状腺

（一）检查方法

甲状腺肿大分为三度：

Ⅰ度：不能看出但能触及。

Ⅱ度：既可看出肿大又能触及，但在胸锁乳突肌以内区域。

Ⅲ度：肿大超出胸锁乳突肌外缘。

（二）临床意义

生理性甲状腺肿大——青春期、妊娠或哺乳期。轻度肿大，表面光滑，质地柔软，无任何症状。

病理性甲状腺肿大，常见的有以下几种：

1.单纯性甲状腺肿

2. 甲亢

3. 甲状腺肿瘤

4. 慢性淋巴细胞性甲状腺炎

三、气管

将气管推向健侧——大量胸腔积液、气胸或纵隔肿瘤及单侧甲状腺肿大；

将气管拉向患侧——肺不张、肺硬化、胸膜粘连。

第七节　胸壁及胸廓检查

一、胸廓、胸壁与乳房检查

（一）胸廓

1. 正常胸廓前后径与横径之比约为1：1.5。

2. 异常胸廓

（1）桶状胸——慢性阻塞性肺气肿及支气管哮喘；

（2）扁平胸——瘦长体型者，也可见于慢性消耗性疾病，如肺结核。

（3）佝偻病胸——又称鸡胸——佝偻病。

（4）漏斗胸——佝偻病。

（二）胸壁

1. 胸壁静脉

上腔静脉受阻时，胸壁静脉的血流方向自上向下；

下腔静脉受阻时，胸壁静脉的血流方向自下向上。

2. 胸壁压痛

有胸骨压痛或叩击痛——白血病。

（三）乳房

1. 视诊

皮肤“橘皮样”，多为浅表淋巴管被乳癌堵塞后局部皮肤出现淋巴性水肿所致，也可见于炎症。

乳头有血性分泌物见于乳管内乳头状瘤、乳癌。

2. 触诊

①如乳房变为较坚实而无弹性，提示皮下组织受肿瘤或炎症浸润。

②乳房压痛多系炎症所致，恶性病变一般无压痛。

③急性乳房炎乳房红、肿、热、痛，常局限于一侧乳房的某一象限。

乳癌肿块形状不规则，表面凹凸不平，边界不清，压痛不明显，可有“橘皮样”、乳头内陷及血性分泌物。

第八节　肺和胸膜检查

一、视诊

（一）呼吸类型

成年女性以胸式呼吸为主，儿童及成年男性以腹式呼吸为主。

（二）呼吸频率、深度及节律

1.呼吸频率变化

成人呼吸频率＞24次/分钟，称为呼吸过速，见于剧烈体力活动、发热（体温每增高1℃呼吸增加4次/分钟）、疼痛、贫血、甲亢、呼吸功能障碍、心力衰竭、肺炎、胸膜炎、精神紧张等。

成人呼吸频率＜12次/分钟，称为呼吸过缓，见于深睡、颅内高压、黏液性水肿、吗啡及巴比妥中毒等。

2.呼吸深度变化

呼吸加深：严重代谢性酸中毒时，病人出现节律匀齐，深而大的呼吸，称为库斯莫尔（Kussmaul）呼吸，又称酸中毒大呼吸，见于尿毒症、糖尿病酮症酸中毒等疾病。

呼吸浅快：可见于肺气肿、胸膜炎、胸腔积液、气胸、呼吸肌麻痹、大量腹水、肥胖、鼓肠、麻醉剂或镇静剂过量等。

3.呼吸节律变化

（1）潮式呼吸又称陈-施呼吸。

特点：呼吸由浅慢逐渐变为深快，再由深快逐渐变为浅慢，直至呼吸停止片刻（约5～30秒），再开始上述周期性呼吸，称为潮式呼吸。

多见于：中枢神经系统疾病，也见于心力衰竭、缺氧及某些脑干损伤。

（2）间停呼吸又称比奥（Biot）呼吸。——常为临终前的危急征象。

特点：有规律的深度相等的几次呼吸之后，突然停止呼吸，间隔一个短时间后又开始深度相同的呼吸，如此周而复始。周期持续时间约10～60秒。

二、触诊

（一）触觉语颤

表44　语颤改变的意义

触觉语颤	见　于
增强	①肺实变：肺炎、肺梗死、肺结核、肺脓肿及肺癌。 ②压迫性肺不张：胸腔积液上方受压而萎瘪的肺组织及受肿瘤压迫的肺组织。 ③较浅而大的肺空洞：肺结核、肺脓肿、肺肿瘤所致的空洞。
减弱或消失	①肺泡内含气量增多：如肺气肿及支气管哮喘发作时。 ②支气管阻塞：如阻塞性肺不张、气管内分泌物增多。 ③胸壁距肺组织距离加大：如胸腔积液、气胸、胸膜高度增厚及粘连、胸壁水肿或高度肥厚、胸壁皮下气肿。 ④体质衰弱。

（二）胸膜摩擦感

以腋中线第5～7肋间隙最易感觉到。临床意义——同听诊部分：胸膜摩擦音。

三、叩诊

肺部定界叩诊

1.肺下界

肺下界下移见于：肺气肿

肺下界上移而膈肌下移见于：胸腔积液和气胸。

肺下界不易叩出见于：下叶肺实变、胸腔积液、胸膜增厚。

2.肺下界移动度——正常两侧肺下界移动度为6～8cm。

减小——肺气肿、胸腔积液、气胸、肺不张、胸膜粘连、肺炎及腹压增高。

难以叩出——胸腔大量积液、积气或广泛胸膜增厚粘连。

3.肺部病理性叩诊音的意义

（1）浊音或实音

①肺组织含气量减少或消失：如肺炎、肺结核、肺梗死、肺不张、肺水肿、肺硬化。

②肺内不含气的病变：如肺肿瘤、肺包囊虫病、未穿破的肺脓肿。

③胸膜腔病变：如胸腔积液、胸膜增厚粘连等。

④胸壁疾病：如胸壁水肿、肿瘤等。

（2）鼓音

①气胸。

②直径大于3～4cm的浅表肺空洞如空洞型肺结核、液化破溃了的肺脓肿或肺肿瘤。

（3）过清音——肺气肿、支气管哮喘发作。

四、听诊

1.干啰音

（1）两肺干啰音见于：急慢性支气管炎、支气管哮喘、支气管肺炎、心源性哮喘。

（2）局限性干啰音多见于：支气管局部结核、肿瘤、异物或黏稠分泌物附着。

（3）局部而持久的干啰音见于：肺癌早期或支气管内膜结核。

2.湿啰音（水泡音）

（1）两肺散在性分布：支气管炎、支气管肺炎、血行播散型肺结核、肺水肿。

（2）两肺底分布：肺淤血、肺水肿及支气管肺炎。

（3）一侧或局限性分布：肺炎、肺结核（多在肺上部）、支气管扩张症（多在肺下部）、肺脓肿、肺癌及肺出血等。

3.听觉语音

（1）减弱见于：过度衰弱、支气管阻塞、肺气肿、胸腔积液、气胸、胸膜增厚或水肿。

（2）增强见于：肺实变、肺空洞及压迫性肺不张。

（3）增强、响亮，且字音清楚，称为支气管语音，见于肺组织实变。

4.胸膜摩擦音——干性胸膜炎的重要体征。

第九节　心脏、血管检查

一、心脏视诊

（一）心前区隆起

1.某些先天性心脏病，如法洛四联症、肺动脉瓣狭窄。

2.慢性风湿性心脏病伴右心室增大。

3. 伴大量渗液的心包炎。

（二）心尖搏动

1. 心尖搏动的位置改变

（1）心脏疾病：左心室增大时，心尖搏动向左向下移位。

（2）胸部疾病：

①移向患侧：肺不张、粘连性胸膜炎。

②移向健侧：胸腔积液、气胸。

（3）腹部疾病：大量腹水、肠胀气、腹腔巨大肿瘤或妊娠等，心尖搏动位置向上外移位。

2. 心尖搏动强度及范围的改变

（1）增强：甲亢、重症贫血及发热等疾病。

（2）抬举性：为左心室明显肥大的可靠体征。

（3）减弱甚或消失：心包积液、左侧气胸或胸腔积液、肺气肿等。

（4）减弱伴弥散：心肌炎。

（5）减弱且与心尖浊音界不一致：大量心包积液，心尖搏动位于心浊音界内侧。

二、心脏触诊

（一）震颤

心脏常见震颤的临床意义

表45　心脏震颤

时期	部　位	临床意义
收缩期	胸骨右缘第2肋间（右2）	主动脉狭窄
	左2	肺动脉狭窄
	左3、4	室间隔缺损
舒张期	心尖部	二尖瓣狭窄
连续性	左2及其附近	动脉导管未闭

（二）心包摩擦感

心包摩擦感通常在左4最易触及。以收缩期明显。坐位稍前倾或深呼气末更易触及。

三、心脏叩诊

（1）左心室增大——心脏浊音界向左下扩大，心脏浊音区呈靴形，称为主动脉型心脏。见于主闭及高血压性心脏病。

（2）左心房增大或合并肺动脉段扩大——心脏浊音区外形呈梨形，称为二尖瓣型心脏。见于二尖瓣狭窄。

（3）心包积液——向两侧扩大——三角烧瓶形。

①靴形→主动脉瓣关闭不全，高血压

②梨形→二尖瓣狭窄

③烧瓶形→心包积液

④普大型→扩张型心肌病

四、心脏听诊

1.心率正常成人心率为60～100次／分钟。

（1）窦性心动过速——成人＞100次／分钟，或婴幼儿＞150次／分钟

•发热、贫血、甲亢、休克、心肌炎、心功能不全和使用肾上腺素、阿托品等药物后。

（2）窦性心动过缓——成人窦性心律的频率＜60次／分钟（不低于40次／分钟）。

•颅内高压、阻塞性黄疸、甲减、病态窦房结综合征、高血钾以及强心苷、奎尼丁或β受体阻滞剂等药物过量。

（3）阵发性心动过速——＞160次／分钟

（4）病态窦房结综合征——＜40次／分钟

2.心律

（1）窦性心律不齐

①呼吸性——健康青年及儿童，

②非呼吸性——强心苷中毒或冠心病伴早期心力衰竭等。

（2）房颤

房颤的听诊特点：

①心律绝对不规则；

②S1强弱不等且无规律；

③脉搏短绌——心率快于脉率。

常见于二尖瓣狭窄、冠心病、甲亢。

3. 心音

（1）性质改变

①钟摆律：心肌有严重病变。

②胎心律：病情严重。

③以上两者可见于大面积急性心肌梗死和重症心肌炎。

（2）额外心音

1）奔马律的出现提示：左室功能低下、心肌功能严重障碍。

①严重心肌损害时心室壁张力明显减弱，如心肌梗死、心肌炎、冠心病及多种心脏病所致的左心衰竭；

②进入心室的血流增多，血流速度增快，见于二尖瓣关闭不全、主动脉瓣关闭不全。

2）开瓣音——见于二尖瓣狭窄。

表示狭窄的二尖瓣尚具有一定弹性，为二尖瓣分离术适应证的参考条件之一。

4. 心脏杂音

1）最响部位与病变部位的关系

表46

最响部位	提示病变部位
心尖部	二尖瓣
胸骨下剑突偏左或偏右处	三尖瓣
主动脉瓣区	主动脉瓣
肺动脉瓣区	肺动脉瓣
胸骨左缘3、4肋间	室间隔缺损

2）杂音的性质与所提示的病变

表47

杂音性质	提示病变
心尖区粗糙的吹风样收缩期杂音	二尖瓣关闭不全
心尖区柔和而高调的吹风样杂音	相对性二尖瓣关闭不全
心尖区舒张中晚期隆隆样杂音	二尖瓣狭窄的特征性杂音
主动脉瓣第二听诊区叹气样舒张期杂音	主动脉瓣关闭不全
胸骨左缘第2肋间及其附近机器声样连续性杂音	动脉导管未闭
乐音样杂音听诊时其音色如海鸥鸣或鸽鸣样	感染性心内膜炎及梅毒性主动脉瓣关闭不全

5. 心包摩擦音

在胸骨左缘3、4肋间隙处较易听到；病人采取坐位稍前倾，深呼气后屏住呼吸时易于听到。

见于结核性、化脓性等感染性心包炎和急性非特异性心包炎，也可见于风湿性病变、急性心肌梗死、尿毒症、心包原发或继发性肿瘤和系统性红斑狼疮等非感染性情况。

五、血管检查

（一）视诊

1. 肝-颈静脉返流征

意义：提示肝脏淤血，是右心功能不全的重要早期征象。也可见于渗出性或缩窄性心包炎。

2. 毛细血管搏动征

意义：见于脉压增大的疾病，如：主闭、重症贫血、甲亢。

（二）触诊

表48

名称	特点	意义
水冲脉	脉搏骤起骤急促而有力	主闭、发热、严重贫血、甲亢、动脉导管未闭
交替脉	节律正常强弱交替	高血压心脏病、急性心肌梗死、主闭
重搏脉		伤寒
奇脉	吸气时脉搏减弱或消失	心包积液、缩窄性心包炎
无脉	脉搏消失	严重休克及多发性大动脉炎

（三）听诊

枪击音与杜氏双重杂音——主动脉瓣关闭不全时，甲亢、高热、贫血。

（四）周围血管征

1. 周围血管征包括：头部随脉搏呈节律性点头运动、颈动脉搏动明显、毛细血管搏动征、水冲脉、枪击音与杜氏双重杂音。

2. 都是由脉压增大所致，常见于主动脉瓣关闭不全、发热、贫血及甲亢。

常见循环系统病变体征，见表49。

表49

病变	视诊(心尖搏动)	触诊(心尖搏动)	叩诊	听 诊
二尖瓣狭窄	二尖瓣面容，心尖搏动略向左移	向左移，心尖部触及舒张期震颤	梨形	心尖部S_1亢进，较局限的递增型隆隆样舒张中晚期杂音，可伴开瓣音，P_2亢进，肺动脉瓣区格-斯杂音
二尖瓣关闭不全	向左下移位	向左下移位，常呈抬举性	向左下扩大	心尖部S_1减弱，心尖部有3/6级或以上较粗糙的吹风样全收缩期杂音，范围广泛，常向左腋下及左肩胛下角传导
主动脉狭窄	向左下移位	向下移位，呈抬举性，主动脉瓣区收缩期震颤	向下扩大	心尖部S_1减弱，A_2减弱消失，可听到高调、粗糙的递增-递减型收缩期杂音，向颈部传导
主动脉关闭不全	颜面较苍白，颈动脉搏动明显，向左下移位且范围较广，点头运动及毛细血管搏动征	向左下移位并呈抬举性，有水冲脉	靴形	心尖部S_1减弱，A_2减弱或消失，主动脉瓣第二听诊区叹气样递减型舒张期杂音，可向心尖部传导

第十节　腹部检查

一、视诊

（一）腹部外形

1. 腹部膨隆

①腹内积气：可见于肠梗阻、肠麻痹、胃肠穿孔或治疗性人工气腹。

②腹腔积液：大量积液可形成蛙腹。常见于肝硬化门脉高压症、右心衰竭、缩窄性心包炎、肾病综合征、结核性腹膜炎、腹膜转移癌等。

③腹腔巨大肿块：以巨大卵巢囊肿最常见。

2. 腹部凹陷

①常见于严重脱水、明显消瘦及恶病质。

②严重者呈舟状腹，见于恶性肿瘤、结核、糖尿病、顽固性心衰、神经性厌食等慢性消耗性疾病的晚期。

（二）腹壁

1. 腹壁静脉

（1）上腔静脉阻塞时，上腹壁或胸壁曲张的浅静脉，血流转向下方进入下腔静脉。

（2）下腔静脉阻塞时，脐以下的腹壁浅静脉血流方向转向上方进入上腔静脉。

2. 蠕动波

当胃肠道发生梗阻时，梗阻近端的胃或肠段饱满而隆起，可显出各自的轮廓，称胃型或肠型。

二、触诊

（一）触诊方法及注意事项（略）

（二）触诊内容

1. 腹壁紧张度

（1）全腹紧张度增加

①急性弥漫性腹膜炎，呈板状强直。

②结核性腹膜炎时，呈面团感或揉面感。

（2）局部腹壁紧张

①急性胰腺炎出现上腹或左上腹壁紧张。

②急性胆囊炎可出现右上腹壁紧张。

③急性阑尾炎常出现右下腹壁紧张。

2. 压痛及反跳痛

腹壁紧张、压痛、反跳痛，称为腹膜刺激征，是急性腹膜炎的重要体征。

固定的压痛点：

①阑尾点，又称麦氏点，位于右髂前上棘与脐连线中外1/3交界处；

②胆囊点，位于右侧腹直肌外缘与肋弓交界处。

3. 腹内器官触诊

（1）肝脏触诊　见表50。

（2）胆囊触诊

①墨菲征阳性：在深吸气时发炎的胆囊下移时碰到用力按压的拇指引起疼痛，患者因疼痛而突然屏气，又称胆囊触痛征。见于急性胆囊炎。

②库瓦西耶征阳性：当胰头癌压迫胆总管导致阻塞，出现黄疸进行性加深，

表50　肝脏触诊

项目	大小	质地	表面	边缘	压痛
急性肝炎	轻度肿大	质稍韧	光滑	钝	有
慢性肝炎	明显肿大	质韧			轻
肝硬化	早期肿大晚期缩小	质硬	结节	薄	无
肝癌	肿大	坚硬	结节巨块	不整	明显
脂肪肝	肿大	质软	光滑	钝	无
肝淤血	明显肿大	质韧	光滑	圆钝	有

胆囊显著肿大，但无压痛，又称无痛性胆囊增大征阳性。

（3）脾脏触诊　临床上常将脾肿大分为三度：

①轻度：脾脏在肋下不超过3cm。

②中度：超过3cm但在脐水平线以上。

③高度：超过脐水平线或前正中线。

三、叩诊

（一）肝

表51　肝脏叩诊

肝浊音界	向上移位	向下	扩大	缩小	消失代之以鼓音
临床意义	右肺不张、右肺纤维化、气腹及鼓肠	气肿、右侧张力性气胸	肝炎、肝脓肿、肝淤血、肝癌和多囊肝	急性肝坏死、晚期肝硬化和胃肠胀气	急性胃肠穿孔；人工气腹

（二）腹水的检查

当腹腔内有较多游离液体（在1000ml以上）时，因体位不同而出现腹部叩诊浊音区变动的现象，称移动性浊音。

四、听诊

（一）肠鸣音

1. 肠鸣音亢进——机械性肠梗阻。

2. 肠鸣音消失——急性腹膜炎或麻痹性肠梗阻（与机械性肠梗阻相反！）。

（二）振水音——胃扩张、幽门梗阻及胃液分泌过多。

（三）血管杂音

1. 上腹部两侧收缩期血管杂音——肾动脉狭窄。

2. 中腹部——腹主动脉瘤或腹主动脉狭窄。

3. 脐周或上腹部静脉性杂音——肝硬化所致门静脉高压侧支循环形成。

五、腹部常见疾病的体征

（一）肝硬化

黄疸、蜘蛛痣、肝掌，肝脏轻度肿大/缩小，质硬，无压痛，脾大、脾亢，蛙腹状，移动性浊音阳性，液波震颤，食管胃底静脉曲张、腹壁静脉曲张、痔核。

（二）幽门梗阻

反复呕吐大量发酵的隔日食物；主要体征：空腹时上腹部饱满和胃型、蠕动波及逆蠕动波，并出现振水音。

（三）急性腹膜炎

腹膜刺激征——腹壁紧张、压痛及反跳痛。胃肠穿孔时，叩诊肝浊音区缩小或消失，听诊肠鸣音减弱或消失。

（四）急性阑尾炎

右下腹部麦氏点有显著而固定的压痛及反跳痛——诊断阑尾炎的重要依据。结肠充气试验阳性——阑尾炎。腰大肌征阳性——盲肠后位的阑尾炎。

（五）急性胆囊炎

右肋下胆囊区有腹壁紧张、压痛及反跳痛，墨菲征阳性。

（六）急性胰腺炎

1. 水肿型

表情痛苦，无腹壁紧张与反跳痛。上腹部或左上腹部有中度压痛，但常与主诉腹痛不相符。

2. 出血坏死型

休克、腹膜刺激征、移动性浊音阳性、腹胀和肠鸣音减弱或消失、上腹部可触及包块。

（七）肠梗阻

1. 腹部膨胀，腹壁紧张，有压痛。
2. 绞窄性肠梗阻有反跳痛。
3. 机械性肠梗阻时，可见肠型及蠕动波，听诊肠鸣音亢进，呈金属性音调；
4. 麻痹性肠梗阻时视诊无肠型，听诊肠鸣音减弱或消失（听诊与机械性相反！）。

第十一节　肛门和直肠检查

触诊——直肠指诊临床意义

1. 有剧烈触痛——肛裂与感染。

2. 触痛并有波动感——肛门、直肠周围脓肿。

3. 柔软光滑而有弹性包块——直肠息肉。

4. 质地坚硬、表面凹凸不平的包块——直肠癌。

5. 指套带有黏液、脓液或血液——炎症并有组织破坏。

第十二节　脊柱与四肢检查

四肢与关节检查

1. 匙状甲——缺铁性贫血

2. 杵状指（趾）常见于：

①呼吸系统疾病：如支气管扩张、支气管肺癌、慢性肺脓肿、脓胸等。

②某些心血管疾病：如发绀型先天性心脏病、亚急性感染性心内膜炎等。

3. 浮髌试验阳性——膝关节腔大量积液。

如压下时如同触及绒垫的柔软感——结核性关节炎引起的膝关节积液。

第十三节　神经系统检查

一、中枢性和周围性面神经麻痹鉴别点

表52

	受损部位	面部表现	病因	口角
中枢性	核上组织	病灶对侧颜面下部肌肉麻痹	脑血管病变、脑肿瘤和脑炎	歪向病灶侧
周围性	面神经核或面神经	病灶同侧全部面肌瘫痪	受寒、耳部或脑膜感染、神经纤维瘤	歪向病灶对侧

二、神经反射检查

表53　神经反射检查

			临床意义
浅反射	角膜反射		①直接存在，间接消失——对侧面神经瘫痪。 ②直接消失，间接存在——同侧面神经瘫痪。 ③直接、间接均消失——同侧三叉神经病变。
	腹壁反射		①上、中、下腹壁反射减弱或消失分别对应于同侧胸髓7～8、9～10、11～12病损。 ②一侧上、中、下腹壁反射同时消失——一侧锥体束病损。 ③双侧——昏迷和急性腹膜炎患者。
	提睾反射		①双侧——腰髓1～2节病损。 ②一侧——锥体束损害。
深反射	桡骨骨膜反射	颈髓5～6节	①减弱或消失——相应脊髓节段或所属脊神经的病变。 ②亢进——锥体束病变，如急性脑血管病、急性脊髓炎休克期过后。
	肱二头肌反射		
	肱三头肌反射	颈髓7～8节	
	膝反射	腰髓2～4节	
	踝反射	骶髓1～2节	
病理反射	巴宾斯基征		①锥体束病变，其中巴宾斯基征意义最大。 ②霍夫曼征多见于颈髓病变（上肢）。
	奥本海姆征		
	戈登征		
	查多克征		
	霍夫曼征		
	肌阵挛		
脑膜刺激征	颈强直		①见于各种脑膜炎、蛛网膜下腔出血、脑脊液压力增高。 ②颈强直也可见于颈椎病、颈部肌肉病变。 ③凯尔尼格征也可见于坐骨神经痛、腰骶神经根炎。
	凯尔尼格征		
	布鲁津斯基征		
拉塞格征			坐骨神经痛、腰椎间盘突出或腰骶神经根炎

三、运动障碍

（一）中枢性瘫痪和周围性瘫痪的鉴别

表54

	病变	机制	结　果
中枢性瘫痪	上运动神经元	解除了对下运动神经元的控制	反射亢进、肌张力过高、病理反射（+）。
周围性瘫痪	下运动神经元	神经反射遭到破坏	深反射减弱或缺失，肌肉张力过低，病理反射（-）。

（二）被动运动

（1）张力过低或缺失——周围神经、脊髓灰质前角及小脑病变。

（2）张力过高——折刀样（锥体束损害），铅管样（锥体外系损害）。

（三）不随意运动

1. 震颤

（1）静止性震颤——帕金森病。

（2）动作性震颤——小脑病变。扑翼样震颤——肝性脑病。

2. 舞蹈症——儿童脑风湿病变。

3. 手足搐搦——低钙血症和碱中毒。

（四）共济运动

1. 检查法有指鼻试验、对指试验、轮替动作、跟－膝－胫试验等。

2. 临床意义如动作笨拙和不协调时，称为共济失调。

- 按病损部位分为小脑性、感觉性及前庭性共济失调。

第三章　实验室诊断

第一节　血液的一般检查

一、血红蛋白测定和红细胞计数

（一）参考值

1.血红蛋白　男：120～160g / L；女：110～150g / L。

2.红细胞计数　男：（4.0～5.5）$\times 10^{12}$ / L；女：（3.5～5.0）$\times 10^{12}$ / L。

（二）临床意义

1.贫血分级及其血红蛋白值

表55

贫血分级	血红蛋白（Hb）值
轻度	＞90g/L；男＜120g/L；女＜110g/L；
中度	60～90g/L
重度	30～60g / L
极重度	＜30g / L

2.红细胞和血红蛋白增多

（1）相对性红细胞增多：大量出汗、连续呕吐、反复腹泻、大面积烧伤。

（2）绝对性红细胞增多：

①原发性：真性红细胞增多症。

②继发性：

• 生理性：新生儿、高山居民、登山运动员和重体力劳动者。

• 病理性：阻塞性肺气肿、肺心病、发绀型先心病。

二、白细胞计数及白细胞分类计数

（一）参考值

白细胞总数

成人：（4～10）$\times 10^{9}$ / L，儿童：（5～12）$\times 10^{9}$ / L，新生儿：(15～20)$\times 10^{9}$ / L，其中中性粒细胞占50～70%，淋巴细胞20～40%，嗜酸性粒细胞占0.5～5%，嗜碱性粒细胞占0～1%，单核细胞占3～8%。

（二）临床意义

1.白细胞数高于10×10^{9} / L称白细胞增多；低于4×10^{9} / L称白细胞减少。

2. 中性粒细胞增多或减少的临床意义

表56

	中性粒细胞增多	中性粒细胞减少
1	化脓性感染：流脑、肺炎、阑尾炎等；某些病毒感染、寄生虫感染	病毒感染、伤寒、疟疾等
2	严重组织损伤：大手术后、急性心肌梗死后等	再生障碍性贫血、粒细胞缺乏症及恶性组织细胞病等。
3	急性大出血、溶血：脾破裂或宫外孕、急性溶血。	氯霉素、抗肿瘤药物、抗结核药物、抗甲状腺药物、X线及放射性核素等。
4	中毒、类风湿性关节炎应用皮质激素。	自身免疫性疾患：如系统性红斑狼疮等。
5	异常增生性粒细胞增多见于急、慢性粒细胞性白血病，骨髓增殖性疾病等。	肝硬化、班替综合征等。

3. 中性粒细胞的核象变化

①核左移：周围血中杆状核增多，并可出现晚幼粒、中幼粒及早幼粒等细胞，称为核左移。常见于各种病原体所致的感染、大出血、大面积烧伤、大手术、恶性肿瘤晚期等。

②核右移：中性粒细胞分叶过多，大部分为4～5叶或更多，称为核右移。常见于巨幼细胞贫血、恶性贫血；若在疾病进行期突然发现核右移，表示预后不良。

4. 其他几种细胞增多或减少的临床意义

表57

	增　多	减　少
嗜酸性粒细胞	过敏+寄生虫+血液病	伤寒、副伤寒、应激状态
嗜碱性粒细胞	慢性粒细胞白血病	——
淋巴细胞	1、感染性疾病：①病毒感染，如麻疹、风疹等。②某些杆菌感染，如结核病、百日咳、布鲁菌病。 2、某些血液病。 3、急性传染病的恢复期。	应用糖皮质激素、烷化剂，接触放射线，免疫缺陷性疾病
单核细胞	1、感染性心内膜炎、活动性结核病、疟疾及急性感染的恢复期 2、单核细胞白血病	——

三、网织红细胞计数

（一）参考值　成人：0.5%～1.5%。

（二）临床意义

1. 反映骨髓造血功能状态

（1）增多　骨髓红细胞系增生旺盛。溶血性贫血、急性失血性贫血时网织红细胞显著增多。

（2）减少　骨髓造血功能减低，见于再生障碍性贫血、骨髓病性贫血（如白血病）。

2. 贫血疗效观察

增高说明抗贫血治疗有效；反之，说明治疗无效。

四、红细胞沉降率测定

（一）参考值　成年男性：0～15mm／h；成年女性：0～20mm／h

（二）临床意义

1. 生理性增快　妇女月经期、妊娠、老年人。

2. 病理性增快

①各种炎症：如细菌性急性炎症、风湿热和结核病活动期。

②损伤及坏死、心肌梗死等。

③恶性肿瘤。

④各种原因导致的高球蛋白血症：如多发性骨髓瘤、感染性心内膜炎、系统性红斑狼疮、肾炎、肝硬化等。

⑤贫血。

第二节　血栓与止血检查

表58　出凝血时间检查

	延　长	缩　短
出血时间（BT）	①血小板显著减少：如血小板减少性紫癜。 ②血小板功能不良：如血小板无力症、巨大血小板综合征。 ③毛细血管壁异常：如维生素C缺乏症、遗传性出血性毛细血管扩张症。 ④凝血因子严重缺乏。	
凝血时间（CT）	血浆Ⅷ、Ⅸ、Ⅺ因子严重减少（重症A、B型血友病，遗传性因子Ⅺ缺乏症），凝血酶原严重减少（先天性凝血酶原缺乏症），纤维蛋白原严重减少（先天性纤维蛋白原缺乏症），DIC后期继发纤溶亢进时。	血液呈高凝状态时，如DIC早期、脑血栓形成或心肌梗死。

表59　血小板检查

	增　高	减低
血小板计数（正常100～300 ×10^9/L）	1）反应性增多——脾摘除术后、急性大失血及溶血之后。 2）原发性增多——真性红细胞增多症、原发性血小板增多症、慢性粒细胞性白血病等。	再生障碍性贫血、急性白血病、原发性血小板减少性紫癜、脾功能亢进
血小板黏附试验（PAdT）	血栓前状态和血栓性疾病，如心肌梗死、心绞痛、脑血管病变、糖尿病、动脉粥样硬化	血管性血友病、血小板无力症、尿毒症、MDS、急性白血病和SLE

第三节　骨髓检查——骨髓细胞学检查

1. 诊断造血系统疾病—蛋白质代谢检查最有价值。

2. 诊断其他非造血系统疾病

某些感染如疟疾、黑热病、感染性心内膜炎、伤寒，某些骨髓转移癌（瘤）等，因在骨髓涂片中能查到相应的病原体或特殊细胞而可以确诊。

3. 鉴别诊断的应用

原因不明的发热、恶病质，原因不明的肝、脾、淋巴结肿大等，做骨髓细胞学检查有助于诊断及鉴别。

第四节　肝脏病常用的实验室检查

一、蛋白质代谢检查

（一）血清总蛋白和白蛋白/球蛋白（A/G）比值测定

临床意义

肝炎、肝硬化、肝癌等慢性肝病常出现白蛋白减少、球蛋白增加、A/G比值减低。A/G比值倒置（A/G<1）见于肝功能严重损害。

（二）血氨测定

血氨升高见于：①严重肝脏损害：如重型肝炎、肝硬化、肝癌等疾病。血氨升高是诊断肝性脑病的依据之一。②肝外因素：如上消化道大出血、休克、尿毒症等。

二、胆红素代谢检查

关于胆红素的规律

1. 总胆红素都增高；

2.结合为主——阻塞性；

3.非结合为主——溶血性；

4.结合/非结合都增高——肝细胞性。

表60　黄疸实验室检查鉴别表

	血清胆红素定量(μmol/L)			尿液		粪便	
	总胆红素	非结合胆红素	结合胆红素	尿胆原	尿胆红素	颜色	粪胆原
健康人	3.4～17.1	1.7～10.2	0～6.8	1:20(-)	(-)	黄褐色	正常
溶血性黄疸	↑↑	↑↑	轻度↑或正常	强(+)	(-)	加深	增加
阻塞性黄疸	↑↑	轻度↑或正常	↑↑	(-)	(+)	变浅或灰白色	↓或消失
肝细胞性黄疸	↑↑	↑	↑	(+)或（-）	(+)	变浅或正常	↓或消失

三、肝脏病常用的血清酶检查

（一）血清氨基转移酶测定

转氨酶升高的临床意义

（1）肝脏疾病

谷丙转氨酶ALT 5～40U/L；谷草转氨酶AST 5～40U/L

①急性病毒性肝炎时，ALT与AST均显著升高，以ALT升高更加明显。

②急性重症肝炎AST明显升高；

③但在病情恶化时，黄疸进行性加深，酶活性反而降低，即出现“胆-酶分离”现象，提示肝细胞严重坏死，预后不良。

（2）心肌梗死　急性心肌梗死后6～8小时，AST增高。

（二）碱性磷酸酶（ALP）

临床意义——增高见于：

①胆道阻塞性疾病；②肝炎；③肝胆系统以外疾病如纤维性骨炎、佝偻病、骨软化症、成骨细胞瘤等。

（三）γ-谷氨酰转移酶（γ-GT）

临床意义——增高见于：

①肝癌。②胆道阻塞。③肝脏疾病：急性肝炎γ-GT呈中等度升高；γ-GT持续升高，提示病变活动或病情恶化。

（四）乳酸脱氢酶（LDH）

临床意义——增高见于：

①肝脏疾病：肝炎，肝癌尤其是转移性肝癌时LDH显著升高。

②急性心肌梗死。

四、病毒性肝炎标志物检测

（一）甲型肝炎病毒标志物检查

1. 抗-HAVIgM是早期诊断甲肝的特异性抗体。

2. 抗-HAVIgG代表着抗-HAV总抗体，甲肝初期血中滴度已有升高，2～3个月达高峰，病愈后可长期存在，对流行病学调查和接种疫苗效果的观察有重要意义。

（二）乙型肝炎病毒标志物检测——两对半检查

表61　乙肝病毒检测项目及意义

检测项目	阳性（+）意义
1. HBsAg-表面抗原	感染HBV，见于HBV携带者或乙肝患者。无传染性。
2. 抗HBs-表面抗体	注射过乙肝疫苗或曾感染过HBV，目前HBV已被清除者——保护性抗体。
3. HBeAg-e抗原	有HBV复制，传染性强
4. 抗HBe-e抗体	HBV大部分被清除或抑制，传染性降低。
5. 抗HBc-核心抗体	曾经或正在感染HBV，是诊断急性乙肝和判断病毒复制的重要指标。

表62　大三阳与小三阳临床意义

<table>
<tr><th colspan="3">大三阳（135）</th><th colspan="3">小三阳（145）</th></tr>
<tr><td>1. HbsAg（表面抗原）</td><td rowspan="3">阳性</td><td rowspan="3">HBV正在大量复制，有较强的传染性。</td><td>1. HbsAg（表面抗原）</td><td rowspan="3">阳性</td><td rowspan="3">HBV复制减少，传染性降低</td></tr>
<tr><td>3. HbeAg（e抗原）</td><td>4. 抗-Hbe（e抗体）</td></tr>
<tr><td>5. 抗-HBc（核心抗体）</td><td>5. 抗-HBc（核心抗体）</td></tr>
</table>

（三）丙型肝炎病毒标志物检测——丙型肝炎抗体是有传染性的标志而不是保护性抗体——与乙肝抗体的本质区别！

1. 丙型肝炎抗体

①抗-HCVIgM阳性　见于急性丙型肝炎患者；

②抗-HCVIgG阳性　表明已有HCV感染。输血后肝炎有80%～90%的患者抗-HCVIgG阳性。

2. HCV-RNA的检测　阳性提示HCV复制活跃，传染性强，治愈后很快消失。

第五节　肾功能检查

一、肾小球功能试验

（一）血清尿素氮（BUN）测定

临床意义：反映肾小球滤过功能，各种肾脏疾病都可以使BUN增高，而且常受肾外因素的影响。

表63　血清尿素氮升高的因素

分类	疾　病
肾前性因素	肾血流量不足：脱水、心功能不全、休克、水肿、腹水等。 体内蛋白质分解过盛：急性传染病、脓毒血症、上消化道出血、大面积烧伤、大手术后和甲亢
肾脏疾病	慢性肾炎、肾动脉硬化症、严重肾盂肾炎、肾结核和肾肿瘤的晚期
肾后性因素	尿路结石、前列腺肥大、泌尿生殖系统肿瘤等

（二）血肌酐（Cr）测定

临床意义反映肾小球的滤过功能，敏感性优于血尿素氮，是评价肾功能损害程度的重要指标。

（三）内生肌酐清除率（Ccr）测定

内生肌酐清除率大致等于肾小球滤过率。是测定肾小球滤过功能较为有效的方法。

临床意义——判断肾小球损害的敏感指标，能较早地反映肾小球滤过功能，当Ccr降低到正常值80%以下时，大部分患者BUN、Cr仍在正常范围。

二、肾小管功能试验

（一）浓缩稀释试验

1. 参考值　24小时尿量为1000～2000ml，夜尿量＜750ml；尿液最高比重＞1.020，最高比重与最低比重之差＞0.009。

2. 临床意义

①原发性肾小球疾病：慢性肾小球肾炎病变累及肾髓质时，可出现浓缩功能障碍，表现为尿量增多，夜尿量＞750ml或24小时尿量＞2500ml，尿液最高比重＜1.018，最高比重与最低比重之差＜0.009。慢性肾炎晚期则出现尿比重固定在1.010左右的等张尿，表明肾小管重吸收功能很差。

②肾小管病变：慢性肾盂肾炎时，因肾小管损害严重，患者常先有多尿、夜尿增多和尿液比重降低，晚期可发生尿比重低而固定。急性肾盂肾炎可出现一过性肾小管功能异常。

（二）血浆二氧化碳结合力（CO_2CP）测定

表64　CO_2CP降低和CO_2CP增高常见疾病

CO_2CP	酸（碱）中毒	常见疾病
CO_2CP降低	代酸	急、慢性肾功能不全、糖尿病酮症酸中毒、饥饿性酮中毒、休克所致的乳酸中毒；剧烈腹泻、肠瘘等丢失大量碱性肠液。
	呼碱	脑炎、支气管哮喘、癔病等。
CO_2CP增高	呼酸	慢性肺源性心脏病、慢性阻塞性肺气肿、广泛肺纤维化等。
	代碱	急性胃炎、幽门梗阻、妊娠反应等

第六节　常用生化检查

一、无机离子检查

二、血糖测定

1.参考值空腹血糖：

血浆3.3～5.6mmol/L（60～100mg/L）；

血清3.9～6.1mmol/L（70～110mg/L）。

2.临床意义

（1）生理性变化升高见于餐后1～2小时、高糖饮食、剧烈运动及情绪激动等，常为一过性；降低见于饥饿、剧烈运动等。

（2）病理性变化

1）血糖升高：

①糖尿病。

②其他内分泌疾病：如甲状腺功能亢进症、嗜铬细胞瘤、肾上腺皮质功能亢进等。

③应激性高血糖：如颅内高压。

2）血糖降低：如胰岛细胞瘤或腺癌、胰岛素注射过量等；缺乏抗胰岛素的激素，如生长激素、甲状腺激素、肾上腺皮质激素等。

三、血脂测定

表65　无机离子检查

	参考值	增　高	降　低
钾	3.5～5.1mmol/L	①肾脏排钾减少，如急、慢性肾功能不全及肾上腺皮质功能减退等。 ②摄入或注射大量钾盐，超过肾脏排钾能力。 ③严重溶血或组织损伤。 ④组织缺氧或代谢性酸中毒时大量细胞内的钾转移至细胞外。	①钾盐摄入不足，如长期低钾饮食、禁食或厌食。 ②钾丢失过多，如严重呕吐、腹泻或胃肠减压，应用排钾利尿剂及肾上腺皮质激素。
钠	136～146mmol/L	过多输入含钠盐的溶液、肾上腺皮质功能亢进、脑外伤或急性脑血管病	①胃肠道失钠：如幽门梗阻、呕吐、腹泻，胃肠道、胆道、胰腺手术后造瘘、引流； ②尿钠排出增多：见于严重肾盂肾炎、肾小管严重损害、肾上腺皮质功能不全、糖尿病及应用利尿剂治疗。
钙	2.25～2.75mmol/L	①摄入钙过多及静脉用钙过量； ②溶骨作用增强，如甲状旁腺功能亢进症、多发性骨髓瘤、骨转移癌及骨折后。	①钙摄入不足和吸收不良； ②成骨作用增加：甲状旁腺功能减退； ③钙吸收障碍：维生素D缺乏； ④肾脏疾病：慢性肾炎累及肾小管时影响钙的回吸收，血磷升高而血钙降低。
氯化物		①过量补充NaCl等含氯溶液， ②高钠血症性脱水， ③肾功能不全、尿路梗阻或心力衰竭等所致的肾脏排氯减少。	①大量损失胃液时，失氯为主而失钠很少； ②大量丢失肠液时，失钠甚多而失氯较少。 ③大量出汗、长期应用利尿剂引起氯离子丢失过多。

（一）血清总胆固醇（TC）测定

临床意义

（1）TC增高是冠心病的危险因素之一，高TC者动脉硬化、冠心病的发生率较高。升高还见于甲状腺功能减退疗、糖尿病、肾病综合征、胆总管阻塞、长期高脂饮食等。

（2）TC降低见于重症肝脏疾病如急性重型肝炎、肝硬化等。

（二）血清甘油三酯（TG）测定

临床意义

（1）增高见于冠心病、动脉硬化症、肥胖症、阻塞性黄疸、糖尿病、肾病综合征等。

（2）降低见于甲状腺功能亢进症、肾上腺皮质功能减退或肝功能严重低下等。

（三）血清脂蛋白及载脂蛋白测定

1.HDL-C具有抗动脉粥样硬化作用——好东西！

2.LDL-C升高是动脉粥样硬化的潜在危险因素——坏东西！

3.载脂蛋白A1（Apo-A1）测定与冠心病发病率呈负相关.即血清Apo-A1越低，冠心病发病率越高。

4.载脂蛋白B（Apo-B）测定与动脉粥样硬化、冠心病发病率呈正相关，Apo-B增高是冠心病的危险因素。

第七节　酶学检查

一、淀粉酶（AMS）测定

临床意义　急性胰腺炎血、尿淀粉酶明显升高有诊断意义。

二、心肌损伤常用酶检测（AST、LDH见肝脏病检查）

血清肌酸激酶（CK）及其同工酶测定

临床意义

①急性心肌梗死：AMI早期诊断的敏感指标之一,发病后数小时即开始增高。

②各种原因的骨骼肌病变与损伤，均可引起CK及其同工酶活性升高。

第八节　免疫学检查

一、血清免疫球蛋白测定

1.Ig减低见于各类先天性和获得性体液免疫缺陷、联合免疫缺陷的病人及长期使用免疫抑制剂的患者。

2.Ig增高

（1）单克隆性增高表现为五种Ig中仅有某一种Ig增高而其他Ig不增高或可降低，主要见于免疫增殖性疾病。如：

①原发性巨球蛋白血症时，表现为IgM单独明显增高；

②多发性骨髓瘤时可分别见到IgG、IgA、IgD、IgE增高，并据此分为IgG、IgA、IgD和IgE型多发性骨髓瘤；

③过敏性皮炎、外源性哮喘及某些寄生虫感染可表现为IgE增高。

（2）多克隆性增高：表现为IgG、IgA、IgM均增高。常见于各种慢性感染、慢性肝病、肝癌、淋巴瘤以及系统性红斑狼疮、类风湿性关节炎等自身免疫性疾病。

二、血清补体的检查

（一）总补体溶血活性（CH_{50}）测定

临床意义

①CH_{50}增高：见于各种急性炎症、组织损伤和某些恶性肿瘤等。

②CH_{50}减低：见于补体成分大量消耗，如血清病、链球菌感染后肾小球肾炎、系统性红斑狼疮、自身免疫性溶血性贫血、类风湿性关节炎及同种异体移植排斥反应等。

（二）血清C3测定

临床意义

①C3增高：C3作为急性时相反应蛋白，在各种急性炎症、传染病早期、某些恶性肿瘤（以肝癌最明显）病人及排异反应时增高。

②C3减低：可作为肾脏病诊断与鉴别诊断依据，如急性肾炎、链球菌感染后肾炎、狼疮性肾炎血清C3均减低。

三、感染免疫检测

（一）抗链球菌溶血素“O”（ASO）测定

临床意义见于A群溶血性链球菌感染及感染后免疫反应所致的疾病，如感染性心内膜炎及扁桃腺炎、风湿热、链球菌感染后急性肾小球肾炎等。

（二）伤寒与副伤寒的血清学检查

肥达（Widal）反应——若抗体效价依次递增或恢复期较急性期升高4倍或以上，则有诊断意义。

（三）梅毒血清学检查

①定性试剂用于梅毒的初筛，因其抗原为非特异性，临床易出现假阳性。

②在定性试验阳性的前提下，特异性抗体试验阳性可确诊。

（四）艾滋病病毒抗体及RNA测定

（1）筛选试验ELISA法和快速蛋白印迹法（RWB）均为阴性。

（2）确诊试验蛋白印迹法（WB）和逆转录酶聚合酶链反应法（RT-PCR）检测HIV-RNA均为阴性。

四、自身抗体检测

类风湿因子（RF）检查

临床意义　类风湿性关节炎病人，RF阳性率为80%，且滴度常＞1：160。临床上动态观察滴定度变化，可作为病变活动及药物治疗后疗效的评价。

五、肿瘤标志物检测

（一）血清甲胎蛋白（AFP）——原发性肝细胞癌最特异的标志物。

（二）癌胚抗原（CEA）——消化器官癌+转移性肝癌。

（三）癌抗原125（CA125）——卵巢癌。

（四）癌抗原15-3（CA15-3）——乳腺癌。

（五）前列腺特异抗原（PSA）——前列腺癌。

第九节　尿液检查

一、一般性状检查

（一）尿量

1.多尿　尿量超过2500ml/24h者称为多尿。

2.少尿或无尿　尿量少于400ml/24h（或17ml/h）者称为少尿；尿量少于100ml/24h者，称为无尿或尿闭。

（二）颜色和透明度

表66　尿液的一般性状及原因

	见　于
血尿	泌尿系统的炎症、结核、结石、肿瘤及出血性疾病
血红蛋白尿（浓茶色或酱油色）	蚕豆病、阵发性睡眠性血红蛋白尿、血型不合的输血反应及恶性疟疾
胆红素尿	肝细胞性及阻塞性黄疸
乳糜尿	丝虫病
脓尿和菌尿	泌尿系统感染，如肾盂肾炎、膀胱炎

（三）气味

烂苹果样气味——糖尿病酮症酸中毒。

蒜臭味——有机磷中毒。

（四）酸碱反应

正常新鲜尿多呈弱酸性至中性反应，pH 5.0～7.0（平均6.0）。

尿液酸度增高——多食肉类、蛋白质，代酸，痛风；

碱性尿——多食蔬菜、服用碳酸氢钠类药物，代碱、呕吐。

（五）比重

尿比重的高低，主要取决于肾小管的浓缩稀释功能。正常人尿比重波动在1.015～1.025。

1.增高——急性肾小球肾炎、糖尿病、蛋白尿、失水等；

2.减低——尿崩症、慢性肾小球肾炎、急性肾衰竭和肾小管间质疾病等；

3.固定，常在1.010左右，称为等张尿——肾实质严重损害！

二、化学检查

（一）尿蛋白

尿蛋白呈阳性或定量检查超过150mg/24h者，称为蛋白尿。病理性蛋白尿见于：

①肾脏疾病（肾小球肾炎、肾病综合征、肾盂肾炎、肾结核、肾肿瘤等）；

②继发性肾损害（糖尿病肾病、狼疮肾等）；

③肾外疾病（发热、高血压、妊娠、中毒、心功能不全等）。

（二）尿糖

当血糖升高超过肾糖阈或血糖正常而肾糖阈值降低时。尿糖定性检测呈阳性，称为糖尿。

1.血糖增高性糖尿最常见于糖尿病，也见于肢端肥大症、甲状腺功能亢进症、嗜铬细胞瘤、库欣综合征等。

2.血糖正常性糖尿由于肾小管对葡萄糖的重吸收功能减退，肾糖阈值降低所致的糖尿，又称肾性糖尿。见于慢性肾小球肾炎、肾病综合征、妊娠等。

（三）尿酮体

糖尿病酮症酸中毒时尿酮体呈强阳性反应，妊娠呕吐、重症不能进食等可导致脂肪分解加强，均可致尿酮体阳性。

三、显微镜检查

（一）细胞

1.红细胞

（1）镜下血尿：尿外观无血色，每高倍镜视野超过3个以上；

（2）肉眼血尿：尿内含血量较多，外观呈红色。

血尿常见于肾小球肾炎、急性膀胱炎、肾结核、肾结石、肾盏肾炎、狼疮性肾炎、紫癜性肾炎、血液病及肿瘤等。

2.白细胞和脓细胞

每高倍镜视野超过5个白细胞或脓细胞，称镜下脓尿，多为泌尿系统感染，见于肾盂肾炎、膀胱炎、尿道炎及肾结核等。

（二）管型

1.透明管型正常人也可偶有；肾实质病变时，明显增多。

2.细胞管型

（1）红细胞管型——肾小球疾病。

（2）白细胞管型——肾盂肾炎、间质性肾炎。

（3）肾小管上皮细胞管型——急性肾小管坏死、肾病综合征、慢性肾小球肾炎晚期、高热、妊娠高血压综合征等。

3.颗粒管型——慢性肾小球肾炎、肾盂肾炎或药物中毒引起的肾小管损伤。

4.脂肪管型——肾病综合征、慢性肾小球肾炎急性发作、中毒性肾病。

5.蜡样管型——肾小管病变严重，预后较差。

（三）结晶体

若经常出现于新鲜尿中并伴有较多红细胞时，应怀疑有泌尿系结石的可能；若在服用磺胺时尿中出现大量磺胺结晶体，应及时停药。

（四）病原体

1.直接涂片平均每个油镜视野的细菌数＞1个，为尿菌阳性。

2.细菌定量培养菌落计数＞10^5/ml为尿菌阳性。

第十节　粪便检查

一、一般性状检查

表67　粪便的颜色及形状

大便颜色或性状	提示疾病
水样或粥样	腹泻，如急性胃肠炎、甲状腺功能亢进症
米泔样	霍乱
黏液脓样或黏液脓血便	痢疾、溃疡性结肠炎、直肠癌
果酱样	阿米巴痢疾
鲜血便	肠道下段出血
柏油样	上消化道出血
灰白色	阻塞性黄疸
细条状	直肠癌
绿色	乳儿消化不良

二、显微镜检查

1.细胞

（1）白细胞急性细菌性痢疾、溃疡性结肠炎。过敏性结肠炎、肠道寄生虫时，可见较多的嗜酸性粒细胞。

（2）红细胞肠道下段炎症或出血时可见。

（3）巨噬细胞——细菌性痢疾和溃疡性结肠炎。

2.食物残渣——消化不良。

3.寄生虫。

三、化学检查

隐血试验阳性常见于消化性溃疡的活动期、胃癌、钩虫病以及消化道炎症、出血性疾病等。

消化性溃疡隐血试验呈间断阳性，消化道癌症呈持续性阳性，故本试验对消化道出血的诊断及消化道肿瘤的普查、初筛和监测均有重要意义。

注意——“假阳性反应”。服用铁剂，食用动物血或肝类、瘦肉以及大量绿叶蔬菜时，可出现假阳性。口腔出血被咽下后也可阳性。

第十一节　痰液检查

一、标本采集要点——以清晨第一口痰为宜。

二、一般性状检查

表68

痰颜色	可能的疾病
1.红色或红棕色	肺结核、支气管扩张、肺癌
2.粉红色泡沫痰	急性肺水肿
3.铁锈色	肺炎链球菌性肺炎、肺梗死
4.棕褐色	肺阿米巴脓肿
5.黄色脓性	化脓性感染

三、显微镜检查

不染色涂片检查

（1）色素细胞吞噬了色素颗粒的巨噬细胞称为色素细胞。吞噬含铁血黄素者称为心力衰竭细胞，心功能不全所致的肺淤血时常见。

（2）夏科-雷登结晶——支气管哮喘；枯氏曼螺旋体——肺吸虫病。

第十二节　浆膜腔穿刺液检查

漏出液与渗出液鉴别的基本规律：

- 从总体而言，漏出液都是“＜，阴性”，渗出液都是“＞，阳性”，
- 例外——葡萄糖，渗出液低于血糖水平

表69　漏出液与渗出液的鉴别要点

	漏出液	渗出液
原因	非炎症所致	炎症、肿瘤或物理、化学刺激
外观	淡黄、浆液性	不定，可为黄色、脓性、血性、乳糜性
透明度	透明或微浑	多浑浊
比重	＜1.018	＞1.018
凝固	不自凝	能自凝
黏蛋白定性	阴性	阳性
蛋白质定量	25g/L以下	30g/L以上
葡萄糖定量	与血糖相近	常低于血糖水平
细胞计数	常＜100×106L	常＞500×106L
细胞分类	以淋巴、间皮细胞为主	不同病因，分别以中性粒细胞或淋巴细胞为主
细菌检查	阴性	可找到致病菌
细胞学检查	阴性	可找到肿瘤细胞

第十三节　脑脊液检查

一、脑脊液检查适应证及禁忌证

禁忌证：颅内压明显增高或伴显著视乳头水肿者，以免发生脑疝。

二、常见中枢神经系统疾病的脑脊液特点

表70

	压力(kPa)	外观	细胞数及分类	蛋白质定性	葡萄糖(mmol/L)	细菌
正常	侧卧位0.69～1.76	无色透明	0～8个，多为淋巴细胞	阴性	2.5～4.5	
化脓性脑膜炎	显著增高	浑浊，脓性，可有凝块	显著增加，数千，中性粒细胞为主	++以上	明显减少甚至消失	发现致病菌
结核性脑膜炎	增高	微浊，毛玻璃样，静置后有薄膜形成	增加，数十或数百，早期以中性粒细胞为主，其后以淋巴细胞为主	阳性++	减少	抗酸染色可找到结核杆菌
病毒性脑炎或脑膜炎	稍增高		增加，以淋巴细胞为主	阳性+	正常	
脑脓肿（未破裂）	增高	无色或黄色微浊	稍增加、以淋巴细胞为主	阳性+		有或无
脑肿瘤		无色或黄色		±～+		
蛛网膜下腔出血	稍增高	血性为主	增加，以红细胞为主	+～++		

第四章　心电图诊断

一、心电图诊断心电图各部分的正常范围及其变化的主要意义

1.P 波

（1）若P波在aVR导联直立，Ⅱ、Ⅲ、aVF导联倒置，称为逆行P波，表示激动起源于房室交界区。

①正常：P波时间≤0.11S。

②异常：P波时间>0.11s，且切迹双峰间距≥0.04s，表示左心房肥大或心房内传导阻滞。

（2）电压：

①正常：肢体导联P波电压<0.25mV，胸导联<0.20mV。

②异常：P波电压在肢导联≥0.25mV，胸导联≥0.20mV，提示右心房肥大。

2.P-R间期——激动从心房传到心室的时间

（1）从P波开始到R波（实际是Q波）开始=P波＋PR段

（2）正常0.12～0.20s

3.QRS波群

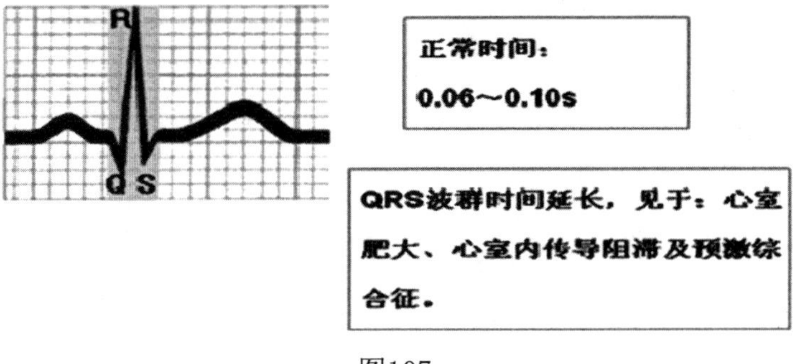

图107

（1）V1、V2导联多呈rS型，R／S<1，Rv1<1.0mV，超过——右心室肥大。

（2）V5、V6导联以R波为主，R／S>1，Rv5<2.5 mV，超过——左心室肥大。

（3）RavR<0.5mV，超过——右心室肥大

（4）RavL<1.2mV，RavF<2.0mV，超过——左心室肥大

4.Q波

• Q波的振幅不得超过同导联R波的1／4，时间不得超过0.04s。

• 异常Q波，见于心肌梗死。

5. S-T段

• 正常S-T段为一等电位线。S-T段下移不超过0.05mV。

• S-T段上抬在V1～V3导联不超过0.3mV，其他导联均不超过0.1mV。

S-T段异常的情况：

• S-T段下移超过正常范围：心肌损害的征象，也可见于低血钾、洋地黄作用、心室肥厚及室内传导阻滞等。

• S-T段上抬超过正常范围且弓背向上：急性心肌梗死；

• S-T段上抬超过正常范围且弓背向下：急性心包炎。

• S-T段上抬亦可见于：变异型心绞痛、室壁膨胀瘤。

6. T波

（1）正常情况下，T波的方向与QRS波群的主波方向一致。振幅＞R/10（同导）

（2）T波的异常情况

• 低平、双向或倒置——心肌缺血、心肌损害、低血钾或洋地黄作用、心室肥厚及束支传导阻滞等。

• 显著增高——急性心肌梗死早期;高血钾。

7. Q-T间期

• 从Q波开始到T波结束，代表心室除极与复极所需要的总时间。正常：0.32-0.44s.

• 心率越快，Q-T间期越短，反之则越长。

• Q-T间期延长：心肌缺血、心肌损害、心室肥大、心室内传导阻滞、低血钙、低血钾及胺碘酮、奎尼丁等药物影响。

8. U波明显U波升高见于血钾过低。

二、临床应用

1. 心房肥大；2. 心室肥大；3. 心肌梗死；4. 心肌缺血；5. 心律失常。

第一、心房肥大

心电图上反映心房的是P波，时间反应左心房，振幅反映右心房。

（一）右心房肥大——高尖P

- P波高尖，电压＞0.25mV，Ⅱ、Ⅲ、aVF突出。

（二）左心房肥大——增宽P

- P波增宽，时间＞0.11S，双峰间距≥0.04s，Ⅰ、Ⅱ、aVL明显。

（三）双房肥大　P波异常高大且双峰间距明显增宽，呈双峰型。

第二、心室肥大

心室在心电图上主要表现为R波，V1在右，V5在左。

（一）左心室肥大

1. 左室电压增高的表现：

- Rv5＞2.5mV
- Rv5+Sv1＞3.5mV（女性）～4.0mV（男性）；

2. 以R波为主的导联，S-T段下移＞0.05mV，T波低平、双向或倒置。

（二）右心室肥大

1. QRS波群电压改变：

- Rv1＞1.0mV
- Rv1+Sv5＞1.2mV
- RavR＞0.5mV

2. 右胸导联S-T段下移>0.05mV，T波低平、双向或倒置。

第三、心肌梗死与心肌缺血

（一）心肌梗死基本图形

心肌供血主要靠冠状动脉，冠脉充盈在舒张期，而心电图上反映舒张期改变的是ST段和T波。

1. 缺血型T波改变

- “冠状T波”，两支对称的尖深倒置T波。

2. 损伤型S-T段移位

- 呈弓背向上的S-T段抬高，明显时可形成单向曲线。

3. 坏死型Q波改变

- 梗死区的导联上Q波异常加深、增宽（宽度＞0.04s，深度≥R/4）

（二）心肌缺血

1. 心绞痛

（1）典型心绞痛

• S-T段水平型或下垂型压低≥0.1mV，T波倒置、低平或双向。

（2）变异型心绞痛

• S-T段抬高，常伴T波高耸。（只在发作时出现，与心梗鉴别）

2.慢性冠状动脉供血不足

（1）S-T段压低。

（2）T波低平、双向或倒置。

第四、心律失常

（一）过早搏动

1.室性过早搏动——室性与QRS有关

①提早出现的QRS-T波群，其前无提早出现的异位P′波。

②QRS波群形态宽大畸形，QRS≥0.12s。

2.房性过早搏动——与P波和PR间期有关，与QRS绝对无关

①提早出现的房性P′波，形态与窦性P波不同

②P′-R间期≥0.12s

③正常形态的QRS波群

3.交界性过早搏动——与QRS基本无关，逆行P′波。

①提早出现的QRS波群，形态基本正常。

②提早出现的QRS波群之前或之后可有逆行P′波，也可见不到逆行P′波。若逆行P′波在QRS波群之前，P′-R间期<0.12s；若逆行P′波在QRS波群之后，R—P′间期<0.20s。

③常有完全性代偿间歇。

4.阵发性室上性心动过速——只是心率增快，与QRS无关。

①频率150～250次/分钟，节律绝对规则。

②QRS波群形态基本正常。

5.室性心动过速——一定与QRS有关

①连续3个或3个以上室性早搏。

②频率150～200次/分钟。

③QRS波群畸形、增宽，时间≥0.12s，T波方向与QRS主波方向相反。

（二）心房颤动——一定与P波有关,心律绝对不齐。

1.P波消失，代之以一系列大小不等、间距不均、形态各异的心房颤动波（f波），其频率为350～600次／分钟。

2.R-R间距绝对不匀齐。

3.QRS波群形态一般正常。

（三）心室扑动——一定与QRS波有关

QRS-T波群消失。代之以连续、快速而相对规则的大振幅的心室扑动波（正弦波）。频率为180～250次／分钟。

（四）心室颤动。

QRS-T波群完全消失。代之以形状不一、大小不等、极不规则的心室颤动波。频率为250～500次／分钟。

（五）房室传导阻滞——一定与PR间期有关。

PR间期正常值是0.12～0.20s。

1.I度房室传导阻滞——PR固定的延长,但没有影响QRS（没有脱漏）。

（1）窦性P波之后均伴随有QRS波群。

（2）P-R间期固定的延长：≥0.21 s。

2.Ⅱ度房室传导阻滞——部分P波后，QRS波脱漏。

（1）Ⅱ度I型 又称莫氏I型——进行性延长。

P-R间期呈进行性延长（而R-R间距则进行性缩短），直至出现一次心室漏搏，其后P-R间期又恢复为最短，再逐渐延长，直至又出现心室漏搏。这种周而复始的现象，称为房室传导的文氏现象。

（2）Ⅱ度Ⅱ型 又称莫氏Ⅱ型——恒定。

• PR间期恒定（正常或延长）。QRS波群成比例地脱漏。

（3）Ⅲ度房室传导阻滞——各自为政。

1）P波与QRS波群无固定关系，P-P与R-R间距各有其固定的规律性。

2）心房率>心室率。

3）QRS波群形态正常或宽大畸形。

第五章　影像诊断

一、超声诊断的临床应用

1. 可清晰显示各种管腔结构，如心脏、大血管及外周血管及胆道等。

2. 对活动界面能动态实时显示，观察心内各结构的形态和活动及胎儿发育。

二、放射诊断

（一）X线的检查方法

• 自然对比：胸部及肢体。

• 人工对比：对于人体内缺乏自然对比的组织和器官，人为地引入一定量的、在密度上高于或低于它的物质，使之产生对比，称为人工对比，也称造影剂检查。

（二）X线计算机体层成像（CT）

• 中枢神经系统疾病。

• 脑出血、脑梗死的定位，颅内肿瘤，椎间盘突出。

（三）磁共振成像（MRI）

• 脑干、幕下区、枕大孔区、脊髓与椎间盘的显示明显优于CT。

• 内耳前庭、耳蜗及半规管显示清晰，有助于先天发育异常的诊断。

（四）各论

呼吸系统病变的基本X线表现

• 肺部病变

（1）渗出与实变——片状阴影，边缘模糊。

（2）纤维化——局限（索条状影）；弥漫（紊乱的条状、网状、蜂窝状）。

（3）肿块——致密块影。

（4）空洞与空腔——有完整洞壁的透明区。

• 常见呼吸系统疾病的影像诊断

1. 慢性支气管炎

• 肺纹理增多、增粗、扭曲，肺纹理伸展至肺野外带。

2. 支气管扩张症

• 可见肺纹理增多、增粗、紊乱或网状，

·支气管造影：可确定支气管扩张类型和部位，

·CT可确诊支气管扩张。

3.肺炎

（1）大叶性肺炎

·实变期：均匀性密度增高的片状阴影，病变范围呈肺段性或大叶性分布，在大片密实阴影中常可见到透亮的含气支气管影。

·消散期：X线可见实变阴影逐渐减退，由均匀性变为不均匀性，并出现散在性的斑片状影，大小不等，继而可见到增粗的肺纹理，最后可完全恢复正常。

（2）支气管肺炎

·病变常见于两肺下野的中内带。表现为沿增粗的肺纹理分布有散在的多数密度不均匀的、边界模糊的小斑片状致密阴影。

（3）间质性肺炎

·常同时累及两肺，以中下肺野显著。

·表现为肺纹理增粗、模糊，可交织成网状，并伴有小点状影。

4.肺结核

（1）原发型肺结核（I型）

·原发病灶、淋巴管炎及肺门淋巴结炎，三者组合成为原发综合征。

（2）血行播散型肺结核（II型）

①急性粟粒型肺结核：大小一致、密度均等、均匀分布的粟粒样（直径1～3mm）致密阴影。

②亚急性或慢性血行播散型肺结核：大小不等，新旧不一，分布不均的病灶。

（3）继发性肺结核（III型）

·病变大多为肺尖或锁骨下区浸润性阴影，还可形成慢性纤维空洞。

（4）胸膜炎（IV型）

·①干性结核性胸膜炎：X线检查无异常表现或有膈肌运动受限。

·②渗出性结核性胸膜炎：多为一侧胸腔积液。

5.原发性支气管肺癌

（1）X线表现

• 中心型肺癌多数表现为在相应部位反复发作、吸收缓慢的实变。

• 如肿瘤同时向腔外生长或（和）伴有肺门淋巴结转移时则可在肺门形成肿块。

（2）CT表现

• 中心型肺癌：①支气管腔狭窄。②肺门肿块，表现为分叶状或边缘不规则，常同时伴有阻塞性肺炎或肺不张。③侵犯纵隔结构。④纵隔淋巴结转移。

• 外围型肺癌：肿块边缘可有分叶，伴或无毛刺，密度均匀，增强扫描时可呈密度均匀的中等增强。

心脏与大血管

（一）基本病变的X线表现

1. 左心室增大

①左心室段延长、圆隆并向左扩展。

②左前斜位，左心室仍与脊柱重叠，室间沟向前下移位。

③左侧位，心后间隙变窄甚至消失，心后下缘的食管前间隙消失。

2. 右心室增大

①心脏呈二尖瓣型。

②心腰变为平直或膨起。

③右前斜位，左心室段前缘呈弧形前突，心前间隙变窄。

3. 左心房增大

①食管受压向后移位。

②心右缘双弧影，心底部双心房影。

③心左缘可见左心耳突出。

（二）常见疾病的诊断

1. 风湿性心脏病

（1）单纯二尖瓣狭窄——梨形心。

• 心影增大呈二尖瓣型，左心房及右心室增大，左心耳部凸出，肺动脉段突出，主动脉结及左心室变小。

（2）二尖瓣关闭不全

• 左心房和左心室明显增大。

2.高血压性心脏病——靴形心。

- 左心室肥厚增大及主动脉增宽、延长、迂曲。

3.慢性肺源性心脏病：

- 慢性肺胸部病变、肺气肿、肺动脉高压和右心室增大

消化系统

（一）检查方法

1.普通检查（腹部平片、透视）用于诊断急腹症。

2.造影检查气钡双重检查：

①食道吞钡检查：观察食道黏膜、轮廓、蠕动和食道扩张度及通畅性；

②上胃肠道钡剂检查：检查范围包括食道、胃、十二指肠和上段空肠；

③小肠：钡剂造影；　　④结肠造影：常以钡剂灌肠方式造影。

（二）肝、胆、胰的影像检查方法

1.肝脏CT检查：①CT平扫；②增强扫描。

2.胆道系统

（1）X线平片

有无不透X线的结石、钙化或异常的气体影。

（2）造影检查

①口服胆囊造影；②静脉胆道造影；③内镜逆行性胆胰管造影（ERCP）。

（3）CT检查

①平扫；②增强扫描。

3.胰腺检查

（1）X线检查　X线平片，有无钙化、结石。逆行性胆胰管内镜造影，对诊断慢性胰腺炎、胰头癌和壶腹癌有一定帮助。

（2）CT检查　CT可显示胰腺的大小、形态、密度和结构，是胰腺疾病最重要的影像学检查方法。

（三）常见消化系统疾病的影像诊断

1.食管静脉曲张——食管中下段黏膜皱襞明显增宽、迂曲，呈蚯蚓状或串珠状充盈缺损，管壁边缘呈锯齿状。

2.食管癌

①正常皱襞消失、中断、破坏，表面杂乱不规则；②管腔狭窄；③腔内充盈缺损。

3. 消化性溃疡

（1）胃溃疡

• 直接征象：龛影，多见于胃小弯。

• 间接征象：①痉挛性改变；②分泌增加；③胃蠕动增强或减弱。

（2）十二指肠溃疡

• 溃疡易造成球部变形，多见于球部。

• 间接征象：①激惹征；②幽门痉挛，开放延迟；③胃分泌增多和胃张力及蠕动方面的改变。

4. 胃癌

①充盈缺损；②胃腔狭窄，胃壁僵硬；③龛影：多见于溃疡型癌，龛影形状不规则；④黏膜皱襞破坏、消失或中断；⑤肿瘤区蠕动消失。

5. 溃疡性结肠炎

X线表现：

• 病变肠管结肠袋变浅、消失。

• 黏膜皱襞多紊乱，粗细不一，其中可见溃疡龛影。

• 慢性晚期病例表现为肠管从下向上呈连续性的向心性狭窄，边缘僵直，同时肠管明显缩短，肠腔舒张或收缩受限，形如硬管状。

6. 结肠癌

①肠腔内可见肿块：轮廓不规则，黏膜皱襞消失。该处肠壁僵硬平直，结肠袋消失。

②较大的龛影：形状多不规则，边缘多不整齐。

泌尿系统

（一）泌尿系统结石

• 约90%的肾、输尿管、膀胱结石可由X线平片显示，称为阳性结石；

• 少数结石如尿酸盐结石难在平片显影，故称阴性结石。

（二）肾

• 有时显示肾区内云絮状钙化，甚至全肾钙化。

·慢性肾盂肾炎尿路造影肾盏、肾盂受侵而边缘不整，呈虫蚀状改变，严重者肾盂、肾盏广泛变形并扩张。

（三）慢性肾盂肾炎

·X线表现：平片示肾影变小，表面呈波浪状，多累及双肾；尿路造影同样可显示平片所见，严重者肾盂、肾盏广泛变形并扩张。

（四）肾癌

·X线表现：平片上较大肾癌可致肾轮廓局限性外突；尿路造影检查，由于肿瘤的压迫包绕，可使肾盏伸长、狭窄和受压变形，也可使肾盏封闭或扩张。CT表现：平扫时肾癌表现为肾实质肿块，呈类圆形或分叶状。

骨与关节检查

（一）骨的基本病变

1.骨质疏松骨质密度减低，骨小梁稀疏，网状结构空隙增大，骨皮质变薄。

2.骨质软化骨密度减低，骨小梁稀疏，长骨往往弯曲变形。

3.骨质破坏局部骨密度减低。骨质破坏发生在骨松质时，则可见骨小梁模糊和消失；发生在骨皮质时，则表现为骨皮质缺损或完全消失。

4.其他病变骨膜增生、骨质坏死及硬化、骨骼变形等。

（二）关节病变的基本X线表现

·关节肿胀、关节破坏、关节退行性变、关节骨性强直及关节脱位。

中枢神经系统

（一）脑瘤——首选MRI。

·CT、MRI脑瘤诊断方面具有极其重要的价值。

（二）颅脑外伤——首选CT。

1.脑挫裂伤CT表现为低密度脑水肿区内，散在斑点状高密度出血灶，伴有占位效应。

2.颅内出血CT可见相应部位高密度影。

（三）脑血管病——首选CT。

1.脑出血：CT表现：急性期呈边界清楚、密度均匀增高的肾形、类圆形或不规则形团块影，局部脑室受压移位。

2.脑梗死

（1）缺血性梗死　CT上见低密度灶，其部位和范围与闭塞血管供血区一致。

（2）出血性梗死CT上在低密度脑梗死灶内，出现不规则斑点、片状高密度出血灶，占位效应较明显。

（3）腔隙性梗死系深部髓质小血管闭塞所致。低密度缺血灶10～15mm大小，好发于基底节、丘脑、小脑和脑干。

三、放射性核素诊断

（一）甲状腺摄^{131}I功能检查

临床意义

（1）甲状腺功能亢进症各时相吸碘率均明显增高，吸碘高峰前移。

（2）甲状腺功能减退症各时相吸碘率均低于正常值下限，高峰可延迟至48小时出现。

（二）总三碘甲状腺原氨酸（TT3）

• TT3是诊断甲状腺功能亢进症的灵敏指标，对甲状腺功能亢进症前期及治疗后复发患者，TT3测定较TT4测定灵敏。

（三）总甲状腺素（TT4）

• TT4是甲状腺功能测定的基本方法，在甲状腺结合球蛋白（TBG）浓度正常情况下，对未经治疗的甲状腺功能亢进症及甲状腺功能减退症的诊断符合率均为96%以上。

（四）游离T3（FT3）、游离T4（FT4）

• 临床意义：FT3和FT4是诊断甲状腺功能的灵敏指标，早期或复发先兆甲状腺功能亢进症时，FT3升高早于FT4。

（五）促甲状腺激素（TSH）

• TSH测定是甲状腺功能体外试验的首选项目。甲状腺功能亢进症时TSH降低，甲状腺功能减退症时TSH增高。

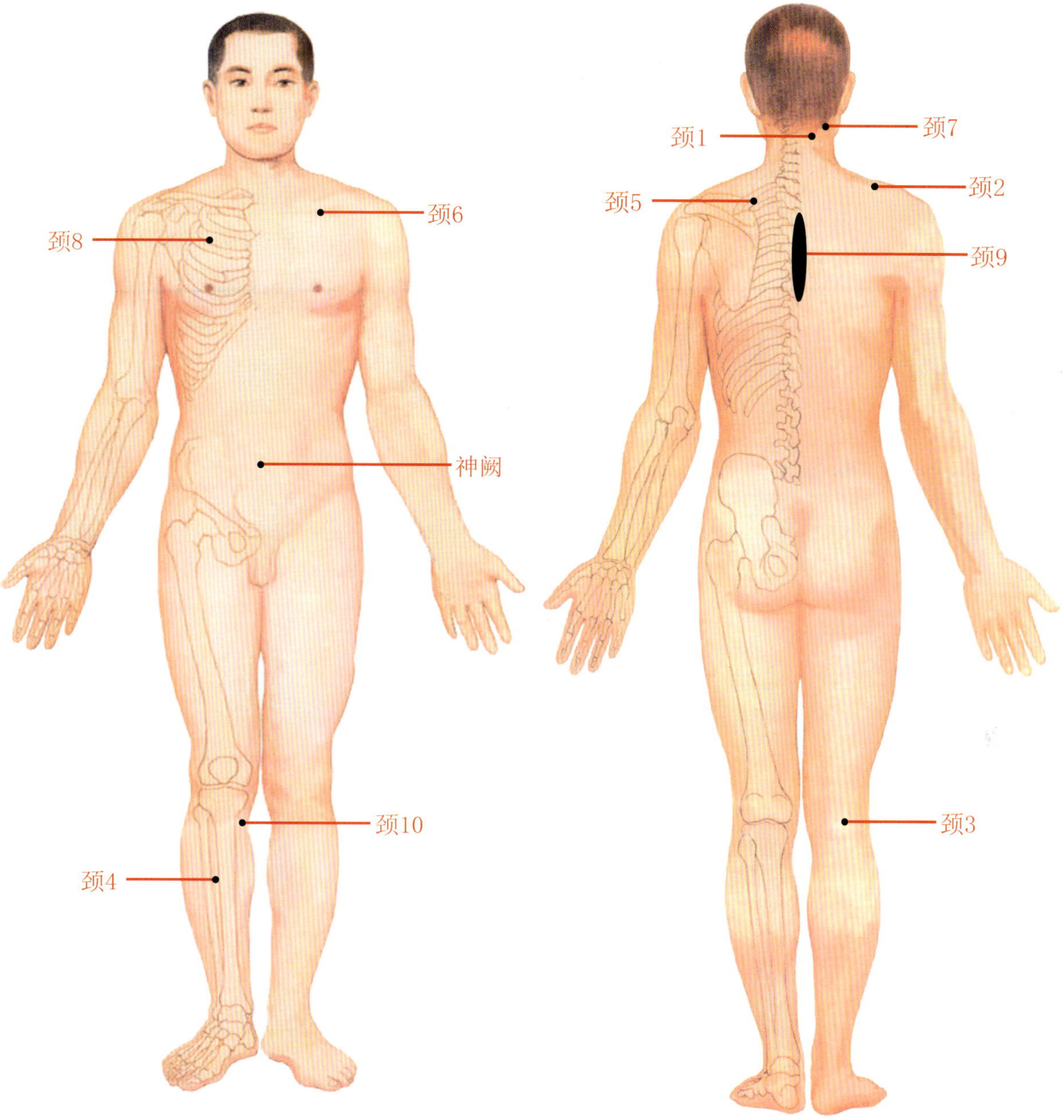

附1　颈病综合征

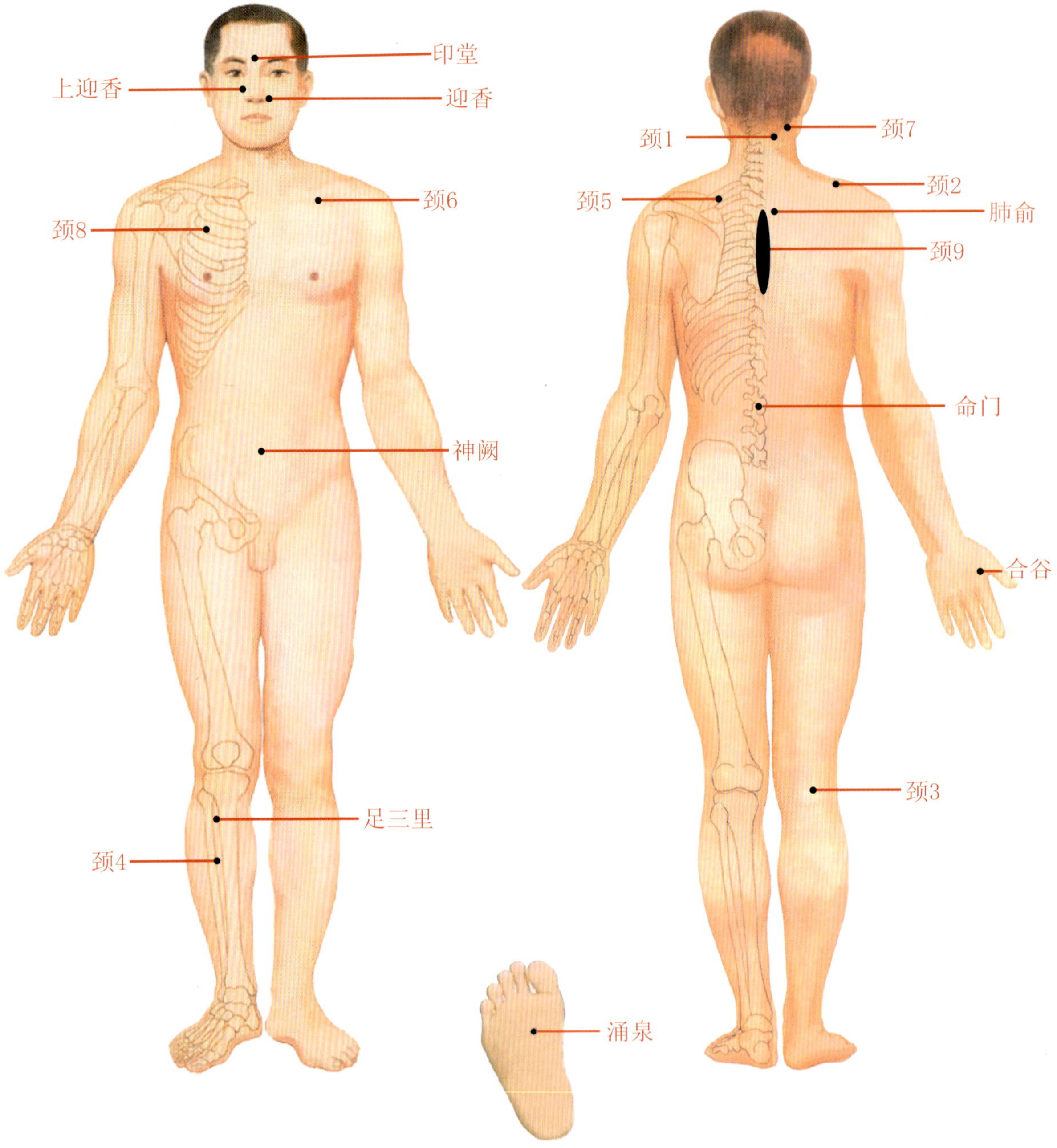

附2　过敏性鼻炎

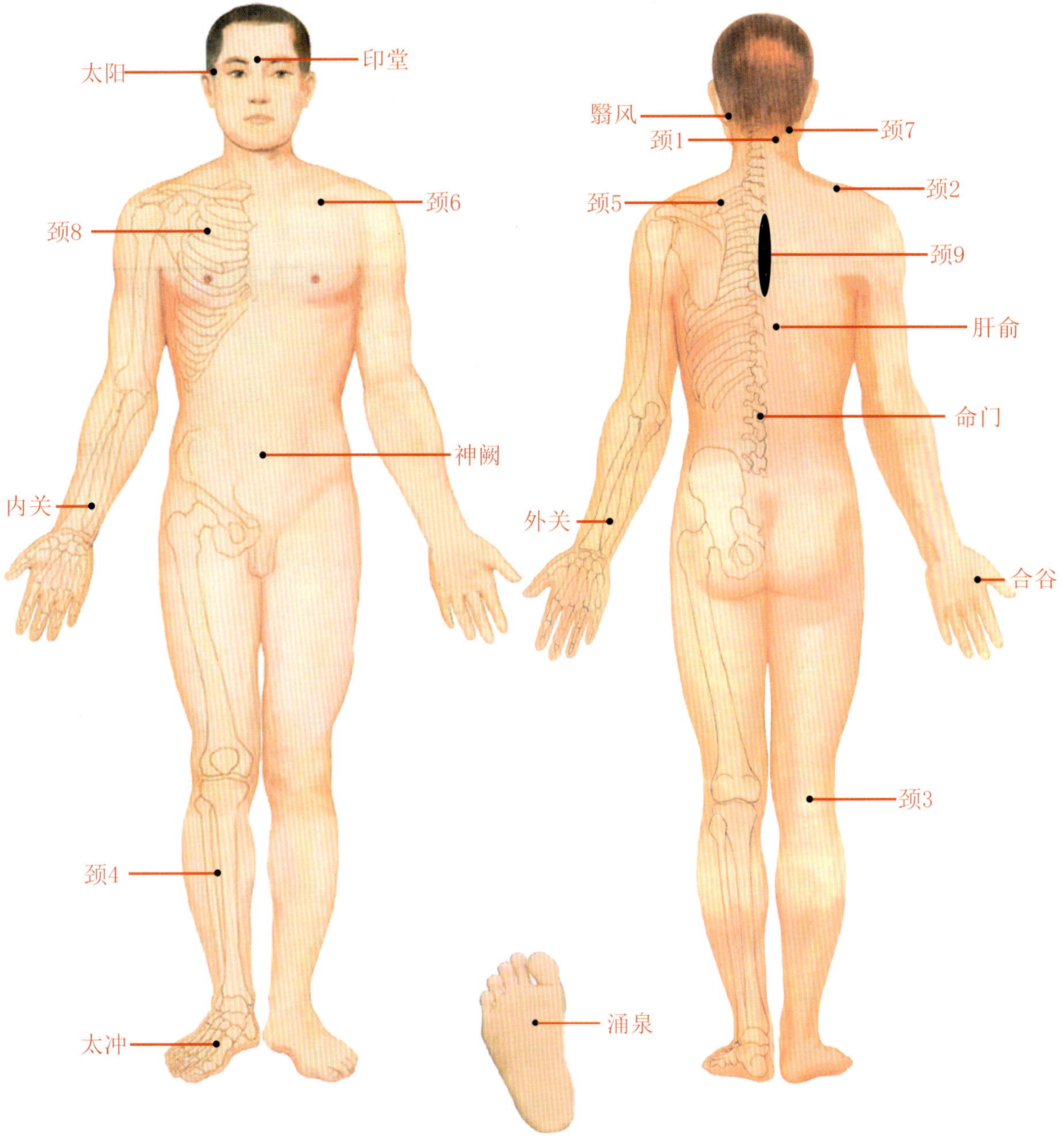

附3　颈源性头痛

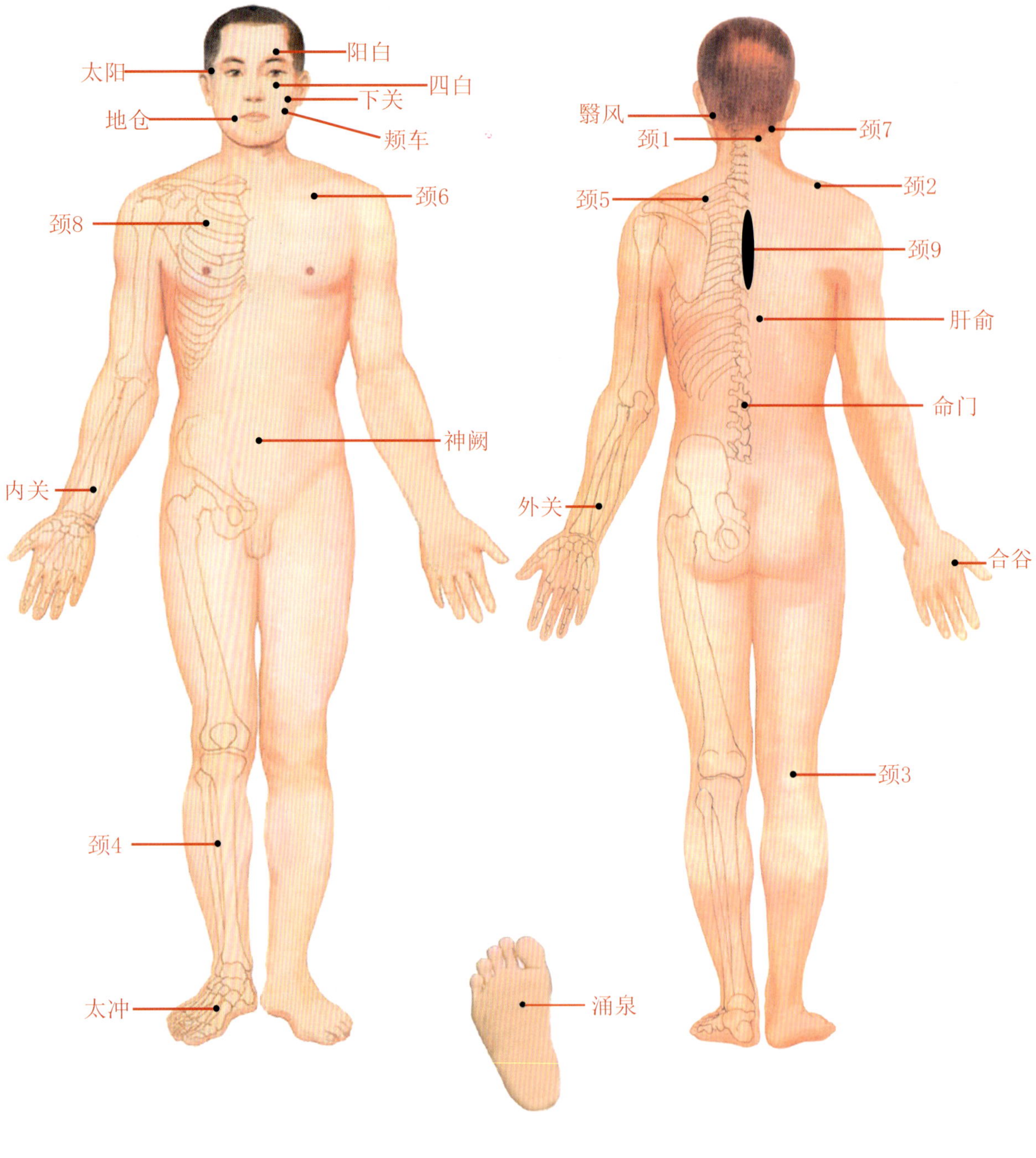

附4　三叉神经痛

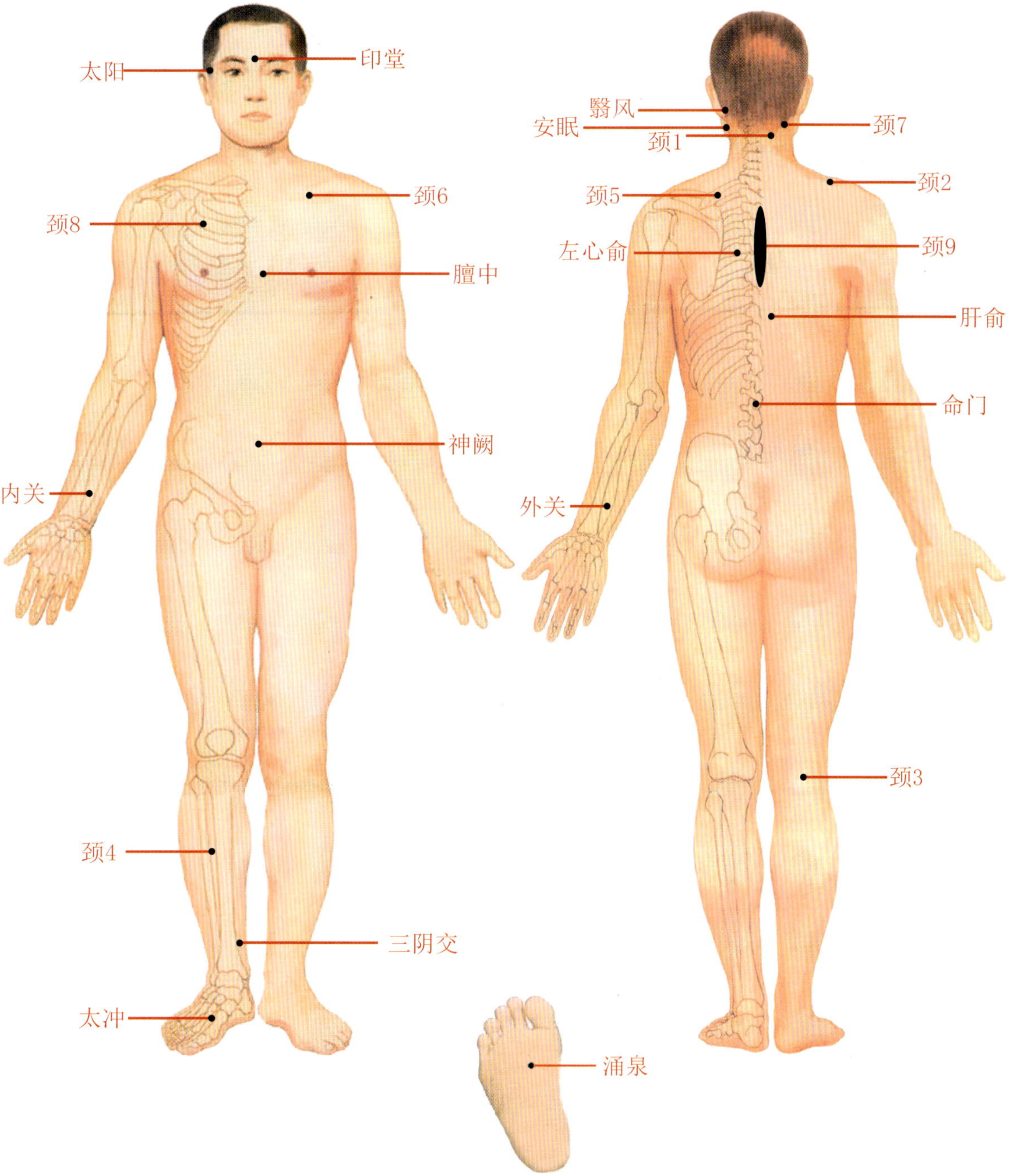

附5　神经衰弱

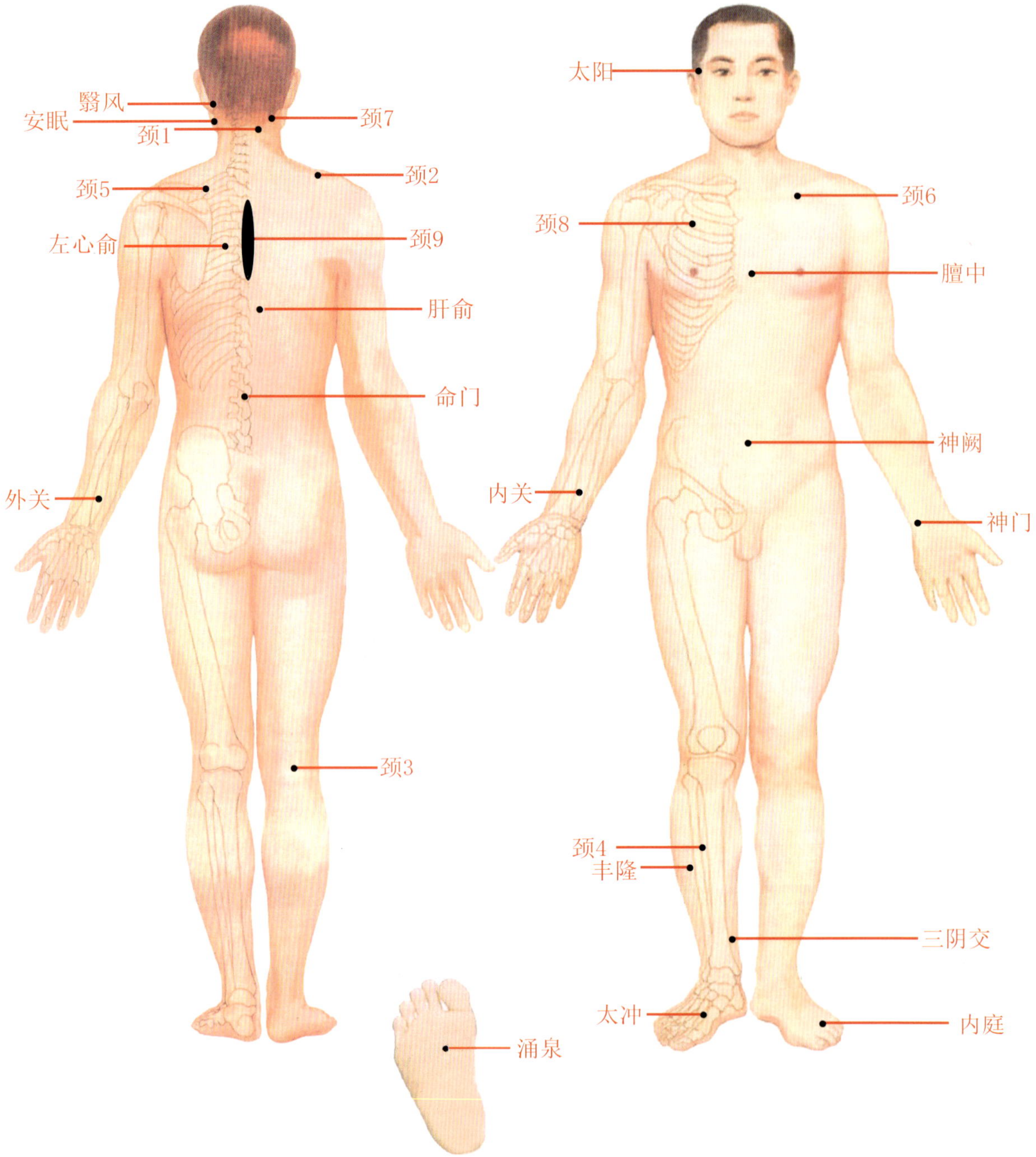
翳风
安眠
颈1
颈7
颈2
颈5
左心俞
颈9
肝俞
命门
外关
颈3
涌泉
太阳
颈6
颈8
膻中
神阙
内关
神门
颈4
丰隆
三阴交
太冲
内庭

附6　癫痫

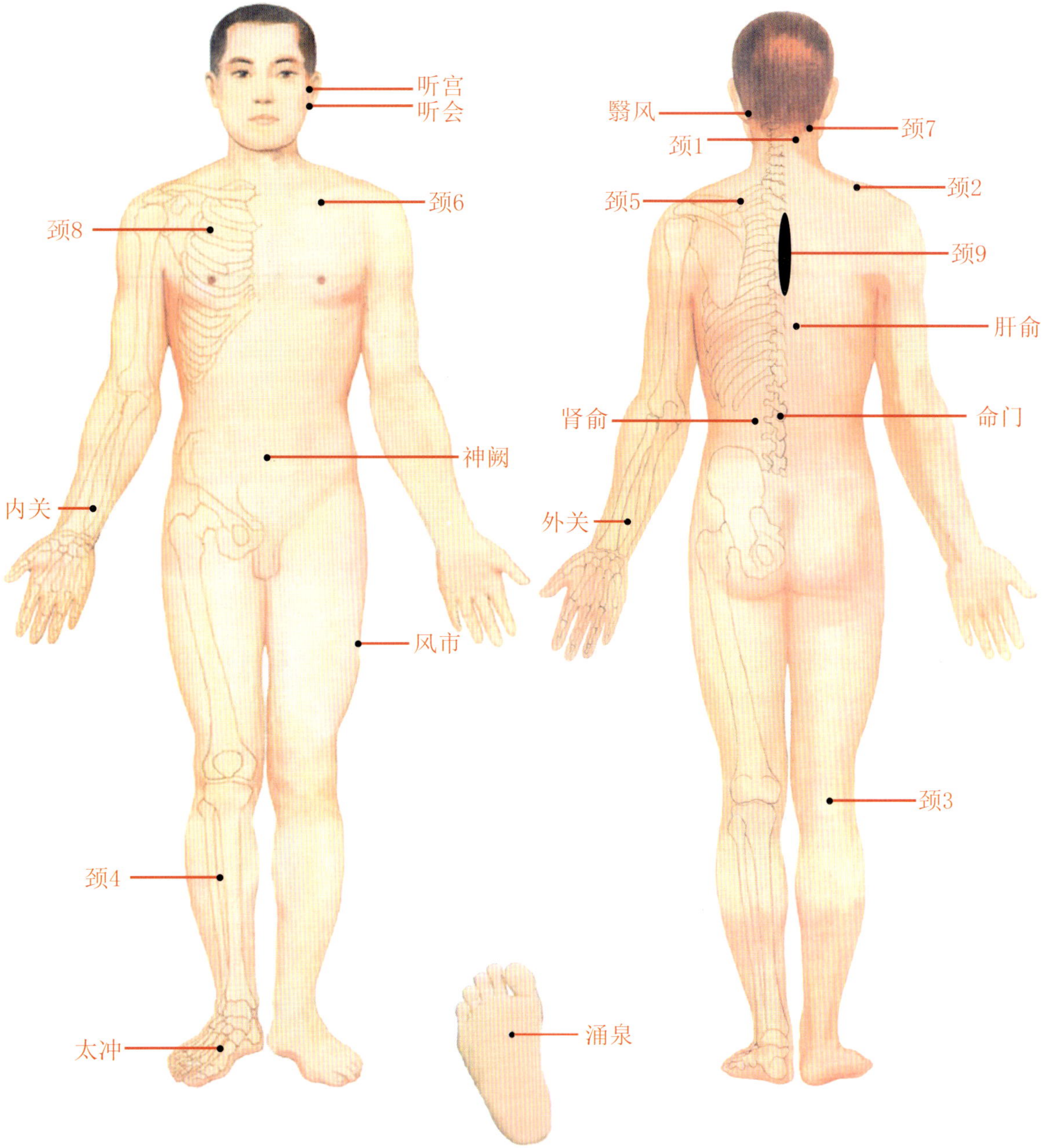

附7　耳鸣、耳聋

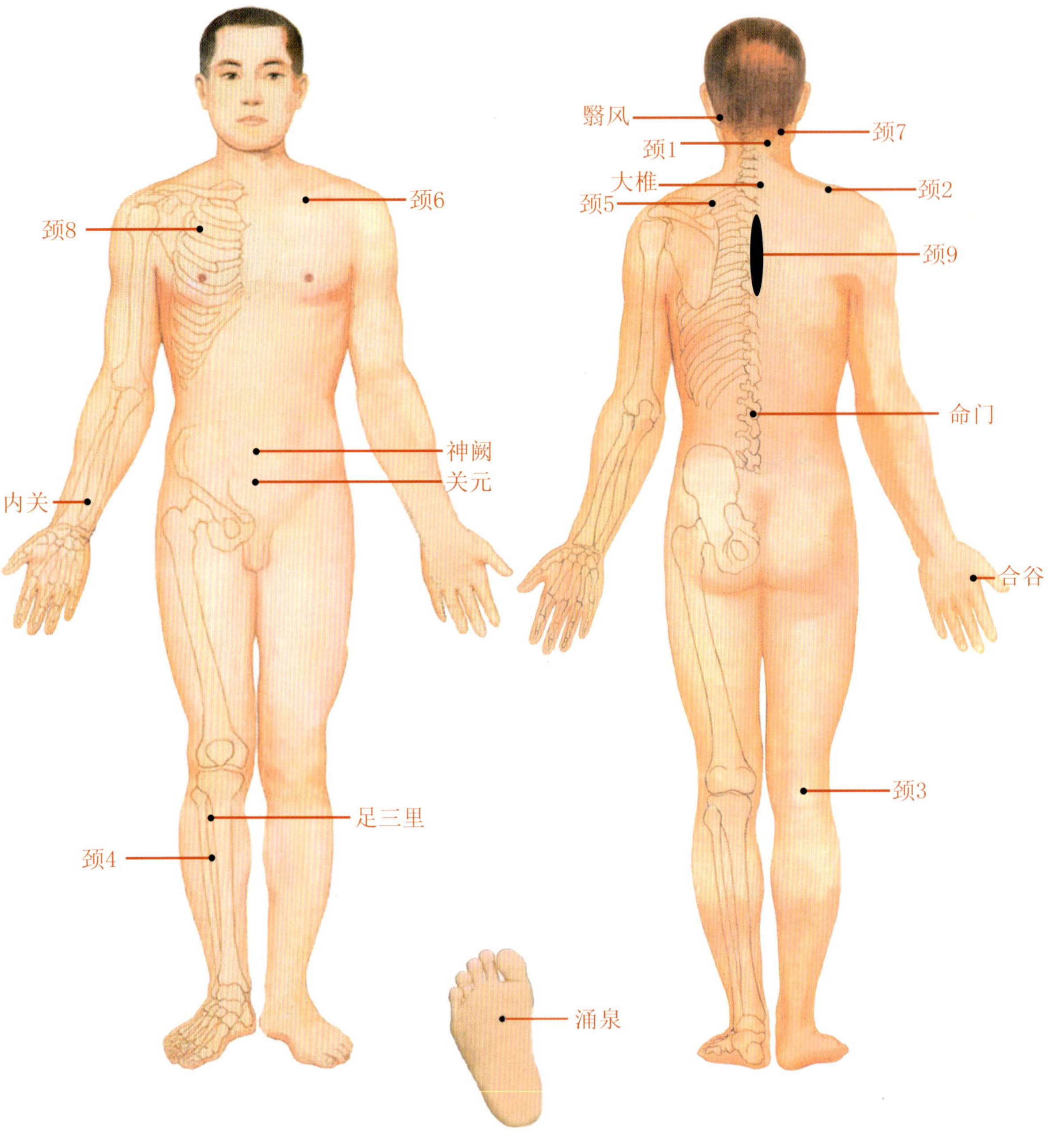

附8　复发性口腔溃疡

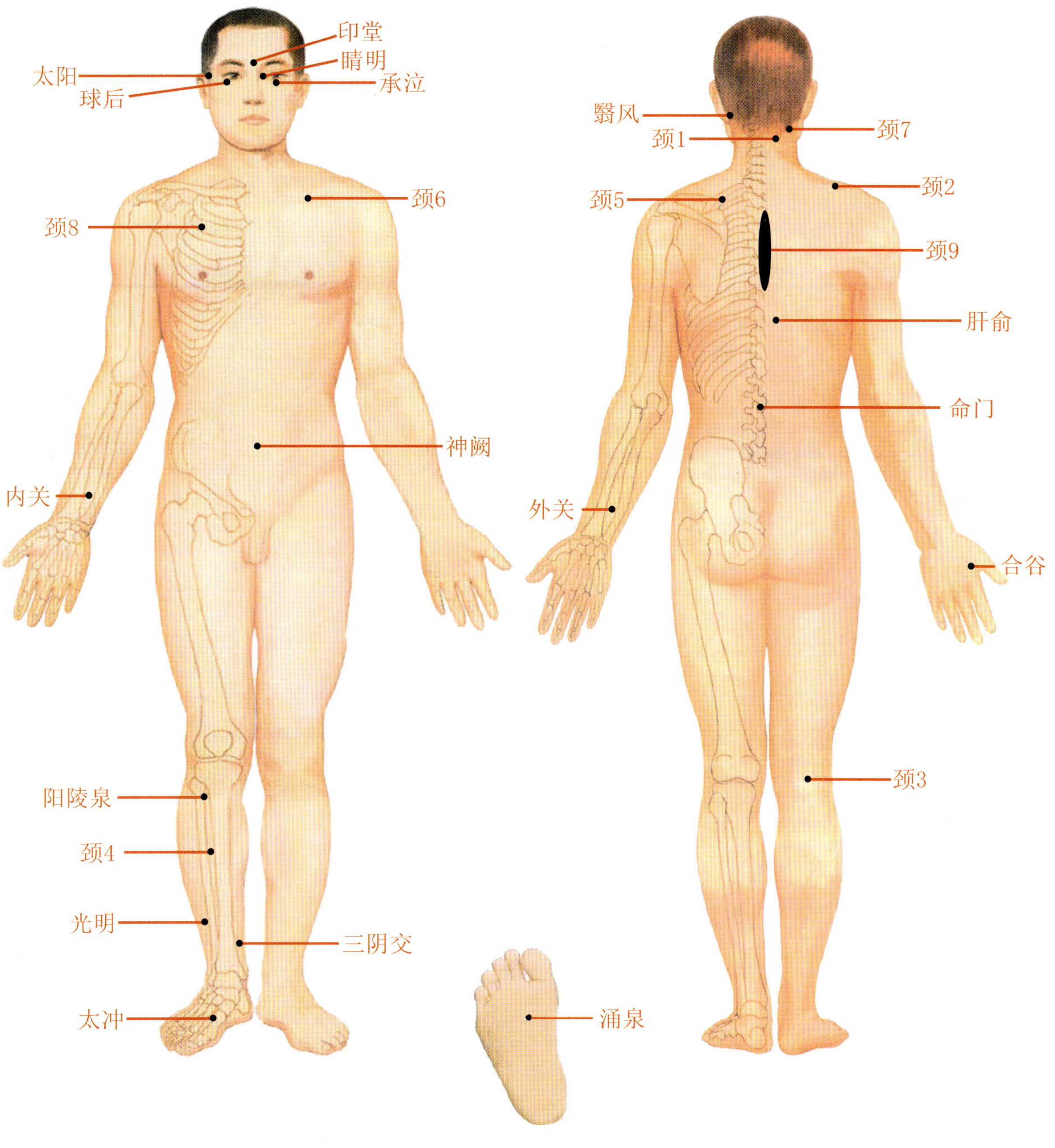
印堂
太阳
睛明
承泣
球后
颈6
颈8
神阙
内关
阳陵泉
颈4
光明
三阴交
太冲
涌泉
翳风
颈1
颈7
颈5
颈2
颈9
肝俞
命门
外关
合谷
颈3

附9　颈性视力障碍

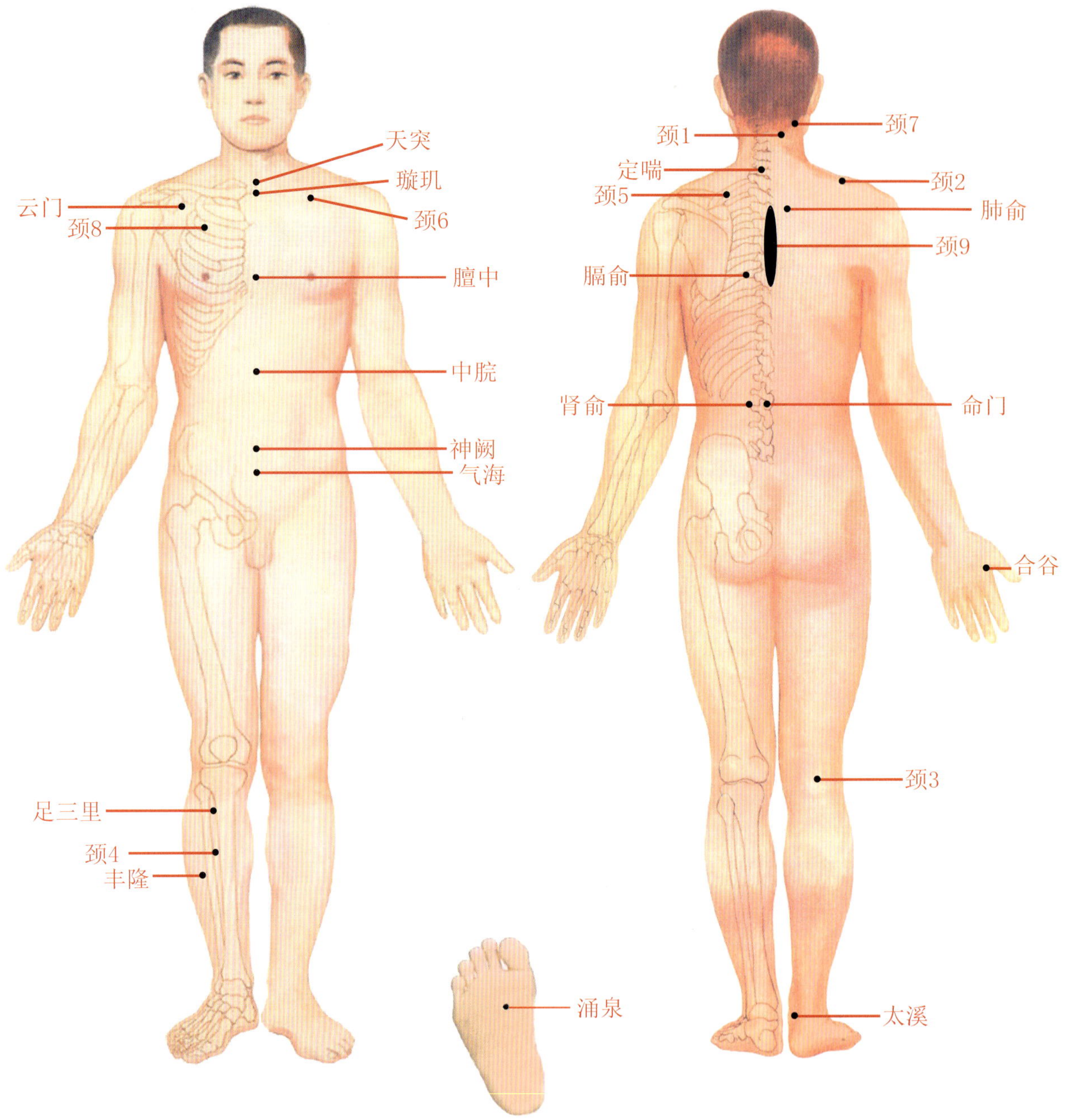
天突
璇玑
云门
颈6
颈8
膻中
中脘
神阙
气海
足三里
颈4
丰隆
涌泉
颈7
颈1
定喘
颈2
颈5
肺俞
颈9
膈俞
肾俞
命门
合谷
颈3
太溪

附10　支气管哮喘

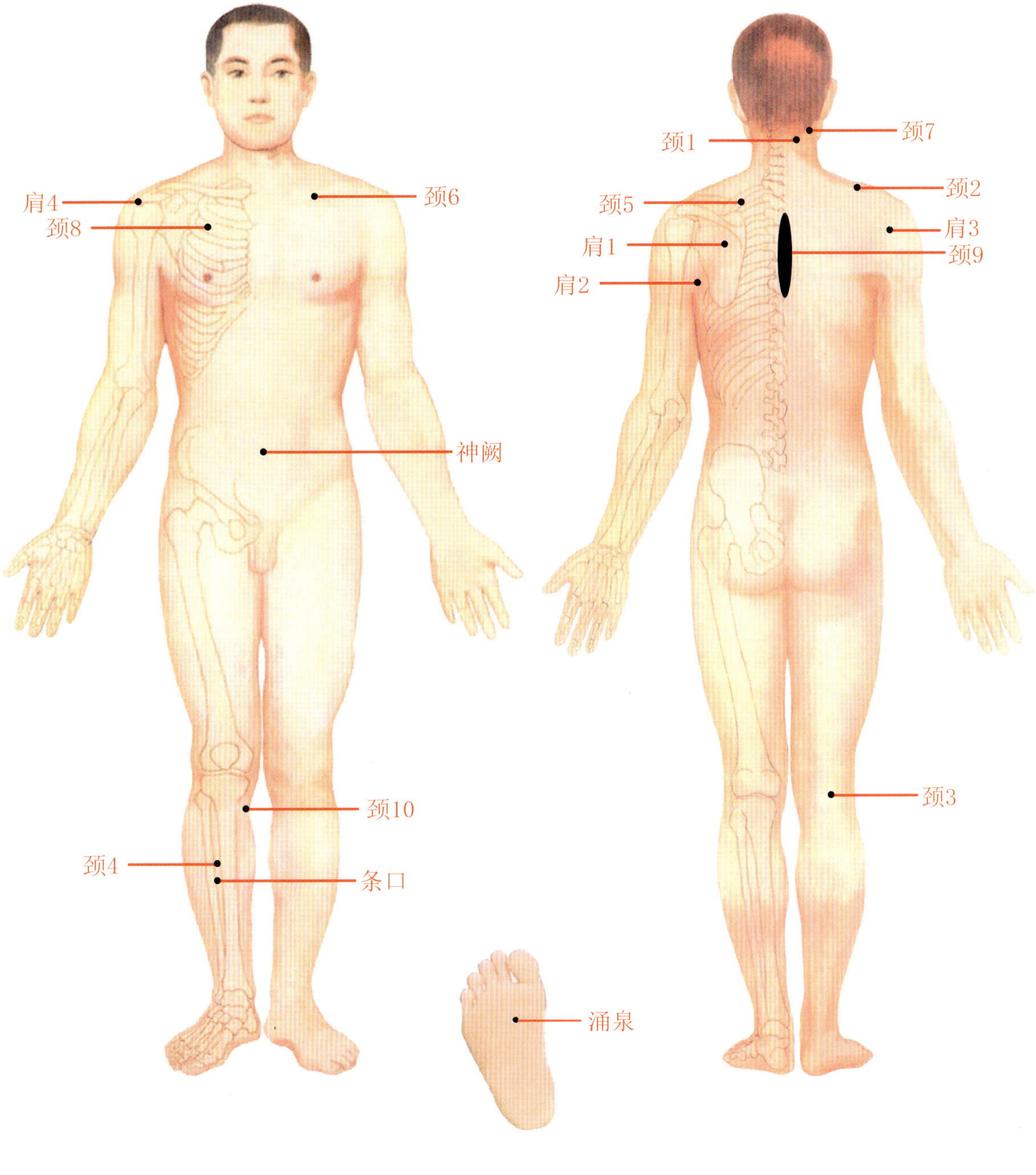

附11　肩周炎

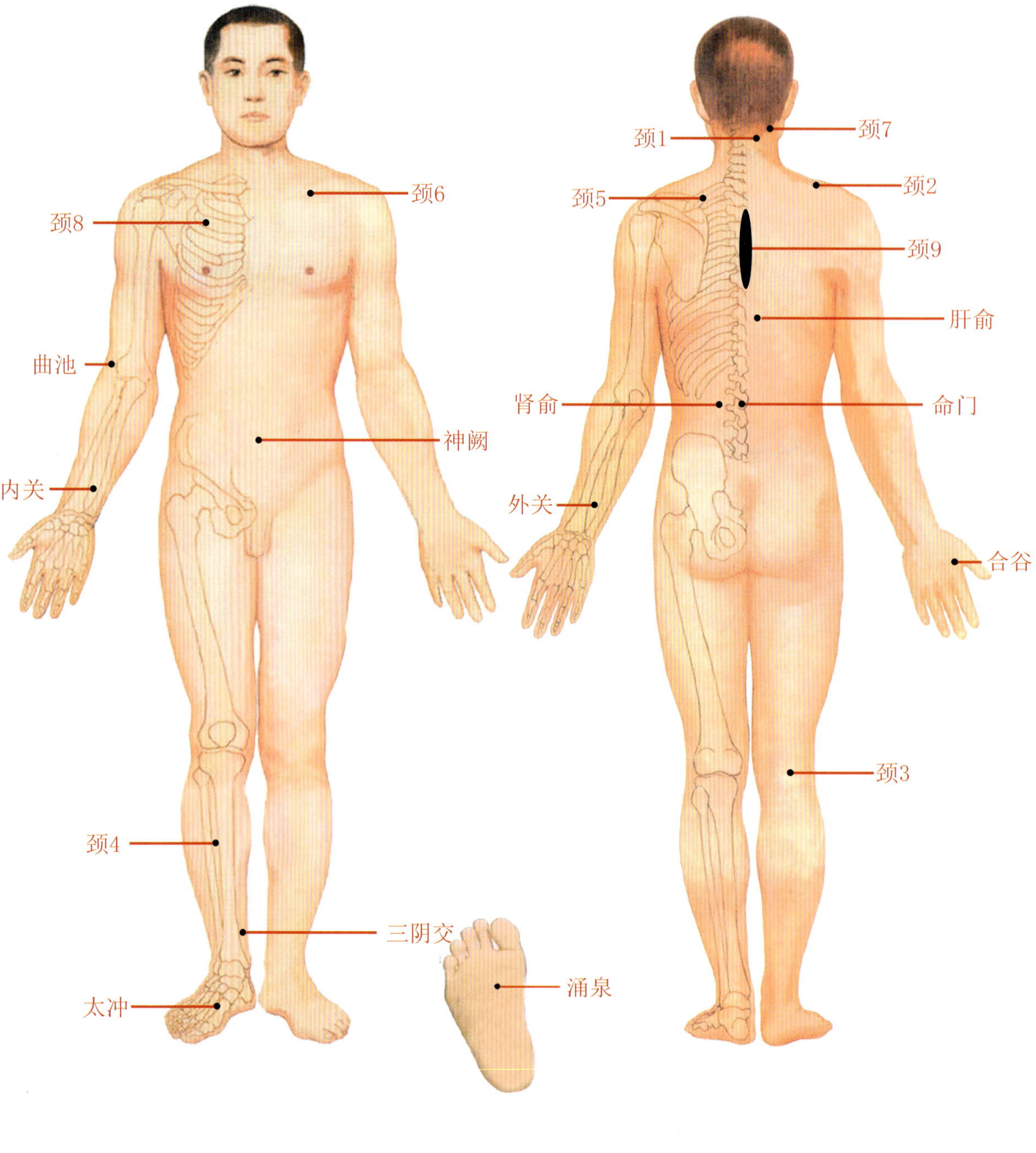

附12 高血压

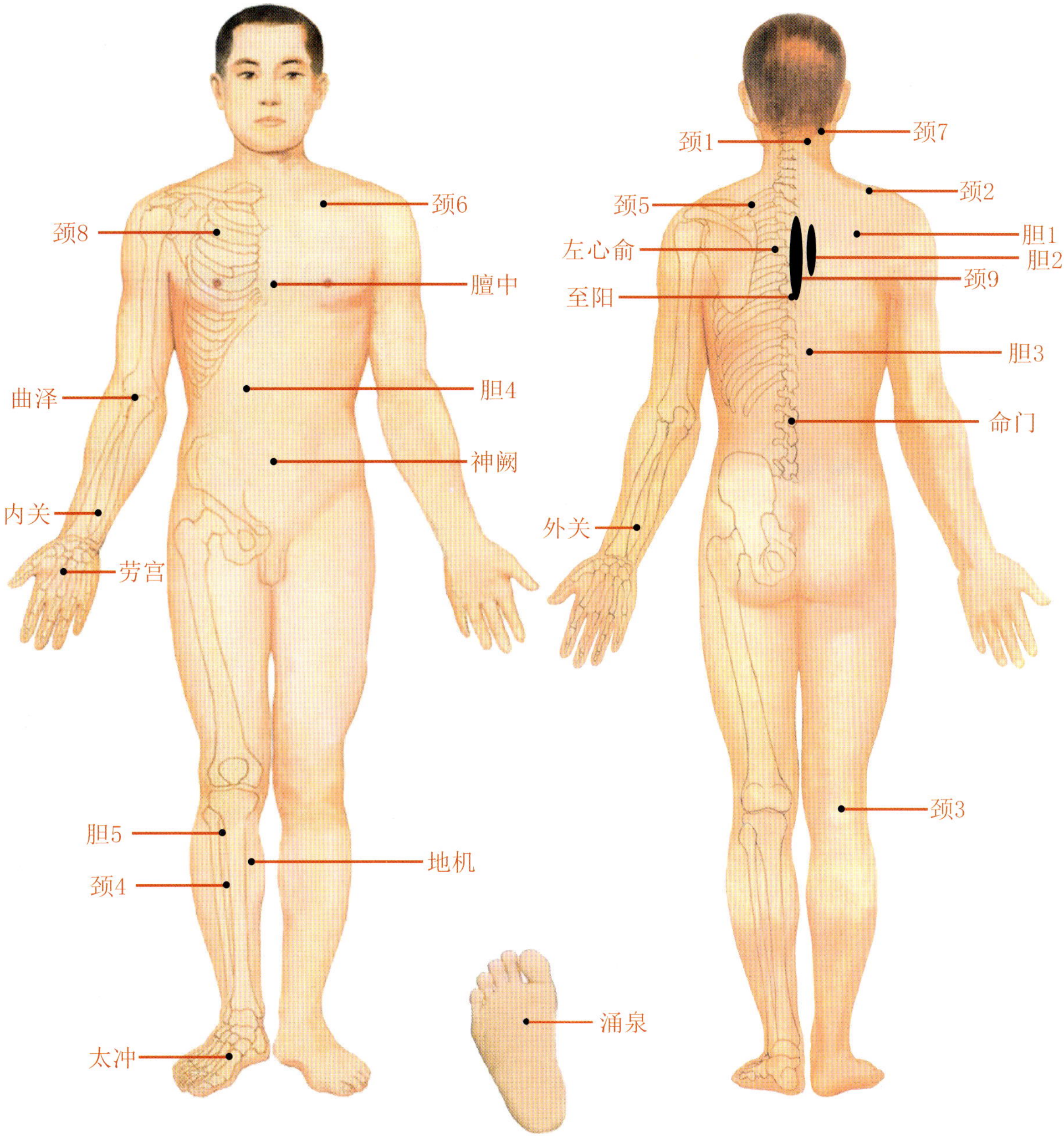
颈6
颈8
膻中
曲泽
胆4
神阙
内关
劳宫
胆5
地机
颈4
太冲
涌泉
颈1
颈7
颈2
颈5
胆1
左心俞
胆2
颈9
至阳
胆3
命门
外关
颈3

附13　冠心病、心律失常

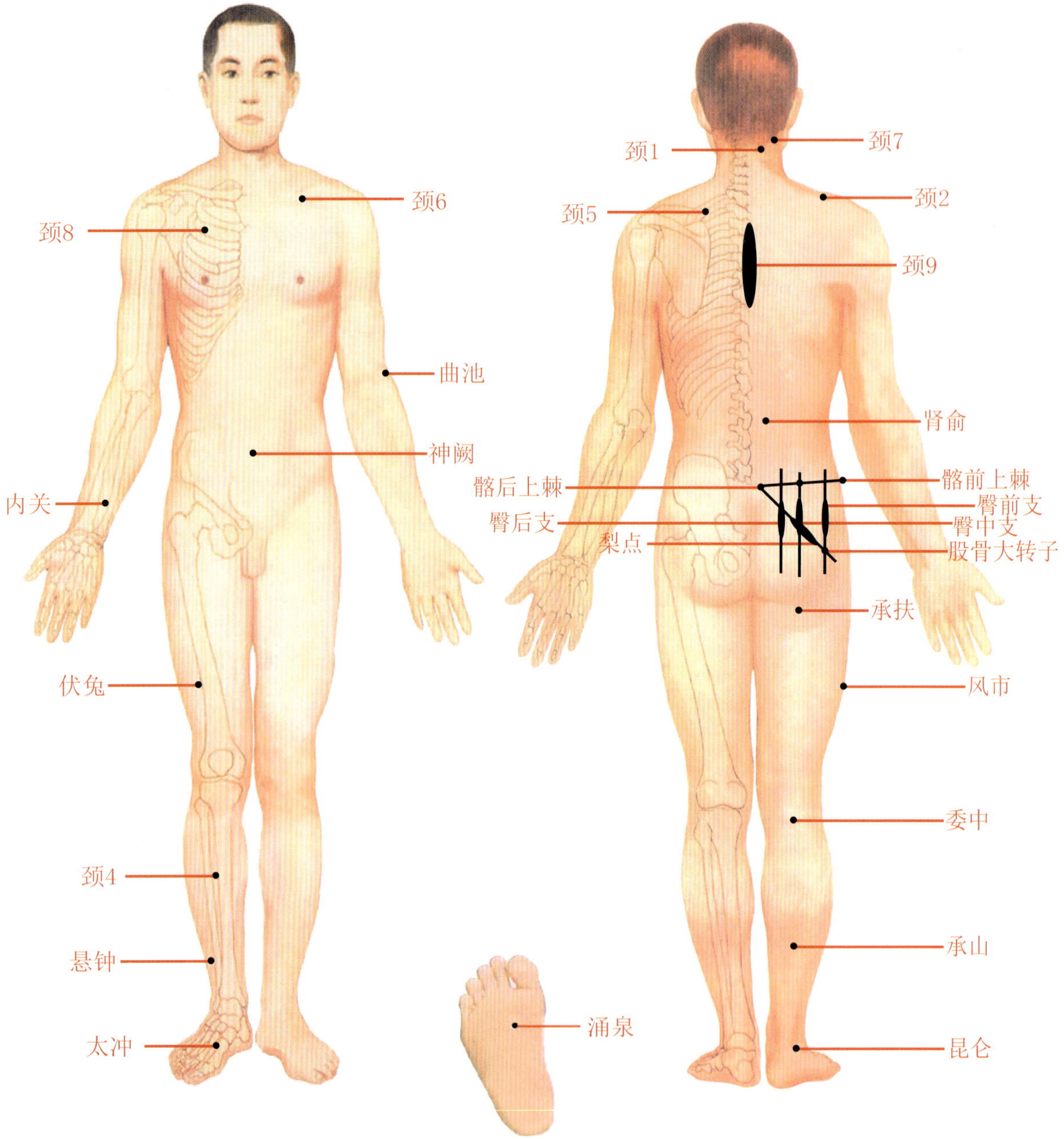
颈6
颈8
曲池
神阙
内关
伏兔
颈4
悬钟
太冲
涌泉
颈7
颈1
颈2
颈5
颈9
肾俞
髂前上棘
髂后上棘
臀前支
臀后支
臀中支
梨点
股骨大转子
承扶
风市
委中
承山
昆仑

附14　脑中风后遗症

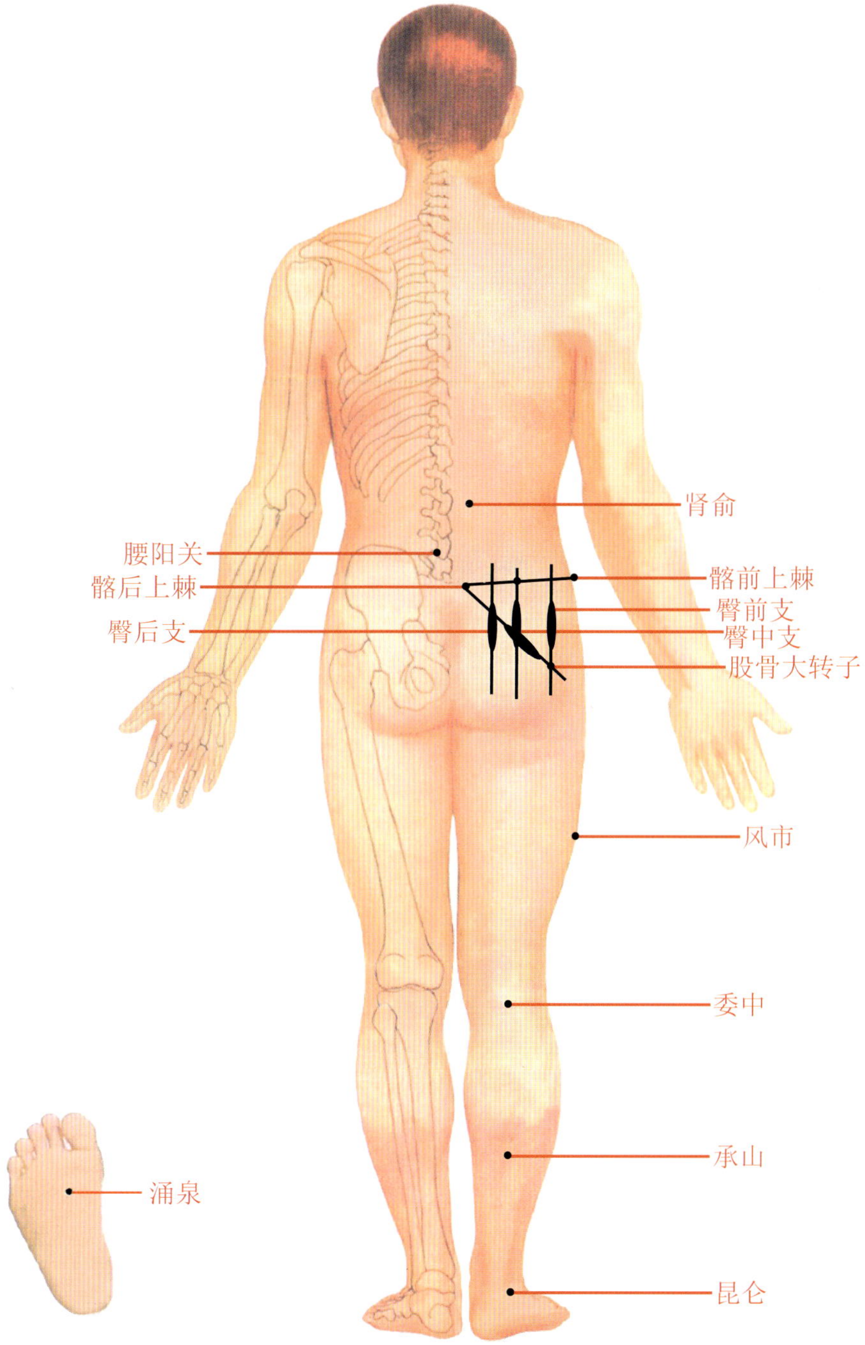

附15　臀上皮神经综合征

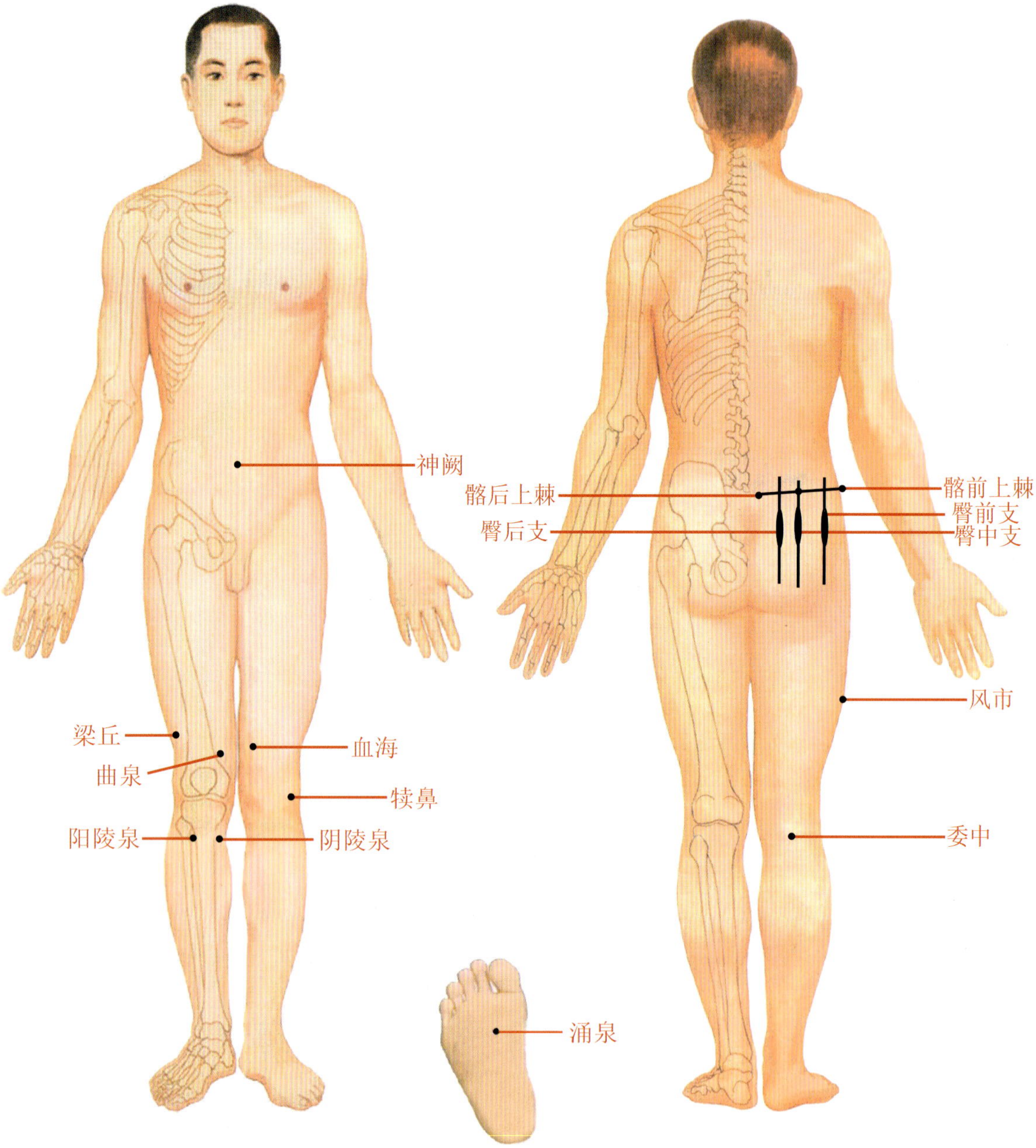

附16 膝关节骨性关节炎

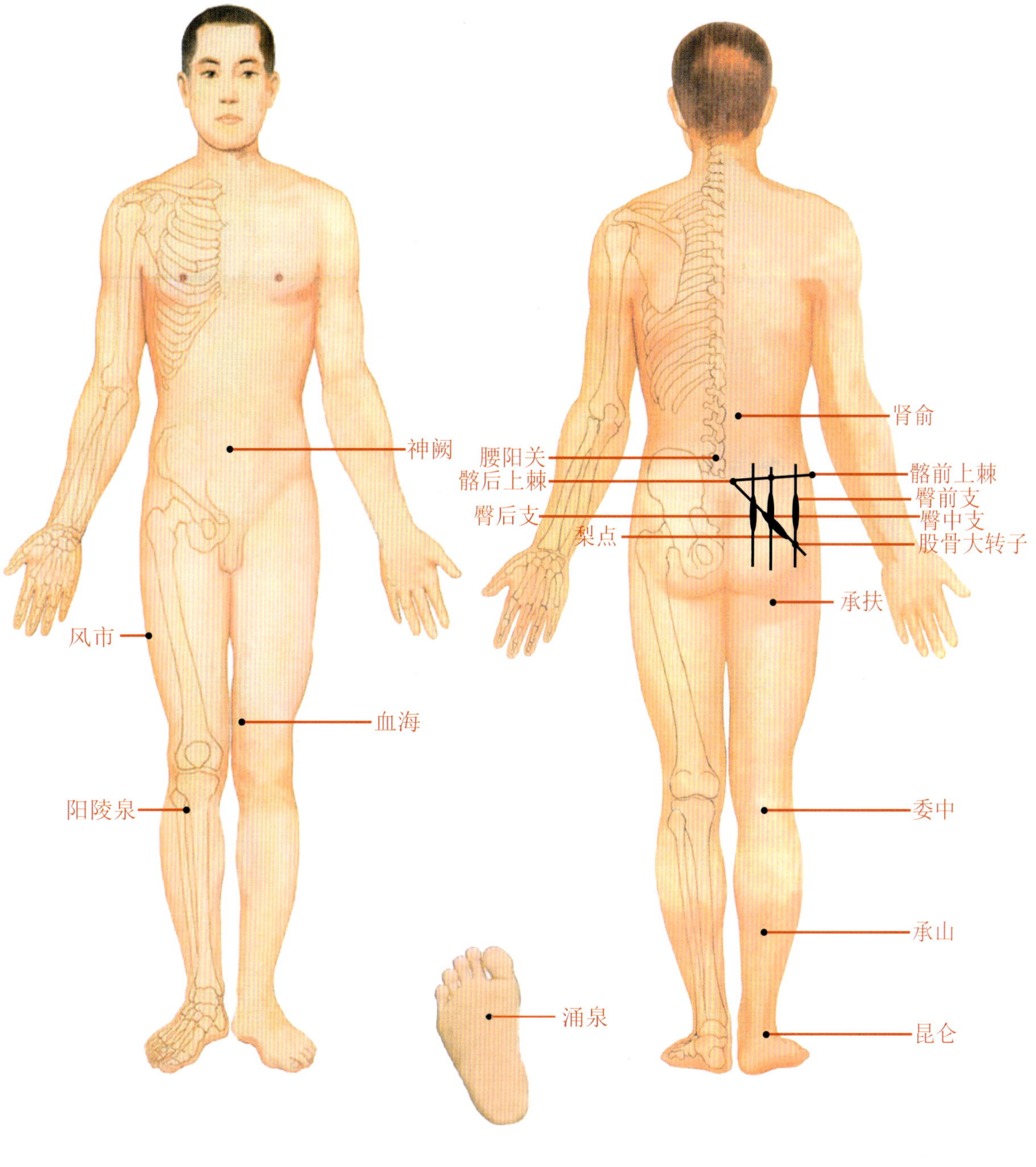

附17　梨状肌损伤综合征、腰椎间盘突出症、腰椎管狭窄症

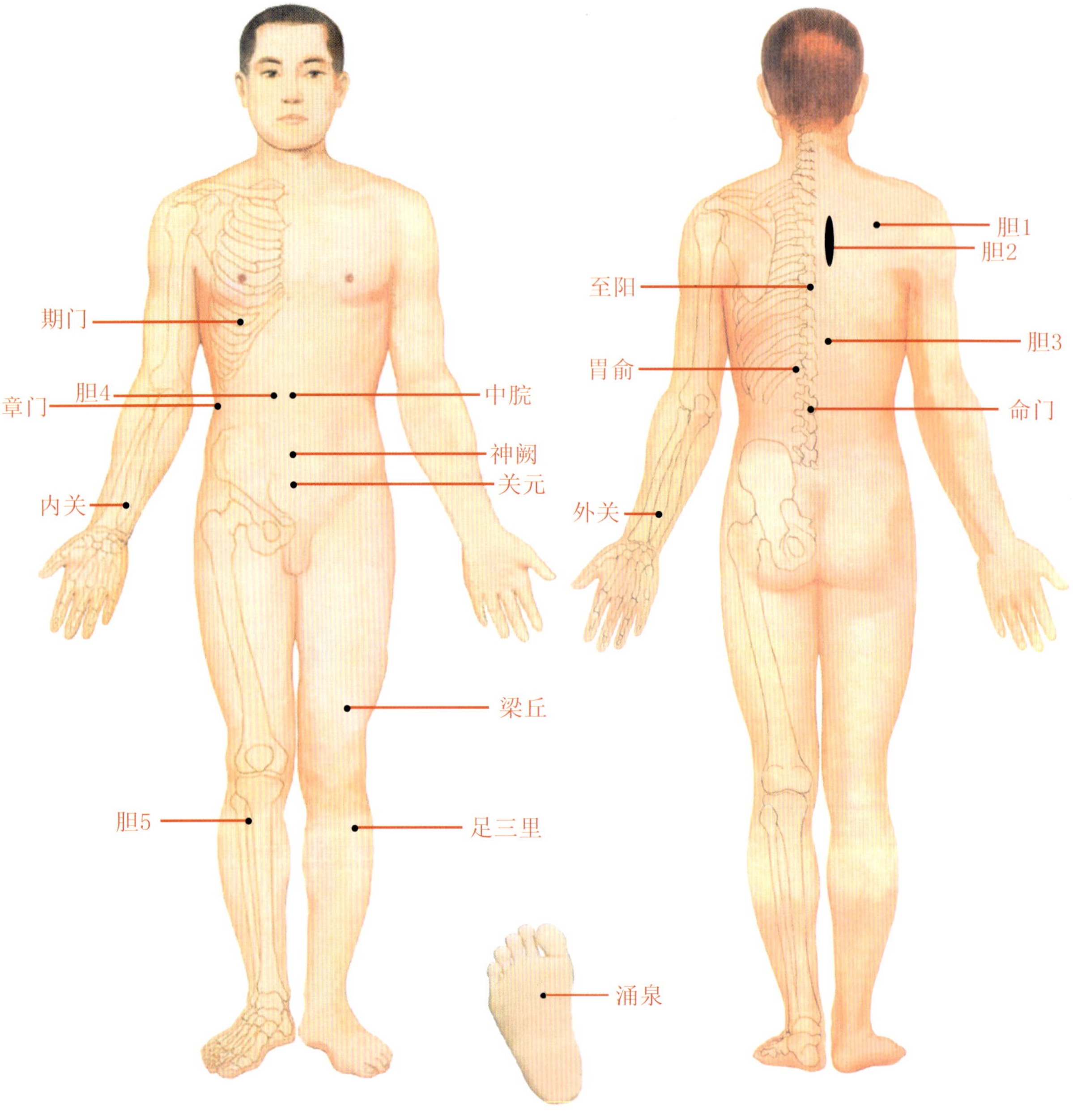

附18　胆囊炎、消化性溃疡

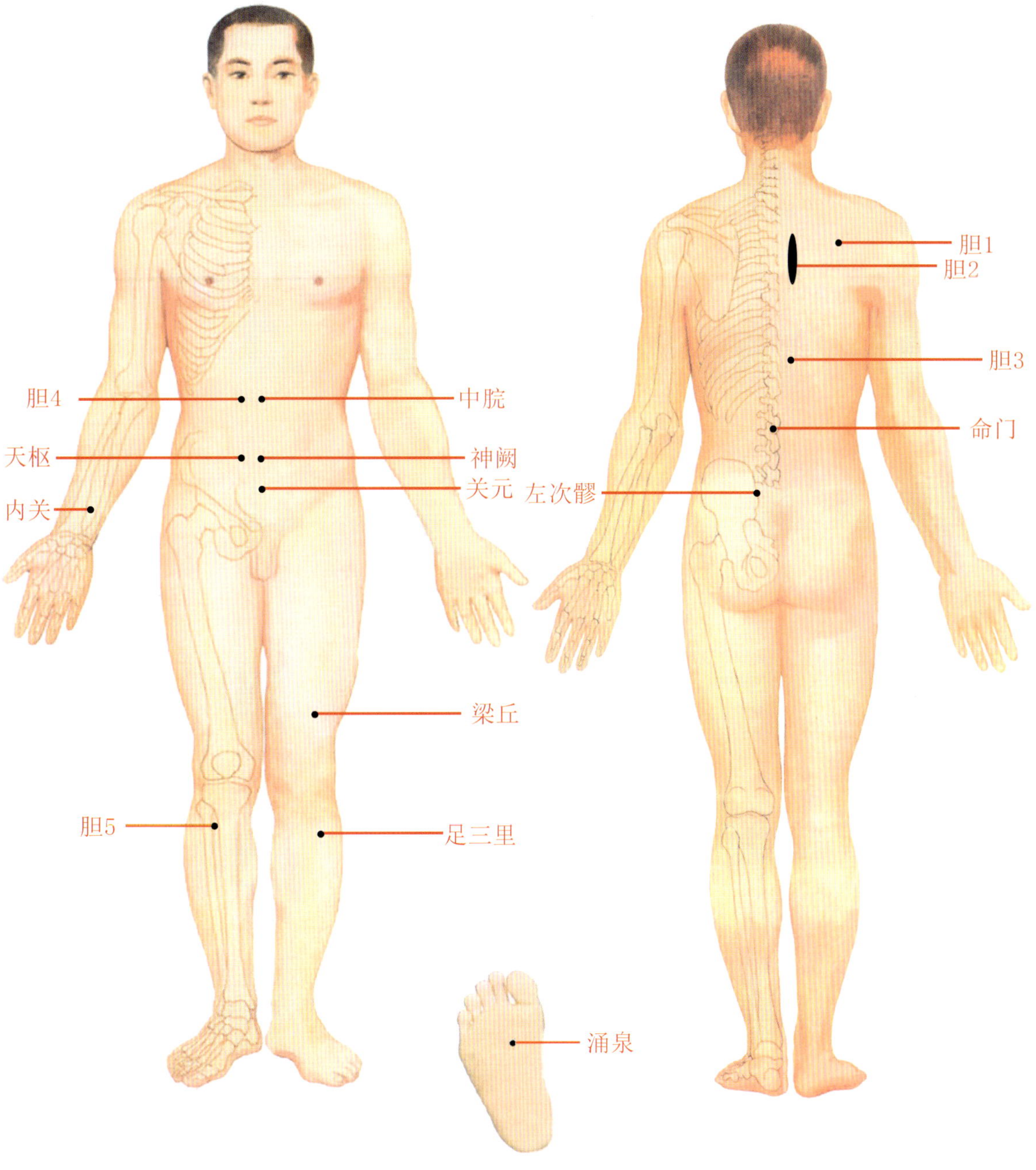

附19　结肠功能紊乱

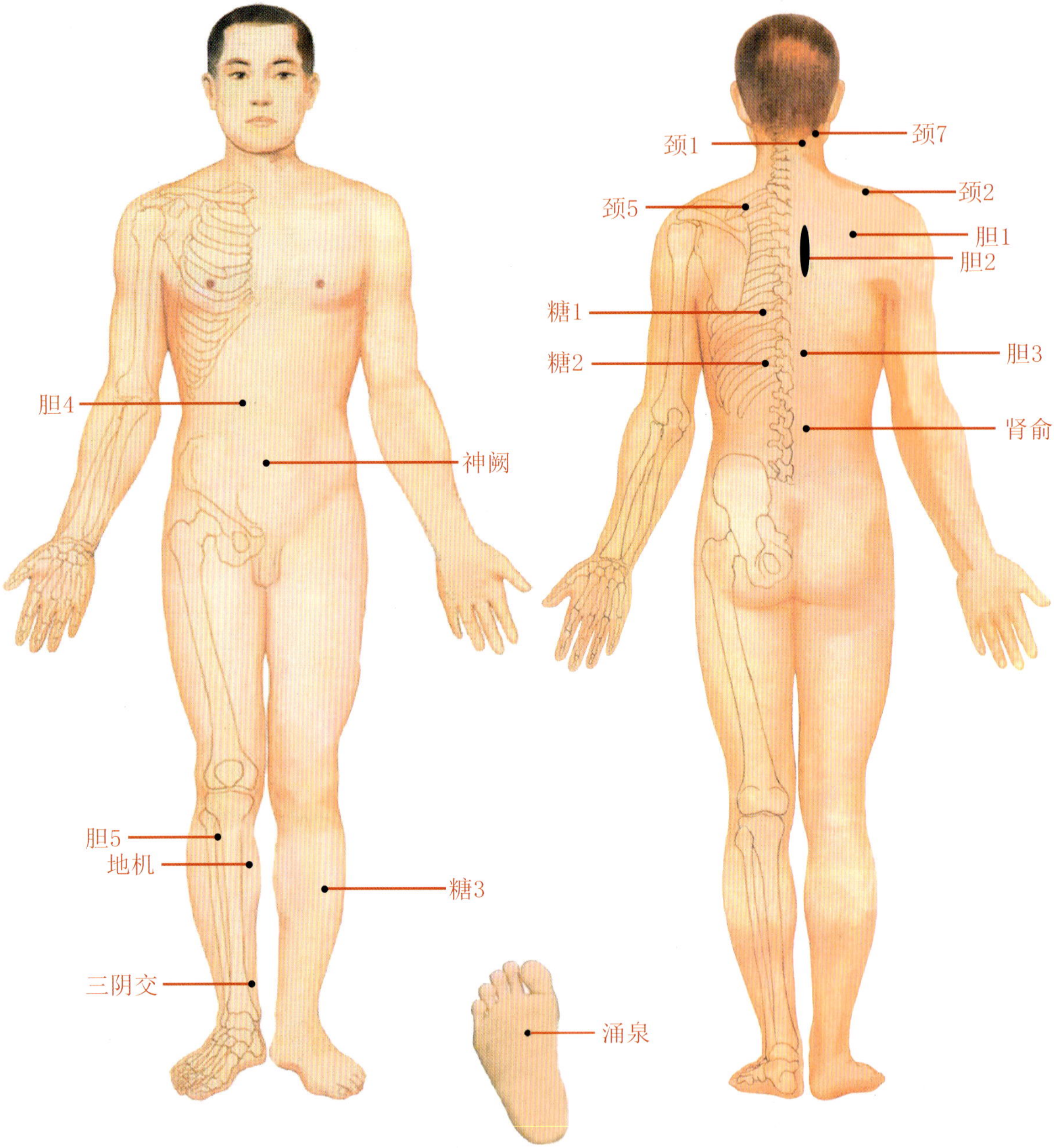

附20　糖尿病

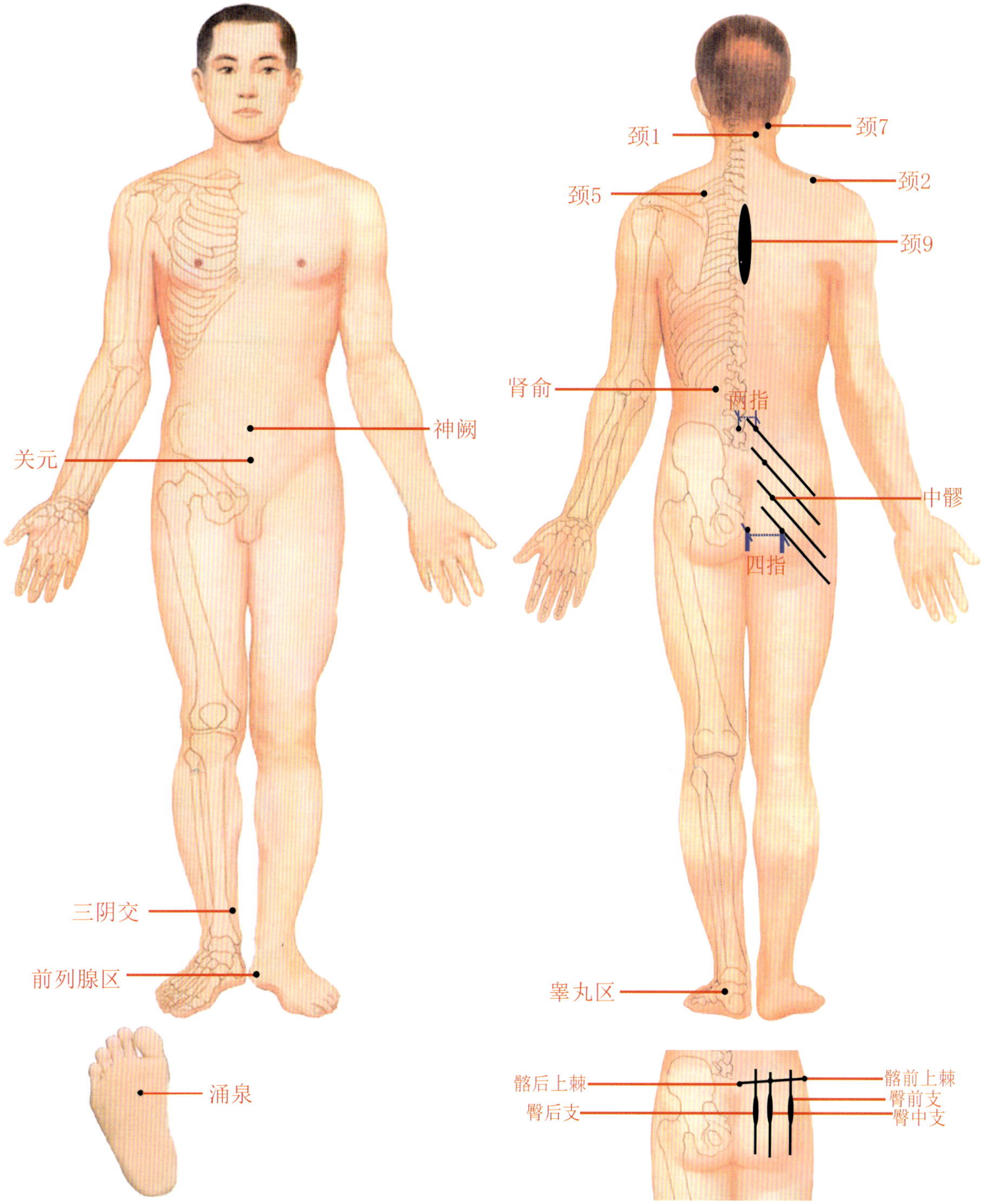

附21　前列腺增生、前列腺炎

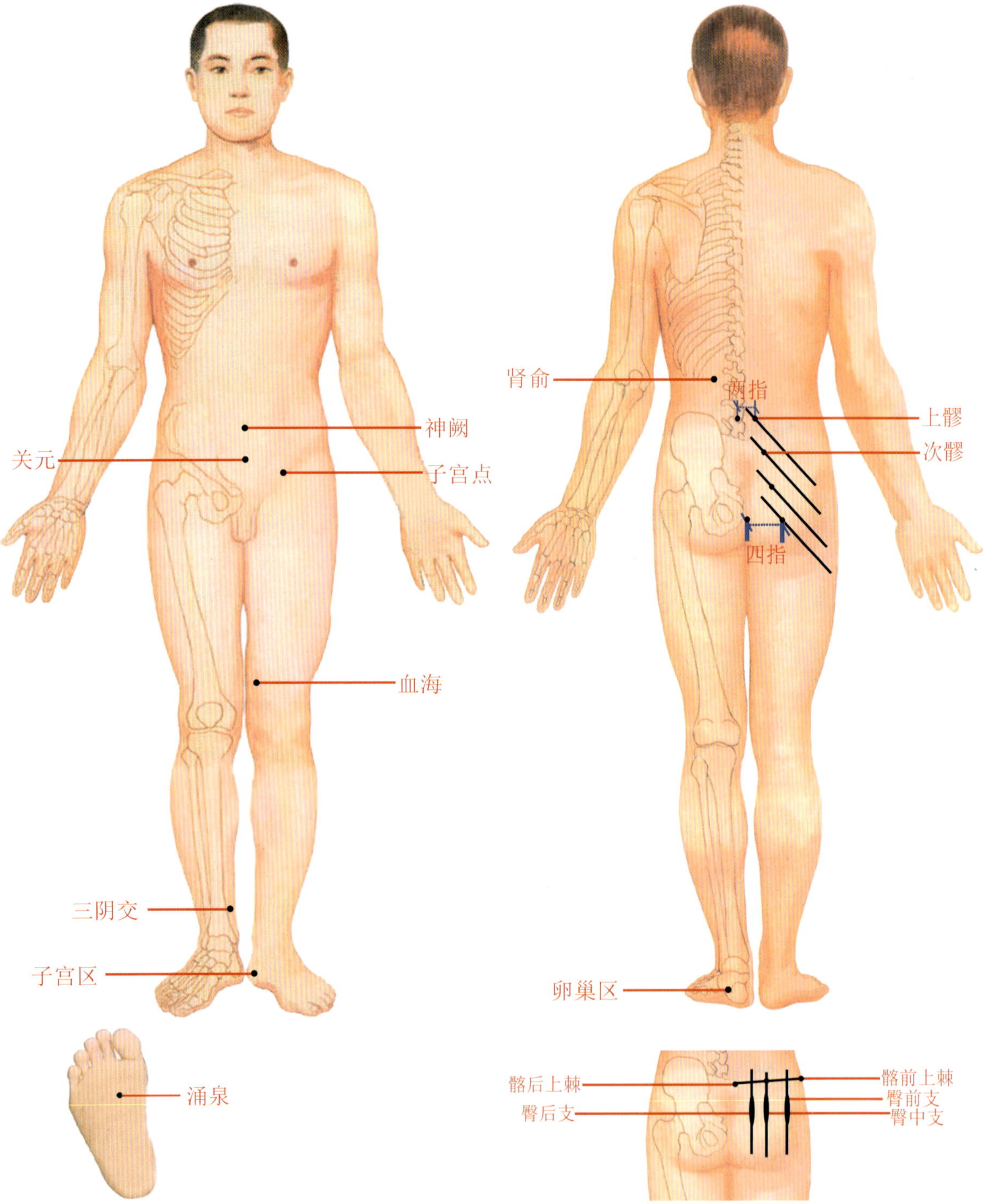

附22　月经不调、子宫肌瘤、卵巢囊肿

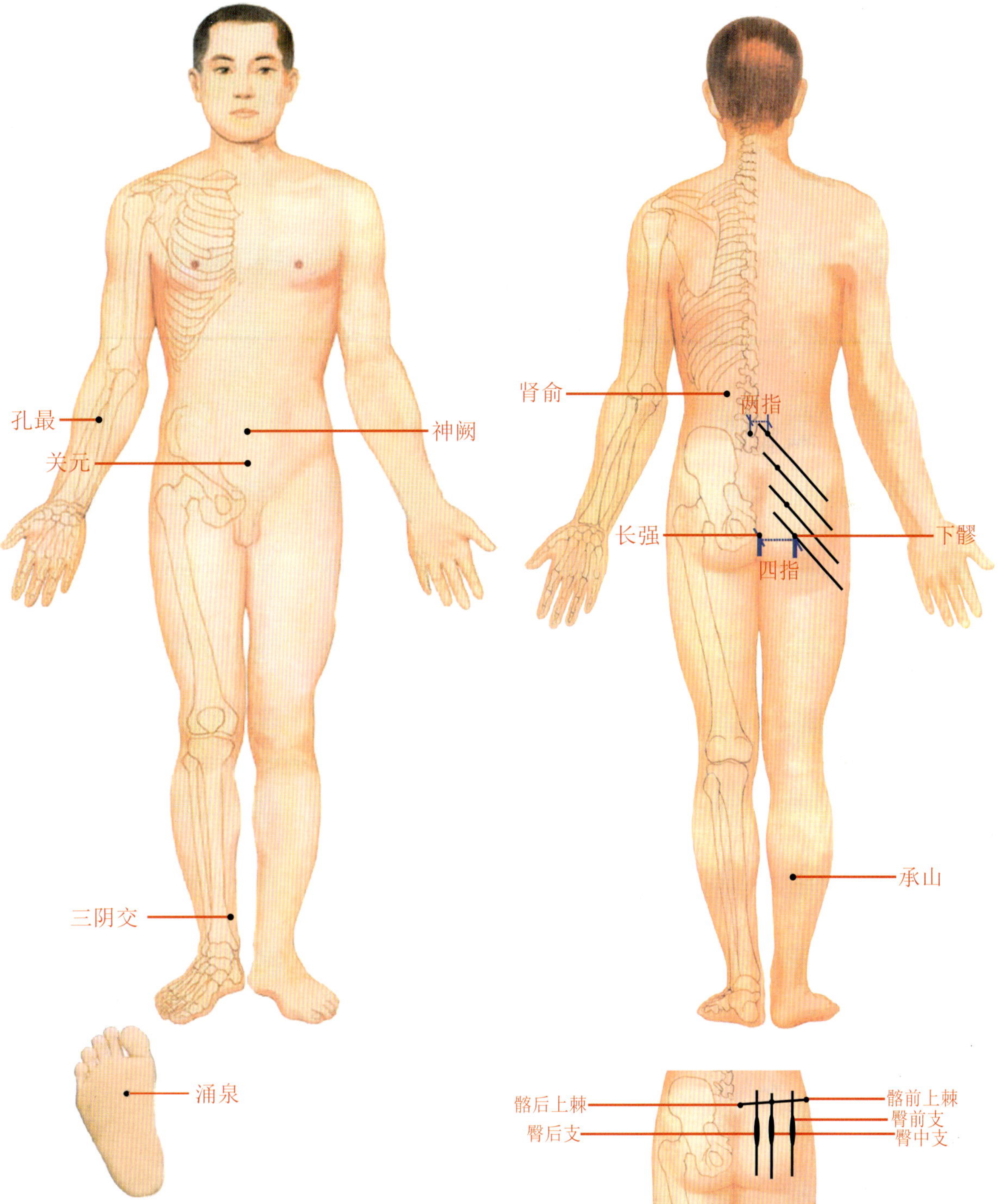

附23　痔疮